よくわかる
肺炎のすべて

東北大学教授
編集 佐々木 英忠

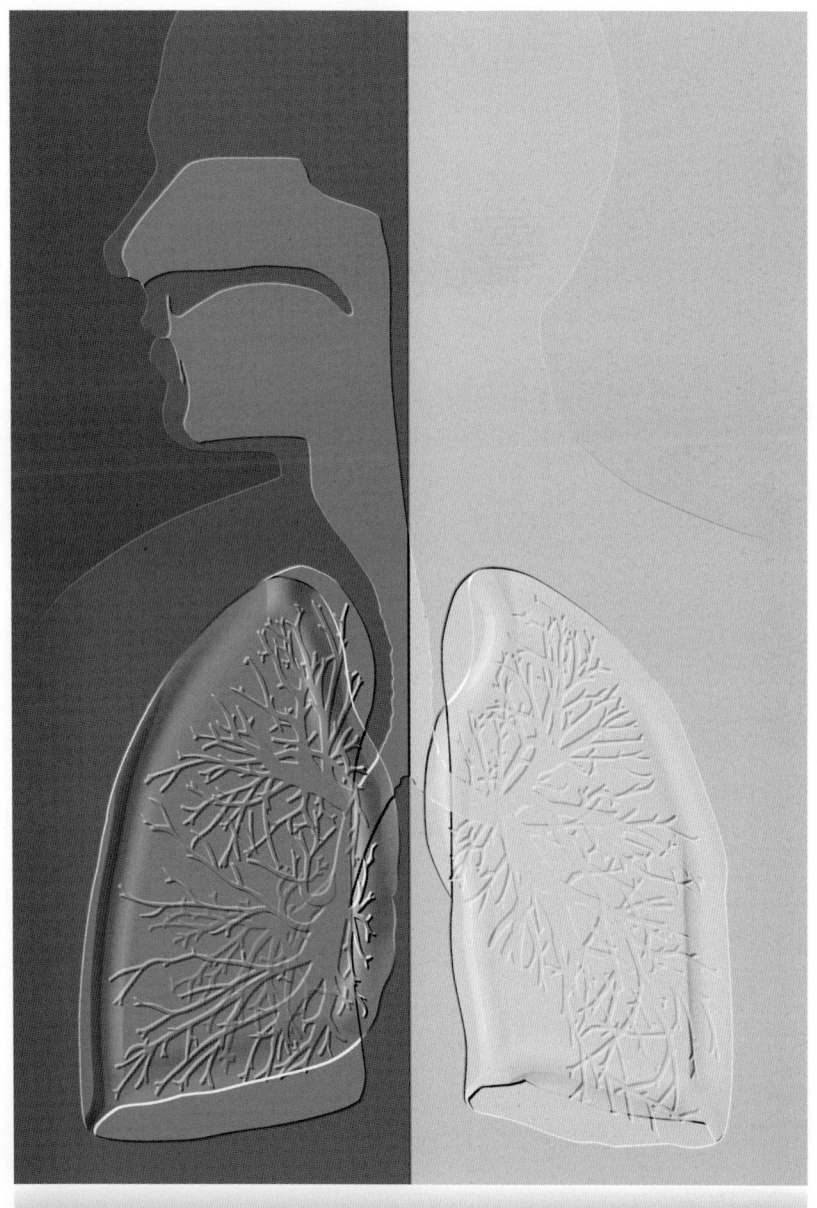

永井書店

■執筆者一覧

●編集

佐々木英忠（東北大学医学部老年・呼吸器内科学講座 教授）

●執筆者（執筆順）

倉根　修二（日本医科大学内科学第四講座 講師）
工藤　翔二（日本医科大学内科学第四講座 教授）
稲瀬　直彦（東京医科歯科大学呼吸器内科 講師）
吉澤　靖之（東京医科歯科大学呼吸器内科 教授）
大塚　義紀（福島県立医科大学医学部呼吸器科学講座 講師）
棟方　　充（福島県立医科大学医学部呼吸器科学講座 教授）
松島　敏春（川崎医科大学呼吸器内科 教授）
吉田　　稔（福岡大学名誉教授）
藤本　勝洋（福岡大学医学部呼吸器科）
浜崎　雄平（佐賀医科大学小児科学 教授）
中野　純一（帝京大学医学部内科学講座呼吸器・アレルギー学 講師）
大田　　健（帝京大学医学部内科学講座呼吸器・アレルギー学 教授）
杉山幸比古（自治医科大学呼吸器内科 教授）
板橋　　繁（塩竈市立病院内科 部長）
佐々木英忠（東北大学医学部老年・呼吸器内科学講座 教授）
佐々木昌博（秋田大学医学部内科学講座呼吸器内科学分野 講師）
三浦　一樹（秋田赤十字病院内科 部長）
髙梨　信吾（弘前大学医学部第二内科学教室 助教授）
谷田部可奈（国立療養所東埼玉病院神経内科）
川城　丈夫（国立療養所東埼玉病院 院長）
猪狩　英俊（千葉大学医学部附属病院感染症管理治療部 講師）
栗山　喬之（千葉大学医学部附属病院呼吸器内科 教授）
西岡　安彦（徳島大学医学部分子制御内科学 講師）
曽根　三郎（徳島大学医学部分子制御内科学 教授）
田中　裕士（札幌医科大学医学部内科学第三講座 講師）
阿部　庄作（札幌医科大学医学部内科学第三講座 教授）
大崎　能伸（旭川医科大学第一内科 講師）
橋本　　修（日本大学医学部内科学講座内科一 講師）

小林　朋子（日本大学医学部内科学講座内科一）
関沢　清久（筑波大学臨床医学系呼吸器内科　教授）
森島　祐子（筑波大学臨床医学系呼吸器内科）
小松　　茂（横浜市立大学医学部第一内科）
松瀬　　健（横浜市立大学医学部附属市民総合医療センター呼吸器内科　教授）
笠原　　敬（奈良県立医科大学第二内科学講座）
木村　　弘（奈良県立医科大学内科学講座第二　教授）
南部　静洋（金沢医科大学呼吸器内科学教室　講師）
髙橋　敬治（金沢医科大学呼吸器内科学教室　教授）
五味　和紀（東北大学加齢医学研究所呼吸器腫瘍研究分野）
渡辺　　彰（東北大学加齢医学研究所呼吸器腫瘍研究分野　助教授）
千田　金吾（浜松医科大学内科学第二講座　助教授）
中舘　俊英（岩手医科大学医学部救急医学講座　講師）
山内　広平（岩手医科大学医学部第三内科学講座　助教授）
井上　洋西（岩手医科大学医学部第三内科学講座　教授）
中島　正光（広島大学大学院分子内科　講師）
河野　修興（広島大学大学院分子内科　教授）
永武　　毅（長崎大学熱帯医学研究所感染症予防治療　教授）
石田　　直（倉敷中央病院呼吸器内科　主任部長）
山崎　　章（鳥取大学医学部呼吸器内科）
清水　英治（鳥取大学医学部呼吸器内科　教授）
川尻　龍典（産業医科大学呼吸器科）
城戸　優光（産業医科大学呼吸器病学講座　教授）
金森　修三（琉球大学大学院医学研究科感染制御学講座分子病態感染症学分野）
斎藤　　厚（琉球大学大学院医学研究科感染制御学講座分子病態感染症学分野　教授）
國島　広之（東北大学医学部附属病院検査部感染管理室）
賀来　満夫（東北大学大学院病態制御学講座分子診断学分野　教授）

■ 序　文

　わが国第四位の死因である肺炎の92%は65歳以上の老人で占められている。抗生剤の発達により小児の肺炎での死亡率は激減したが、老人の肺炎の死亡率は30年前と不変である。この原因として若年者の肺炎は外因性であるが老人の肺炎は内因性であり、いくら抗生剤で治療しても内因性が改善していなければすぐまた肺炎に罹患し、そのうちMRSAが出て死亡につながるからである。100年前にOslerは「肺炎は老人の友」と既にお見透しだった由縁である。老人福祉施設で一担肺炎に罹患すると、いくら抗生剤を使用しても80%は肺炎で死亡し、20%しか救命できないのが現状であり、100年前にOslerが指適したとおりになって老人の肺炎の治療は進歩していないようにみえる。要介護老人の直接死因として感染症が半分であり、肺炎は要介護老人の直接死因の30%を占めており、老人にとっては厚生労働省で死因の統計として出されている第4位より、実質は多い。

　しかし、最近老人の肺炎の機序が解明され新たな対策が可能となってきた。老人の肺炎を抗生剤で治療する際にアンギオテンシン阻害剤(ACEi)、ドパミン製剤、半夏厚朴湯などを併用することにより肺炎による死亡率とMRSA出現の頻度を半分以下に抑制し、抗生剤の使用量、入院日数、医療費を半分から2/3に減少させることができる。

　老人の肺炎は不顕性誤嚥によって生じるため、抗生剤でいくら肺炎を治療しても不顕性誤嚥という内因性原因を取り除かない限り、治す力と増悪させる力のせめぎ合いで難治性に至っている。ACEiなどでサブスタンスPを口腔や気管に放出させ、嚥下反射と咳反射を正常に保つことで不顕性誤嚥を予防することができれば、難治性ではなく、若年者の肺炎なみに治療が可能になってくることを示している。

　サブスタンスPが不足する理由は深部皮質の脳血管障害である。今日脳血管障害の大部分は脳梗塞であり、深部皮質に生じる。要介護老人の基礎疾患として脳血管障害が60%を占め、直接死因として肺炎が30%であることからも、肺炎の原因は脳血管障害であり、肺炎は脳の病気ともいえる。脳梗塞予防薬により肺炎の発症が予防できる。

　老人の肺炎の難治性の原因は細菌に対する細胞性免疫の低下も挙げられる。日本の老人はツベルクリン反応が陽性のはずであるが、陰性では細胞性免疫は低下していることを示している。ちなみにBCGワクチンを注射してツベルクリン反応が陽転して細胞性免疫が亢上した場合には肺炎の発症が抑制できる。細胞性免疫を低下させないためには、普段から、決定的に至らない程度の細菌にさらされて細胞性免疫をきたえる必要があろ

う。多少きたない環境で土いじりをしたりして手足に傷をつけ細菌にさらされる環境が役立つ。

　要介護老人でもインフルエンザワクチンは抗体価を上昇させ役立つため、準法定伝染病として接種を推められている。しかし、精神的落ち込みがあるとインフルエンザワクチンでも抗体価は上昇してこない。老人は落ち込みやすい。2300年前に孔子が理想像として語った言葉とはかけ離れ現実は異なる。落ち込むと3倍かぜをひきやすくなる。精神的ケアは抗体価を上昇させる液性免疫のみならず細胞性免疫を高めるために必要である。

　市中肺炎の起因菌として肺炎球菌は30％を占めているが、肺炎球菌ワクチンは要介護老人にも肺炎予防効果を示す。肺炎球菌ワクチンは肺炎球菌にとどまらず、細胞性免疫も全体として高めると考えられる。

　以上のように老人の肺炎の対策は単に肺という臓器にとどまらず、全身の対策でもあり、近年これらの evidence-based medicine (EBM) により肺炎対策が進歩してきた。本書は現在入手できる最進情報を盛り込んだ内容となっており役立つことを願っている。

　平成15年12月吉日

佐々木英忠

● 目　次 ●

1 疫学 ────────────────────────（倉根修二、工藤翔二） 1
Ⅰ・疫学的にみた肺炎の位置づけ ……………………………………………1
Ⅱ・微生物学的側面 ……………………………………………………………2

2 病因 ────────────────────────（稲瀬直彦、古澤靖之） 7
Ⅰ・一般細菌 ……………………………………………………………………8
Ⅱ・嫌気性菌 ……………………………………………………………………11
Ⅲ・マイコプラズマ属 …………………………………………………………11
Ⅳ・クラミジア属 ………………………………………………………………12
Ⅴ・レジオネラ属 ………………………………………………………………12
Ⅵ・コクシエラ属 ………………………………………………………………13
Ⅶ・アクチノミセスとノカルジア ……………………………………………13
Ⅷ・ウイルス ……………………………………………………………………13
Ⅸ・抗酸菌 ………………………………………………………………………14
Ⅹ・真菌 …………………………………………………………………………15
Ⅺ・寄生虫 ………………………………………………………………………16

3 診断 ────────────────────────（大塚義紀、棟方　充） 19
Ⅰ・感染の局在(臓器)診断―感染が肺に存在するか― ……………………20
Ⅱ・微生物の診断(起炎菌の推定) ……………………………………………24

4 治療 ──────────────────────────────（松島敏春） 32
Ⅰ・市中肺炎の抗菌薬選択 ……………………………………………………32
Ⅱ・院内肺炎の抗菌薬選択 ……………………………………………………36
Ⅲ・抗菌薬の使い方 ……………………………………………………………40
Ⅳ・抗菌化学療法の補助療法 …………………………………………………42
Ⅴ・肺炎患者の管理 ……………………………………………………………43

5 予防(免疫・栄養・ケアを含む) ─────────────（吉田　稔、藤本勝洋） 45
Ⅰ・呼吸器系の感染防御機構 …………………………………………………45
Ⅱ・免疫不全、栄養障害と肺炎 ………………………………………………47
Ⅲ・肺炎予防の実際 ……………………………………………………………48

6 小児の肺炎 ──────────────────────────（浜崎雄平） 58
Ⅰ・分類 …………………………………………………………………………58
Ⅱ・診断・検査 …………………………………………………………………59
Ⅲ・治療 …………………………………………………………………………60
Ⅳ・非感染性肺炎 ………………………………………………………………75
Ⅴ・混合型肺炎 …………………………………………………………………75

7 市中肺炎 ────────────────────────（中野純一、大田　健） 78
Ⅰ・定義 …………………………………………………………………………78

Ⅱ・診断 …………………………………………………………………78
　　Ⅲ・重症度の判定 ………………………………………………………81
　　Ⅳ・治療方針 ……………………………………………………………84
　　Ⅴ・注目される最近の市中肺炎 ………………………………………87

8 院内肺炎 ――――――――――――――――――――（杉山幸比古） 90
　　Ⅰ・定義と病態生理 ……………………………………………………90
　　Ⅱ・原因微生物と検査法 ………………………………………………92
　　Ⅲ・重症度分類 …………………………………………………………94
　　Ⅳ・治療(抗菌薬療法) …………………………………………………95
　　Ⅴ・抗菌化学療法の効果判定と対応 …………………………………96
　　Ⅵ・抗菌薬以外の治療法 ………………………………………………97
　　Ⅶ・予防 …………………………………………………………………98

9 老人性肺炎 ――――――――――――――――（板橋　繁、佐々木英忠） 99
　　Ⅰ・症状 …………………………………………………………………99
　　Ⅱ・検査所見 ……………………………………………………………101
　　Ⅲ・起炎菌 ………………………………………………………………101
　　Ⅳ・治療 …………………………………………………………………103
　　Ⅴ・予防 …………………………………………………………………109
　　Ⅵ・誤嚥性肺炎 …………………………………………………………109

10 肺癌患者の肺炎 ――――――――――――――――――（佐々木昌博） 115
　　Ⅰ・全身的要因による肺炎 ……………………………………………116
　　Ⅱ・局所的要因による肺炎 ……………………………………………119

11 COPDの肺炎 ―――――――――――――――――――（三浦一樹） 124
　　Ⅰ・COPDとは …………………………………………………………124
　　Ⅱ・COPD患者の易感染性 ……………………………………………126
　　Ⅲ・症状と診断 …………………………………………………………126
　　Ⅳ・病態生理 ……………………………………………………………128
　　Ⅴ・胸部X線写真上の特徴 ……………………………………………129
　　Ⅵ・市中肺炎としてのCOPD肺炎 ……………………………………131
　　Ⅶ・院内肺炎としてのCOPD肺炎 ……………………………………132
　　Ⅷ・治療 …………………………………………………………………132
　　Ⅸ・予後と予防 …………………………………………………………133

12 気管支喘息患者の肺炎 ――――――――――――――――（髙梨信吾） 136
　　Ⅰ・気管支喘息と各種起炎菌との関連 ………………………………136
　　Ⅱ・気管支喘息治療と感染症の発症 …………………………………140
　　Ⅲ・気管支喘息患者に合併する肺炎の鑑別診断づけ ………………141

13 変性性神経疾患患者の肺炎 ―――――――――――（谷田部可奈、川城丈夫） 145
　　Ⅰ・変性性神経疾患とは ………………………………………………145
　　Ⅱ・肺炎発症の危険因子 ………………………………………………146
　　Ⅲ・症状 …………………………………………………………………148
　　Ⅳ・検査結果 ……………………………………………………………148
　　Ⅴ・治療法 ………………………………………………………………149
　　Ⅵ・予防策 ………………………………………………………………150

Ⅶ・予後 …………………………………………………………………………151

14 術後肺炎 ―――――――――――――――――――――(猪狩英俊、栗山喬之) 153
　　Ⅰ・定義と診断 ……………………………………………………………………153
　　Ⅱ・発症頻度 ………………………………………………………………………153
　　Ⅲ・危険因子(リスクファクター) ………………………………………………154
　　Ⅳ・起炎菌 …………………………………………………………………………155
　　Ⅴ・感染のメカニズム ……………………………………………………………156
　　Ⅵ・診断と治療 ……………………………………………………………………157
　　Ⅶ・術後肺炎防止対策 ……………………………………………………………158
　　Ⅷ・院内感染対策 …………………………………………………………………158
　　Ⅸ・症例提示 ………………………………………………………………………158

15 人工呼吸器関連肺炎 ―――――――――――――――――(西岡安彦、曽根三郎) 161
　　Ⅰ・定義 ……………………………………………………………………………161
　　Ⅱ・疫学 ……………………………………………………………………………161
　　Ⅲ・病態 ……………………………………………………………………………164
　　Ⅳ・リスクファクター ……………………………………………………………164
　　Ⅴ・予防 ……………………………………………………………………………167
　　Ⅵ・診断 ……………………………………………………………………………168
　　Ⅶ・治療 ……………………………………………………………………………170

16 肺化膿症/嫌気性菌感染症 ――――――――――――――(田中裕士、阿部庄作) 174
　　Ⅰ・原発性(一次性)肺化膿症の発症機序 ………………………………………174
　　Ⅱ・起炎菌 …………………………………………………………………………175
　　Ⅲ・診断 ……………………………………………………………………………176
　　Ⅳ・鑑別診断 ………………………………………………………………………177
　　Ⅴ・治療・予後 ……………………………………………………………………178
　　Ⅵ・症例提示 ………………………………………………………………………179

17 中葉症候群 ――――――――――――――――――――――――(大崎能伸) 185
　　Ⅰ・定義 ……………………………………………………………………………185
　　Ⅱ・発症機序 ………………………………………………………………………186
　　Ⅲ・症状 ……………………………………………………………………………188
　　Ⅳ・画像診断 ………………………………………………………………………190
　　Ⅴ・気管支鏡所見 …………………………………………………………………191
　　Ⅵ・治療 ……………………………………………………………………………191

18 かぜ後の肺炎 ―――――――――――――――――――(橋本　修、小林朋子) 193
　　Ⅰ・病因 ……………………………………………………………………………193
　　Ⅱ・臨床病型とウイルス …………………………………………………………194
　　Ⅲ・鑑別を要する疾患 ……………………………………………………………194
　　Ⅳ・ウイルス感染による気道炎症と生体防御 …………………………………196
　　Ⅴ・気道系ウイルス感染に伴う肺炎の合併 ……………………………………199
　　Ⅵ・肺炎の併発を疑う所見 ………………………………………………………203
　　Ⅶ・治療 ……………………………………………………………………………203

19 インフルエンザ後の肺炎（インフルエンザワクチンを含む）　（関沢清久、森島祐子）　205
　　Ⅰ・インフルエンザ後肺炎　205
　　Ⅱ・インフルエンザワクチン　206

20 肺炎球菌肺炎（肺炎球菌ワクチンを含む）　（小松　茂、松瀬　健）　211
　　Ⅰ・発生機序　211
　　Ⅱ・自・他覚所見　211
　　Ⅲ・肺炎球菌感染症の診断　212
　　Ⅳ・画像診断　213
　　Ⅴ・病理　213
　　Ⅵ・臨床検査　213
　　Ⅶ・ペニシリン耐性肺炎球菌(PRSP)　214
　　Ⅷ・治療　215
　　Ⅸ・予防(肺炎球菌ワクチン)　216

21 インフルエンザ桿菌性肺炎　（笠原　敬、木村　弘）　220
　　Ⅰ・菌の特徴・名称の由来　220
　　Ⅱ・分類　221
　　Ⅲ・疫学　221
　　Ⅳ・病原性　222
　　Ⅴ・症状と身体所見　222
　　Ⅵ・画像所見　222
　　Ⅶ・診断　223
　　Ⅷ・治療および薬剤耐性について　223

22 黄色ブドウ球菌肺炎　メチシリン耐性黄色ブドウ球菌(MRSA)肺炎　（南部静洋、高橋敬治）　227
　　　黄色ブドウ球菌肺炎　228

23 マイコプラズマ肺炎　（五味和紀、渡辺　彰）　233
　　Ⅰ・マイコプラズマについて　233
　　Ⅱ・疫学　234
　　Ⅲ・マイコプラズマ感染のメカニズム　235
　　Ⅳ・臨床像　235
　　Ⅴ・診断　236
　　Ⅵ・治療　236
　　Ⅶ・マイコプラズマ肺炎の重症化　237

24 クラミジア肺炎　（千田金吾）　239
　　Ⅰ・細胞内寄生性からみたクラミジアの特徴　239
　　Ⅱ・*C. trachomatis* による感染　240
　　Ⅲ・*C. psittaci* による感染　241
　　Ⅳ・*C. pneumoniae* による感染　242
　　Ⅴ・クラミジア・シムカニアについて　245
　　Ⅵ・治療法　245

25 レジオネラ肺炎　（中舘俊英、山内広平、井上洋西）　247
　　Ⅰ・病原体　247

Ⅱ・感染経路 …………………………………………………………………248
Ⅲ・検査所見 …………………………………………………………………249
Ⅳ・診断 ………………………………………………………………………249
Ⅴ・治療および予後 …………………………………………………………250
Ⅵ・症例提示 …………………………………………………………………250

26 ウイルス性肺炎 ―――――――――――――――――――（中島正光、河野修興） 252
Ⅰ・分類 ………………………………………………………………………252
Ⅱ・ウイルスの特徴および感染様式 ………………………………………253
Ⅲ・特徴的な症状、所見 ……………………………………………………255
Ⅳ・診断・鑑別診断 …………………………………………………………257
Ⅴ・予防・治療 ………………………………………………………………258

27 弱毒グラム陰性桿菌性肺炎（クレブシエラ・大腸菌・セラチア・緑膿菌）
―――――――――――――――――――――――――――（永武　毅） 261
Ⅰ・グラム陰性桿菌性肺炎における各種病原細菌の細菌学的特徴と臨床像 ………261
Ⅱ・各種病原細菌の抗菌化学療法 …………………………………………263
Ⅲ・肺炎の補助療法と再感染防止法 ………………………………………264

28 モラクセラ（ブランハメラ）・カタラーリス肺炎 ―――――（石田　直） 268
Ⅰ・菌の分類および性状 ……………………………………………………268
Ⅱ・モラクセラ・カタラーリス呼吸器感染症の診断 ……………………268
Ⅲ・頻度 ………………………………………………………………………269
Ⅳ・臨床 ………………………………………………………………………269
Ⅴ・治療 ………………………………………………………………………272

29 真菌性肺炎 ――――――――――――――――――――（山崎　章、清水英治） 274
Ⅰ・カンジダ肺炎 ……………………………………………………………275
Ⅱ・肺アスペルギルス症 ……………………………………………………276
Ⅲ・肺クリプトコッカス症 …………………………………………………278
Ⅳ・接合菌症（ムーコル症） ………………………………………………279
Ⅴ・トリコスポロン症 ………………………………………………………279

30 ニューモシスティスカリニ肺炎 ―――――――――（川尻龍典、城戸優光） 282
Ⅰ・発症機序 …………………………………………………………………282
Ⅱ・症状 ………………………………………………………………………282
Ⅲ・検査所見 …………………………………………………………………283
Ⅳ・診断 ………………………………………………………………………284
Ⅴ・管理 ………………………………………………………………………285
Ⅵ・治療 ………………………………………………………………………285
Ⅶ・予防 ………………………………………………………………………288

31 サイトメガロウイルス肺炎 ――――――――――――（金森修三、斎藤　厚） 290
Ⅰ・症状 ………………………………………………………………………290
Ⅱ・基礎疾患 …………………………………………………………………290
Ⅲ・画像検査所見 ……………………………………………………………290
Ⅳ・診断 ………………………………………………………………………291
Ⅴ・治療 ………………………………………………………………………293
Ⅵ・治療効果 …………………………………………………………………294

32 SARS（重症急性呼吸器症候群）————————（國島広之、賀来満夫） 295
- Ⅰ・SARSの発生とその推移 ……………………………………295
- Ⅱ・SARSウイルス ………………………………………………296
- Ⅲ・臨床像 …………………………………………………………297
- Ⅳ・SARSの特異的検査 …………………………………………298
- Ⅴ・治療 ……………………………………………………………299
- Ⅵ・感染対策 ………………………………………………………299
- Ⅶ・SARSから学ぶ感染対策 ……………………………………301

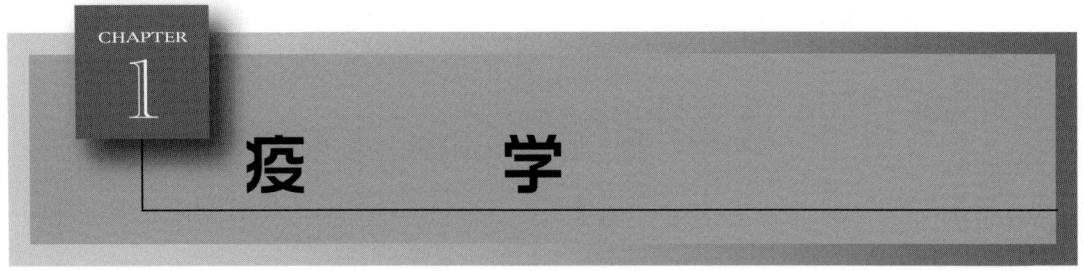

疫　　　学

◆はじめに◆

　細菌が分離同定され、肺炎がこうした病原微生物による急性炎症性疾患として認識され始めた19世紀、(急性疾患の中で)肺炎は死亡の主因であった[1]。当時の衛生環境を考慮すれば容易に想像されることであるが、はるか紀元前に肺炎の疾患概念が既に存在していたことを窺わせる記述も残されている。Hippocrates(460-370 BC)は、「Peripneumoina and pleuritic affectionの際には以下の如き症状が観察される。急性の発熱、胸部の疼痛、咳、黄色～蒼色の痰等々……」と述べており[2]、またHippocratesの消毒に関して残された記述など[3]から、肺におけるなんらかの起炎物質(微生物)の存在と、これによる肺の炎症性疾患を想定していたと考えられる。この当時の肺炎は、さらに罹患率、致命率ともに高い疾患であったに違いない。人類はペスト(肺ペスト)やインフルエンザの大流行を待つまでもなく、肺炎の脅威にさらされ続けてきたといえる。医学が高度に発展した現在、肺炎の脅威は19世紀以前とは比べるべくもないほど低下してきてはいるものの、新たな問題としての人口の高齢化や抗生物質耐性菌の蔓延など、依然楽観を許さない状況にあることに変わりはない。本稿では疫学的にみた肺炎について概説し、肺炎を取り巻く諸問題について言及した。

Ⅰ・疫学的にみた肺炎の位置づけ

［1］世界の状況

　感染症の治療に革命をもたらした1940年代の抗生物質の発見を契機として、肺炎による死亡率は著しく減少したが、その後も死亡数(率)は近年まで主要死因の第1位を占めていた。1990年における全世界の推計では下気道感染症は、心疾患(626万人)、脳血管障害(439万人)に続き、死因の第3位(430万人)に後退してはいるものの、開発途上国における死亡は390万人と推定され、こうした地域のおいては依然、死因の第1位にあることが再認識されている[4]。

　一方、先進諸国においても、肺炎は主要な死因の1つであることに変わりはない(表1)[5]。米国を例に取ると肺炎はここ数年間死因の6～7位に位置している。肺炎により年間4万5,000人が死亡したとされており、こうした患者の入院にかかる費用は年間総額4,000万ドルに達していると推測されている[6]。また市中肺炎患者は年間200～300万人と推計され、その外来診察総回数は1,000万回にのぼ

1

表 1. 主要な死因（欧米諸国との比較）（人口10万人対）

	死因	日本 2001年	アメリカ 1997年	イギリス 1997年	ドイツ 1997年	フランス 1996年	スウェーデン 1996年
男	総数　死亡数	528,768	1,154,039	300,414	398,317	276,791	46,954
	死亡率	858.5	880.8	1,036.3	996.1	973.8	1,075.0
	悪性新生物	294.5	214.6	275	269.1	306.8	248.1
	心疾患（高血圧性を除く）	118.1	262.7	305	304.4	180.2	367.4
	脳血管疾患	102.5	47.8	85.9	83.8	63.5	96
	肺炎	74.3	29.8	84	18.8	27.9	48.7
	不慮の事故	40.6	47.3	24.8	32.1	57.2	32.9
	自殺	34.2	18.7	11	22.1	28.8	20
女	総数　死亡数	441,563	1,160,206	329,332	462,072	258,984	46,861
	死亡率	686.6	849.2	1,097.1	1,098.5	864.7	1,047.6
	悪性新生物	185.4	189.2	247.8	243.6	188.6	221.8
	心疾患（高血圧性を除く）	117.5	258.9	278.7	370.3	188.8	323.7
	脳血管疾患	106.8	71.2	138.1	142.9	84.9	132.3
	肺炎	61.5	34.2	127.2	23.3	29.7	51.1
	不慮の事故	22.6	24.7	17.8	21.7	44.8	22.2
	自殺	12.9	4.4	3.2	8.1	10.4	8.5

（文献5）より引用）

り、治療には1,000万ドルが費やされていると考えられている。このうち入院の必要な患者の比率は（人口10万人対）は258で、とりわけ65歳以上では962と上昇が顕著である。こうした状況から今後高齢者や免疫機能低下宿主の増加などにより、肺炎の罹患率ならびに死亡率の上昇が懸念されている[7,8]。

［2］わが国の状況

米国の状況と同様に、わが国における肺炎の死亡率は、衛生状態の改善や、めざましい抗生物質の開発などにより戦後急速な低下を示した。1899年(明治32年)に疾病別の死亡率(人口10万人対)が206.1と死亡原因の1位にあった肺炎は、2000年(平成12年)の調査では69.2と低下し、悪性新生物(235.2)、心疾患(116.8)、脳血管障害(105.6)に続く第4位に後退している(図1)[9]。しかしその推移を詳細に検討すると、順調に低下していた死亡率が、1972年(昭和47年)に28.1を記録した後は再び上昇し、ここ数年は、60〜70代を推移している。この近年の再上昇の理由として、世界にも稀な急速な人口の高齢化を挙げなければならい。1999年(平成11年)の調査によれば、肺炎による死亡率は高齢者で急激に上昇し、65歳から84歳までの年齢階級では死因の3位に、85〜89歳および90歳以上ではそれぞれ2位(死亡率2,120)、1位(死亡率4,440)と激増している(図2)[10]。

II・微生物学的側面

［1］肺炎の起炎菌に関する報告

肺炎を対象とした解析(表2)[11-14]によれば、欧米およびわが国における(入院を要する)市中肺炎の

1・疫　学

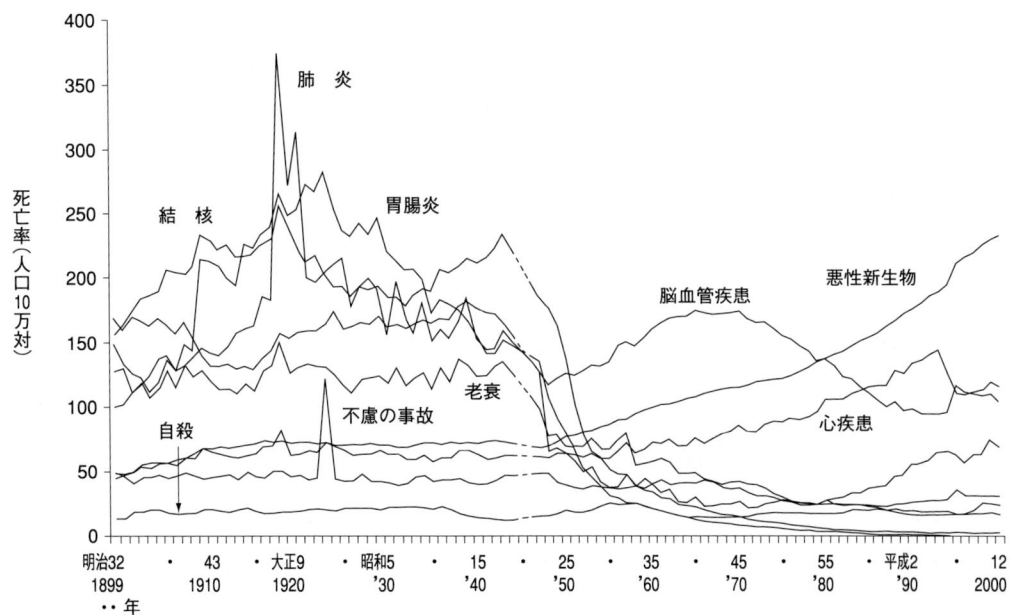

図 1．主要死因別死亡率の年次推移（明治 32〜平成 12 年）
（厚生労働省大臣官房統計情報部：平成 12 年人口動態統計．上巻，p 66，厚生統計協会，東京，2001 より引用）

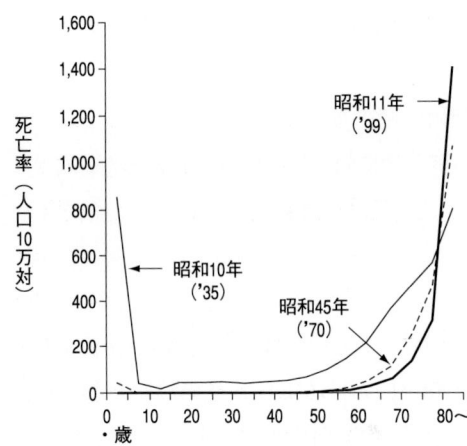

図 2．肺炎の年齢階級別死亡率（人口 10 万対）の年次比較
（厚生統計協会：国民衛生の動向・厚生の指標．2 章，
人口動態，年齢別死因 48：55，2001 より引用）

表 2．入院を要した市中肺炎患者における主要起炎菌の頻度

報告者 症例数	Ishida（1998） 326 例	Ruiz（1999） 395 例	Miyashita（2000） 200 例	Lim（2001） 267 例
S. pneumoniae	75 例（23　%）	65 例（29%）	41 例（20.1%）	129 例（48　%）
H. influenzae	24 例（7.4%）	25 例（11%）	22 例（11　%）	20 例（7　%）
M. pneumoniae	16 例（4.9%）	13 例（6%）	19 例（9.5%）	9 例（3　%）
C. pneumoniae	11 例（3.4%）	15 例（7%）	15 例（7.5%）	35 例（13　%）
S. aureus	7 例（2.7%）	7 例（3%）	10 例（5.0%）	4 例（1.5%）

（文献 11)-14) より引用）

表 3. 入院患者喀痰からの分離菌頻度

S. aureus	29.7%	(3,897)
P. aeruginasa	21.0%	(2,752)
K. pneuminiae	6.4%	(841)
X. maltophilia	4.2%	(553)
S. marcescens	4.2%	(552)
S. pneumoniae	2.6%	(345)

(文献16)より引用)

起炎菌の第1位は *S. pneumoniae* であり、多少のばらつきはあるものの、表に示した5菌種が主要な起炎菌と考えられる。一方非定型肺炎の代表といえる *Mycoplasma pneumoniae* は市中肺炎の4位〜5位に位置するものの、ほかの定型肺炎と異なり60歳以下の若年〜青壮年層に集中しており、高齢者のマイコプラズマ肺炎は極めて少ないことが示されている[12)15)]。

一方でわが国における入院患者の喀痰からの細菌の分離頻度は、*S. aureus*(29.2%)*P. aeruginosa*(21.0%)が上位を占め、院内肺炎の起炎菌としての重要性が窺われる(表3)[16)]。

［2］抗生物質耐性菌の状況

抗生物質に対する細菌の感受性の推移が経時的に実施されている。抗生物質感受性調査報告[16)−18)]によれば、近年の状況で特記すべきこととして分離菌の頻度で第1位を占める *S. aureus* のβラクタム系抗生物質に対する低感受性が顕著であり、MRASの蔓延が深刻な状況にあること示している。しかし幸いなことにバンコマイシン(VCM)に対する感受性は良好で、危惧されているVCM耐性菌は2000年の報告においては検出されていない。一方 *S. pneumoniae* のペニシリンに対する感受性の低下は要注意である。わずか4年間(1996年〜2000年)にペニシリン低感受性〜耐性菌の比率の明らかな上昇がみられている。そのほかマクロライド系抗生物質に対する感受性の低下にも注目していく必要があろう。一方、院内肺炎の主要な起炎菌であり、多剤耐性菌の蔓延が危惧されている *P. aeruginosa* の感受性は、ペニシリン、セフェム系その他多くの抗菌剤に対し低感受性ではあるが、大きな変動は認められていない(表4)[17)18)]。

［3］疫学データの診療への反映

近年、疫学的解析を含むさまざまなエビデンスを日常の診療に反映させていく、いわゆるEBM (evidence based medicine)の考え方が重視されている。肺炎におけるEBMに基づいた診療により、治癒率の向上が期待されるのみならず、抗生物質の乱用や耐性菌の出現を抑制し、医療経費の削減にも寄与するものといえる。米国で1993年に発表された米国胸部学会による肺炎診療のガイドライン[19)]以後、米国感染症学会、カナダ、英国などでも同様なガイドラインが発表され経時的な改訂も行われているが、こうしたガイドラインの作成には、疫学的データの集積は不可欠であるといえる。わが国でも日本呼吸器学会から2000年の"市中肺炎の診療ガイドライン"[20)]に続き、2002年には"院内肺炎の診療ガイドライン"[21)]が発表されている。それぞれ、その国独自のまたその時代の疫学的状況を反映したものとなっている。もとよりこうしたガイドラインは、個々の患者に対する治療法を強制し、制限するものではなく、状況の変化に応じて再検討・改訂が必要であることはいうまでもない。しかしガイドラインの提示した「標準的診療」に対する検証作業を通じて、わが国で立ち後れていた疫学的検討の重要性が再認識されてきており、信頼しうる臨床疫学研究のさらなる発展につながるこ

表 4. 各種細菌の抗生物質感受性

	ABPC	PIPC	CEZ	CTM	IPM/CS	GM	EM	MINO	VCM	OFLX
S. pneumoniae (1996)	82.90%	71.00%	95.40%	96.00%	99.40%	25.30%	48.90%	47.30%		71.20%
	883 株	283 株	719 株	451 株	553 株	336 株	753 株	860 株		385 株
S. pneumoniae (2000)	66.30%	84.60%	95.60%	91.30%	95.10%	19.60%	30%	36.60%		71.90%
	569 株	117 株	459 株	358 株	494 株	285 株	389 株	555 株		128 株
H. influenzae (1996)	72.80%			83.30%	89.00%	64.80%		86.40%		95.70%
	1638 株			442 株	720 株	307 株		649 株		698 株
H. influenzae (2000)	72.20%			67.50%	94.80%	60.00%		78.80%		98.70%
	693 株			120 株	442 株	60 株		189 株		159 株
S. aureus (1996)	11.80%	10.20%	38.70%		42.60%	55.00%	33.40%	63.40%	99.90%	38.90%
	6433 株	3372 株	6352 株		6464 株	4831 株	4875 株	8548 株	4513 株	3617 株
S. aureus (2000)	10.30%	8.70%	35.20%		36.80%	55.40%	32.30%	57.40%	100%	35.10%
	2403 株	959 株	2691 株		2610 株	1958 株	1508 株	3830 株	2729 株	481 株
P. aeruginosa (1996)		67.50%			75.10%	56.10%		5.60%		49.90%
		4787 株			4309 株	2993 株		3743 株		1819 株
P. aeruginosa (2000)		73.30%			77.30%	62.90%		5.70%		66.80%
		1890 株			1658 株	1013 株		1465 株		186 株

ディスク拡散法にて3+を感受性と判定　　　　　　　　　　　　　　　　　（文献16)17)より引用）

とが期待されている。

◆おわりに◆

　肺炎の疫学的側面に関して概説した。前述のさまざまな疫学的調査の結果は、一方で医療現場の状況を加味した診療ガイドラインとして集約され、他方で行政における施策決定の重要な根拠となる。本稿では行政への反映に関しては触れてはいないが、高齢者やさまざまな基礎疾患を有する易感染性患者の増加などの諸問題は、医療現場のみならず、行政や社会福祉の面からも重要性を増してきている。こうした患者に発症する肺炎への対応は、終末医療の一環としての側面を有し、もはや生命の尊厳に対する真摯な考察なしに論じることは不可能な状況にきているといえよう。

（倉根修二、工藤翔二）

文献

1) Osler W：The Principles and Practice of Medicine. 4[th]ed, p 108, D Appleton, New York, 1901.
2) Epifano LD, Brandstetter RD：Historical Aspect of Pneumonia. The Pneumonias Karetzky M, Cunha BA, Brandstetter RD(eds), Springer-Verlag, New York, 1993.
3) Perkins JJ：Principles and Methods of Sterilization in Health Sciences. 2nd ed, p 3-4, Charles Thomas Publisher Illinois, USA, 1969.
4) Christopher J, L Murray, Alan D Lopez：Mortality by cause for eight regions of the world；Global Burden of Disease. Study Lancet 349：1269-1276, 1997.
5) 厚生統計要覧．第1編　人口・世帯，第2章　人口動態　第1-37表．
6) Fine MJ, Auble TE, Yealy MD, et al：A prediction rule to identify low-risk patients with community-acquired

7) Centers for Disease Control and Prevention : Premature deaths, monthly mortality and monthly physician contacts ; United States. MMWR 46 : 556, 1997.
8) Marston BJ, Plouffe JF, File TM, et al : Incidence of community-acquired pneumonia requiring hospitalizations ; results of a population-based active surveillance study in Ohio. Community-Based Pneumonia Incidence Study Group, Arch Intern Med 157 : 1709-1718, 1997.
9) 厚生労働省大臣官房統計情報部:平成12年人口動態統計.上巻,p 66,厚生統計協会,東京,2001.
10) 厚生統計協会:国民衛生の動向・厚生の指標.2章人口動態,年齢別死因 48 : 55, 2001.
11) Ishida T, Hashimoto T, Arai M, et al : Etiology of community-acquired pneumonia in hospitalized patients ; 3-year prospective study in Japan. Chest 114 : 1588-1593, 1998.
12) Ruiz M, Ewig S, Marco MA, et al : Etiology of community-acquired pneumonia ; impact of age, comorbidity and severity. Am J Respir Crit Care Med 160 : 379-405, 1999.
13) Miyashita N, Fukano H, Niki Y, et al : Etiology of Community-Acquired Pneumonia Requiring Hospitalization in Japan. Chest 119 : 1295, 2000.
14) Lim WS, Macfariane JT, Boswell TC, et al : Study of community acquired pneumonia aetiology (SCAPA) in adults admitted to hospital ; implication for management guidelines. Thorax 56 : 296-301, 2001.
15) 小橋吉博,大場秀夫,米山浩英,ほか:入院を要した市中肺炎の年齢群別臨床的検討.感染症誌 75 : 193-200, 2001.
16) 医療情報システム開発センター(編):抗生物質感受性状況調査報告.2000,データ編, II-37.医療情報システム開発センター,じほう,東京,2001.
17) 医療情報システム開発センター(編):抗生物質感受性状況報告.1996,概要編医療情報システム開発センター,じほう,東京,1997.
18) 医療情報システム開発センター(編):抗生物質感受性状況報告.2000,概要編医療情報システム開発センター,じほう,東京,2001.
19) American Thoracic Society : Guidelines for the Initial Management of Adults with Community-acquired Pneumonia ; Diagnosis, Assessment of Severity and Initial Antimicrobial Therapy. Am Rev Respir Dis 148 : 1418-1426, 1993.
20) 日本呼吸器学会「市中肺炎診療ガイドライン作成委員会」(編):成人市中肺炎診療の基本的考え方.吉林舎,東京,2000.
21) 日本呼吸器学会「呼吸器感染症に関するガイドライン作成委員会」(編):成人院内肺炎診療の基本的考え方.吉林舎,東京,2001.

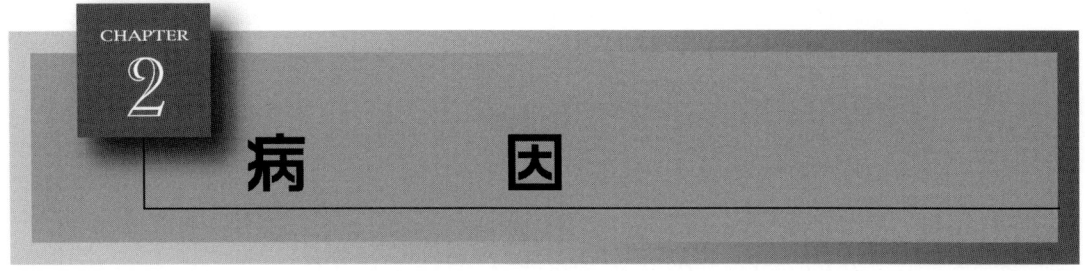

病因

◆はじめに◆

　肺炎は肺胞を中心とする末梢気道系および間質における炎症であり、広義の肺炎には間質性肺炎や肉芽腫性疾患など種々のびまん性肺疾患も含まれるが、ここでは病原微生物による狭義の肺炎について病因別に概説する。病原微生物は市中肺炎におけるように健常者においても起炎菌となるものから、院内肺炎のように宿主側の要因により病原性を発揮するものまでさまざまである。肺炎の病原微生物について微生物学的に分類した一覧を表1に、統計学的頻度を市中肺炎と院内肺炎別に表2に示した。

　肺炎、特に市中肺炎の診療においては細菌性肺炎と非定型肺炎(atypical pneumonia)の鑑別が重要となる。非定型肺炎にはマイコプラズマ、クラジミア、レジオネラによる肺炎とコクシエラによるQ熱などが含まれるが、グラム染色や一般的な培養検査での菌の検出が難しくまた β-ラクタム系抗菌薬が無効であるなど定型的な細菌性肺炎と異なる。非定型肺炎の起炎菌を含めてウイルス、抗酸菌、真菌などそれぞれの病原微生物による肺炎の臨床像について経験を積みながら理解することが重要と考えられる。

表 1. 肺炎の病原微生物

一般細菌	グラム陽性菌	肺炎球菌、化膿連鎖球菌、黄色ブドウ球菌、インフルエンザ菌、モラクセラ、大腸菌、クレブシエラ菌、緑膿菌
	グラム陰性菌	
嫌気性菌		ペプトストレプトコッカス、ペプトコッカス、フゾバクテリウム、ボルデテラ・メラニノジェニカス、ストレプトコッカス・ミレリ
マイコプラズマ属		マイコプラズマ・ニューモニエ
クラミジア属		クラミジア・シッタシー、クラミジア・ニューモニエ
レジオネラ属		レジオネラ・ニューモフィラ
コクシエラ属		コクシエラ・バーネッティ
ウイルス		インフルエンザウイルス、アデノウイルス、麻疹ヘルペス、単純疱疹ウイルス、水疱帯状疱疹ウイルス、サイトメガロウイルス
抗酸菌		結核菌、非結核性抗酸菌（MAC、*M. kansasii*、その他）
真菌		アスペルギルス、カンジダ、クリプトコッカス、ノカルジア、アクチノミセス、ムーコル、ニューモシスティス・カリニ（原虫ともいわれる）
寄生虫		肺吸虫、日本住血吸虫、肺包虫、イヌ糸状虫

(文献1)より引用)

表 2. 原因微生物の統計学的頻度

病原体	市中肺炎	院内肺炎
細菌性肺炎	70〜80%	>90%
肺炎球菌	5.1〜75%	3〜15%
S. milleri group	3.7%	
インフルエンザ菌	1.3〜12%	6.4〜10%
レジオネラ属	0〜16.2%	0〜25%
黄色ブドウ球菌	1〜5.8%	10〜20%
グラム陰性桿菌	4.5〜10%	31.3〜66.4%
嫌気性菌	0〜2.5%	10%
マイコプラズマ	0.5〜32.5%	稀
クラミジア	4.6〜48.5%	稀
Q熱	0〜5.8%	稀
その他	1〜2%	
ウイルス性肺炎	8〜21%	稀
インフルエンザウイルス	4.5〜9%	
その他	2〜8%	

(文献2)より引用)

I・一般細菌

肺炎の起炎菌として市中肺炎では肺炎球菌、インフルエンザ菌、院内肺炎ではMRSAを含む黄色ブドウ球菌、緑膿菌が多いと報告されている。

[1] グラム陽性菌

1) スタヒロコッカス属

スタヒロコッカス(Staphylococcus)属は黄色ブドウ球菌(S. aureus)や表皮ブドウ球菌(S. epidermidis)など複数の菌種からなるが、黄色ブドウ球菌以外は皮膚や粘膜の常在菌であり、主に免疫低下状態において心外膜炎や敗血症などの感染をきたす。

● 黄色ブドウ球菌

黄色ブドウ球菌はほとんどがペニシリナーゼ産生菌であり、ペニシリナーゼ抵抗性ペニシリンに対する感受性をもとにメチシリン感受性菌(MSSA)とメチシリン耐性菌(MRSA)に分類される。MRSAは緑膿菌とともに院内肺炎の最も頻度の高い原因であり、MRSAの主な耐性機序としてβ-ラクタム低親和性のペニシリン結合蛋白(PBP)2'をコードするmecA遺伝子の獲得が重要である。MRSAに対してはセフェム系抗菌薬は一般に無効でありアルベカシン(ABK)、バンコマイシン(VCM)、テイコプラニン(TEIC)が抗MRSA薬として使用される。但しバンコマイシン耐性MRSAの(VRSA)が蔓延することが危惧されており[3]、MRSAが起炎菌となっているかどうかの判断も含めてVCMは慎重に使用すべきと考えられる。

2）ストレプトコッカス属とエンテロコッカス属

ストレプトコッカス（*Streptococcus*）属は、化膿レンサ球菌（*S. pyogenes*、A型レンサ球菌）、アグラクチア菌（*S. agalactiae*、B型レンサ球菌）、肺炎球菌（*S. pneumoniae*）、緑色レンサ球菌（*viridans Streptococcus*）などからなり、エンテロコッカス（*Enterococcus*）属（腸球菌、D型レンサ球菌）は *E. faecalis* や *E. faecium* などからなる。

❶ 肺炎球菌

肺炎球菌は市中肺炎において最も頻度の高い起炎菌であり、中耳炎の起炎菌として耳鼻科や小児科領域においても重要である。肺炎球菌はペニシリン G に対する感受性をもとにペニシリン感受性菌（PSSP）、ペニシリン中等度耐性菌（PISP）、ペニシリン高度耐性菌（PRSP）に分類されるが、最近増加傾向にある PISP と PRSP（合わせてペニシリン低感受性菌とも称する）の場合抗菌薬の選択が問題となる[4]。PRSP の耐性機序は β-ラクタム系薬剤へ低親和性の PBP の獲得によるが、PRSP に対してはカルバペネム系やニューキノロン系抗菌薬が選択されることも多い。但し今後の PRSP の多剤耐性化も考慮して症例によっては高用量のペニシリン系抗菌薬の使用も検討すべきと思われる。また、23種類の莢膜多糖を含む肺炎球菌ワクチン（pneumococcal polysaccharide vaccine；PPV）が接種可能であり、肺炎球菌の臨床株の7割以上がこの23価ワクチンの血清型に含有されていると報告されている。米国では肺炎球菌ワクチンの有効性が示され CDC から高齢者や基礎疾患を有する患者などを対象に接種が勧告されているが、本邦においては接種率が極めて低く今後の検討が必要と思われる。

❷ ストレプトコッカス・ミレリ

ストレプトコッカス・ミレリ（*Streptococcus mirelli*）グループは口腔内、腸管、腟の常在菌であり、*S. constellantus*、*S. intermedius*、*S. anginosus* などの菌種からなる。嫌気性菌と混合感染をきたすことも多く、扁桃炎、肺炎、膿胸などの病因菌となる[5]。

［2］グラム陰性菌

1）ヘモフィルス（*Haemophilus*）属

❶ インフルエンザ菌

インフルエンザ菌（*H. influenzae*）は当初インフルエンザの原因菌として分離されその後否定されたが、市中肺炎や上気道感染における重要な起炎菌である。治療として古くはアンピシリン（ABPC）などのペニシリン系抗菌薬が選択されたが、その後 ABPC 耐性化が問題となった。ABPC 耐性菌は耐性機構により β-ラクタマーゼ産生 ABPC 耐性菌と β-ラクタマーゼ非産生 ABPC 耐性菌（BLNAR）に分類される。近年増加しつつある BLNAR[6] においては PBP 3 の β-ラクタム親和性が低下していることが耐性の原因と考えられており、この蛋白をコードする *ftsI* 遺伝子の解析が進められている。

❷ *H. parainfluenzae*

ヘモフィルス属の *H. parainfluenzae* は通常上気道の常在菌とされ病原性は低いと考えられてい

るが、最近肺炎の起炎菌となる可能性が指摘されている。

2）腸内細菌科

❶ クレブシエラ属

　クレブシエラ（*Klebsiella*）属には肺炎桿菌（*K. pneumoniae*）や *K. oxytoca* などが含まれる。肺炎桿菌は腸管や上気道の常在菌であるが、大酒家や糖尿病患者に発症する肺炎の起炎菌として知られている。多くの菌が β ラクタマーゼを産生しペニシリン系抗菌薬に自然耐性を示すので治療として主に第三世代セフェムが選択される。

❷ 大腸菌属

　大腸菌（*Escherichia*）属には大腸菌（*E. coli*）の他数種類の菌種が含まれる。大腸菌はヒトの腸管の常在菌であるが肺や尿路などにおいて異所性感染をきたす。最近、クレブシエラや大腸菌などのグラム陰性桿菌のうち基質特異性拡張型 β-ラクタマーゼ（ESBL）産生菌の存在が問題となっている[7]。ESBLは第三世代セフェムを不活化するため、ESBL産生グラム陰性桿菌に対しては β ラクタマーゼ阻害薬配合セフェム、カルバペネム系、ニューキノロン系抗菌薬が投与される。但しESBL産生菌が検出された場合、MRSAと同様に原因菌となっているか付着のみか判断することが必要である。

❸ セラチア属

　セラチア（*Serratia*）属の中で病原性が明らかなのは霊菌（*S. marcescens*）であり、院内肺炎の起炎菌となる。セラチアは土壌に加えて水中でも生存するため、ネブライザー汚染を介して院内感染をきたすことが報告されている。

❹ その他

　腸内細菌科に属する他の菌種では、エンテロバクター（*Enterobacter*）属、プロテウス（*Proteus*）属、シトロバクター（*Citrobacter*）属が院内肺炎の起炎菌となる。

3）シュードモナス属

❶ 緑膿菌

　シュードモナス（*Pseudomonas*）属には、MRSAとともに院内肺炎の最も重要な起炎菌である緑膿菌（*P. aeruginosa*）が含まれる。緑膿菌感染は日和見感染として発症し治療が困難な場合が多い。近年メタロ β-ラクタマーゼ（カルバペネマーゼ）産生緑膿菌が検出されており、モノバクタム系やニューキノロン系抗菌薬に感受性を示す株もあるが、ほとんどすべての β ラクタム薬に耐性でアミノグリコシドの耐性化も進んでいると報告されている[8]。

❷ マルトフィリア菌

　以前 *Pseudomonas* 属や *Xanthomonas* 属に分類され、最近ではステノトロホモナス（*Stenotrophomonas*）属に分類されるマルトフィリア菌（*S. maltophilia*）は日和見感染において治療抵抗性の菌種である。

4）モラクセラ属

　モラクセラ（*Moraxella*）属はナイセリア属の類縁菌であり、モラクセラ亜属とブランハメラ（*Branhamella*）亜属に分類される。モラクセラ・カタラーシス（*M. catarrhalis*）は上気道の常在菌であるが

肺炎の起炎菌となる。ほぼすべての菌が β-ラクタマーゼ産生菌でペニシリン系抗菌薬は β ラクタマーゼ阻害薬配合ペニシリン以外は無効であり、治療として一般には第二・第三世代セフェムやマクロライド系抗菌薬が、ほかにニューキノロン系、カルバペネム系抗菌薬が使用される。

5）アシネトバクター属

アシネトバクター（*Acinetobacter*）属のカルコアセチカス菌（*A. calcoaceticus*）は頻度は少ないが院内肺炎の起炎菌の１つであり、治療抵抗性の菌種で死亡率を上昇させ入院期間を長期化させることより緑膿菌とともに high risk pathogen と呼ばれる。

6）パスツレラ属

パスツレラ（*Pasteurella*）属のマルトサイダ菌（*P. multocida*）は人畜共通感染症の原因となる菌種であり、イヌやネコなどの動物の上気道、腸管に常在する。ヒトにおいては市中肺炎の起炎菌となるが、近年ペットからの感染の報告が増加しており注意が必要と考えられる[9]。

II・嫌気性菌

嫌気性菌は多くが口腔内の常在菌であるが、肺化膿症、膿胸などの化膿性疾患や誤嚥性肺炎の主要な起炎菌である[10]。誤嚥性肺炎の起炎菌は６割以上が嫌気性菌であると報告されているが、高齢者においては嚥下機能が低下することに加え消化管手術後、脳血管障害後など誤嚥性肺炎をきたす機会は多く臨床上の大きな問題となっている。臨床検体からの嫌気性菌の検出や薬剤感受性試験の施行は一般の施設では困難であり、本邦においては嫌気性菌による肺炎の疫学的調査も十分には行われていない。

［１］グラム陽性菌

ペプトストレプトコッカス（*Peptostreptococcus*）属は肺炎をきたす嫌気性菌の中で最も頻度が高く *P. anaerobius* が主要菌種である。抗菌薬に対する耐性化率は現在のところ低い。

［２］グラム陰性菌

フゾバクテリウム（*Fusobacterium*）属、バクテロイデス（*Bacteroides*）属、プレボテラ（*Prevotella*）属などが肺炎の起炎菌となる。この中でも後二者は多くの菌が β ラクタマーゼを産生しペニシリン系抗菌薬に耐性を示すので、β ラクタマーゼ阻害薬配合の抗菌薬が選択されることが多い。バクテロイデス属の主要な菌種であるフラジリス菌（*B. fragilis*）グループは耐性菌の頻度が高く、本邦において嫌気性菌を対象に頻用されるクリンダマイシン（CLDM）に対しても耐性化率が２〜３割と高い。

III・マイコプラズマ属

マイコプラズマ（*Mycoplasma*）は一般細菌と同様に自己増殖能をもつ微生物であるが細胞壁をもた

表 3. マイコプラズマ肺炎、クラミジア肺炎と細菌性肺炎の鑑別

症状・所見	1. 60 歳未満である
	2. 基礎疾患がない、あるいは軽微
	3. 肺炎が家族内、集団内で流行している
	4. 頑固な咳がある
	5. 比較的徐脈がある
	6. 胸部理学所見に乏しい
検査成績	7. 末梢血白血球数が正常である
	8. スリガラス状陰影または skip lesion である
	9. グラム染色で原因菌らしいものがない

上記全体として 9 項目中 5 項目、症状・所見から 6 項目中 3 項目を満たしていれば、マイコプラズマ肺炎、クラミジア肺炎群として、マクロライド、テトラサイクリン系抗菌薬を第一選択薬とする。

(文献 11) より引用)

ない特徴がある。ヒトの呼吸器・泌尿器から分離されるマイコプラズマは 10 菌種以上知られているが、病原性が明らかなのは M. pneumoniae でありマイコプラズマ肺炎の原因となる。M. pneumoniae は市中肺炎の中で非定型肺炎をきたす重要な菌種の 1 つであり、小児や比較的若年の成人においてもマイコプラズマ肺炎を発症することが知られている (表 3)。また、家族内感染や集団内流行を示すことがあり注意が必要である。診断において臨床検体からマイコプラズマを培養・分離することは煩雑であり、また核酸検出法 (PCR や DNA プローブ法) による迅速診断も臨床検査法として普及しておらず一般には血清抗体価の測定が行われる。

Ⅳ・クラジミア属

クラミジア (Chlamydia) は細胞内で増殖する細胞偏性寄生細菌であり、ヒトへの病原性をもつのは C. trachomatis、C. psittaci、C. pneumoniae の 3 菌種である。C. trachomatis は結膜炎、トラコーマ、尿路感染症の起炎菌として知られているが産道感染により新生児肺炎をきたす。C. psittaci はオウム病 (psittacosis) の起炎菌として知られておりオウムやインコなどからヒトへ感染するが、診断においては鳥 (特に病鳥) との接触歴の聴取が重要となる。C. pneumoniae はやはり肺炎の起炎菌であり一般にオウム病より軽症であるが頻度は高く、C. psittaci と異なりヒトを自然宿主とするためにヒトからヒトへ伝播し家族内感染の報告もある。クラミジアは市中肺炎の重要な起炎菌の 1 つであるがマイコプラズマと同様に通常の培養では検出されず、確定診断されていない症例が多いと予想される。

Ⅴ・レジオネラ属

レジオネラ (Legionella) 属は湖沼や土壌に生息するグラム陰性桿菌であり市中肺炎および院内肺炎の原因となり、起炎菌として L. pneumophila と L. longbeachae の 2 菌種が知られている。L. pneumophila は 15 の血清型に分類されるが、肺炎の原因として 1 型が最多でほかには 4 型、6 型の報告がある。レジオネラはグラム染色で染色されにくく特別な染色 (ヒメネス染色やアクトリジンオレンジ染色) を必要とし、また培養には特殊培地 (BCYEAα 培地や WYO 培地) が必要なため診断が一般に困難であり、診断においては尿中抗原の検出、PCR 法による核酸の同定、抗体価の測定が行われている。レジオネラ肺炎は欧米では主要な市中肺炎の 1 つであるが、本邦においては市中肺炎におけ

る割合が極めて低く報告されており潜在症例が多いことが予想される。レジオネラ肺炎は温泉、循環式風呂、健康ランドなどからの感染が報告され社会的にも問題となったが[12]、重症例も多く診断および治療において迅速な対応が必要である。

VI・コクシエラ属

Q熱は1937年にオーストラリアの農夫などに発生した原因不明の熱病(query fever)に由来する。Q熱の起炎菌である *Coxiella burnetii* は、リケッチア(*Rickettsia*)科に属するが、つつが虫や紅斑熱の原因となるほかのリケッチアと異なりダニなどの媒介を介さずに感染する。ウシ、ヒツジ、ウマなどの家畜やイヌ、ネコなどのペットまで種々の動物が保菌しており、特にネコの胎盤に保菌されることが多いが、排泄物や分泌物が乾燥して飛散したものが経気道的にヒトへ伝播する。本邦においては市中肺炎の原因として通常認識されておらず、また血清抗体価の測定やPCR法を行う施設が限られているため正確な頻度が不明である[13]。近年ペットからの感染が報告され社会的にも関心を集めている。

VII・アクチノミセスとノカルジア

1) アクチノミセス

アクチノミセス(*Actinomyces*)は口腔、腸管内に常在するグラム陽性桿菌であるが細菌学的に細菌と真菌の中間的性質をもっている。歯槽膿漏やう歯治療と関連して内因性感染により放線菌症(*actinomycosis*)をきたすことが多く *A. israelii* などが起炎菌となる。肺放線菌症において典型的には硫黄顆粒(sulfur granule)を含む膿瘍を形成するが、画像上肺癌との鑑別が問題となることがある。

2) ノカルジア

ノカルジア(*Nocardia*)は主に土壌中に存在し、外因性感染により肺ノカルジア症や稀には血行性に播種性ノカルジア症を起こす。ヒトに病原性があるのは *N. asteroides* と *N. brasiliensis* の2菌種であり、アクチノミセスとともに弱毒菌として扱われており日和見的に感染すると考えられている。

VIII・ウイルス

ウイルスによる呼吸器感染症はかぜ症候群を含めて高頻度であるが、ウイルス肺炎は正しく診断されていない症例を考慮してもかなり稀と考えられる。一般には十分な免疫を獲得していない小児や種々の基礎疾患や治療により免疫低下状態にある成人において発症する。肺炎の病原ウイルスは極めて多岐にわたるが代表的なウイルスについて概説する。

[1] RNAウイルス

1）インフルエンザウイルス

インフルエンザウイルス(influenza virus)は流行性感冒(インフルエンザ)の病原体でありA型、B型、C型に分類される。A型インフルエンザは15種類の赤血球凝集素(HA)と9種類のノイラミニダーゼ(NA)によってH3N2のように亜分類される。本邦においては毎年冬季にインフルエンザの流行があり小児や老人に加えて健常成人も感染の対象となるが、重症例においては肺炎をきたしたり細菌性肺炎を併発する。近年、高齢者や慢性疾患を有する患者などを対象にワクチンの予防接種が広く行われるようになり、また咽頭ぬぐい液を用いた迅速診断が多くの施設で可能となり、治療としてもA型を対象としたアマンタジンやA型、B型を対象としたノイラミニダーゼ阻害薬も開発されインフルエンザの診療は大きく変化した[14]。

2）麻疹ウイルス

麻疹ウイルス(measles virus)は麻疹(はしか)の病原体である。成人発症例は一般に重症化する傾向があり稀には肺炎をきたす。ヒトは麻疹罹患後は終生免疫を獲得するが、ワクチン接種による免疫は10年程度で低下しその後に麻疹を発症することもある。麻疹ウイルスは感染性が強く免疫がない状態で感染を受けるとかならず発症することから、病院内における感染コントロール上の問題として重要である[15]。

[2] DNAウイルス

1）ヘルペスウイルス科

サイトメガロウイルス(cytomegalovirus)、単純疱疹ウイルス(herpes simplex virus)、水痘−帯状疱疹ウイルス(varicella-zoster virus)、EBウイルス(Epstein-Barr virus)などはヘルペスウイルス科に含まれており前三者は肺炎の原因となることが知られている。サイトメガロウイルスは新生児における巨細胞性封入体症が有名であるが、成人においては免疫抑制剤の投与を受けている場合やAIDSにおける肺炎の起炎菌として重要である。

2）アデノウイルス

ヒトに感染するアデノウイルス(adenovirus)は40数種類の血清型がありAからF群の6亜型に分類される。肺炎など気道感染の原因となるのはB群およびC群であり、近年B群に属するアデノウイルス7型による小児の重篤な肺炎が報告されている。

IX・抗酸菌

抗酸菌(acid-fast bacilli)はグラム陽性好気性桿菌で通常の染色で染まりにくい細胞壁を有するが、染色後は酸、アルコールなどで脱色されにくい性質があり抗酸菌と命名されている。ヒトに病原性があるのは結核菌(*Mycobacterium tuberculosis*)と10数菌種の非結核性抗酸菌(nontuberculous mycobacteria)である(表4)。結核菌による肺結核は依然として呼吸器領域の重要な感染症で若年者も含めて健常者においても発症するが、日常診療においては細菌性肺炎との鑑別が遅れることも経験され、肺炎の診断においては肺結核の可能性を念頭におくことが必要と思われる。非結核性抗酸菌は歴史的には非定型抗酸菌(atypical mycobacteria、AM菌)と呼ばれたが、非結核性抗酸菌による感染症(AM症)は肺においては基礎疾患(肺結核後遺症、気管支拡張症、じん肺など)を背景とした二次感染が多く、AIDSなど免疫低下状態においては全身播種性感染をきたす。本邦においては起炎菌として *M. avium* と *M. intracellulare* (併せて *M. avium complex*；MAC)が7割、*M. kansasii* が2～3割を占めている。

表 4. わが国で分離されたことのある病原性抗酸菌

抗酸菌群			菌 種
遅発育抗酸菌	結核菌群		*M. tuberculosis**
	非結核性抗酸菌 RUNYON分類	I	*M. kansasii** *M. marinum*
		II	*M. scrofulaceum* *M. szulgai* (*M. gordonae*)
		III	*M. avium** *M. intracellulare** *M. xenopi* (*M. nonchromogenicum*)
迅速発育抗酸菌		IV	*M. fortuitum* *M. chelonae* *M. abscessus* (*M. thermoresistibile*)
培養不能菌			*M. leprae*

*わが国における抗酸菌症の主要原因菌。( )は稀にヒトの疾患の原因となる。
(文献16)より引用)

X・真菌

真菌による肺炎は免疫低下状態において日和見感染として発症することがほとんどである。アメリカなどではコクシジオイデス(*Coccidioides*)やブラストミセス(*Blastomyces*)などが健常者における肺感染症の原因となるが、本邦においては海外旅行者など限られた状況においてのみ問題となる。真菌は発育形態により糸状菌(filamentous fungi)、酵母様真菌(yeast like fungi)、2形性真菌(dimorphic fungi)に分類される。

[1] アスペルギルス

アスペルギルス(*Aspergillus*)はアレルギー性気管支肺アスペルギルス症(allergic bronchopulmonary aspergillosis；ABPA)などアレルギー性疾患の原因ともなるが、日和見的に感染をきたす真菌(糸状菌)である。起炎菌としては *A. fumigatus*、*A. nigar*、*A. flavus*、*A. terreus*、*A. nidulans* があり腐生性あるいは侵襲性に肺に感染する。腐生性肺アスペルギルス症は肺結核後遺症の空洞や嚢胞病変を背景として菌球(fungus ball)を形成することが多く肺アスペルギローマとも呼ばれる。侵襲性肺アスペルギルス症は血液悪性疾患など免疫不全状態を背景に発症し、全身性に出血性病変を認めることも多く予後は不良である。慢性壊死性肺アスペルギルス症は肺アスペルギローマと侵襲性肺アスペルギルス症の中間に位置する病態であり、全身的な基礎疾患を背景に発症することが多い[17]。

［2］クリプトコッカス

クリプトコッカス (*Cryptococcus*) はトリの糞などを介して経気道的に感染し、その後血行性に髄膜炎などもきたす酵母様真菌であり *C. neoformans* が起炎菌となる。クリプトコッカスによる肺感染症は健常者においても発症することがあり、その場合は原発性肺クリプトコッカス症とも呼ばれるが、クリプトコッカス症は AIDS における日和見感染症としても重要である。

［3］ニューモシスチス・カリニ

ニューモシスチス・カリニ (*Pneumocystiis carinii*) は歴史的には原虫に分類されていた時期もあるが、分子系統学の進歩により真菌に分類されるようになった。AIDS における日和見感染の原因として知られているが、免疫抑制剤の投与を受けている症例においてもニューモシスチス・カリニ肺炎を発症することを念頭におく必要がある[18]。診断においてはメテナミン銀染色、グロコット染色、トルイジンブルー染色が有用であり、また PCR 法による核酸の同定も行われる。

［4］カンジダ

カンジダ (*Candida*) は口腔、皮膚などに常在する真菌であり通常は病原菌とならないが、稀には免疫低下状態においてカンジダ肺炎あるいは血行性に汎発性カンジダ症をきたす。起炎菌としては *C. albicans* が最も多くそのほかに *C. tropicalis*、*C. tropicalis*、*C. parapsilosis*、*C. glabrata* がある。

［5］ムコール

ムコールは血液疾患の治療中など免疫不全状態において稀に肺ムコール症や播種性ムコール症をきたす真菌であり、血管、特に動脈に親和性があるために出血性病変をきたしやすい。ムコール症の予後は一般に不良であり生前に診断されることは少ない。ムコール症の病原菌には *Absidia*（ユミケカビ）、*Mucor*（ケカビ）、*Rhizopus*（クモノスカビ）がある。

XI・寄生虫

寄生虫による呼吸器感染症は保健衛生の改善により稀な疾患となったが、海外旅行者の増加やペットの多種化、いわゆるグルメ嗜好、さらには AIDS など免疫低下宿主の存在により報告が増加傾向にあると考えられている。肺病変をきたす寄生虫は多岐にわたるがそれぞれ宿主や感染経路が異なり種々の臨床像を呈する（表5）。一般には好酸球増多や IgE 高値が寄生虫感染を疑う契機となることが多い。

［1］肺吸虫

ウエステルマン肺吸虫や宮崎肺吸虫がヒト肺吸虫症 (paragonimiasis) の病原体となる。肺吸虫は

表 5. 肺寄生虫感染症

主な肺病変	寄生虫	感染経路
Löffler 症候群	回虫 鉤虫 糞線虫 イヌ回虫	虫卵（経口） 幼虫（経皮） 幼虫（経皮） 虫卵（経口）
亜熱帯性肺好酸球症	Bancroft 糸状虫 マレー糸状虫	幼虫（蚊を介して）
肺内占拠性病変	包条虫 ウェステルマン肺吸虫 マンソン住血吸虫 日本住血吸虫	虫卵（経口） メタセルカリア（経口） セルカリア（経口）
胸水	宮崎肺吸虫 ウェステルマン肺吸虫	メタセルカリア（経口）

(文献 19)より引用)

モズクガニやサワガニあるいはイノシシの生食により経口感染し、肺内病変や胸腔病変(胸水、気胸)を形成する。

［2］蛔虫、鉤虫、糞線虫、住血吸虫

これらの寄生虫は感染後に一次的に肺を通過し、ほかの臓器で成虫となるが、感染初期においてPIE症候群の1型であるレフレル(Löffler)症候群と呼ばれる肺病変の原因となる。

［3］イヌ糸状虫

イヌ糸状虫はイヌの心臓などに寄生し蚊を媒介としてミクロフィラリアが体内に入るが、ヒトの中では成虫になれないため幼虫のまま体内を移動し内臓に病変を形成する(内臓幼虫移行症)。肺においては胸膜下の結節影を形成することが多く稀には胸水が出現する。

［4］単包条虫、多包条虫

包条虫の幼虫(条虫)による感染症を包虫症(echinococcosis)と呼び、病原体として単包条虫と多包条虫がある。単包条虫症は九州や四国など温暖な地域でみられ一次的に肺病変ときたすが、多包条虫症は北海道を中心に発生しており一次的には肝臓で嚢胞を形成し二次的な転移により肺に多発する病変を形成する。

◆おわりに◆

肺炎の原因病原菌は極めて多岐にわたっており原因の確定が困難な場合もある。特に院内肺炎などにおいては、原因不明のままエンピリック治療として抗菌薬を選択せざるを得ないことも多いと思われる。この場合肺炎の重症度の判定に加えて、基礎疾患、免疫能、使用中の薬剤、誤嚥の関与など宿主の背景について把握したうえで原因を考慮し、妥当な抗菌薬や補助治療を選択する姿勢が必要と考

えれる。

(稲瀬直彦、吉澤靖之)

文献

1) 日本呼吸器学会「市中肺炎診療ガイドライン作成委員会」(編)：成人市中肺炎診療の基本的考え方．p 44，杏林舎，東京，2000．
2) 日本呼吸器学会「市中肺炎診療ガイドライン作成委員会」(編)：成人市中肺炎診療の基本的考え方．p 25，杏林舎，東京，2000．
3) Hiramatsu K, Aritaka N, Hanaki H, et al：Dissemination in Japanese hospitals of strains of Staphylococcus aureus heterogeneously resistant to vancomycin. Lancet 350：1670-1673, 1997.
4) 三宅修司，沢辺悦子，吉澤靖之：PRSP (penicillin resistant streptococcus pneumoniae)．臨床と研究 77：1835-1838，2000．
5) 沖本二郎，砂川尚子，浅岡直子，ほか：Streptococcus milleri group による呼吸器感染症の検討．日胸 59：282-286，2000．
6) 池田 徹，大石和徳，永武 毅，ほか：耐性感染症の現状；検出状況，臨床像，治療，予防 呼吸器原性 BLNAR 感染症の臨床的検討．日本臨床 59：745-749，2001．
7) Yagi T, Kurokawa H, Shibata N, et al：A preliminary survey of extended spectrm β-lactamases (ESBLs) in clinical isolates of *Klebsiella pneumoniae* and *Escherichia coli* in Japan. FEMS Microbiol Lett 1：53-56, 2000.
8) 中野哲治，平松和史，平田範夫，ほか：メタロ β-ラクタマーゼ遺伝子 blaIMP 陽性グラム陰性桿菌検出症例の臨床的検討．感染症学誌 75：946-954，2001．
9) 宮下 琢，國井乙彦：パスツレラ肺炎．日本臨床 別冊呼吸器症候群：57-59，1994．
10) 石田 直：嫌気性菌感染症．呼吸と循環 49：755-760，2001．
11) 日本呼吸器学会市中肺炎診療ガイドライン作成委員会：成人市中肺炎診療の基本的考え方．p 23，日本呼吸器学会，東京，2000．
12) 中舘俊秀：レジオネラ症．呼吸 21：348-354，2002．
13) 高橋 洋，渡辺 彰：Q 熱．感染症 32：18-22，2002．
14) 中田紘一郎，佐藤哲夫，吉澤靖之：インフルエンザと感冒，外来でみる呼吸器感染症；治療と管理の実際．吉澤靖之(編)，今月の治療 8：S 7-S 22，2000．
15) 寺川喜平，新妻隆広，荻田聡子，ほか：麻疹の院内感染とその後の抗体検査及び対策 医療経済的な検証も含めて．感染症学誌 75：480-484，2001．
16) 富岡治明，齋藤 肇：抗酸菌の分類学．結核 第 3 版，泉 孝英，網谷良一(編)，p 3-5，医学書院，東京，1998．
17) 東 憲孝，谷口正実，秋山一男：肺アスペルギルス症の診断および治療．呼吸 20：36-41，2001．
18) 坂下博之，稲瀬直彦，三宅修司，ほか：AIDS，非 AIDS 患者におけるカリニ肺炎の臨床的検討．日呼吸会誌 39 増刊：293，2001．
19) 北田 修，荒金和美：肺寄生虫感染症．別冊・医学のあゆみ 呼吸器疾患 第 3 版，北村 諭(編)，p 336-338，医歯薬出版，東京，1998．

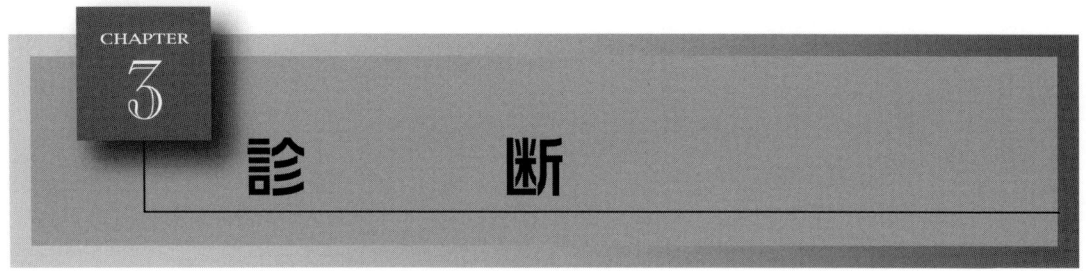

CHAPTER 3 診　　断

◆はじめに◆

　肺炎は日常遭遇する頻度の高い疾患であり、死亡原因でも第四位を占める。主な死因であることからもわかるように、初期治療の如何によっては重篤な症状を引き起こしかねない疾患である。その意味でも肺炎は最初の診断が重要である。

　肺炎の診断においては、ほかの感染症同様に、①感染症の存在部位の確認を行い、次に、②感染症を起こしている微生物を確かめる、ことが基本である。具体的な手順としては、胸痛や発熱などの自覚症状の聴取、呼吸数の確認など丁寧な身体検査をとる。そして肺炎を疑った際にはレントゲン写真を撮って感染症の局在を確認する。同時に微生物検査や各種血液検査を行って他疾患との鑑別を行う[1]（図1）。

　日常の診療では胸部異常影、喀痰の増加、CRPの上昇のみで肺炎として加療することが少なくない。しかしながら、このような病態は肺炎以外でも実に多くの疾患でみられるために鑑別が重要となる。肺炎の診断の基本と鑑別診断の実際を述べていくこととする。

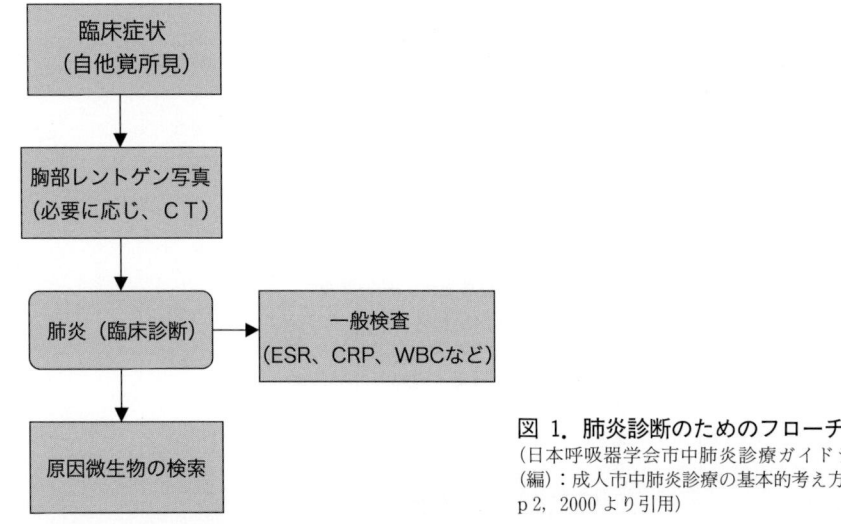

図 1．肺炎診断のためのフローチャート
（日本呼吸器学会市中肺炎診療ガイドライン作成委員会（編）：成人市中肺炎診療の基本的考え方．日本呼吸器学会，p 2，2000 より引用）

I・感染の局在(臓器)診断―感染が肺に存在するか―

[1] 肺炎の自覚症状

　自覚症状から感染を疑わせる症状および呼吸器に感染が起こっていることを傍証する症状を聞き出す。感染に伴う全身症状としては発熱、全身倦怠感、食欲不振がみられる。また、局所症状としては呼吸数の増加、喀痰を伴う咳、膿性痰、呼吸に伴う胸痛、呼吸困難がみられる。年代別には、50歳未満の若年者では喀血や胸痛が80歳以上の高齢者では意識障害、脱水、食思不振などが特徴的とされる[2]。

　一般細菌による肺炎と異なり、マイコプラズマ、クラミジア、レジオネラに代表される非定型肺炎ではいくつかの臨床上の特徴がみられる(表1)。非定型肺炎では、一般細菌による肺炎よりも発症の仕方が穏やかである。胸痛や膿性痰はレジオネラ肺炎を除き非定型肺炎ではみられないことが多い。マイコプラズマ、クラミジア肺炎では咳嗽が強く喀痰をほとんど伴わないことが多く、特にマイコプラズマでは家族内感染が知られている。肺外症状も多いことが非定形肺炎の特徴とされ、レジオネラ肺炎では消化器症状として腹痛、水様性下痢を伴うことがあり、重症化した症例では中枢神経症状として意識障害、歩行障害がみられる。

　ウイルスにて市中肺炎を起こすものはインフルエンザウイルスが代表的で、高熱、全身苦痛(筋肉痛、関節痛、全身倦怠感)、引き続いて咳嗽、呼吸困難がみられる。サイトメガロウイルスは、日和見感染として重要である。発熱、呼吸困難が主なもので、特徴的なものはなく画像やアンチゲネミアなどの

表 1. 肺炎にみられる臨床症状および特徴

一般細菌		発熱、咳嗽、膿性痰、胸痛、呼吸困難
	肺炎球菌肺炎	錆色痰 高熱を伴った唯一回の悪寒戦慄がみられ、その後熱が稽留する
	クレブシエラ肺炎	高齢、アルコール常飲者に多い
非定形肺炎	マイコプラズマ肺炎	強度の咳嗽、高熱 家族内感染が多い 40～50歳までの発症
	肺炎クラミジア肺炎	遷延化する咳嗽 高熱は少ない 若年者と高齢者に多い
	レジオネラ肺炎	腹痛、水様性下痢 中枢神経症状(意識障害、歩行障害)
	Q熱	発熱、乾性咳嗽 夏に多く「インフルエンザ」様症状を示す
	カリニ肺炎	数週間続く乾性咳嗽、発熱、呼吸困難 低酸素血症
ウイルス性肺炎	インフルエンザウイルス	高熱、全身苦痛(筋肉痛、関節痛、全身倦怠感)
	サイトメガロウイルス	発熱、低酸素血症 カリニ肺炎との合併が多い

検査所見から診断する必要がある。

これらの非定形肺炎にみられる症状も頭に描きながら、感染症の可能性、肺炎を強く疑うのであれば定型か非定形かを考えて症状を聴取していく。

［２］身体所見

全身症状として肺炎では頻脈、頻呼吸、チアノーゼ、脱水、意識混濁、血圧低下を呈する。特にこれらは肺炎の重症度を判定する際に重要な所見となる（表 2-1）。比較的徐脈がみられた際にはレジオネラ肺炎、Q熱、オウム病などを疑う所見とされる。

局所所見として聴診上、病変に一致した部位で肺胞呼吸音は低下し、coarse crackle を聴取する。また、胸水が存在した場合にはその部位では呼吸音は低下し、打診上も濁音を呈する。一般細菌性肺炎に比較すると非定形肺炎では、レジオネラ肺炎を除いて、胸部身体所見に乏しい。

［３］一般臨床検査所見

炎症所見とされる CRP、赤沈、LDH、α2-グロブリンなどが上昇する。細菌感染ではこれに加えて白血球が増加し、核の左方移動がみられる。非定型肺炎では白血球増加がみられにくい。マイコプラズマ、クラミジア、レジオネラ肺炎では肝酵素（AST、ALT）の上昇がみられる。

動脈血ガス分析では、初期には頻呼吸により低炭酸ガス血症とアルカローシス傾向がみられるが、

表 2．肺炎の重症度分類

1．胸部レントゲン写真および身体所見による重症度判定			
	軽症	中等症	重症
判定項目	5項目中3項目以上満足		5項目中3項目以上満足
胸部X線写真陰影の広がり	1側肺の1/3まで	軽症と重症のいずれにも該当しない	1側肺の2/3以上
体温	<37.5℃		>38.6℃
脈拍	<100/分		>130/分
呼吸数	<20/分		>30/分
脱水	（−）	（−）or（＋）	（＋）
チアノーゼ、ショック状態にある患者は重症と判定			
2．検査成績による重症度判定			
	軽症	中等症	重症
判定項目	3項目中2項目以上満足		3項目中2項目以上満足
白血球	<10,000/mm³		≧20,000/mm³ あるいは <4,000/mm³ ≧20 mg/dl
CRP	<10 mg/dl	軽症と重症のいずれにも該当しない	
PaO₂	>70 Torr		≦60 Torr　SpO₂≦90%
下記の場合は一段重く判定　1．65歳以上で外来通院が困難な症例　2．感染症の経過および治療効果に重大な影響を及ぼすと考えられる基礎疾患・合併症を有する症例			

（文献1）より引用）

表 3. 肺炎と鑑別を要する疾患

1. 肺胞性陰影を呈する非感染性の疾患
   肺水腫
   肺癌による閉塞性肺炎
   器質化肺炎
   肺胞出血(ANCA関連肺疾患を含む)
   肺胞蛋白症
   肺胞上皮癌
   肺梗塞
2. 間質性陰影を呈する非感染性の疾患
   過敏性肺炎
   肺水腫
   薬剤性肺炎
   ARDS
   放射性肺臓炎
   癌性リンパ管症
   じん肺

表 4. 肺胞性と間質性パターン

肺胞性パターン	間質性パターン
(陰影の性状)	
細葉性の濃厚で局在した陰影	スリガラス影、微細粒状影
境界不鮮明	線状・網状影(カーリー線)
	気管支血管周囲の結合織の肥厚
癒合傾向が強い	癒合傾向なし
エアブロンコグラムを伴う	エアブロンコグラムなし
区域性、肺葉性の分布	両側広範囲(一部区域性)
(CT)	
高吸収域小葉辺縁部、気管支血管周囲、胸膜側に分布	

病変の進行とともに高炭酸ガスを呈しいわゆるII型呼吸不全($PaCO_2 \geq 45\,Torr$の場合)のパターンを呈するようになる。これらの検査所見も肺炎の重症度判定に重要である(表2-2)。重症肺炎や中等症肺炎で脱水を伴うものは入院加療を勧める。

[4] 画像所見

　肺炎の存在が疑われたら感染の局在診断のために胸部レントゲン検査を行う。細菌性では浸潤影を認める。肺葉全体が気腔内を埋める浸潤影を呈する大葉性肺炎と気管支周囲に区域性に浸潤影を認める気管支肺炎に分類される。胸膜に炎症が波及すれば胸水を伴うことがある。非定形肺炎では間質と肺実質両方の陰影がみられる。

　局在診断に続いて起炎菌の推定ならびに肺炎以外の疾患の鑑別を進める(表3)。画像上で疾患を鑑別していくために陰影を肺胞性パターンと間質性パターンの2つに大別して考える(表4)。肺胞性パターンは肺胞内を浸出物が充満することにより生じる。肺胞性パターンの特徴として病変の境界不鮮明、病変部位の融合傾向、エアブロンコグラムの存在が知られている。一般細菌、嫌気性菌、真菌を含む多くの細菌性肺炎が肺胞性パターンをとるため、このパターンをとる疾患が鑑別の対象になる。細菌性肺炎は区域性に広がることで鑑別されるが、実際の臨床では画像のみでは鑑別が困難なことが多く、喀痰による起炎菌の検出やときに気管支鏡検査をはじめとする侵襲的な検査が必要とされる。このパターンを呈する疾患として、肺水腫、器質化肺炎(図2-a, b)、肺胞出血、肺胞蛋白症、肺腫瘍(図3)などが挙げられる。また、亜急性に起こる肺結核の画像も肺胞性陰影に含まれるが、濃度の濃い周囲の結節状の散布陰影(樹枝状陰影)が特徴的である。肺結核は空気感染を起こすため院内感染の観点から画像にて鑑別し、喀痰による抗酸菌検査を行って早期に鑑別することが必要である(図4)。

　一方、間質性パターンは間質つまり、肺胞隔壁、小葉間の間質、気管支血管束、胸膜に細胞浸潤や浮腫をはじめとする炎症反応や線維化病変が起こるためにみられる。ウイルス性肺炎を含む非定型肺炎では、胞隔に細胞浸潤や浮腫をきたすいわゆる間質性の陰影を呈する。間質性の陰影は、スリガラ

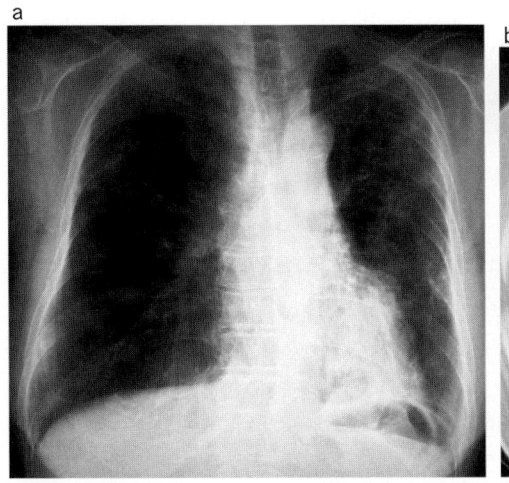

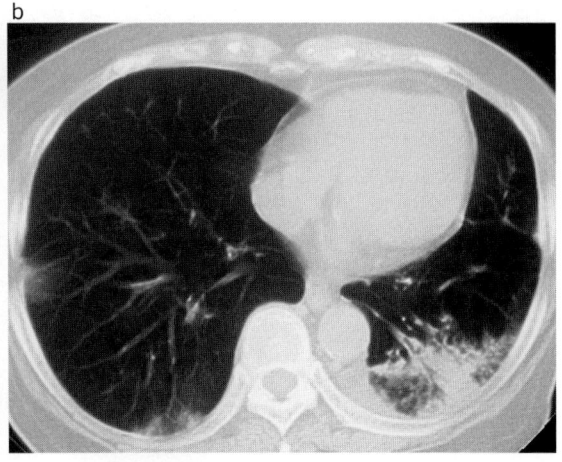

図2. 77歳、女性　特発性器質化肺炎
 a：左下肺野、特に心陰影に重なり浸潤影がみられる。
 b：左下肺野のエアーブロンコグラムを伴う浸潤影と伴に右肺野にも胸膜直下に小さな斑状影がみられる。両側びまん性である点、胸膜直下に病変の主体がある点、牽引性気管支拡張症がない点などが器質化肺炎の特徴を示している。

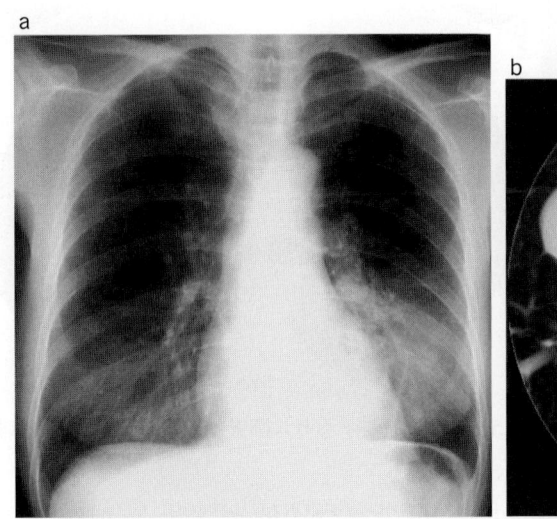

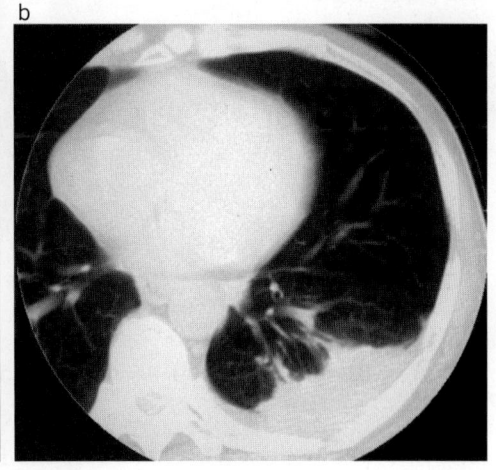

図3. 45歳、女性　肺腺癌
 a：左下肺野に心臓とのシルエットサイン陰性の浸潤影を認める。
 b：CTにて左下葉S9、S10に気管支透亮像を一部伴う浸潤影を認める。画像だけでは鑑別が困難な症例。

ス様陰影、網状影、微細粒状影、網状粒状影としてみられる。間質性パターンを呈する疾患は過敏性肺炎、肺水腫、薬剤性肺炎、放射性肺炎などがある。

　胸部CT検査が鑑別に役立つ場合が多いが、最終的な鑑別診断には侵襲的な気管支鏡検査による気管支肺胞洗浄や気管支肺生検が必要となることが多い。そのため、カリニ肺炎など特に経過の早い場合には気管支鏡検査を行う時期を逃さないことが大切である(図5)。

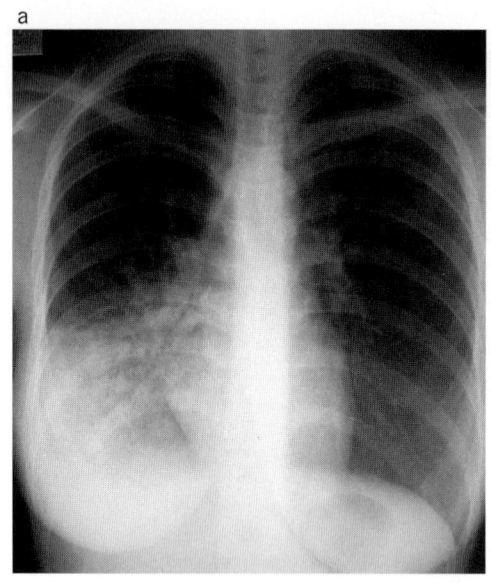

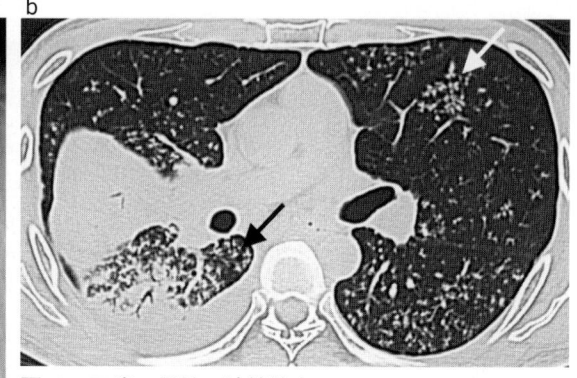

図 4. 47 歳、男性　肺結核症
a：胸部写真では、大葉性肺炎の像を示し、中にエアーブロンコグラムが確認できる。単純写真では、肺結核症に特徴的な小結節像が確認しづらい。
b：肺 CT にて呼吸細気管支レベルの小葉中心性の病変（樹枝状陰影：矢印）がみられる。肺結核に特徴的な所見で鑑別に有用とされる。

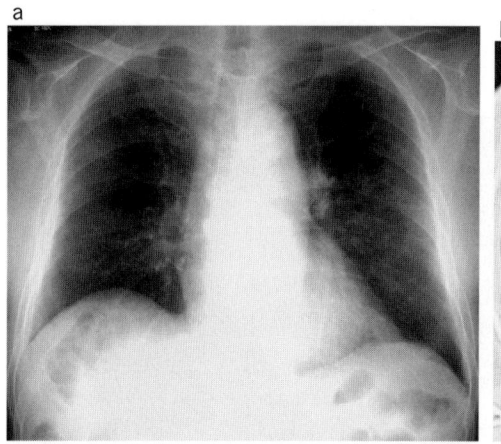

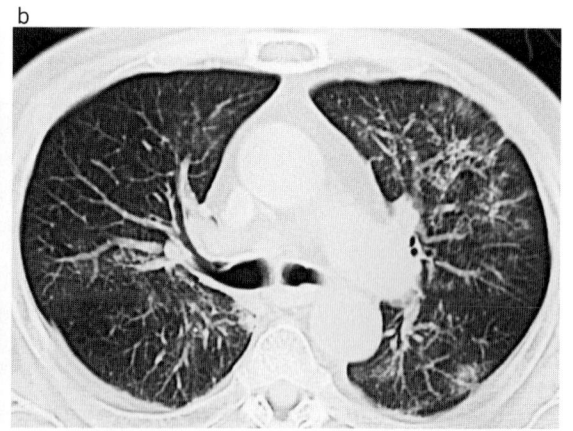

図 5. 75 歳、女性　ステロイド投与中にみられたニューモシスチス・カリニ肺炎サイトメガロウイルス肺炎の合併例
a：胸部写真では左中肺野に網状影を認める。
b：CT では、両側性に気管支血管周囲に広がる斑状影と小葉間間質の肥厚を認める。左下肺野に散在性の斑状影も認める。散在性の斑状影はサイトメガロウイルスでよく確認される所見である。

II・微生物の診断（起炎菌の推定）

　細菌検査は肺炎の直接的な存在診断であり、肺炎の確定診断に至る検査でもあるため重要である。また、菌を大まかに推定することができるため、抗生剤の選択にもつながる。そのため、細菌検査は肺炎の診断治療には欠かせない。菌の種類により検査方法を選択する指針を図6に示す。

3・診 断

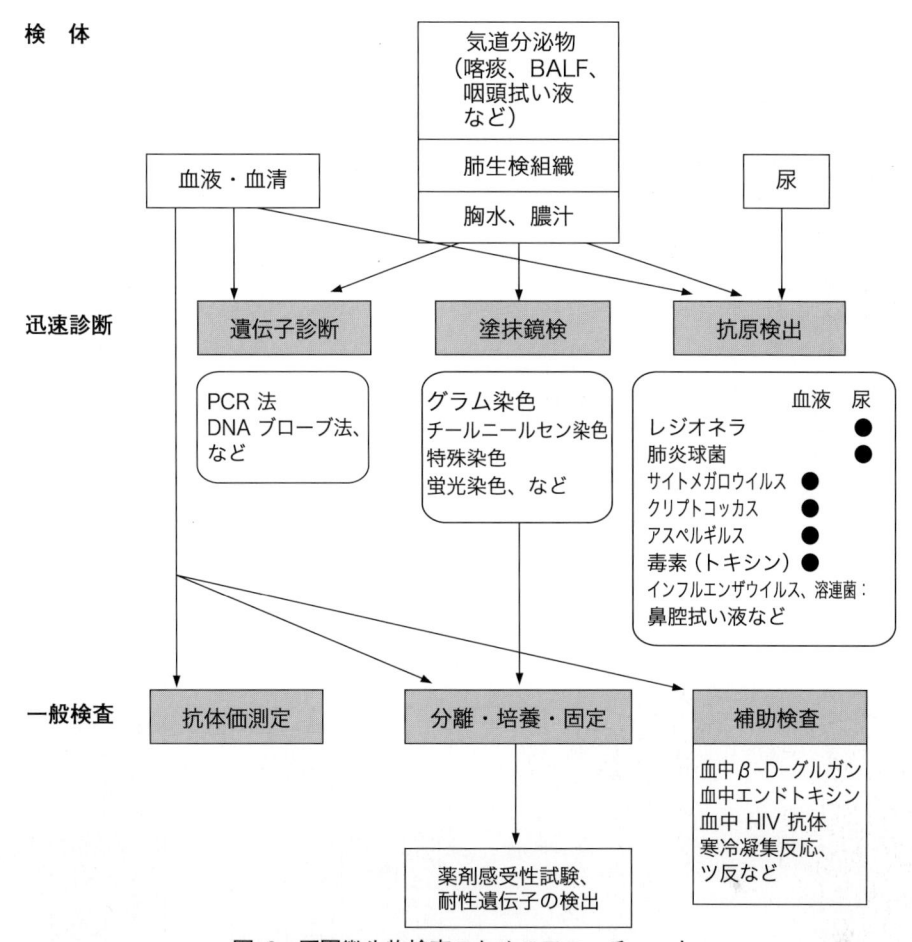

図 6. 原因微生物検査のためのフローチャート

抗原検査の項では、抗原検査が可能な微生物と検体の種類を示す。補助検査も、感染の存在、真菌感染の存在を確かめるのに有用である。
(日本呼吸器学会市中肺炎診療ガイドライン作成委員会(編)：成人市中肺炎診療の基本的考え方．p6, 日本呼吸器学会，2000 より引用)

　非定型肺炎や院内肺炎が疑われた際には、起炎菌が判明する前にエンピリック・セラピーにより治療を開始する必要がある。その際の治療法の選択には細菌性肺炎と非定型肺炎の鑑別が臨床的背景から試みられ(**表5**)、院内肺炎が疑われた際の指針は呼吸器学会から提案されている(**図7**)[3]。これらの指針は治療方針だけでなく、検査する際にもおおよその検査範囲が絞れるため役立つ。

　起炎菌の同定のための検査として、喀痰その

表 5. 非定形肺炎と定型肺炎の鑑別

症状・所見	1. 60歳未満
	2. 基礎疾患がない、または軽微
	3. 家族内または集団内で流行
	4. 頑固な咳
	5. 比較的徐脈
	6. 胸部理学所見に乏しい
検査成績	7. 末梢血白血球が正常
	8. すりガラス陰影, skip lesion
	9. グラム染色で原因菌がいない

鑑別	非定形肺炎疑	細菌性肺炎疑
症状・所見 6項目中	3項目以上	2項目以下
症状・所見 9項目中 検査成績	5項目以上	4項目以下

(文献1)より引用)

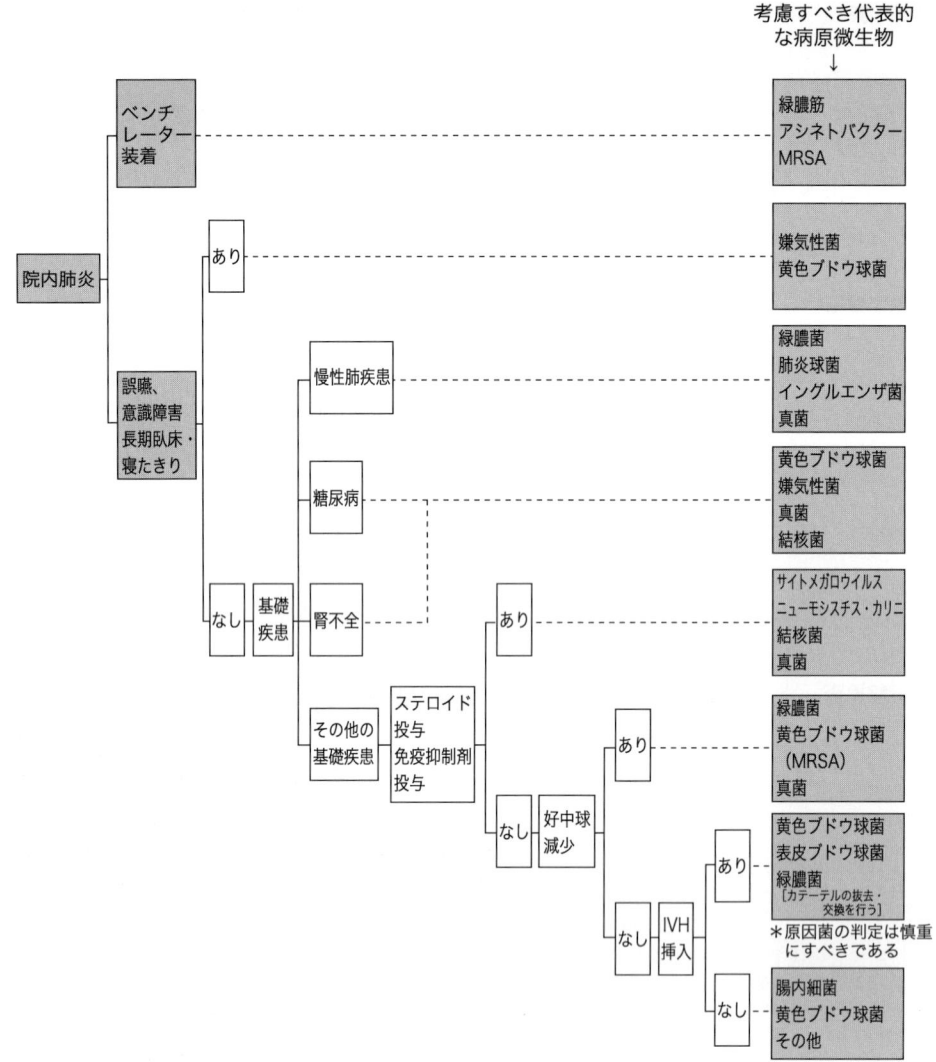

図 7. 治療無効例における原因病原微生物推定のフローチャート
特に院内肺炎における病原微生物推定のフローチャート。
(日本呼吸器学会市中肺炎診療ガイドライン作成委員会(編)：成人市中肺炎診療の基本的
考え方．p 12，日本呼吸器学会，2000 より引用)

他の体液のグラム染色、培養検査、抗原検査、抗体検査などがあり、この順で詳述する。

［1］グラム染色および細菌検査

　グラム染色は簡便で迅速な起炎菌の推定に役立つため、抗生剤を開始する前に行う。特に重症肺炎や基礎疾患が存在する際には初期治療が予後を左右するため是非抗生剤投与前に行いたい検査である。培養では生育が難しい嫌気性菌も観察でき、さらに多数の好中球を背景にしながら菌がみられない場合は非定型肺炎を疑うなど起炎菌の推定に有用である。

表 6. 喀痰の洗浄法の手順

1. うがいをして口腔内をきれいにする
2. 喀痰をシャーレにとる
   出ない場合は、5%NaCl 5〜10 mlにて吸入を行う。
3. 膿性部分をスポイトで吸引し、別の場所に移して3度生理食塩水で洗浄する。
4. 洗浄後、スライドグラスに載せて摺り合わせ、ガスバーナーにて固定後グラム染色を行う。

(文献4)より引用)

表 7. 喀痰の品質分類法

グループ	低倍率(×100)		高倍率(×1000)
グループ	WBC	扁平上皮	細菌
A	○	10個以下	びまん性
B	○	10個以上	びまん性
C	少ない	ほとんどを占める	存在する

(文献5)より引用)

表 8. 肺炎の代表的原因細菌のグラム染色所見における特徴

グラム染色像	菌名	グラム染色の特徴
	肺炎球菌	グラム陽性の双球菌。ランセット型といわれる楕円形に近い球菌である。周囲に薄い莢膜による透亮帯を観察する
	黄色ブドウ球菌	グラム陽性のブドウ状球菌。抗菌薬使用時に酵母様真菌とともに観察された場合MRSAを疑う
	モラクセラ・カタラーリス	グラム陰性の双球菌。正円形の明瞭な球菌形である。好中球による貪食像を高率に認める。白血球を主体とする部位にびまん性に分布すれば診断できる
	インフルエンザ菌	グラム陰性の小桿菌。球菌様にみえる菌体もあり球桿菌とも称される。モラクセラ同様白血球を主体とする部位にびまん性に分布することで診断される
非ムコイド型　ムコイド型	緑膿菌	腸内細菌群より小型のグラム陰性桿菌。慢性持続感染のときはムコイドに囲まれた複数の菌が集まる。急性増悪時には好中球による貪食像が確認される
	クレブシエラ	大型のグラム陰性桿菌。透明の莢膜を有する。緑膿菌と異なる点は、個々の菌体は独立して存在し、莢膜が染色されない点である

(文献4)より引用)

表6にグラム染色の手順を示す。まずうがいをさせて口腔内をきれいにする。その後、痰を出させるが、喀出できない場合は5%NaCl 5 mlによる吸入にて気道を刺激し誘発痰を採取する。次にシャーレ上で膿性部分少量を滅菌したスポイトにて吸引し、常在菌をできるだけ排除するため生理食塩水にて3回洗浄する。スライドグラスに乗せ、合わせたスライドグラスで引き延ばし、ガスバーナーの炎を数度くぐらせて固定する。その後はグラム染色キットに従って染色を行う。乾燥した後、1,000倍にて鏡検する。

スライドグラス上、表7のAグループの特徴を示す場所が観察に適する。白血球が多く、口腔内上皮の少ないところを選んで観察し、特定の菌が白血球の存在するところにびまん性に存在するかをもって起炎菌と推定する。

表8に主な菌のグラム染色によって観察される特徴を示す。肺炎の主な原因菌はいずれもグラム染色で特徴的な形態を示し、判断可能と思われる。

［2］抗原による検査法(図2)

　近年種々の菌体抗原が検出できるようになってきた。保険適応はないが、肺炎球菌、レジオネラ血清1型の尿中抗原が約15分で判定できる。検出感度が $10^5 CFU/ml$ でありほとんど擬陽性がないほど特異性の優れた検査である[4]。

　さらに、インフルエンザウイルスに対する迅速診断キットも開発され、ウイルスの核蛋白質に対する酵素抗体法(ディレクティジェン FluA)やイムノクロマトグラフィー法(ラピッドビューインフルエンザ A/B)を用いた製品が市場に出回っている。いずれも10〜15分で結果が得られる。

　また、迅速な測定系ではないがサイトメガロウイルス(CMV)感染に対してアンチゲネミア法がある。CMV が血液細胞に感染した際に発現してくる CMV 抗原をモノクロナール抗体で染色し、50,000個の細胞をカウントし陽性細胞の数で結果を表す定量法である。直接 CMV 肺炎を診断する方法ではないが、われわれは特徴的な画像所見とあわせて使用しており、診断に有用な検査法と考えている。

　さらに、真菌に関してもクリプトコッカス、アスペルギルス、カンジダなどの抗原が測定できるようになっている。肺クリプトコッカス症に対しては、*C. neoformans* 菌体の莢膜多糖体あるいはその主要な成分であるグルクロノキシマンナンを利用したラテックス凝集反応が用いられている。感度、特異度も非常に優れた検査であるため胸部 X 線、CT にて異常を認めた症例ではスクリーニング検査として有用である。アスペルギルスガラクトマンナン抗原を ELISA 法にて検出する方法が開発され、侵襲性肺アスペルギルスの診断に使用されている。肺カンジダ症の診断では、モノクロナール抗体を用いてのマンナン糖蛋白を検出する方法である。特異度が高いが感度が不十分である。β-D グルカンを合わせて診断する必要がある。ニューモシスチス・カリニ肺炎に対しては、気道由来の検体から虫体または遺伝子を検出する方法がとられる。気管支鏡検査は検査時期を逸しないように行う必要があり、採取検体の Grocott 染色により虫体が検出可能である。遺伝子検査では喀痰などを用いた PCR による報告がいくつかみられ、研究施設などで使用されている。特異抗原ではないが、カリニ肺炎でも β-D グルカンが高値になることが知られており有用な非侵襲検査の1つである。

［3］抗体検査(表9)

　マイコプラズマ肺炎、クラミジア肺炎、Q熱は主に血清学的検査で診断される。マイコプラズマ肺炎では、CF法や粒子凝集法を用いて、感染初期と回復期のペア血清を用いて4倍以上の IgG 抗体価の変化で診断される。近年 IgM 抗体価を迅速に検出可能なキット(イムノカード　マイコプラズマ抗体、(株)テイエフビー)が市販さ

表 9. 抗体検査を行う感染症

1. 細菌
    C. pneumoniae　(クラミジア肺炎)
    M. pneumoniae　(マイコプラズマ肺炎)
    C. psittasi　(オウム病)
    L. pneumophila　(レジオネラ肺炎)
    Coxiella burnetti　(Q 熱)

2. ウイルス
    インフルエンザウイルス
    RS ウイルス
    アデノウイルスなど

3. 真菌(抗原検査が主)
    アスペルギルス属
    カンジダ属
    クリプトコッカス

れている。感染初期から陽性になることが多く迅速診断に有用である。クラミジア肺炎では、*C. pneumoniae* の外膜複合体を抗原とする ELISA 法が開発され、臨床で使用されている。Q 熱の原因であるコクシエラ菌はエアロゾールの吸入にて媒介を経ず感染が広がるため、培養に高度な P 3 レベルの施設が必要とされる。そのため、診断には血清学的診断法、主に間接蛍光抗体法にてコクシエラ II 相菌抗体価を測定する方法がとられる。回復期の抗体価上昇まで 2 カ月まで要する症例があり、疑わしい症例では回復期まで追跡が必要である。咽頭ぬぐい液の PCR にても検出が可能なため、抗体価に合わせて PCR も有効な補助診断法として行われる。その他、ウイルスや真菌でも表 7 に挙げたものが抗体検査可能である。

[4] 鑑別に用いられる血液検査(表 10)

院内肺炎や基礎疾患にステロイドや免疫抑制剤を使用している場合、肺炎とほかの病態との鑑別が問題となることがしばしば起こる。その際に胸部 CT と並んで、血液検査が鑑別に役立つことがある。具体的には、グラム陰性桿菌による感染で上昇するエンドトキシン、真菌の感染、特にカリニ肺炎の存在を疑う根拠になる β-D グルカン、間質性肺炎で増加する KL-6、SP-D、SP-A、さらに抗原検査のところで述べた真菌の抗原検査、サイトメガロウイルス・アンチゲネーミアの検査である。また、心不全の傍証となる BNP なども有用であろう。これらの検査項目により鑑別の助けとしている。

表 10. 鑑別に用いられる血液検査

- 感染の診断に補助的に役立つ検査
  - エンドトキシン
  - β-D グルカン
  - クリプトコッカス抗原
  - アスペルギルス抗原
  - カンジダ抗原
  - サイトメガロウイルス抗原

- 感染の除外診断に役立つ検査
  - KL-6
  - SP-D、SP-A
  - BNP
  - hANP

[5] 症例

次にいずれも初期には肺炎の診断で治療され、抗生剤が無効であったため当科に紹介になった症例を提示する。肺炎の鑑別診断に有用であると考え紹介する。

❶ 症例 1　77 歳、女性。主訴は呼吸困難、咳嗽、喀痰

10 月半ばから咳嗽、喀痰が出現。11 月 13 日から 12 月 18 日まで最初の病院に肺炎にて入院。基礎疾患に糖尿病があるための重症肺炎と考えられ、ビアペネム、ミノサイクリン、シプロキサシンにて加療を受けるが改善しなかった。別の病院を受診し、さまざまな抗生剤の治療後にもかかわらず低酸素血症、浸潤影を認めるため器質化肺炎を疑われて当科紹介となった。当科入院時、CRP 3.3、WBC 11,500 と炎症所見を認めた。画像上移動性の両側性の浸潤影であった。CT にて特発性器質化肺炎に矛盾しない所見(図 2-b)と経気管支鏡肺生検の病理所見から器質化肺炎と診断した。その後ステロイドによる加療にて軽快している。初期の微生物検査や抗生剤が無効な際に一度気管支鏡での精査が必要であったと考えられる。

❷ 症例 2　45 歳、女性。主訴は胸部異常影

胸部異常影にて近医受診。発熱はなかったが、肺炎の診断にて抗生剤投与されるが反応なく、当科

を紹介される。気管支鏡検査下、擦過細胞診にて肺腺癌と診断された（図3-a、b）。画像では肺炎との鑑別が困難であるが、発熱などの全身症状、菌の検出などみられない点で鑑別可能である。肺炎以外の疾患が疑われた際には積極的な検査が必要である。

❸ 症例3　75歳、女性。主訴は発熱、低酸素血症

　類天疱瘡の診断にて2カ月前からステロイド剤にて加療。発熱、CRPの上昇および低酸素血症にて当科紹介となる。そのときの胸部写真（図5-a）とCT（図5-b）を示す。胸部写真では左中肺野に網状影を認める。CTでは、両側性に気管支血管周囲に広がる斑状影と小葉間間質の肥厚を認める。気管支鏡検査による擦過細胞診にてカリニ原虫および封入体をもつ細胞を確認し、カリニ肺炎 CMV 肺炎の合併と診断した。ST合剤とガンシクロビルを投与して軽快した。

　救命するためには患者背景を考えて起炎菌や微生物を想定し、時期を逃さずに気管支鏡検査による診断が必要である。

❹ 症例4　21歳、男性。主訴は、咳嗽、喀痰、胸痛

　9月9日より上気道炎、下痢、咳嗽。9月11日胸痛、腹痛、血痰、発熱出現。近医に受診し、肺炎、

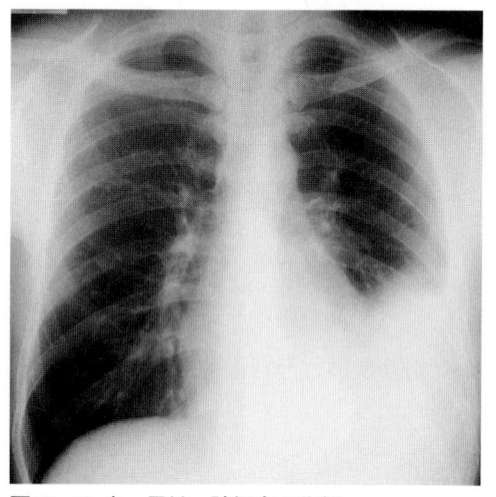

図8. 21歳、男性　肺梗塞の症例
左中下肺野に浸潤影をみる。発熱もあり肺炎との鑑別は難しい。

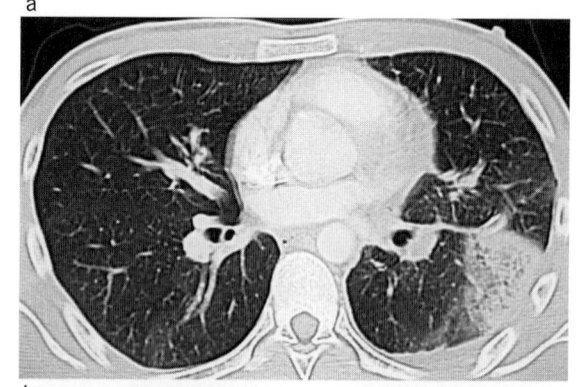

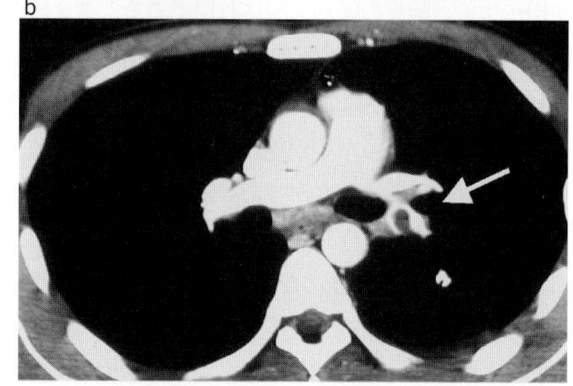

図9. 21歳、男性　肺梗塞の症例（続き）
a：肺野条件では、左下肺野に胸膜を底辺にした浸潤影を示す。
b：造影した縦隔条件にて、肺動脈内に血栓の存在（矢印）を認める。血管造影にて肺梗塞と診断した。

胸膜炎の診断にて約2週間抗生剤を処方されたが改善せず、当科紹介となった。血痰と胸痛から肺梗塞を鑑別に入れ、胸部単純写真（図8）とCT（図9）を行った。造影CTにて肺動脈内に血栓が確認され、肺梗塞と診断された。抗凝固療法にて改善し退院。

肺梗塞の診断は難しく、常に鑑別診断の中に考えておく必要があろう。

◆おわりに◆

グラム染色や迅速診断キットが開発され初診時に起炎菌を推定できるようになってきている。これらを効率的に使用して、画像とともに肺炎の存在診断や起炎菌の推定をして効果的な診断・治療を行うことが正確な肺炎の診断・治療に結びつくものと考える。

（大塚義紀、棟方　充）

文献

1) 日本呼吸器学会呼吸器感染症に関するガイドライン作成委員会（編）：成人市中肺炎診療の基本的考え方．杏林社，東京，2000．
2) 松島敏春，吉田耕一郎：肺感染症の診断手順．肺感染症，河野　茂　ほか（編），メジカルビュー社，東京，p 30-41，2001．
3) 日本呼吸器学会成人市中肺炎診療のためのガイドライン作成委員会：成人院内肺炎診療の基本的考え方．杏林社，東京，2002．
4) 黒木美鈴：C．喀痰グラム染色の有用性．ガイドラインをふまえた成人市中肺炎診療の実際，河野　茂（編），p 57-62，医学書院，東京，2001．
5) 朝野和典，林　和，北村　諭：感染菌の推定を行うための喀痰塗抹標本の新しい分類．呼吸 12：903-907，1993．

CHAPTER 4 治療

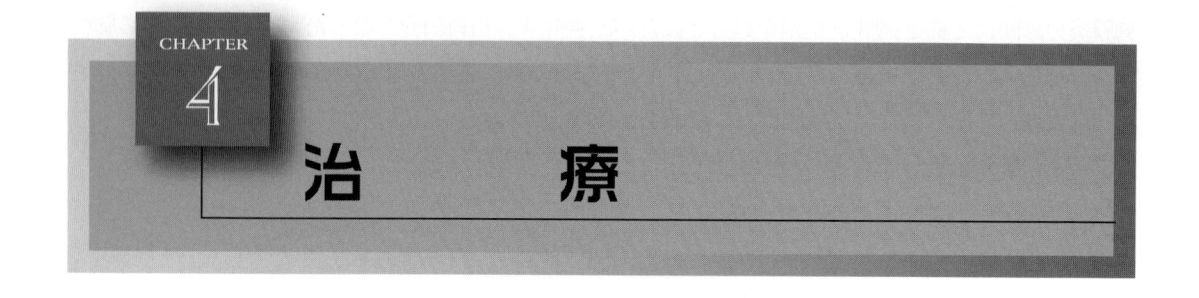

◆はじめに◆

　臨床的に肺炎は、市中肺炎と院内肺炎に分けられる。両者では原因菌が異なり、治療法が異なり、予後が異なるからである。したがって両者に対しては区別した治療方針で臨むべきである。まず市中肺炎の治療法を述べ、次いで院内肺炎の治療法を述べる。既に日本呼吸器学会から市中肺炎、院内肺炎の治療ガイドライン、すなわち「成人市中肺炎診療の基本的考え方」[1]と「成人院内肺炎診療の基本的考え方」[2]が発表されているので、それに準じて治療法を述べる。

　肺炎は肺の、急性の、感染性の炎症と定義される。感染症治療の基本は抗微生物(以下＝抗菌)化学療法により、その原因(原因微生物)を取り除くことである。もちろん抗菌化学療法の補助的療法や、患者管理も重要なことであるので、抗菌化学療法、補助療法、患者管理の順に述べる。

　感染症治療の基本は病原菌を取り除く(殺菌する)ことであるので、原因菌を分離(証明)することが必要となる。その原因菌に対してどの薬剤が、どのくらい殺菌力をもっているか(抗菌活性)は、*in vitro* で測定できる。薬剤の病巣内濃度(組織移行性)も、*in vitro* で測定できる。抗菌薬の安全性はそれまで使用された症例から、おおよそ知られる。すなわち感染症の治療は、原因菌に対して最も抗菌活性が高く、病巣移行がよく、安全性に優れた薬剤を選択すればよいことになる。ところが現実には、治療開始前に原因菌を証明できない場合が多く、その場合にはこれまでの経験から、その患者にもっとも頻度の高いと考えられる病原菌を推測し、その菌に最も有用と考えられる薬剤を選択する、いわゆるエンピリック治療が必要となる。ガイドラインでは、原因菌が判明した場合とエンピリック治療の場合を分けて記されているが、ガイドラインの主な目的は適正なエンピリック治療である。

Ⅰ・市中肺炎の抗菌薬選択

　ガイドラインでは市中肺炎と診断した場合、重症度分類表に従い軽症、中等症、重症の肺炎に分類することになっているが、このとき、重症度とは関係なく特殊病態(状況)下の肺炎という群が第Ⅳ群として加えられている(図1)。この群は、例えば鳥類と接触したあとであればオウム病が、温泉旅行後であればレジオネラ肺炎が、インフルエンザ罹患後であれば肺炎球菌、インフルエンザ菌、黄色ブドウ球菌による肺炎が考えられるなど、ある状況や病態の下での肺炎をきたしやすい原因菌を推測し、その原因菌に対する治療法を推奨したものである(表1＝図1-E)。

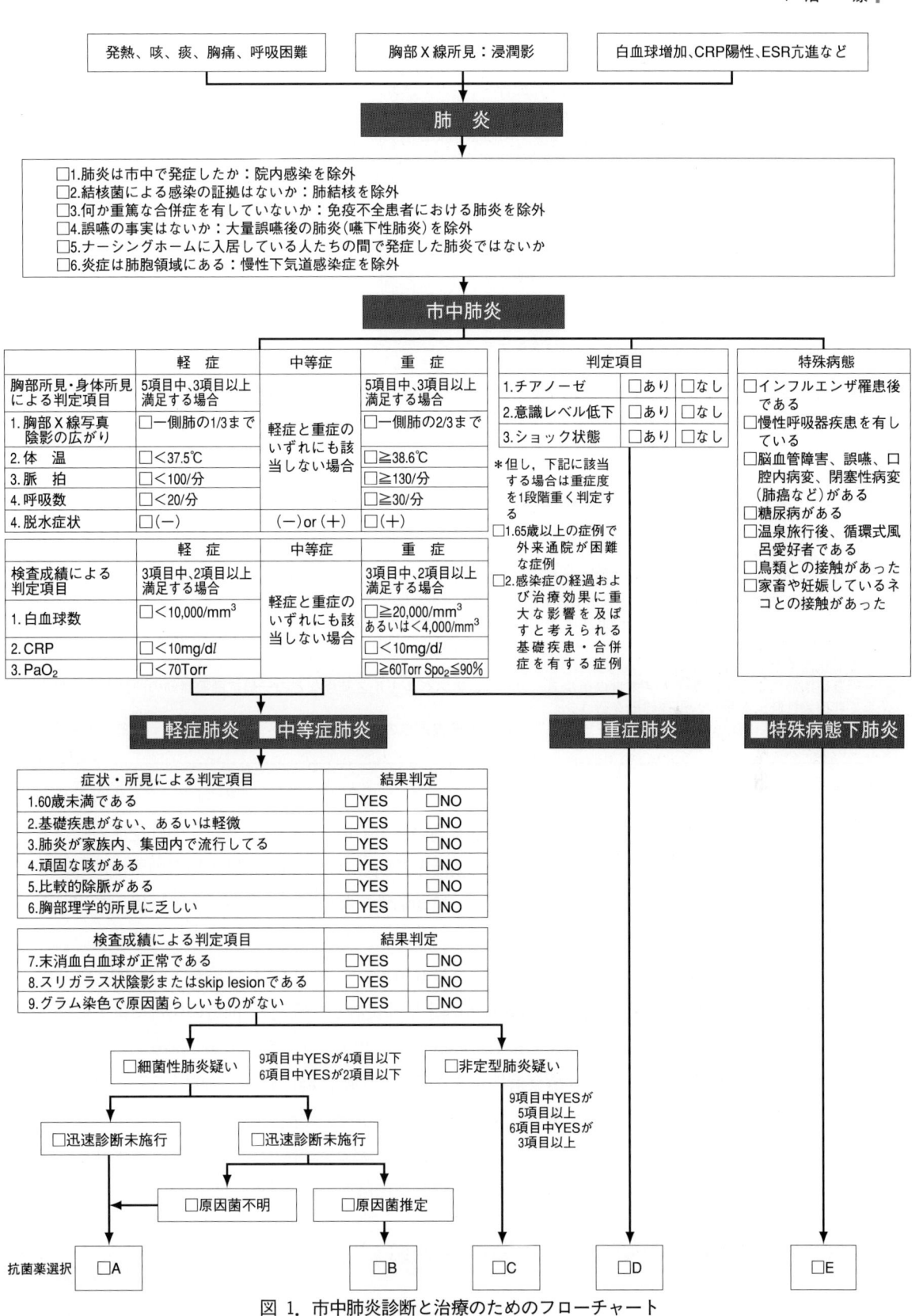

4・治療

発熱、咳、痰、胸痛、呼吸困難 / 胸部X線所見：浸潤影 / 白血球増加、CRP陽性、ESR亢進など

肺炎

- □1. 肺炎は市中で発症したか：院内感染を除外
- □2. 結核菌による感染の証拠はないか：肺結核を除外
- □3. 何か重篤な合併症を有していないか：免疫不全患者における肺炎を除外
- □4. 誤嚥の事実はないか：大量誤嚥後の肺炎（嚥下性肺炎）を除外
- □5. ナーシングホームに入居している人たちの間で発症した肺炎ではないか
- □6. 炎症は肺胞領域にある：慢性下気道感染症を除外

市中肺炎

胸部所見・身体所見による判定項目	軽症 5項目中、3項目以上満足する場合	中等症 軽症と重症のいずれにも該当しない場合	重症 5項目中、3項目以上満足する場合
1. 胸部X線写真陰影の広がり	□一側肺の1/3まで		□一側肺の2/3まで
2. 体温	□<37.5℃		□≧38.6℃
3. 脈拍	□<100/分		□≧130/分
4. 呼吸数	□<20/分		□≧30/分
4. 脱水症状	□(−)	(−) or (＋)	□(＋)

判定項目		
1. チアノーゼ	□あり	□なし
2. 意識レベル低下	□あり	□なし
3. ショック状態	□あり	□なし

＊但し、下記に該当する場合は重症度を1段階重く判定する
- □1. 65歳以上の症例で外来通院が困難な症例
- □2. 感染症の経過および治療効果に重大な影響を及ぼすと考えられる基礎疾患・合併症を有する症例

特殊病態
- □インフルエンザ罹患後である
- □慢性呼吸器疾患を有している
- □脳血管障害、誤嚥、口腔内病変、閉塞性病変（肺癌など）がある
- □糖尿病がある
- □温泉旅行後、循環式風呂愛好者である
- □鳥類との接触があった
- □家畜や妊娠しているネコとの接触があった

検査成績による判定項目	軽症 3項目中、2項目以上満足する場合	中等症 軽症と重症のいずれにも該当しない場合	重症 3項目中、2項目以上満足する場合
1. 白血球数	□<10,000/mm³		□≧20,000/mm³ あるいは<4,000/mm³
2. CRP	□<10mg/dl		□<10mg/dl
3. PaO₂	□<70Torr		□≧60Torr Spo₂≦90%

■軽症肺炎　■中等症肺炎　　　　■重症肺炎　　　■特殊病態下肺炎

症状・所見による判定項目	結果判定	
1. 60歳未満である	□YES	□NO
2. 基礎疾患がない、あるいは軽微	□YES	□NO
3. 肺炎が家族内、集団内で流行してる	□YES	□NO
4. 頑固な咳がある	□YES	□NO
5. 比較的徐脈がある	□YES	□NO
6. 胸部理学的所見に乏しい	□YES	□NO

検査成績による判定項目	結果判定	
7. 末梢血白血球が正常である	□YES	□NO
8. スリガラス状陰影またはskip lesionである	□YES	□NO
9. グラム染色で原因菌らしいものがない	□YES	□NO

□細菌性肺炎疑い（9項目中YESが4項目以下／6項目中YESが2項目以下）　　□非定型肺炎疑い（9項目中YESが5項目以上／6項目中YESが3項目以上）

□迅速診断未施行　□迅速診断未施行

□原因菌不明　□原因菌推定

抗菌薬選択　□A　□B　□C　□D　□E

図1．市中肺炎診断と治療のためのフローチャート
（日本呼吸器学会成人市中肺炎診療のためのガイドライン作成委員会：成人市中肺炎診療の基本的考え方．杏林症，東京より引用）

表 1. 特殊病態下肺炎のエンピリック治療

1. インフルエンザ流行時：肺炎球菌、インフルエンザ菌、黄色ブドウ球菌
   →ペニシリン系薬、βラクタマーゼ阻害剤配合ペニシリン系薬、フルオロキノロン系薬
2. 慢性呼吸器疾患・感染反復：肺炎球菌、インフルエンザ菌、モラクセラ、緑膿菌
   →経口フルオロキノロン系薬、βラクタマーゼ阻害剤配合ペニシリン系薬
3. 脳血管障害、誤嚥性肺炎、口腔病変、閉塞性病変（肺癌など）：嫌気性菌
   →クリンダマイシン、βラクタマーゼ阻害剤配合ペニシリン系薬、カルバペネム系薬
4. 糖尿病：肺炎球菌、グラム陰性桿菌（クレブシエラほか）
   →第三世代セフェム薬、カルバペネム系薬
5. 温泉旅行、循環式風呂：レジオネラ属菌
   →マクロライド系薬、フルオロキノロン系薬、リファンピシン
6. 鳥類との接触：オウム病クラミジア
   →テトラサイクリン系薬
7. 家畜や妊娠している猫との接触：Q熱コクシエラ
   →テトラサイクリン系薬
8. 長期ステロイド投与中、HIV感染症のリスクファクターのあるヒト：カリニ、結核、サイトメガロウイルス
   →原因微生物の同定とともに複数の病原体を想定したエンピリック治療を始める

表 2. 原因菌不明肺炎（重症）に対する初期治療

重症肺炎（肺炎球菌、マイコプラズマ、レジオネラ、オウム病を疑う）
 1）注射用フルオロキノロン
 2）カルバペネム＋テトラサイクリンまたはマクロライド
 3）第三世代セフェム＋clindamycin＋テトラサイクリンまたはマクロライド
 4）clindamycin または vancomycin＋アミノ配糖体＋フルオロキノロン

上記抗菌薬無効の場合
　基礎疾患によって、サイトメガロウイルス、カリニ、アスペルギルス肺炎などの一般抗菌薬無効の肺炎もしくは非感染性肺炎を疑い、迅速診断を行う。
　1）は主に基礎疾患のない若年者、2）と3）は高齢者や基礎疾患のある人、4）はペニシリン・セフェムアレルギーのある人

　肺炎は罹患率の高い疾患であり、同時に死亡率も高い疾患である。死亡をきたすのは重症の肺炎であり、易感染性宿主の場合である。重症度分類で重症と診断された場合には肺炎患者の予後が悪いものと考えられる。そこで当初から、抗菌域が広く、抗菌活性の強い薬を、単剤、多くは併用で用いることが推奨されている（表2＝図1-D）。

　軽症、中等症肺炎の場合には、症状、所見からなる6項目、あるいはそれに検査成績を加えた9項目からなる鑑別表を用いて（図1）、細菌性肺炎群か非定型肺炎群かを鑑別し、前者の場合には主にペニシリン系で、後者の場合にはマクロライド系あるいはテトラサイクリン系抗菌薬で治療することが推奨されている（図2＝図1-A、C）。治療薬選択が異なる2つの肺炎群に分けて治療することは、これまで多くの人が行ってきていた方法であり、マクロライド系抗菌薬に高度耐性、ペニシリンにはいまだ強い耐性を獲得していない、呼吸器系感染症からの臨床分離肺炎球菌の、本邦における耐性状況を考えたものであり、頻度、致死率からいって最も怖い肺炎球菌性肺炎を考慮した結果である。

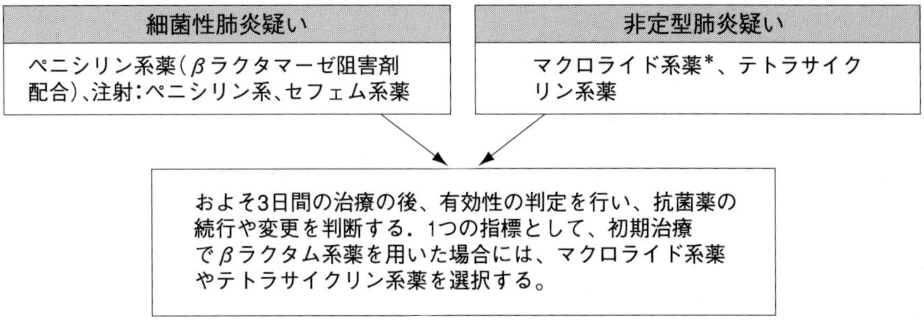

```
┌─────────────────────────────┐   ┌─────────────────────────────┐
│       細菌性肺炎疑い         │   │       非定型肺炎疑い         │
│ ペニシリン系薬(βラクタマーゼ阻害剤│   │ マクロライド系薬*、テトラサイ│
│ 配合)、注射:ペニシリン系、セフェム系薬│   │ クリン系薬                   │
└─────────────────────────────┘   └─────────────────────────────┘
                    ↓                           ↓
            ┌─────────────────────────────────────────┐
            │ およそ3日間の治療の後、有効性の判定を行い、抗菌薬の│
            │ 続行や変更を判断する．1つの指標として、初期治療│
            │ でβラクタム系薬を用いた場合には、マクロライド系薬│
            │ やテトラサイクリン系薬を選択する。      │
            └─────────────────────────────────────────┘
```

*：clarithromycin，roxithromycio，azithromycinなど
図 2．原因菌不明肺炎（軽症・中等症）に対する初期治療 A、C

◆例えば細菌性肺炎と判定された場合

・経口投与では

　　アモキシシリン（サワシリン® など）1日 1.0～1.5 g、分 3～4。

・経静脈投与では

　　セフトリアキソン（ロセフィン® など）1日 2～4 g、分 3～4、点滴静注。

[注意点]　経口投与の場合にはアモキシシリンやβラクタマーゼ配合ペニシリン（オーグメンチン®など）がよく、多くの経口セフェム系薬は肺炎球菌に対して抗菌活性が低いので、投与すべきでない。新しい経口セフェム（メイアクト®、フロモックス®）、ペネム系（ファロム®）は使用できるであろう。

　注射薬ではペニシリン系、第三世代以降のセフェム系が使用できる。いずれにしろ肺炎球菌に対する抗菌活性の強いものが適応であり、できれば合わせてインフルエンザ菌に対して抗菌活性の強いものがよい。

◆例えば非定型肺炎と診断された場合

・経口投与では

　　クラリスロマイシン（クラリス® など）1日 400 mg、分 2

・経静脈投与では

　　ミノサイクリン（ミノマイシン® など）1日 200 mg、分 2、点滴静注

[注意点]　経口投与の場合にはクラリスロマイシンがよく、アジスロマイシン（ジスロマック®）、ロキシスロマイシン（ルリッド® など）などがよい。注射薬にはミノサイクリン、ドキシサイクリン、注射用エリスロマイシンなどがあるが、米国におけるほど多種類の注射用薬剤はない。

　細菌性肺炎が考えられる場合には、喀痰グラム染色や、肺炎球菌やレジオネラ菌の尿中抗原検査など、迅速診断法を可能な限りやって頂き、もし原因菌を推定できた場合には、その菌に対して最適の抗菌薬を選択できることとなる。細菌性の市中肺炎をきたすものは、肺炎球菌、インフルエンザ菌、S. milleri group、黄色ブドウ球菌、クレブシエラ属、緑膿菌、モラクセラ・カタラーリス、嫌気性

菌でほとんどであろうと考えられ、それぞれの肺炎を重症度、年齢、基礎疾患から3段階に分け、それぞれに対する抗菌薬が推奨されている(図3＝図1-B)。

◆例えば基礎疾患のない、若年者の、軽症肺炎球菌性肺炎では
　　　アモキシシリン1日1.5g、分3
◆呼吸器疾患のある、高齢者の、中等症の肺炎球菌性肺炎では
　　　ガチフロキサシン(ガチフロ®)1日400mg、分2
◆重症、あるいは基礎疾患のある肺炎球菌性肺炎の場合には
　　　パニペネム・ベタミプロン(カルベニン®)1日1〜2g、2〜3回、点滴静注
の如く利用する。

　以上が市中肺炎の治療の基本となる抗菌薬の選択法であるが、詳しくはガイドラインの冊子を参考にして頂きたい。なお、耐性菌を産生しない、あるいは耐性菌の出現を延期させる努力として、軽症、中等症肺炎のエンピリック治療の際には新しい抗菌薬であるニューキノロン系、カルバペネム系抗菌薬を第一選択薬としないことが原則とされている。これらの薬剤は抗菌活性が強く、抗菌域が広いため安易に使用されがちであり、最も症例数が多いA群で頻度高く使用されるためである。また、抗菌薬の効果判定のところで述べられているように、抗菌薬の使用をできれば1週間以内、長くとも2週間までと期限を限定することで、耐性菌対策が計られている。

II・院内肺炎の抗菌薬選択

　市中肺炎の主要な原因菌は肺炎球菌、インフルエンザ菌、マイコプラズマ、クラミジア属、レジオネラ菌などである。一方、院内肺炎の主要な病原菌は、緑膿菌をはじめとするグラム陰性桿菌と、MRSAを含むブドウ球菌で、そもそも日和見感染をきたす難治性の菌であるうえ、強い耐性を獲得している場合がある。肺炎をきたした患者もなんらかの基礎疾患をもって入院している。すなわち、院内肺炎は難治性であり、生命が脅かされており、市中肺炎におけるような治療の余裕がない。そこで自ずからエンピリック治療の方針は異なるべきであり、最も抗菌活性が強く、最も抗菌域の広い薬剤、例えばカルバペネム系、ニューキノロン系抗菌薬を、当初から使用する方針がとられている。院内肺炎の場合の耐性菌をつくりやすいことに対しては、抗菌薬の十分量を使用し、長く使用しない(短期間の使用にする)ことで対処することとされている。さらに病院や地域ごとのサーベイランスを行い、その病原菌や耐性獲得状況を参考としたエンピリック治療が奨められている。

　院内肺炎に対する抗菌薬の使用は、入院中に検査されている原因微生物検査から、病原菌を推定できる、あるいは、強く予測できる場合には、その菌に対して最も適した治療薬が推奨されうる(表3)。エンピリック治療の場合には図3のように群別を行い、治療方針を立てる。群別は肺炎の重症度と患者の危険因子の有無からなされる。重症度分類表は市中肺炎に用いられたものと同じ表である。た

肺炎球菌

- 軽症、基礎疾患（−）、若年者 → 経口：ペニシリン系薬[#1]
- 中等症、基礎疾患（＋）、高齢者 → 経口：フルオロキノロン系薬[#2]、ペネム系薬
- 重症、基礎疾患重篤 → 注射：ペニシリン系、セフェム系薬
- → 注射：カルバペネム系薬、グリコペプチド系薬[#3]

インフルエンザ菌

- 軽症、基礎疾患（−）、若年者 → 経口：第三世代セファロスポリン薬、ペニシリン系薬
- 中等症、基礎疾患（＋）、高齢者 → 経口：β-ラクタマーゼ阻害剤配合ペニシリン系薬、フルオロキノロン系薬
- 重症、基礎疾患重篤 → 注射：第三世代セフェム薬
- → 注射：第三世代セフェム薬、カルバペネム系薬[#4]、フルオロキノロン系薬

S. milleri グループ

- 軽症、基礎疾患（−）、若年者 → 経口：経口ペニシリン系[#1]、マクロライド系
- 中等症、基礎疾患（＋）、高齢者 → 経口：第三世代セフェム薬、ペネム系
- 重症、基礎疾患重篤 → 注射：ペニシリン系、第二、第三世代セフェム
- → 注射：クリンダマイシン、第三世代セフェム、カルバペネム系

黄色ブドウ球菌

- 軽症、基礎疾患（−）、若年者 → 経口：β-ラクタマーゼ阻害剤配合ペニシリン系薬
- 中等症、基礎疾患（＋）、高齢者 → 注射：第一、二世代セフェム薬
- 重症、基礎疾患重篤 → 注射：カルバペネム系薬、テトラサイクリン系薬
- → 注射：グリコペプチド系薬、アミノ配糖体系薬（アルベカシン）

クレブシエラ

- 軽症、基礎疾患（−）、若年者 → 経口：第一、二世代セフェム薬、フルオロキノロン系薬
- 中等症、基礎疾患（＋）、高齢者 → 注射：第二世代セフェム薬
- 重症、基礎疾患重篤 → 注射：カルバペネム系薬、第三世代セフェム薬

緑膿菌

- 中等症、重症、基礎疾患（＋）、高齢者 → 注射：抗緑膿菌活性を有するペニシリン系薬、第三世代セフェム薬、アミノ配糖体系薬、カルバペネム系薬、フルオロキノロン系薬

モラクセラ・カタラーリス

- 中等症、基礎疾患（＋）、高齢者 → 注射：第二、三世代セファロスポリン薬
- 重症、基礎疾患重篤 → 注射：第三世代セファロスポリン薬、カルバペネム系薬、フルオロキノロン系薬

嫌気性菌

- 軽症、基礎疾患（−）、若年者 → 経口マクロライド系薬、テトラサイクリン系薬
- 中等症、基礎疾患（＋）、高齢者 → 経口フルオロキノロン系薬、注射用ペニシリン系薬
- 重症、基礎疾患重篤 → クリンダマイシン、βラクタマーゼ阻害剤配合ペニシリン系薬
- → カルバペネム系薬

図 3．原因菌判明時の抗菌薬選択

#1：アモキシシリンが推奨される
#2：抗肺炎球菌活性が良好なフルオロキノロンとしてスパルフロキサシン、トスフロキサシンなどその他現在開発中のいくつかの薬剤がある
#3：保険適応外
#4：カルバペネム系薬の中にはインフルエンザ菌に対して抗菌力のやや弱いものもある

表 3. 院内肺炎の危険因子

- 誤嚥をきたしやすい状態
    脳血管障害、多量の鎮静剤投与、胸腹部の手術
- 慢性呼吸器疾患
    肺気腫症、間質性肺炎、気管支喘炎、びまん性汎細気管支炎、慢性気管支炎
    気管支拡張症、肺結核、じん肺
- 心不全、肺水腫
- 糖尿病、腎不全、慢性肝疾患
- H_2ブロッカー、制酸剤投与
- 長期の抗菌剤投与
- 65歳以上の高齢者
- 悪性腫瘍

（注）免疫能低下状態および人工呼吸管理については危険因子としては取り扱わず、特殊病態の4群として取り扱う。

だ、院内肺炎の場合には白血球数、CRP、動脈血ガス分析(BGA)は既に検査が行われているので、症状所見の5項目を加えた8項目すべてを使用して重症度分類を行う。患者の危険因子としては表3に挙げ病態が含まれている。

肺炎が軽症か中等症であり、危険因子がない場合がI群であり、この場合には肺炎球菌、インフルエンザ菌、耐性度の強くないグラム陰性桿菌、MSSA、嫌気性菌が原因菌と想定し、表4(図4-A)に挙げた抗菌薬で対処できるのではないかとされている。

　　　例えば、フロモキセフ(フルマリン®)1日2〜4g、2〜4回、点滴静注。

肺炎は軽症であるが危険因子がある場合がII群で、この場合は緑膿菌や、耐性化したグラム陰性桿菌などの可能性を考慮し、表4(図4-B)に挙げた抗菌薬の選択が必要ではないかとされている。

　　　例えば、セフォゾプラン(ファーストシン®)1日2〜4g、2〜4回、点滴静注。

肺炎が重症である場合と、肺炎は中等症であるが危険因子を有している場合をIII群とし、この場合が典型的な院内肺炎で、表4(図4-C)に示した抗菌活性が強く、抗菌域の広い抗菌薬を、併用で使用する強力な化学療法が推奨されている。また、MRSA排菌の既往や検出などからMRSAが関与している可能性がある場合、集団発生や環境検査からレジオネラ菌が関与している可能性がある場合には、それらの菌に対する対処が必要である。

　　　例えば、メロペネム(メロペン®)1日1〜2g、2〜4回、点滴静注　ならびに
　　　　　　　シプロフロキサシン(シプロキサン®)1日600mg、2回、点滴静注

院内肺炎の場合にも重症度、危険因子から分類される群とは別に、特殊病態下の肺炎という群がつくられている。特殊病態として免疫不全、人口呼吸管理、誤嚥が挙げられ、さらに免疫不全状態は好中球減少、体液性免疫不全、細胞性免疫不全に細分された。これらの肺炎では第III群よりさらに宿主側に大きな問題があり、治療も困難を極めるもので、むしろ易感染状態の改善が重要と考えられるものである。

4・治　療

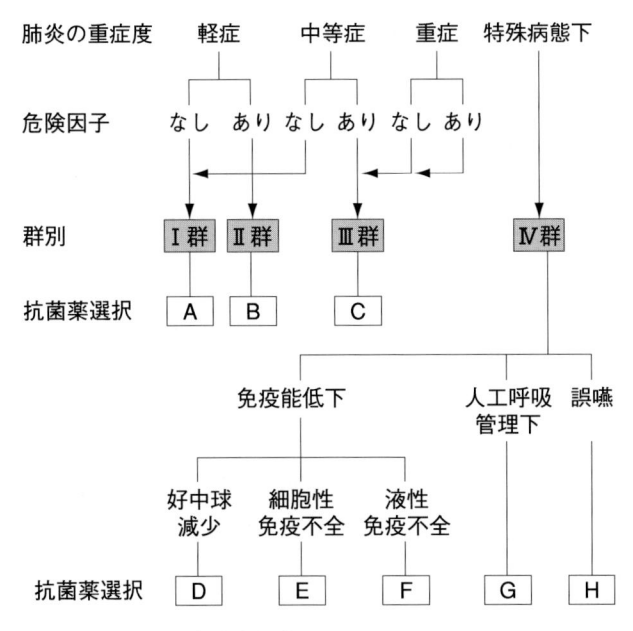

```
肺炎の重症度    軽症      中等症     重症     特殊病態下
危険因子      なし あり  なし あり  なし あり
群別          [Ⅰ群] [Ⅱ群] [Ⅲ群]           [Ⅳ群]
抗菌薬選択     [A]  [B]   [C]
                              免疫能低下        人工呼吸   誤嚥
                                              管理下
                         好中球  細胞性  液性
                         減少   免疫不全 免疫不全
抗菌薬選択               [D]   [E]    [F]    [G]      [H]
```

図 4．院内肺炎治療のためのフローチャート

　好中球減少状態の場合(図 4-D)は院内肺炎における原因細菌群と真菌の関与が予想されて、抗真菌薬イトラコナゾールと抗細菌薬の併用が推奨されている(図 5)。

　免疫グロブリンが減少している場合(図 4-F)には、肺炎球菌、肺炎桿菌、インフルエンザ菌などの莢膜をもった細菌の関与が考えられ、免疫グロブリンの投与とともにこれらの細菌に有用な抗菌薬の併用が推奨されている(図 5)。

　細胞性免疫が低下している場合(図 4-E)には、緑膿菌をはじめとする細菌、真菌、真菌に分類されているが治療薬が異なるニューモシスチス・カリニ、サイトメガロウイルスなどの、いずれによっても肺炎をきたしうる。そこで、両側広範な肺炎あるいは P_aO_2 低下が著しい場合にはカリニ肺炎の可能性を考慮して、ST 合剤、抗真菌薬、抗細菌薬を併用することとし、その所見がない場合には抗真菌薬と細菌薬の併用で治療を始めることが推奨されている(図 5)。

　人工呼吸器を使用している人に発症する肺炎(人工呼吸器関連肺炎、ventilator-associated pneumonia；VAP、図 4-G)は、発症頻度も高く、致死率も高いことから最も注目されている院内肺炎である。この場合は、人工呼吸器装着から 4 日以内の早期 VAP と、5 日以降の晩期 VAP に分け、前者では耐性度の高い菌の関与は少ないが、後者では耐性菌の関与が強くなるため、そのことを考慮に入れた薬剤選択が必要とされている(図 6)。人工呼吸器から離脱できれば問題は解消するし、VAP の予防にも努めるべきである。

　誤嚥をきたしやすい患者の場合(図 4-H)も肺炎をきたしやすいし、繰り返しやすいし、難治性である。この場合の原因菌としては口腔内常在菌、ことに嫌気性菌の関与が考えられ、クリンダマイシン、β ラクタマーゼ阻害剤配合ペニシリン系薬、カルバペネム系薬などによる治療が推奨されている。もちろん、誤嚥に対する対応が重要であることは論を俟たないが、現実にはその改善は難しい。

表 4. 院内肺炎のエンピリック治療における抗菌薬の選択

1. 肺炎が軽症から中等症で危険因子を有さないと判断される患者
   1) 第二世代セフェム系薬あるいは抗緑膿菌作用をもたない第三世代セフェム系薬
   2) 経口または注射用フルオロキノロン系薬
   3) クリンダマイシン＋モノバクタム系薬
   βラクタムアレルギーのある場合には 2) が推奨される。また 3) も注意して用いることができる。
   一部の抗菌薬を除きこれらはペニシリン耐性肺炎球菌に抗菌活性が弱いので注意が必要である。

2. 肺炎は軽症であるが危険因子を有すると判断される患者
   1もしくは 3 のいずれかの選択を主治医が決定する。
   以下の抗菌薬の選択も可能である。

   1) 抗緑膿菌作用を有する第三世代セフェム系薬や第四世代セフェム系薬
   2) カルバペネム系薬*
   *誤嚥性肺炎が疑われる場合は 2) を選択する。

3. 肺炎が中等症以上で危険因子を有すると判断される患者および危険因子の有無に関係なく肺炎が重症と判断される患者
   1) 抗緑膿菌作用を有するβラクタム系薬（抗緑膿菌作用を有する第三世代セフェム系薬や第四世代セフェム系薬、カルバペネム系薬）±フルオロキノロン系薬 or アミノ配糖体系薬
   2) 注射用フルオロキノロン系薬±カルバペネム系薬*
   3) MRSA を原因菌として否定できない場合、
      1) or 2)＋グリコペプチド系薬（テイコプラニン、バンコマイシン）or アルベカシン**
   4) レジオネラ肺炎を否定できない場合
      1) or 2) のうちフルオロキノロン系薬を選択する。もしくは、
      抗緑膿菌作用を有するβラクタム系薬＋マクロライド系薬 or リファンピシン

*ペニシリン、セフェムアレルギーのあるときは第一選択となる。
**この場合、腎機能障害には十分注意する。極力薬物治療モニタリング（TDM）を行い、血中濃度を治療域に保つとともに毒性の発現を最小にする。アミノ配糖体系薬との併用は原則禁忌である。

III・抗菌薬の使い方

抗細菌薬にはペニシリン系、セフェム系、カルバペネム系、アミノ糖系、マクロライド系、テトラサイクリン系、キノロン系、グリコペプチド系、その他がある。ペニシリン系はグラム陽性菌に対して極めて強い抗菌活性を有し、グラム陰性菌にも抗菌域を広げ、緑膿菌にまで幅を広げた薬（例えばピペラシリン）もある。最も古くからある抗菌薬であるので、耐性化の問題、例えば MRSA があり、耐性化に対する１つの対応としてβラクタマーゼ阻害薬を配合したものもある。最近の問題は、極めて強い抗菌活性を示していた肺炎球菌の耐性化である。セフェム系薬もそもそもはグラム陽性菌に強い薬剤として登場し、その後グラム陰性菌、緑膿菌に有効なものや、耐性機序に安定なものまで開発された。最も種類が多く、最も頻用されているものである。多くの薬剤で耐性化が起こっており、ことにほとんどの経口セフェム薬が肺炎球菌に使用困難である。カルバペネム系抗菌薬は最も新しいβラクタム系抗菌薬で、抗菌活性、抗菌域ともに極めて優れたものである。現在最も開発されている薬剤の１つであり、際立った耐性菌の問題はないが、耐性化防止に努めた使用が必要である。アミノ糖系薬は緑膿菌を含めグラム陰性菌に強い抗菌活性を有する。ただ、肺炎球菌に有効でなく、腎障害とい

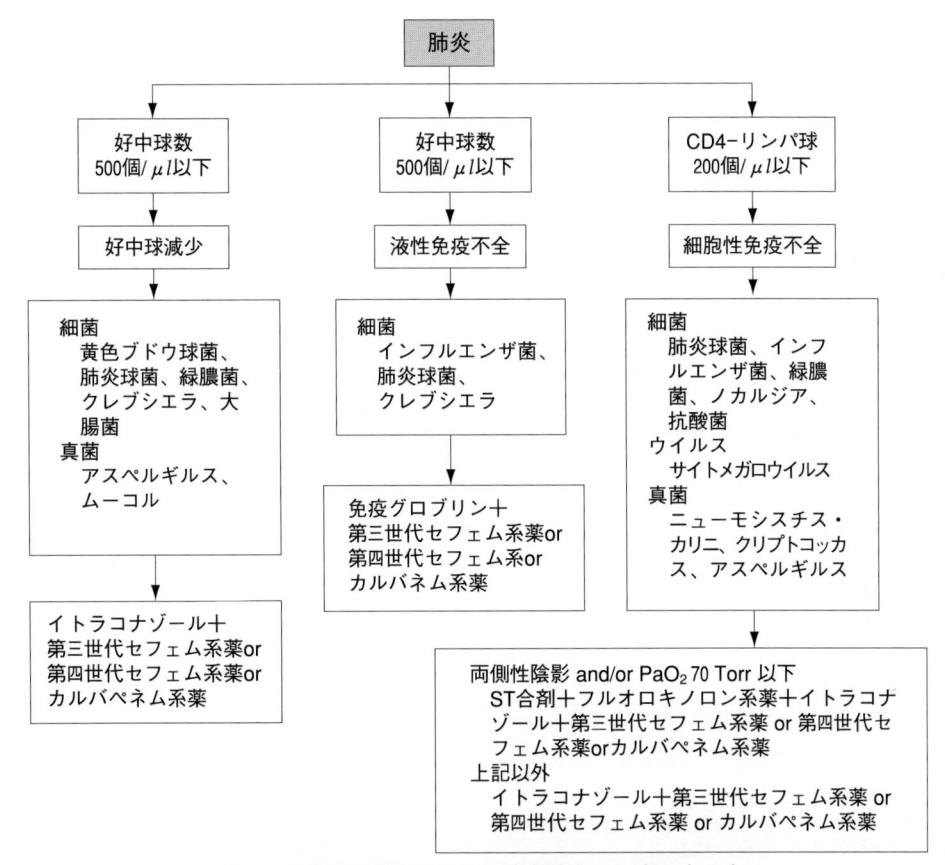

図 5. 免疫不全患者における院内肺炎の治療の在り方

肺炎

- 好中球数 500個/μl以下 → 好中球減少
  - 細菌：黄色ブドウ球菌、肺炎球菌、緑膿菌、クレブシエラ、大腸菌
  - 真菌：アスペルギルス、ムーコル
  - → イトラコナゾール＋第三世代セフェム系薬 or 第四世代セフェム系薬 or カルバペネム系薬

- 好中球数 500個/μl以下 → 液性免疫不全
  - 細菌：インフルエンザ菌、肺炎球菌、クレブシエラ
  - → 免疫グロブリン＋第三世代セフェム系薬 or 第四世代セフェム系 or カルバペネム系薬

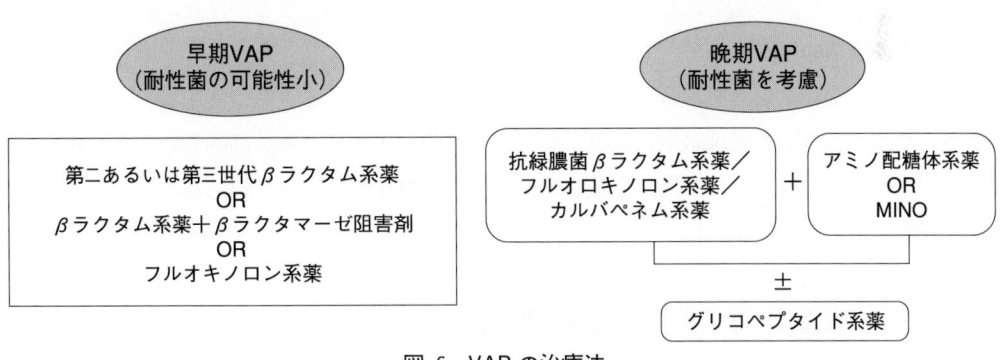

- CD4-リンパ球 200個/μl以下 → 細胞性免疫不全
  - 細菌：肺炎球菌、インフルエンザ菌、緑膿菌、ノカルジア、抗酸菌
  - ウイルス：サイトメガロウイルス
  - 真菌：ニューモシスチス・カリニ、クリプトコッカス、アスペルギルス
  - → 両側性陰影 and/or PaO_2 70 Torr 以下：ST合剤＋フルオロキノロン系薬＋イトラコナゾール＋第三世代セフェム系薬 or 第四世代セフェム系薬 or カルバペネム系薬
  - 上記以外：イトラコナゾール＋第三世代セフェム系薬 or 第四世代セフェム系薬 or カルバペネム系薬

図 6. VAP の治療法

- **早期VAP（耐性菌の可能性小）**
  - 第二あるいは第三世代βラクタム系薬 OR
  - βラクタム系薬＋βラクタマーゼ阻害剤 OR
  - フルオキノロン系薬

- **晩期VAP（耐性菌を考慮）**
  - 抗緑膿菌βラクタム系薬／フルオロキノロン系薬／カルバペネム系薬 ＋ アミノ配糖体系薬 OR MINO
  - ± グリコペプチド系薬

う安全性に問題があるので、呼吸器感染症では使用が制限される。マクロライド系薬も本来グラム陽性菌に有効な薬剤であり、非定型病原菌に有用である。特色をもったニューマクロライド薬も開発されており、また、肺への移行性がよいので抗菌活性以上の有効性を示す可能性がある。ただ、本邦における肺炎球菌はマクロライドに対し高度耐性を示すものが多いという、特殊な事情がある。

もう1つの欧米との違いは、本邦では注射剤がエリスロマイシンのみに限られているという点であ

る。テトラサイクリン系はグラム陽性、陰性、非定型病原菌に有用であり、組織移行性もよいが、抗菌活性はそれほど強くない。現在使用中のものは、長期持続型のものである。キノロン系はそもそもグラム陰性菌に強かった抗菌域を、陽性菌、ことに肺炎球菌にも広げ、したがって呼吸器感染症の主要な病原菌、インフルエンザ菌、非定型病原菌をすべてカバーする結果となり、最近の薬は呼吸器フルオロキノロン(レスピラトリーキノロン)と称されている。本邦では注射薬が2剤あるのみである。グリコペプチド系にはバンコマイシン、テイコプラニンがあり、主にMRSAに使用される。類似系統の薬剤が現在開発中であり、一部(リネゾリド®)使用されている。そのほか使用されるものとして、クリンダマイシン、ST合剤、ペネム系、モノバクタム系、ホスホマイシン系、などの抗菌薬がある。

　これらの抗菌薬には経口薬と注射薬がある。経口薬は使用が簡便であるが、高い血中濃度や、安定した濃度が得られ難い。したがって主に外来で軽症例に使用されることが多い。注射薬は安定した、高い血中濃度が得られるが、疼痛、運動制限、安全性などの面で患者に負担を加える。したがって主に、重症例に使用される。経口薬、注射薬のどちらを使用するかの目安は図7のとおりである。

　抗菌薬は原因菌を殺菌するために使用するが、同時に患者に対しても悪い影響、副作用を与える場合がある。副作用の主なものとして、過敏反応、消化器障害、中枢神経障害、血液障害、肝障害、腎障害などがあり、新しく注目されているものとして、光線過敏症、低血糖、横紋筋融解症などがある。過敏反応の最も重篤なものはショックである。これに対しては十分な病歴聴取で対応することになった。発熱、発疹、好酸球増多に注意しておく必要がある。食欲不振、胃部不快感、嘔気、嘔吐、下痢、などの消化器症状は最も頻度の高い副作用であるが、重篤なものは少ない。注意すべきは偽膜性大腸炎である。マクロライド系、テトラサイクリン系抗菌薬など肝代謝系のものは肝障害をきたしやすい。定期的な検査によりチェックしておく必要がある。アミノ糖系、グリコペプチド系など腎障害をきたしやすいものでは、モニタリングして使用する、長期間使用しない、などの注意が必要である。腎障害がある場合の使用の目安として、マクロライド系、テトラサイクリン系、クリンダマイシンは通常どおりの使用でよく、βラクタム系、キノロン系、ニューマクロライド系は使用量の調節を考え、アミノ糖系、グリコペプチド系は厳重に調整する必要があるとされている。高齢者のときは腎障害者に準じて使用すればよいとされ、使用量を減じるか、使用回数を減じるかで対応したらよいとされている。高齢者の場合の抗菌薬使用については、院内肺炎のガイドラインに付録として記載されている。

Ⅳ・抗菌化学療法の補助療法

　感染症治療の基本は抗菌化学療法である。しかし、病原菌が惹起した炎症は抗菌薬によっては左右されない。したがって、原因菌を殺菌する方法と炎症を抑える方法の2つがあれば、感染症の治療法として望ましいと思われるが、現時点では炎症をコントロールする臨床的手段はない。現在抗菌化学療法の補助療法として臨床応用できるのは、副腎皮質ステロイド薬、免疫グロブリン、G-CSFなどであろう。また、この補助療法が用いられるのは、市中肺炎の場合より院内肺炎の場合に多いので、呼吸器学会のガイドラインでは院内肺炎の方に含まれている。

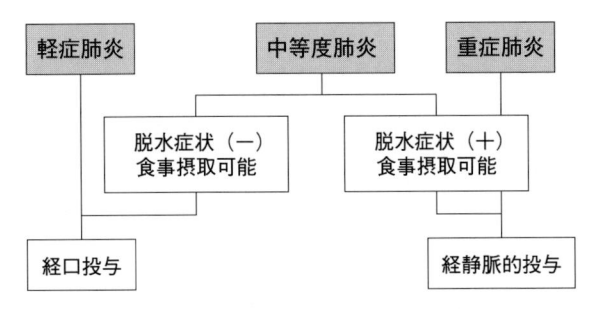

図 7. 抗菌薬の経口投与と経静脈投与の目安

　補助療法としてのエビデンスがあるものとしては、抗菌薬との併用を前提として、G-CSF は好中球減少時に、副腎皮質ステロイドは呼吸、循環不全を合併した重症肺炎、カリニ肺炎、敗血症を合併した肺炎に、免疫グロブリン製剤は重症肺炎、重症な基礎疾患、ウイルス性肺炎に対する使用が挙げられる。

V・肺炎患者の管理

　肺炎と診断された場合、早期に治療が開始されなければ予後が悪くなる。市中肺炎の治療を開始するに際して、どこで治療を行うかという問題がある。アメリカ感染症学会（IDSA）ガイドライン[3]では、患者の年齢、性、基礎疾患、身体所見、検査成績から点数を計算し、その点数に応じて、外来、短期入院、入院、ICU 管理を分類することが奨められている。日本呼吸器学会の外来、入院、ICU 管理の基準はもっと簡単であり、表5が目安として示されているが、最終的には診察医の判断とされている。

　このほか、安静、水分、栄養補給、保温、なども必要であり、肺炎に伴う体温の管理、咳や喀痰に対する対応、呼吸困難、胸痛の対処なども必要となる。

　肺炎は死亡に至る可能性のある疾患であることを考えて、安静は考慮すべきである。中等症や重症の場合には臥床による安静を必要とするが、軽症の場合には必ずしも臥床する必要はない。しかし、無理な肉体的、精神的負荷は避けるべきである。症状、所見が改善し始めたら、できるだけ早く日常生活に近づけるのがよいと考える。例えば入浴は解熱したら可とすべきであり、食事もできるだけ早く積極的に摂らすべきであり、日常食に近い方がよい。食事摂取ができない場合や脱水がある場合には水分、電解質の補給が必要である。

　発熱は患者に害をもたらさない限り下げるべきではなく、また、急激な解熱は避けるべきであるとされている。ことに高齢者で注意すべきであるとされている。同様に咳も患者に害がない限り、むやみに止めるべきではない。去痰に努めることは肺炎の治療にあたって重要であり、去痰ができない、あるいは難しい患者の肺炎は難治である。重症になれば肺炎は呼吸困難を伴うし、低酸素血症を伴う。BGA を参考にし、あるいは呼吸、循環状態をモニターして、酸素投与、あるいは人口呼吸管理などが必要となる場合がある。必要が生じた場合には、早めに対応すべきである。

表 5. 外来、入院治療の目安

1. 外来治療の目安：軽症肺炎あるいは中等症肺炎で脱水を伴わないもの
2. 入院治療の目安：重症肺炎あるいは中等症肺炎で脱水を伴うもの
3. ICU 管理の目安：重症肺炎のうちショック状態にあるもの、あるいは生命が危ぶまれるもの

◆おわりに◆

　肺炎の治療法について、日本呼吸器学会のガイドラインをもとに述べた。したがって此処に引用した図表は、ガイドラインから引用したものである。詳しくはガイドラインの冊子を参考して頂きたい。

(松島敏春)

文献

1) 日本呼吸器学会「成人市中肺炎診療のためのガイドライン作成委員会」(編)：成人市中肺炎診療の基本的考え方．杏林社，東京，2000．
2) 日本呼吸器学会「成人院内肺炎診療のためのガイドライン作成委員会」(編)：成人院内肺炎診療の基本的考え方．杏林社，東京，2002．
3) Bartlett JG, et al：Community-acquired pneumonia in adults；guidelines for management. Clin Infect Dis 26：811-838, 1998.

CHAPTER 5 予 防 《免疫・栄養・ケアを含む》

◆はじめに◆

呼吸器系は呼吸を介して外気と直接、接する臓器であり、絶えず空気中の多くの細菌、ウイルス、カビなどの病原微生物による感染の危険にさらされている。これに対抗して、肺、気道系は巧妙な感染防御機構をもっている。しかし、この宿主のもつ防御能と病原体とのバランスが崩れたとき肺炎は発症する。

この肺炎を予防するという観点から最初に感染免疫、栄養というものを考えながら、呼吸器系の感染防御機構とそれに関連してのハイリスクグループ、免疫不全での肺炎予防について概説する。次いで、市中肺炎、院内肺炎、老人性肺炎、その他の肺炎の場合について、それぞれの感染対策、予防についてまとめる。

I・呼吸器系の感染防御機構[1)-3)]

肺、気道系に吸入された細菌やウイルスなどの病原微生物に対して生体では種々の段階での感染防御機構を備えており、これらを排除するように働いている（図 1）[2)]。

その最初の関門としては、①物理的防御機構と、②液性成分防御機構、があるが、第二の関門として③免疫担当細胞を主体とする防御機構、が挙げられる[1)]。

[1] 物理的防御機構

病原微生物の侵入に対して最初の段階として、気道系では粘液線毛輸送系による防御機構が働く。つまり侵入した病原微生物やその他の外来性の粒子は気道表面の粘液層にとらえられ、線毛運動によって粘液とともに口側へと輸送され排出、排除される。加えて気道炎症などに伴って気道分泌物が増加し、気道内に貯留した場合、咳受容体がこれに反応し、咳嗽反射が生ずる。これも気道内異物を外部に喀出させる重要な防御機構である。

[2] 液性成分防御機構

生化学的防御機構に相当するもので、リゾチーム、ラクトフェリン、トランスフェリンなどの抗菌エフェクター分子やフィブロネクチン、補体、プロスタグランディン、分泌型 IgA、リポポリサッカ

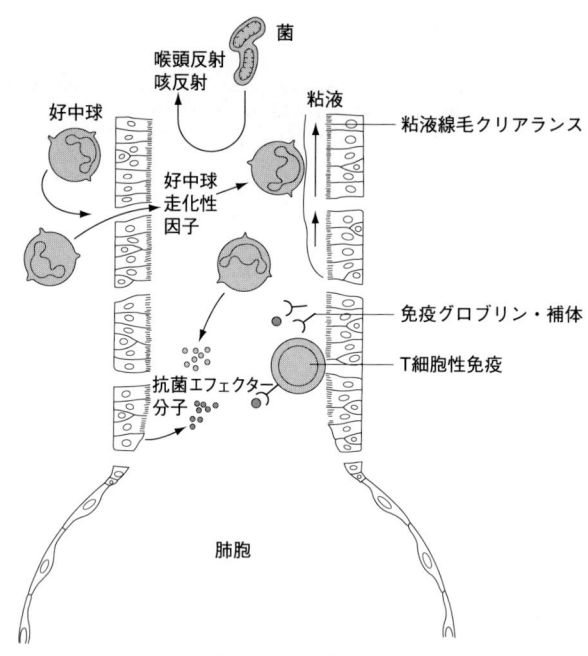

図 1. 正常な気道感染防御機構

ライド結合蛋白、サーファクタントなどがこの防御機構に関与している。これらは細菌のウイルスなどの病原微生物が気道粘膜面に附着することを阻害するとともに、直接的な殺菌作用ももっている。また補体は貪食細胞による病原微生物の処理を促進するし、補体活性化によって生ずる複合体は溶菌作用をもっている。

［3］免疫担当細胞を主体とする防御機構

以上述べた最初の関門を突破して侵入した病原微生物は免疫担当細胞が主体となる防御機構により阻止される。この第二の防御機構は通常、非特異的防御機構と抗原特異的防御機構に分けられる。

非特異的防御機構において重要な細胞は肺胞マクロファージ、樹状細胞であり、肺胞領域まで侵入してきた病原微生物を貪食し排除する働きをもっている。肺胞マクロファージ、樹状細胞や好中球よりのエフェクター分子である活性酸素、蛋白分解酵素などによっても病原微生物や異物は殺菌、消化される[1)3)]。

今1つはリンパ球を主体とする抗原特異的防御機構である。この防御機構において重要な役割を占めているのが種々のサイトカインである。肺胞マクロファージ、樹状細胞により貪食された病原微生物は抗原として、リンパ球に提示される。そしてそれによって活性化されたT細胞は、種々のサイトカイン（IL-4、IL-5、IL-6など）を放出し、B細胞の増殖と分化を誘導し、抗原に特異的な抗体産生を促進する。またGM-CSFやIFN-γなどのサイトカインは、再び肺胞マクロファージを活性化する。

このような集中的でかつ有効的な免疫応答により感染防御機構は成り立っている。この感染防御機構の成立にはその他の種々の炎症性細胞やケモカイン、炎症性サイトカインなどによるサイトカイン

ネットワークが大いに関与している[1)−3)]。

II・免疫不全、栄養障害と肺炎

　感染防御機構と関連しての免疫不全、栄養障害(低栄養)の問題は肺炎予防という観点からも大切な課題である。

［1］免疫不全と肺炎

　呼吸器系はさまざまな感染防御機構によって侵入してくる病原微生物に対抗しているが、この防御機構がなんらかの要因により破綻した場合、生体は易感染性となり、呼吸器感染症(肺炎)が発症しやすくなる。このように易感染性の免疫不全患者、つまりコンプロマイズドホスト(compromised host)は肺炎に罹患しやすい。

　したがって臨床上、続発性の免疫不全を基礎疾患にもっている場合は要注意であり、肺炎発症の危険性が高いことを認識しておくことは、肺炎を予防するうえでも大切である(**表 1**)[4)]。

［2］栄養障害と肺炎

　一般的に食欲が減退し、低栄養状態になるとさまざまな免疫学的異常が招来され、生体の感染抵抗性は著しく低下する[5)]。この栄養障害が感染防御機構に及ぼす影響としては、補体系機能の低下、多核白血球の殺菌能の減弱、肺胞マクロファージの貪食能の低下や成熟したTリンパ球の減少などが挙げられる。さらに栄養障害に伴い、IL-2やINF-γなどの産生能力が低下し、感染防御機能が低下することも知られている。

　このような状況下では肺、気道系は易感染性となり、さらに加えて栄養障害は肺炎そのものの慢性化、難治化の要因ともなるので注意を要する。

表 1. 続発性免疫不全症

Ⅰ．体液性免疫不全（免疫グロブリン異常）
1）リンパ系組織の悪性増殖
慢性リンパ性白血病、多発性骨髄腫、原発性マクログロブリン血症、悪性リンパ腫・肉腫 など
2）免疫グロブリンの喪失、異化亢進
ネフローゼ症候群、蛋白漏出性胃腸症、剥離性皮膚炎、大量の胸・腹水、緊張性筋ジストロフィー など
3）医原性要因、その他
放射線治療、抗がん剤、副腎皮質ステロイド剤、低栄養状態、進行がん、など
Ⅱ．細胞性免疫不全（T細胞の異常）
1）T細胞障害を原因とする疾患
T細胞性白血病、ホジキン病、各種悪性腫瘍、サルコイドーシス、SLE、急性ウイルス性感染症、など
2）医原性要因、その他
胸管瘻、抗リンパ球血清、免疫抑制剤、副腎皮質ステロイド剤、低栄養状態、加齢、妊娠、など
Ⅲ．食細胞系の障害
白血病、再生不良性貧血、膠原病、糖尿病、低リン血症、放射線治療、抗がん剤、麻酔、脾摘、など

したがって栄養障害が認められた場合、その改善に努める必要があり、経口摂取が可能な状態であれば、バランスのよい食事を摂取するよう心がける。そのほか必要に応じて、経鼻経管栄養法や経静脈栄養法により、低栄養状態の改善に努める。

Ⅲ・肺炎予防の実際

[1] 市中肺炎と院内肺炎の予防[6)-8)]

1) 市中、院内肺炎に共通の留意点

一般に市中感染(肺炎)は通常の社会環境、生活の中で発症した感染を指し、院内感染(肺炎)は医療施設に入院した後、48時間以内にその施設内で発症した感染症と定義されている。この市中、院内肺炎の両者は微生物側要因とともに宿主側の要因にも相違点があり、易感染性、感染の危険性など感染しやすさのレベルに差異がみられる[6)]。

市中肺炎の場合は高齢者や基礎疾患をもっている一部の症例を除いては一般的に健常者、つまり感染防御機構が正常である個体に発症してくることが多い。

これに対し院内肺炎の場合、入院後に種々の治療(ステロイド剤、免疫抑制剤の投与など)や医療処置(手術、中心静脈カテーテルなど)を受けている易感染性の宿主に発症する場合が主である。

これらのことに留意して市中肺炎、院内肺炎いずれの場合でも、まず確実な診断のもとに適切な治療を行うことは当然であるが、その前に可能な限り感染予防対策を実施することが肝要である。

その基本は感染微生物の感染源対策、感染伝播経路の遮断である[6)7)]。このガイドラインに示されているスタンダード・プリコーション(標準予防策)や感染伝播経路別の予防対策を参考にして感染予防対策を充実させることが必要になる(表2)[6)]。

2) 市中肺炎と肺炎球菌ワクチン

呼吸器感染症の起炎菌の中で肺炎球菌は依然として主座を占めており、院外発症の気道感染症の代表的な病原細菌であるとともに市中肺炎では第1位の起炎菌である[8)]。さらに高齢者重症市中肺炎での原因菌として48.6%、ナーシング・ホーム肺炎では29.0%と明らかにほかの起炎菌に比べ分離頻度が高い(表3)[9)]。

また肺炎球菌は病原性も強く感染しやすいので、重症化、難治化しやすい基礎疾患を有するものや

表2. 市中感染と院内感染における共通の留意点
【感染予防対策の点から】
感染予防方策は微生物の感染源対策・感染伝播経路の遮断が基本

- 感染源対策：スタンダード・プリコーションを遵守する。
  (すべての患者のケアに対して適用し、血液、体液、粘膜や正常でない皮膚などを触れる場合はできる限り手袋を着用する。手洗いを徹底する)
- 感染伝播経路の遮断：接触。飛沫、空気感染伝播経路別に対策を行う。
  (接触伝播予防：手洗いの徹底、飛沫伝播予防：マスクの着用、空気感染伝播予防：特殊マスク着用、ワクチン接種、空調管理)

表 3. 各種肺炎の原因菌の分離頻度

	高齢者重症市中肺炎 (n=37)	発症場所別分離率 院内肺炎 (n=61)	ナーシングホーム肺炎 (n=59)
肺炎球菌	48.6%	10.0%	29.0%
黄色ブドウ球菌	2.7%	31.0%	13.5%
インフルエンザ菌	10.8%	3.3%	15.0%
肺炎桿菌	—	21.0%	12.0%
緑膿菌	—	31.0%	3.4%
大腸菌	—	5.0%	3.4%
ニューモシスティス・カリニ	2.7%	—	—
レジオネラ	8.1%	—	—
マイコプラズマ	8.1%	—	—
ウイルス	2.7%	—	—

表 4. 米国での 23 価肺炎球菌ワクチン接種の適応
CDC は以下の対象者に対して 23 価肺炎球菌ワクチンの接種を勧告している。

対象群	再接種の勧告
臨床的な潜在的利益が非常に高い ・65 歳以上の者 ・2〜64 歳で慢性の心疾患（心不全、心筋症を含む）、肺疾患（COPD を含む）、糖尿病の患者 ・2〜64 歳で解剖学上または機能上の無脾状態の人（鎌状赤血球と摘脾後を含む）	1 回目接種時の年齢が 65 歳未満で、接種から 5 年以上が経過 再接種は推奨しない 11 歳以上では 1 回目接種から少なくとも 5 年以上が経過。10 歳以下では 1 回目接種から 3 年以上経過したとき考慮
臨床的な潜在的利益が中等度 ・2〜64 歳でアルコール依存症、慢性肝疾患（肝硬変を含む）または脳脊髄液漏の基礎疾患のある患者	再接種は推奨しない
疾患の高いリスクによりワクチンの利益が重要 ・2〜64 歳で特殊な環境や社会状態で生活する者（アラスカ原住民、考健施設など） ・2 歳以上で免疫低下状態(HIV、白血球、リンパ腫、Hodgkin 病、多発性骨髄腫、悪性疾患、慢性腎不全、ネフローゼ症候群)の者、免疫抑制薬治療中または臓器・骨髄の移植患者など	再接種は推奨しない 1 回目接種から 5 年以上が経過。10 歳以下では 1 回目接種から 3 年以上経過したとき考慮

　高齢者などのハイリスクグループは予防のため肺炎球菌ワクチン接種の対象となる[8]。
　表 4[10]に肺炎球菌ワクチンの接種が勧められる適応の対照群を参考までに示す。
　実際の接種方法としては肺炎球菌ワクチン（ニューモバックス®）0.5 ml を筋注または皮下注で行う。再接種する場合は通常 1 回目接種より 5 年以上経過後に行う。なお、抗体値持続の期間を考慮して再接種の時期についても表 4 に勧告が示されている。

3) 院内肺炎の予防[7)-9)]

　院内肺炎について、その発症のメカニズムを十分に把握し、それに対する効率のよい感染防止対策を立てることが予防の第一である (図 2)[7]。
　この院内肺炎の主な発症メカニズムとしては以下の点が挙げられている。
①病院内の環境中または感染者、保菌者からの病原菌が入院中のほかの患者の上気道粘膜に附着し

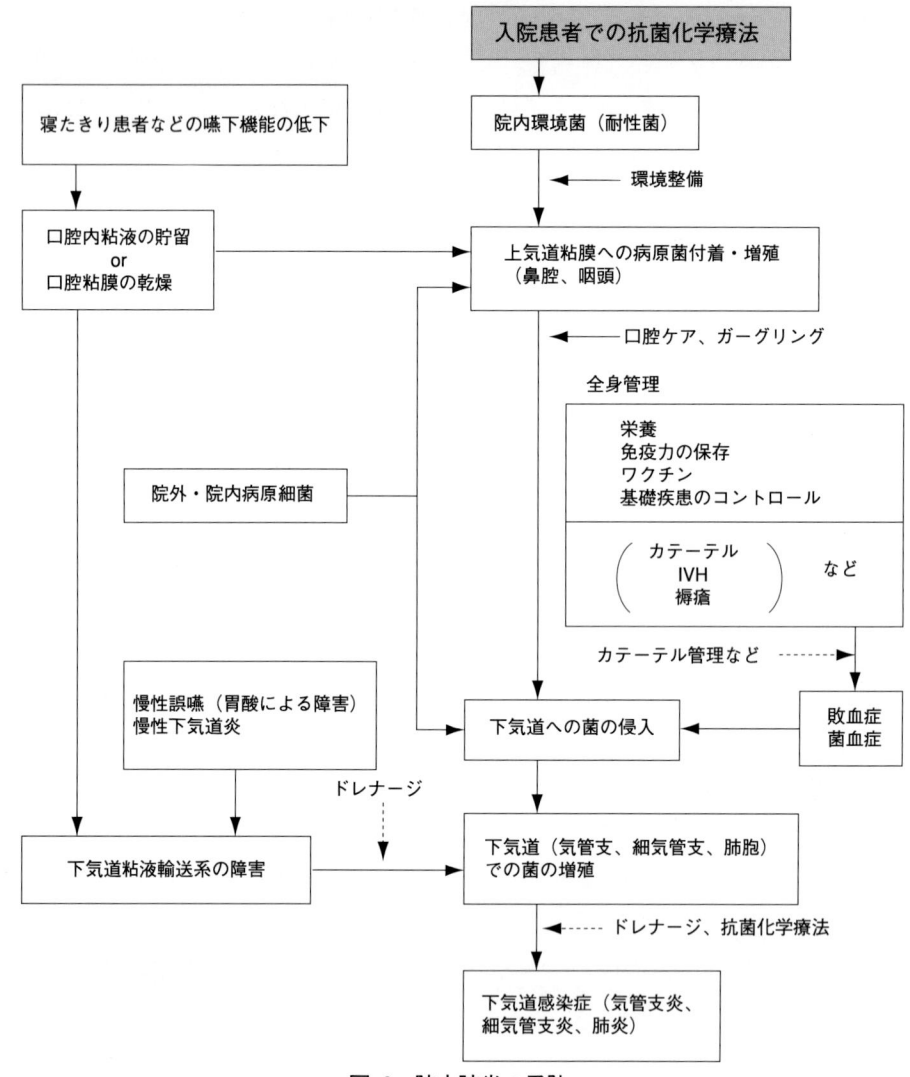

図 2. 院内肺炎の予防
宿主の易感染要因と下気道感染症発症メカニズム

増殖する。

　②患者がなんらかの易感染要因(全身免疫の低下、または下気道局所の易感染性)を有している。

　③上気道粘膜から下気道粘膜へ病原菌が付着増殖した後、それが肺胞領域に至り肺炎を発症する。

　このほか、敗血症、菌血症などのパターンで血行性に侵入した病原菌によって肺炎から発症する場合もある。

　いずれにしても予防、対策の基本としては
1．入院患者における個人防御対策
2．医療従事者での感染防止対策
3．入院環境対策

が挙げられる[7]。

❶ 入院患者への感染防止策

ⅰ）上気道クリーニング：口腔ケアという観点から上気道粘膜の清拭やポピドン・ヨード（イソジン・ガーグル®）などを用いて1日4回（起床時、食間、就寝前）程度のうがいを励行する。

ⅱ）誤嚥防止対策：食事中、食事後の体位保持、薬物療法（アンジオテンシン変換酵素阻害薬）、胃瘻造設など、状況に対応した防止策をとる（"老人性肺炎の予防"の項参照）。

ⅲ）栄養保持：全身管理の一環として栄養保持に努めるが、易感染性の要因ともなる低アルブミン血症には注意する。

ⅳ）易感染症に直結する基礎疾患のコントロール：慢性気道感染症では喀痰ドレナージ、呼吸リハビリに留意する。またうっ血性心不全の予防や易感染要因である糖尿病などのコントロールに努める。

ⅴ）侵入門戸になり得る呼吸器以外の要因対策：褥瘡の予防、管理、カテーテル、IVHの管理や内因性感染防止のための整腸に努める。

ⅵ）ワクチンによる感染防御：インフルエンザワクチンや肺炎球菌ワクチンの接種により肺炎を予防する（後出、"インフルエンザワクチン"の項、55頁参照）。

❷ 医療従事者に求められる院内感染防止の基本

ⅰ）手指消毒の徹底：すべての医療行為の前後で施行する。必要に応じて、使い捨て手袋を使用するし、またこのことに関して徹底して繰り返し再教育を行う。

ⅱ）うがいの徹底：医療従事者は、飛沫、空気感染のキャリアになる可能性があるとの認識をもち、うがい（イソジン・ガーグル®）を行う。

ⅲ）ワクチン接種による医療従事者の感染予防：インフルエンザワクチンの接種が勧められる（後出、"インフルエンザ後の肺炎"の項、55頁参照）。

ⅳ）院内感染防止教育の徹底：個々の医療者が十分認識できるよう繰り返し感染防止についての教育を行う。

❸ 医療施設に求められる院内感染対策

ⅰ）病院内、病室内の環境整備：十分な清掃を行い、病原菌による汚染をできるだけ速やかに排除するとともに、ケア用器具・リネンの消毒についても適切に行う。

ⅱ）病室空調の整備：適切な戸外への換気に心がけながら感染病室においては高性能フィルターを設置して排気する。また大部屋の場合では各ベッド間の空間を十分にとり清潔保持に努め、患者間での病原体伝播を防止するようにする。

ⅲ）感染病室を整備：個室管理を基本とし病室の陰圧管理や排気フィルター設置などが望まれる。

なお、老人ホーム肺炎の予防については本項の"院内肺炎"とともに"老人性肺炎の予防"の項も参照されたい。

［2］老人性肺炎の予防[11)-15)]

高齢者では個人差はあるものの加齢に伴い局所的（気道系）、全身的に感染に対する防御機能、免疫

表 5. 高齢者の易感染性要因

1. 気道局所要因
    扁桃・咽頭リンパ組織の萎縮
    気管支線毛運動の低下
    咳嗽反射の低下
    誤嚥（仮性球麻痺、意識障害）
    胸郭・肺構築の変化（亀背、陳旧性肺結核、肺気腫症など）
    義歯
2. 全身性要因
    免疫能の低下
        非特異的液性因子
        貪食細胞（好中球・マクロファージ）
        感染免疫（体液性、細胞性）
    基礎疾患による障害
        悪性腫瘍、代謝異常、栄養障害、寝たきり状態
    医原性要因による障害
        抗腫瘍剤、副腎皮質ステロイド剤、放射線

表 6. 誤嚥をきたしやすい病態

神経疾患	・脳血管性障害（急性期、慢性期） ・中枢性変性疾患 ・パーキンソン病 ・痴呆症（脳血管性、アルツハイマー型）
寝たきり状態	（原因疾患を問わず）
口腔の異常	・歯の噛み合わせ障害（義歯不適合を含む） ・口腔乾燥 ・口腔内悪性腫瘍
胃食道疾患	・食道憩室 ・食道運動異常（アカラシア、強皮症） ・悪性腫瘍 ・胃—食道逆流（食道裂孔ヘルニアを含む） ・胃切除（全摘、亜全摘）
医原性	・鎮静薬、睡眠薬 ・抗コリン薬など朽ちない乾燥をきたす薬剤 ・経管栄養

能が減退、低下する傾向がある。つまり高齢者では種々の気道局所要因とともに、全身的要因として免疫能の低下、悪性腫瘍、代謝異常、栄養障害などさまざまな病態、疾患をもっていることが多く[11)-13)]、易感染性要因（感染防御能の低下）が認められ（表5）[12)]、そのため肺炎に罹患しやすくなる。

いずれにせよ、このような病態、基礎疾患が存在することは宿主例の感染に対する防御能を阻害し、肺・気道感染の誘因ともなる。このことはまた、感染を契機にして基礎疾患を増悪させる原因ともなり、予後に影響してくるので注意を要する。

1）高齢者における易感染性

最初に高齢者が肺炎に罹患しやすくなる機序について触れる。

❶ 物理的防御機構の異常

加齢により唾液分泌量は減少して口腔内は乾燥状態になり、細菌は増殖しやすくなる。義歯をしている場合、この傾向は著しく細菌は付着しやすくなる。

また、加齢に伴い気道表面の粘液線毛運動は弱くなり、そのために粘液輸送能が低下するので気道内の細菌除去作用は減退する。

❷ 神経学的機能の異常[13)14)]

多くの高齢者では咳反射、嚥下反射が低下してくる。これらの反射が低下し生体の防御機能が破綻すると、しばしば誤嚥が生ずる。これには脳血管障害が大いに関連しており、特に大脳基底核に障害があると嚥下反射は低下する。しかも夜間にこの反射が著しく低下した場合、誤嚥の原因となりやすい。

このほか、一般的に誤嚥を起こしやすい病態を参考までに表6[15)]に挙げておく。

高齢者では就寝中、鎮静剤、睡眠薬の服用中や意識障害などのある場合、本人の知らないうちに容易に反復性の microaspiration（微小吸引）が生じ不顕性誤嚥による嚥下性肺炎が発症する（図

5・予防（免疫、栄養、ケアを含む）

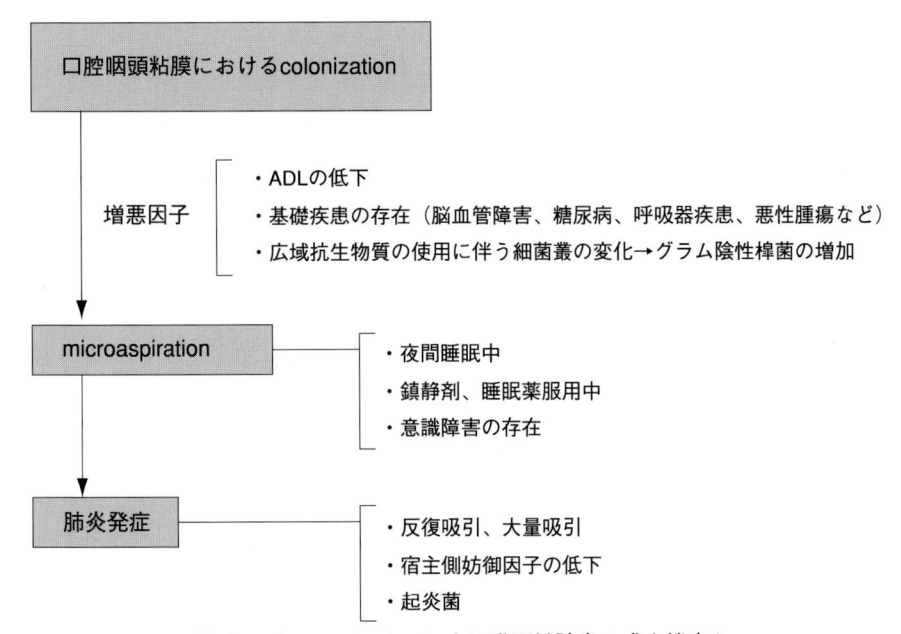

```
┌─────────────────────────┐
│ 口腔咽頭粘膜におけるcolonization │
└─────────────────────────┘
         │
         │         ┌ ・ADLの低下
         │ 増悪因子 │ ・基礎疾患の存在（脳血管障害、糖尿病、呼吸器疾患、悪性腫瘍など）
         │         └ ・広域抗生物質の使用に伴う細菌叢の変化→グラム陰性桿菌の増加
         ▼
┌─────────────────┐     ┌ ・夜間睡眠中
│ microaspiration │─────│ ・鎮静剤、睡眠薬服用中
└─────────────────┘     └ ・意識障害の存在
         │
         ▼
┌──────────┐     ┌ ・反復吸引、大量吸引
│ 肺炎発症  │─────│ ・宿主側防御因子の低下
└──────────┘     └ ・起炎菌
```

図 3．microaspiration による嚥下性肺炎の成立機序[6]

3)[16]。この場合、低病原性の口腔内常在菌（嫌気性菌群など）の複数菌感染によることが多い。

❸ その他の要因

種々の基礎疾患をもっていること、長期の臥床、QOL の低下、広域抗菌薬の投与による細菌叢の変化、つまりグラム陰性桿菌の増加などが老人性肺炎の増悪因子となる。

また、抗潰瘍薬などを服用している場合、胃液酸度が低下し胃液内にも病的細菌の増殖がみられるようになり、抗生剤抵抗性の細菌が口腔、咽頭分泌物や胃液とともに気道内に吸引されることもある。

要するに老人性肺炎の発症には口腔、咽頭分泌物や胃液が少量ではあるが、反復して吸引される不顕性誤嚥が大いに関与している。

2）栄養障害

加齢に伴い基礎代謝率が低下し、かつ身体活動も低下してくると、それに伴い必要エネルギー量も減少してくる。つまり、高齢者では種々の生理的予備能が低下している状態にあり、感染症、胃腸障害などの疾患で容易に、栄養障害や脱水をきたす。この栄養障害は結果として、また身体活動に必要なエネルギー不足をもたらすことになり、ひいては重要な感染防御のための免疫能を低下させることになる。

3）予防の実際

高齢者肺炎の予防としては、①誤嚥の予防と対策、とともに、②口腔内のケア、栄養療法や呼吸不全対策（O_2療法）などの一般的対策、が挙げられる。

❶ 誤嚥の予防、対策[13]

誤嚥に伴う老人性肺炎は難治性であるが、その主な誘因である嚥下障害を予防し、改善することが

重要である。

　咳反射、嚥下反射が低下している場合の誤嚥の予防として、まず脳血管障害の発症後3週間の急性期は禁食とする。しかし、長時間の禁食は食習慣を忘れさせてしまい好ましくない。3週間経過すれば嚥下反射も回復してくるため、経口摂取のトレーニングを開始する。経口摂取に際しては、1回の量を少なめにすること、液性物よりもできれば半固形のものを与えること、また食後2時間は胃内容物の逆流を予防するために座居を保たせることなどが肝要である。

　なお咳反射、嚥下反射の低下がある場合、血圧降下薬であるアンジオテンシン変換酵素(ACE)阻害薬が用いられることがある。咳反射や嚥下反射と関連のある内因性物質、サブスタンスPが減少すれば、咳反射が弱くなり誤嚥を起こしやすくなる。また、このサブスタンスPはドパミンによりその合成は促進されるが、大脳基底核梗塞のある症例では脳内ドパミンの代謝障害があることも知られている。

　ACE阻害薬、イミダプリル(ノバロック®、タナトリル®)の投与により、ACEによるサブスタンスPの分解は阻害され、血中のサブスタンスPの濃度を高めることができる。その結果、咳反射は保たれ嚥下反射の機能も改善され誤嚥性肺炎の予防に効果のあることも報告されている[14]。

❷　一般的対策：supportive therapy

　ⅰ) 口腔内ケア：日常の口腔ケアが大切であり、口腔内の清潔が十分に保たれていれば肺炎の発症頻度は低下する。なぜなら、もし誤嚥が起こったとしても嚥下されたものが無菌に近いものであり、誤嚥された菌量が少量であれば当然、肺炎は発症し難くなる。したがって日常生活上、支障がない人は、自分自身で食後の口腔ケア(歯磨き、うがい)を行うこと、また要介護の必要な人は介助のもと施行してもらう。義歯をしている場合は少しでも誤嚥菌量を少なくするため定期的に洗浄液を用いて消毒をする。また義歯との間などに食物残渣が残るような場合は定期的に歯科受診し、調整してもらうよう心がける。

　ⅱ) 良好な栄養状態：栄養状態を改善し良好な状態に保つことは生体の免疫能にとっても好ましい。また、低アルブミン血症では、抗体産生能が低下することや、血清中アルブミン量が 3.0 g/dl 未満の症例では抗生剤の臨床効果が低下することなども知られており、栄養状態を良好に保つことは大切である。そのためにはできるだけ経口摂取に努め、それが極めて困難か不可能な場合は経鼻経管栄養、胃瘻造設、あるいはIVHを行うことになる。この際当然のことであるが、電解質異常、脱水の補正にも心がける。

❸　予防のための早期診断

　高齢者では典型的な呼吸器症状(喀痰、咳嗽、胸痛、呼吸困難など)がそろって認められることは一般的に少ない。頻呼吸、頻脈、微熱などの非特異的症状が先行し全面に出ることが多い。その他、全身倦怠感・食思不振・意識レベルの低下、活動性の低下などもしばしば認められる。

　臨床検査所見としては細菌性肺炎では通常、白血球増多が認められるが、高齢者の場合必ずしも全症例に認められることはなく、約半数程度にとどまる。しかしCRP陽性は比較的高率にみられ、診断上参考になる。胸部画像(胸写、胸部CT)所見上、典型的な浸潤影、滲出性、区域性均等陰影などはあまり認められない[11]。

以上挙げたような老人性肺炎の臨床的特徴に十分注意し、早期診断を心掛けることは予防という観点からは大切なことである。

[3] その他の肺炎の予防

1) インフルエンザ後の肺炎[17)-20)]

インフルエンザは通常のかぜ症候群とは異なり、高齢者や基礎疾患をもつ症例、特に免疫不全の症例に対する影響は大きく、これを契機にして二次性の細菌性肺炎を発症することがある[17)]。

その機序として、通常インフルエンザウイルスなどによる気道感染により、まず気道局所での物理的防御機構の破綻が生ずる。その結果、非細菌性病原体による気道感染に引き続いて、それがさらに肺実質まで進展し、肺炎が発症する。つまり、第一の関門である感染防御機構が破綻すると二次性の細菌感染の機会も増え、その結果細菌性肺炎が引き起こされる。

したがって、このような肺炎を発症する前の段階でインフルエンザを予防し、治療することは大切である。

そのポイントとして、①インフルエンザ流行前のワクチン接種、②インフルエンザの診断確定後の抗インフルエンザ薬による治療、が挙げられる。

なお、インフルエンザの迅速診断のためにAB型インフルエンザウイルス抗原検出用試薬（エスプライン®、インフルエンザA&Bなど）が用いられる。

● インフルエンザワクチン[17)-19)]

ワクチンを接種しても完全にインフルエンザを予防することはできないが、要するに罹患率を下げ重症化を防ぐことが大切である。欧米では有効率は70％程度といわれて、その有効性は高く評価されている。特に高齢者では入院を約50％、インフルエンザによる死亡を約80％予防するとの報告もあり、高齢者や基礎疾患をもつハイリスク対象者に対しては予防接種が強く勧められる（表7）[19)]。

表7. インフルエンザワクチンを接種する対象

- インフルエンザにより合併症を起こす危険性のある者
    1. 年齢65歳以上の高齢者
    2. 慢性疾患のために老人ホーム・療養所に入所している者
    3. 慢性呼吸器疾患・心疾患（喘息を含む）を有する者
    4. 慢性代謝性疾患（糖尿病を含む）・腎不全・免疫機能不全（薬剤による場合・HIV感染を含む）のため定期的な通院が必要な者や、こうした疾患で過去1年に入院歴のある者
    5. 長期間アスピリンを服用しているため、インフルエンザ罹患に伴うライ症候群を発症する可能性のある子どもおよび青少年（6カ月以上～18歳）
    6. インフルエンザシーズンに妊娠第2、3期になる妊婦

- インフルエンザを上記のハイリスクグループに感染させる可能性のある者
    1. 医師・看護師・その他の病院・診療所に勤務する者。救急患者の搬送などに携わる者
    2. 老人ホーム・療養所などに勤務し、そこの患者または入所者に接する者
    3. ハイリスクの者を収容している介護施設などの勤務者
    4. ハイリスクの者の訪問看護に従事する者
    5. ハイリスクの者と同居する家族

表 8. 呼吸器疾患の発症率、入院率（インフルエンザ・肺炎球菌ワクチンの接種）

疾患	発症率（10万人あたり/年） ワクチン接種群	ワクチン非接種群	入院率の減少 （95% CI）	P
インフルエンザ	263	484	46%（34〜56）	<0.0001
肺炎	2,199	3,097	29%（24〜34）	<0.0001
肺炎球菌性肺炎	64	100	36%（ 3〜58）	0.0290
侵襲性肺炎球菌感染症	20	41	52%（ 1〜77）	0.0386

　また、このようなハイリスクグループにおいてはインフルエンザ罹患後に二次性の細菌性肺炎を発症することも多く、その場合の起炎菌としては肺炎球菌が最も多い。

　これに関連して、インフルエンザワクチン、肺炎球菌ワクチンを併用接種すると、インフルエンザや肺炎の発症率が非接種群に比べ明らかに低下し、それによる入院率もインフルエンザで46%、肺炎で29%と有意に低下したとの興味ある報告もある(**表8**)[20]。

　ワクチン接種の方法としては11〜12月初旬までに高齢者、成人は1回、13歳以下の小児や基礎疾患のある患者では1〜4週間程度の間隔で2回の接種が推奨される。

❷ 抗インフルエンザ薬[17)21)]

　抗インフルエンザ薬は殺ウイルス効果はないが、ウイルスの増殖を抑制する作用のあることが知られている。気道局所で大量のウイルス産生が起こる前（症状出現後36〜48時間以内）の初期からの投与が有効である。これによりウイルスによる気道粘膜の損傷を軽減し、二次性の細菌性肺炎の発症を抑制することが考えられている[21]。

　ⅰ）抗インフルエンザ薬：アマンタジン（シンメトレル®、1日100 mg、1〜2回に分服、投与期間は3日程度。高齢者、腎障害では1日100 mgまで）はインフルエンザA型に対して有熱期間の短縮や症状改善の効果が認められている。

　ⅱ）ノイラミダーゼ阻害薬：ザナミビル（リレンザ®）、オセルタミビル（タミフル®）はインフルエンザA型、B型に有効である[21]。これらはいずれも発症48時間以内に使用開始する。

　リレンザは1回に5 mgブリスターの2吸入を1日2回、発症2日以内より5日間。

　タミフルはプロドラッグであり、1日150 mgを2回に分服、発症2日以内より5日間。

　　2）レジオネラ肺炎

　その他の肺炎のうち、予防という観点から注目されるものにレジオネラ肺炎がある。これはレジオネラ・ニューモフィラによる肺炎で、症状は激烈であり悪寒、高熱、全身倦怠、筋肉痛などインフルエンザ様の症状が先行する。このレジオネラ属菌は淡水中、土壌中にも通常存在するものであるが、24時間循環風呂や給湯器、冷却塔の水に認められることがある。最近このようなものが原因で肺炎を発症した報告もあるので予防上、以下の点に留意する。

・加湿器、ネブライザーは使用後ごとに消毒をし、滅菌水ですすぎ、乾燥させる。
・給湯水は65℃以上に保つようにし、レジオネラ属菌が検出された場合は65℃以上の温湯を5分間以上流して消毒する。

・風呂やシャワーについても温湯は毎日交換する。

などが挙げられる。

◆おわりに◆

　肺炎の予防を考えるうえで、まず基礎的な事項として感染防御機構と免疫、栄養障害などについて述べた。次に日常しばしば遭遇するいくつかの肺炎について、その予防の在り方について実地臨床の立場からまとめてみた。

(吉田　稔、藤本勝洋)

文献

1) 門田淳一，河野　茂：肺の感染防御機構．呼吸 18：452-459，1999．
2) 慶長直人："慢性気道感染症"．肺感染症第1版，河野　茂，永井厚志，大田　健，ほか(編)，p 63-77，メジカルビュー社，東京，2001．
3) 管　守隆：感染症の防御機構．肺感染症　第1版，河野　茂，永井厚志，大田　健，ほか(編)，p 180-192，メジカルビュー社，東京，2001．
4) 広田正毅：免疫不全と呼吸器感染．肺炎　第1版，原　耕平(編著)，p 49-51，新興医学出版社，東京，1990．
5) 金原市郎，広田則彦，辻野守泰，ほか：低栄養と免疫機構(易感染症)．Medicina 39：224-226，2002．
6) 賀来　満：市中肺炎と院内感染の基本的考え方．臨床と研究 78：1007-1009，2001．
7) 日本呼吸器学会「呼吸器感染症に関するガイドライン」作成委員会(編)：成人院内肺炎治療の基本的考え方．院内肺炎の予防(院内感染対策)，p 58-68，東京，2002．
8) 永武　毅：呼吸器感染症とワクチン療法．呼吸 19：1074-1082，2002．
9) 河野　茂，朝野和典：起炎菌からみた呼吸器感染症の変遷．日本内科学会雑誌 87：210-216，1998．
10) CDC：Prevention of pneumococcal disease recommendation of the Advisory Commitee of Immunization Practice. MMWR 46(RR-8)：10, 1997.
11) 吉田　稔：老人の呼吸器疾患の診断と治療．臨床と研究 74：2535-2539，1997．
12) 白井千春，桑原正雄，山木戸道郎：なぜ肺炎は起こりやすいか．臨床と研究 74：3032-3034，1997．
13) 板橋　繁，佐々木英忠：誤嚥性肺炎とその予防．呼吸器疾患 Ver.3，北村　諭(編)，p 565-568，医歯薬出版，東京，1999．
14) 関沢清久：誤嚥性肺炎の治療と予防．日本内科学会雑誌 87：292-296，1998．
15) 日本呼吸器学会「呼吸器感染症に関するガイドライン」作成委員会(編)：成人院内肺炎治療の基本的考え方，"誤嚥性肺炎"．p 47-48，杏林舎，東京，2002．
16) 木田厚瑞：高齢者の肺炎．日本内科学会雑誌 80：724-729，1991．
17) 倉根修二：インフルエンザと細菌二次感染症の対策．感染と抗菌薬 16：277-282，2001．
18) 久保田　徹，草野展周，斉藤　厚：インフルエンザワクチン，肺炎球菌ワクチンの意義と適応．内科 84：715-718，1999．
19) CDC：Prevention and control of influenza, MMWR 50：RR-4, 2001 (Morbidity and Mortality Weekly Report).
20) Christenson B, Lundbergh P. Hedlund J, et al：Effects of large-scale intervention with influenza and 23-valent pneumococcal vaccineo in adults aged 65 years or older ; a prospective study. Lancet 357：1008-1011, 2001.
21) 松本慶蔵：ノイラミニダーゼ阻害薬．治療 82：2728-2732，2000．

CHAPTER 6 小児の肺炎

◆はじめに◆

　種々の抗菌薬・抗ウイルス薬が使用できるようになった現在でも小児にとって肺炎は頻度も多く重症度においても重要な疾患の1つである。特に乳幼児では症状が急速に進行し、重症化して入院治療を要することが多い。また、小児の肺炎は新生児、乳幼児、学童とそれぞれ罹患頻度の高い病原体が存在し、的確な病因診断と治療が必要とされる。

I・分類

　肺炎は種々の観点から分類することができる (**表1**)。病変部位により分類すると肺胞性(肺実質性)肺炎/間質性肺炎に、病因別では感染性肺炎/非感染性肺炎/混合型肺炎に、罹患環境により市中肺炎/院内肺炎に、免疫不全などの基礎疾患の有無により原発性(一次性)、二次性に、病因の進入経路により、経気道性、血行性に分類できる (**表2**)。病因で分類した場合、感染性肺炎にはウイルス、マイコプラズマ、クラミジア、細菌、真菌、原虫などの病原体の直接浸潤によるものがあり (**表3**)、非感染性肺炎には好酸球性肺炎、過敏性肺炎、特発性間質性肺炎などがある。また混合型として本来は非感染性の因子がトリガーとして働き、それに感染が二次的に関与する嚥下性肺炎がある。病変部位に注目し

表 1．肺炎の分類

1．市中肺炎/院内肺炎：罹患環境による分類
2．感染性肺炎/非感染性肺炎/混合型肺炎：感染性(ウイルス、細菌、真菌、原虫、その他)、非感染性(過敏性肺炎、特発性間質性肺炎、好酸球性肺炎)・混合性(嚥下性肺炎)
3．肺胞性(肺実質性)肺炎/間質性肺炎
4．一次性肺炎(原発性)/二次性肺炎(日和見)
5．経気道性肺炎/血行性肺炎
6．慢性肺炎/急性肺炎

表 2．肺炎を起こす病原体の侵入経路

	病原体
経気道性	RSウイルス、パラインフルエンザウイルス、アデノウイルス、インフルエンザウイルス
血行性	麻疹、サイトメガロウイルス、水痘、単純ヘルペス、EBウイルス

細菌性肺炎は敗血症の部分症状としての肺炎を除いて経気道性に進行する

て分類すると、間質性/肺胞性に分類できるが、肺胞性肺炎は、肺葉単位に急速に進行していく大葉性肺炎と呼吸細気管支を介して浸潤していく気管支肺炎とに大別できる。

II・診断・検査

　肺炎の診断には肺炎の徴候を見い出し胸部X線写真（以下：胸写）を撮影することが必須である。肺炎を疑う兆候を**表4**に示した。しかし、発症直後（12時間以内）には胸写で陰影を認めないことがあるので、臨床症状、検査の経過より肺炎が強く疑われるときは再度胸写をとる必要がある。肺炎を疑わせる胸写上の異常陰影がみられた場合、臨床症状、身体所見、炎症などの検査所見と対比しながら、肺炎以外の鑑別疾患を念頭におき、病因診断を考える。胸部CTは病変部位の拡がり、性状の判断に非常に有用で、鑑別に迷うときには有用である。

　診察にあたっては既往歴、家族歴、病歴をよく確認する。基礎疾患（免疫抑制剤の使用、嚥下障害）の有無、家族や周囲（保育園、幼稚園、学校）の罹患状況などを可能な限り聞き出す。咳嗽、喀痰、多呼吸、陥没呼吸、チアノーゼなどの呼吸器症状、発熱、顔色不良、全身倦怠、食欲低下などの全身症状。小児では腹痛、嘔吐などの消化器症状が重要である。そして胸部の身体所見を注意深くとる（crackles、rhonchi、wheezeの有無、呼吸音減弱、胸膜摩擦音、濁音など）。病因診断として、微生物学的、血清学的な検査を行う。細菌感染では鼻腔、咽頭培養より得られた培養の結果は上気道感染の起炎菌をある程度反映していると考えられるが、その結果から下気道の起炎菌を同定することはできない。しかし、丁寧に洗浄した誘発喀痰から、多量の菌が検出された場合は起炎菌である可能性が高い。喀痰の排出が困難な患児にはチューブによる吸引を行う。細菌性肺炎の場合、菌血症を起こし

表 3．小児期に肺炎を引き起こす病原体

ウイルス	細菌	原虫・真菌	その他
RSウイルス	肺炎球菌	カリニ	マイコプラズマ
パラインフルエンザ	H. インフルエンザ	アスペルギルス	クラミジア
麻疹	クレブシエラ	カンジダ	
アデノウイルス	ブドウ球菌	クリプトコッカス	
インフルエンザ	レジオネラ		
サイトメガロウイルス	溶連菌		
水痘	緑膿菌		
エンテロウイルス	モラクセラ・カタラーリス		
	リステリア		

表 4．肺炎を疑う徴候

1. 急激な発熱、咳嗽に加えて呼吸促迫、チアノーゼ、および顔面蒼白などの症状が出現するとき
2. 発熱がなくても鼻汁、咳嗽、喀痰、喘鳴などの上気道、下気道炎症状が遷延し、治療によっても改善しないとき
3. 肺の聴診で水胞性ラ音を聴取し、呼吸音の減弱を認めるとき
4. 新生児、乳児では、気道症状がはっきりしなくても、元気がない、哺乳力不足、発熱などの症状を認めるとき

＊気道症状がはっきりせず、腹痛、嘔吐などの消化器症状が前面にでることもある（横隔膜直上部に病変が存在する場合など）

表 5. 肺炎を起こす病原体の迅速検査

対象病原体	検体	方法
A群溶連菌	咽頭ぬぐい液	イムノクロマト
クラミジア・トリコマチス	分泌液	イムノクロマト、ラテックス凝集
インフルエンザウイルス A/B	咽頭ぬぐい液	EIA
RSウイルス	咽頭ぬぐい液	EIA
アデノウイルス	咽頭ぬぐい液	EIA
真菌（クリプトコッカス、カンジダ、アスペルギルス）	血清	逆受け身ラテックス凝集（RPLA）
肺炎球菌	本来髄液用	逆受け身ラテックス凝集（RPLA）
インフルエンザ桿菌	本来髄液用	逆受け身ラテックス凝集（RPLA）
レジオネラ		逆受け身ラテックス凝集（RPLA）
マイコプラズマ・ニューモニア	血清	EIA

ている可能性があるので血液培養も同時に行う。また、胸水の貯溜が超音波や、胸写上疑わしいときには胸腔穿刺を行い、得られた検体のグラム染色を行い鏡検すると同時に培養を行う。ウイルス感染に対しては、咽頭からの培養のほかに、感染初期と回復期のペア血清抗体価を測定する。4倍以上の上昇は感染を意味する。臨床症状、流行を考えて対象ウイルスや、検査法および項目を選択する必要がある。ペア血清測定の欠点としては、治療に役立つように迅速に診断結果が得られないことである。

● メ　モ①　ワンポイントで測定するときは感染初期に上昇し、すぐに低下するIgM抗体の検査を行う。

　A群溶連菌、RSウイルス、アデノウイルス、インフルエンザウイルスなどでは咽頭からの病原体抗原を検出する迅速試験が保険適応で利用できる（**表5**）。そのほか、マイコプラズマ、クラミジア、肺炎球菌、インフルエンザ菌、レジオネラ抗原等検出のための種々の迅速キットがあるが保険の適応、信頼性、感度の面で肺炎の起炎菌の診断に用いるには注意が必要である。PCRで病因抗原のDNAを検出する方法は、病原体によっては有用で今後適応が増加すると思われる。診断のスキームを**図1**に示した。

Ⅲ・治療

　細菌性肺炎では原則として入院治療を行う。細菌性でなくても、**表6**に示した状況では入院治療が望ましい。小児では通常脱水を補正し、一般状態を改善し、静脈ルートでの抗菌薬投与のため点滴を確保する。呼吸困難、チアノーゼ、多呼吸を認める時にはマスクもしくはテントで酸素投与を行い、経皮的酸素濃度モニターを装着し心拍呼吸をモニタリングする。患児が嫌がらなければテントに収容し、ネブライザーで加湿する。酸素投与にもかかわら

表 6. 小児肺炎における入院の適応

1. 脱水、全身倦怠、高熱、食欲不振などの全身症状が強い
2. 外来治療で臨床症状や胸部異常陰影が治療に反応しない
3. 多量の胸水貯留、膿胸、膿瘍を認める
4. 無呼吸、低酸素血症がある
5. 呼吸不全が急激に進行する
6. 全身状態が不良な新生児・乳児

6・小児の肺炎

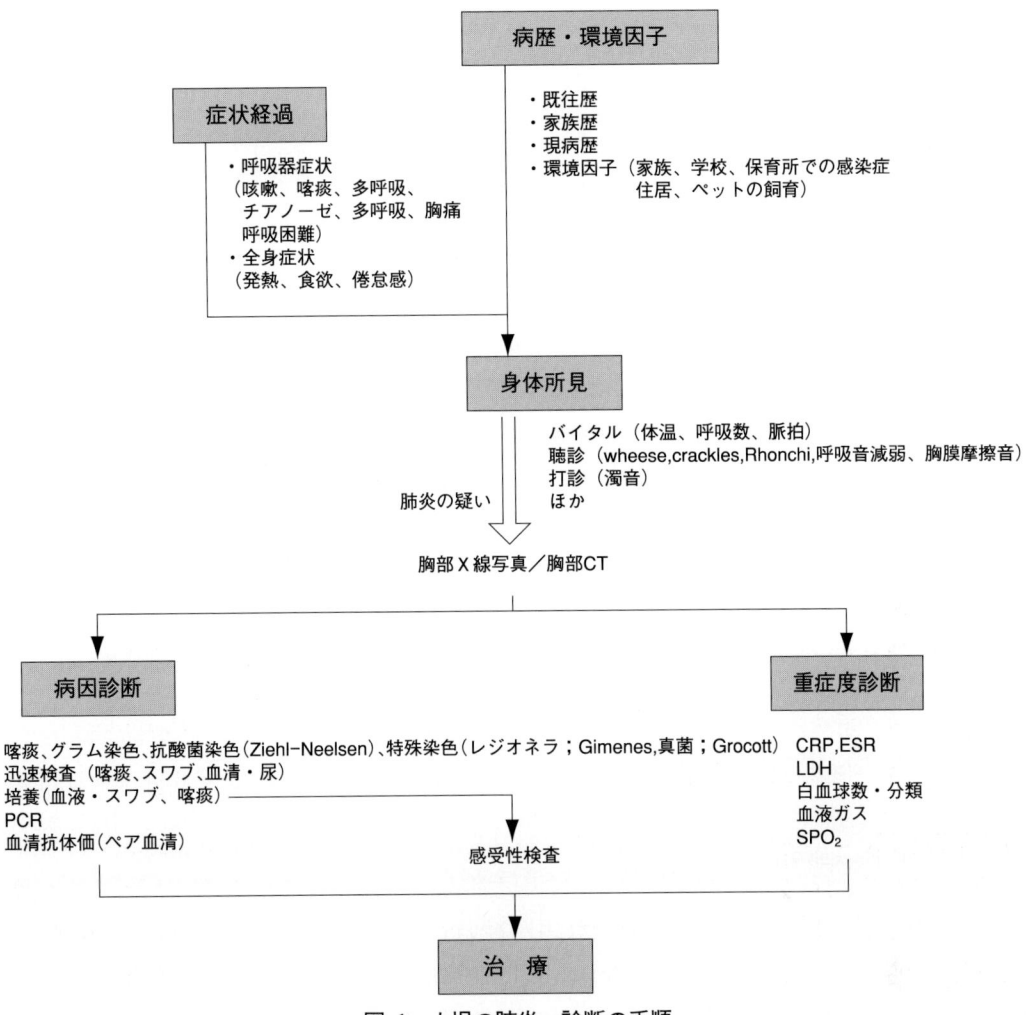

```
                    ┌──────────────┐
                    │ 病歴・環境因子 │
                    └──────────────┘
┌──────────┐        ・既往歴
│ 症状経過 │        ・家族歴
└──────────┘        ・現病歴
・呼吸器症状         ・環境因子（家族、学校、保育所での感染症
 （咳嗽、喀痰、多呼吸、            住居、ペットの飼育）
  チアノーゼ、多呼吸、胸痛
  呼吸困難）
・全身症状
 （発熱、食欲、倦怠感）
                          ↓
                    ┌──────────┐
                    │ 身体所見 │
                    └──────────┘
                    バイタル（体温、呼吸数、脈拍）
         肺炎の疑い  聴診（wheese,crackles,Rhonchi,呼吸音減弱、胸膜摩擦音）
                    打診（濁音）
                    ほか
                          ↓
                  胸部X線写真／胸部CT
           ┌──────────────┴──────────────┐
     ┌──────────┐                    ┌──────────┐
     │ 病因診断 │                    │ 重症度診断 │
     └──────────┘                    └──────────┘
  喀痰、グラム染色、抗酸菌染色(Ziehl-Neelsen)、特殊染色(レジオネラ；Gimenes,真菌；Grocott)    CRP,ESR
  迅速検査（喀痰、スワブ、血清・尿）                                                          LDH
  培養（血液・スワブ、喀痰）                                                                  白血球数・分類
  PCR                                                                                          血液ガス
  血清抗体価（ペア血清）                     感受性検査                                        SPO₂
                          ↓
                    ┌──────────┐
                    │  治　療  │
                    └──────────┘
```

図1．小児の肺炎・診断の手順

ず呼吸不全が進行する場合はタイミングを失さないように速やかに気管内挿管を行う。起炎病原体の同定/推定を行い、抗菌薬、抗ウイルス薬によるエンピリックテラピーを開始する。

［1］細菌性肺炎

　小児期の細菌性肺炎は先行するウイルス性の上気道感染に引き続き発症することが多い。ウイルス感染により気道上皮のバリア機構が破壊されるためである。細菌性肺炎の肺炎全体に占める割合は高くはないが重篤なものが多い。重篤な細菌性肺炎を繰り返す症例は、無ガンマグロブリン血症、慢性肉芽腫症などの免疫不全、primary ciliary dyskinesia、気管支拡張症、気管食道瘻、筋神経疾患、異物誤嚥など基礎疾患を疑う。罹患しやすい細菌性肺炎の起炎菌は年齢により異なっている。**表7**に年齢別の主要起炎菌を示した。新生児を除けば最も重要なものは肺炎球菌とインフルエンザ桿菌である。

表 7. 年齢別の頻度の高い起炎菌

年齢	起炎病原体
新生児	B群溶連菌、大腸菌、黄色ブドウ球菌、クレブシエラ、クラミジア・トラコマチス
乳児—幼児	インフルエンザ桿菌、肺炎球菌、百日咳、クラミジア・トラコマチス
幼児	インフルエンザ桿菌、肺炎球菌、クラミジア・ニューモニア、マイコプラズマ・ニューモニア
学童	マイコプラズマ・ニューモニア、クラミジア・ニューモニア、肺炎球菌、インフルエンザ桿菌

1）肺炎球菌性肺炎

Streptococcus pneumoniae による肺炎。ヒトからヒトへ飛沫により感染し、肺炎は比較的年少児に多い。上気道に感染した肺炎球菌が、末梢の肺胞内に吸入されて増殖し炎症を起こす。肺胞の2型上皮細胞に接着することにより感染が成立するが、それに対して炎症細胞が浸潤、同時に活性化された周辺の細胞から炎症性サイトカインが放出され、血管内皮細胞を障害し、血管透過性が亢進する。その結果肺胞内に浸出液が貯留する。この時期に菌体が血管内に侵入し、菌血症を生ずる。年長児に対しては典型的な大葉性肺炎を起こし、乳幼児には気管支肺炎の像をとる。以前は大葉性肺炎の中心的起炎菌であった。ペニシリン、セファロスポリンに対して感受性が高いために、治療が比較的容易な細菌と見なされていたが、ペニシリン耐性菌（PRSP）が増加し問題となっている。無脾症、ネフローゼ、慢性腎不全、糖尿病の児ではリスクが高い。

● メモ② *Streptococcus pneumoniae* は α 溶血性の莢膜を有する双球菌である。肺炎球菌は小児の急性中耳炎や副鼻腔炎、侵襲的な細菌感染の最も重要な起炎菌で90種の血清型が同定されている。

ⅰ）症状：咳嗽、鼻汁などの上気道炎症状に引き続いて、もしくは、突然に悪寒を伴う高熱を呈する。呼吸は荒く、促迫し、咳嗽は激しくなり、罹患側の胸痛を訴える。高熱のため意識レベルの低下をみることがある。呼吸困難を起こして、肋間の陥凹、鼻翼呼吸を呈し、チアノーゼを認める。罹患側の呼吸音が低下し、crackles を聴取する。胸水、膿胸を合併することがあり、その場合は打診で濁音を認める。また、髄膜炎様の項部強直を認めることがある。

ⅱ）検査・診断：血液検査では多核白血球数の増多を認め、核左方移動がある。

● 注意点　時に白血球数が低下することがある。これは重症化の兆候である。

CRP は強陽性となる。診断には喀痰培養、血液培養で肺炎球菌を証明する。年長児では胸写上肺葉に一致して浸潤像（consolidation）を認める（図2）。乳幼児では、より細かい斑点状の陰影の撒布をみることが多い。臨床的所見、胸写所見からのみではほかの細菌性肺炎と鑑別することは困難であり、確定診断は、起炎菌の検出による。

● 注意点　但し、肺炎球菌は健康な小児の上気道から高い頻度で検出されるので、上気道からの検体を用いた検査では起炎菌としての確定は慎重にしなければならない。

その他の細菌性肺炎、ウイルス性肺炎、マイコプラズマ肺炎、吸引性肺炎を鑑別しなくてはならないが、ウイルス性肺炎、マイコプラズマ肺炎は胸写の所見に比して一般状態が良好で、炎症所見が軽いことより鑑別できる。肺炎以外で鑑別すべき胸写所見を示すものとして無気肺、肺分画症がある。

ⅲ）治療・予防：入院の上治療を行う。安静を保ち、十分な補液をする。低酸素血症を認める場合には、酸素テント内で、加湿酸素を投与する。抗菌薬を静注で使用する。ペニシリン耐性肺炎球菌が増加しているため、感受性に注意が必要である。

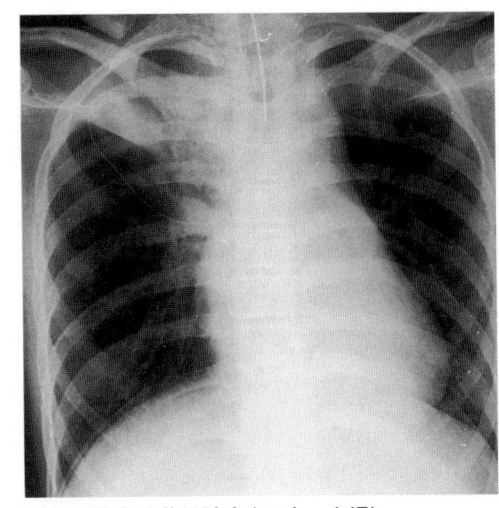

図2. 肺炎球菌性肺炎（15歳、女児）

```
PSSPの場合   ABPC      90～120 mg/kg/日   分3静注
PISPの場合   ABPC      120～150 mg/kg/日  分3静注
PRSPの場合   CTX       90～120 mg/kg/日   分3静注  or
             CTRX      50～ 60 mg/kg/日   分2静注  or
             PAPM/BP   30～ 60 mg/kg/日   分3静注
```

予防として2～3歳未満の小児には現行のワクチン接種は有効ではない。しかし、3歳以上の年齢で無脾症、ネフローゼ、免疫抑制剤使用などのハイリスク患児にはワクチンの接種を推奨する。

2）インフルエンザ桿菌性肺炎

Hemophilus influenza、（主にtype b）により引き起こされる肺炎で多彩な病像をとる。ヒトからヒトに直接接触や咳嗽に伴う気道分泌物の吸入で感染する。秋から冬にかけて頻度が高く、3歳以下の乳幼児に多い。また無脾症や免疫不全状態の患児は重症化しやすくハイリスクである。

2カ月から3歳までの乳幼児では本菌に対する抗体保有率が低いため、重症感染を起こしやすい。上気道からインフルエンザ菌が経気道的に肺内に吸引されて発症する。区域性、大葉性、気管支肺炎など、種々のかたちで発症する。胸水の貯溜を示すこともあり、ブドウ球菌のようなpneumatoceleを形成することもある。間質の炎症と同時に、気道上皮の炎症による破壊像を認める。

ⅰ）症状：発熱、咳嗽、鼻汁などの上気道炎症状で発症し、多呼吸となり、鼻翼呼吸、肋間の陥凹などの呼吸困難症状を認めるようになる。肺炎球菌性肺炎に比べて進行は緩やかであるが、経過も数週間にわたって遷延する。聴診上cracklesを聴取する。乳幼児では、心外膜炎、膿胸、髄膜炎、関節炎、蜂窩織炎などの合併症に注意すべきである。

●メモ③　*Hemophilus influenzae*は多型性グラム陰性球桿菌で、莢膜の抗原性によりa-fの6種類分類され、ほかに非莢膜性、型別同定不能群がある。病原性があるのは主にtype bとfである。非莢膜型は上気道の常在菌である。

● **注意点** 特に髄膜炎は注意が必要で、乳幼児では必ず髄液検査を行う。

ⅱ）検査・診断：臨床検査では白血球増多、および左方移動をみる。胸写上肺葉に一致した浸潤影、斑状陰影など種々の像を示す。胸水の貯溜もしばしば認める。ほかの肺炎との鑑別は臨床症状や、胸写のみからは困難である。喀痰培養、血液培養、胸水からの培養で菌が同定されれば確定する。

ⅲ）治療・予防：治療は入院のうえ、安静、補液を行い、低酸素状態や呼吸困難を認める場合は加湿酸素投与を行う。最近は β-ラクタマーゼ産生性耐性菌よりもむしろ β-ラクタマーゼ非産生の耐性菌が増加している。感受性が判明するまで、ABPC＋第三世代セフェム（cefotaxim；CTX、ceftraxone；CTRX など）で治療を開始することが薦められる。

  β-ラクタマーゼ非産生（ABPC 感受性）の場合
   ABPC 90〜120 mg/Kg/日   分 3 静注
  β-ラクタマーゼ産生（ABPC 耐性）の場合
   ABPC/SBT 90〜150 mg/Kg/日   分 3 静注
  β-ラクタマーゼ非産生（ABPC 耐性：BLNAR）の場合
   CTX 90〜120 mg/Kg/日   分 3 静注
   CTRX 50〜60 mg/kg/日   分 2 静注

予防にワクチンが有効であることは、米国の結果より示されているが、日本では接種されていない。近年中に導入されるはずである。患者が発症したとき、家族内に 4 歳以下の兄弟がいる場合リファンピシンの予防内服が有効であるとされる（20 mg/kg 最大 600 mg 1 日 1 回 4 日間；米国小児科学会勧告）。

［2］ブドウ球菌性肺炎

ブドウ球菌（*Staphylococcus aureus*）により生ずる肺炎。年齢的には 2 歳以下、特に 6 カ月未満に多いのが特徴である。極めて急激に進行し、早期に適切な治療が行われないと予後不良であるが、細菌性肺炎の中では頻度は低い。片側性の気管支肺炎として発現することが多く、急速に出血性壊死を生じ、膿瘍および気瘤（pneumatocele）形成を起こすことが特徴である（図 3）膿瘍はしばしば胸膜下にやぶれ膿気胸（pyopneumothorax）となり、さらに気管支と交通が生じ、bronchopleural fistula を形成する。

ⅰ）症状：鼻汁、咳嗽などの上気道炎症状始まり、高熱、咳嗽が突然著明となり、急速に進行し呼吸困難を呈する。多呼吸、肋間陥凹、鼻翼呼吸、チアノーゼを呈し、不穏状態を呈する。これらの症状が極めて急激に進行することが特徴である。嘔吐、下痢、腹部膨満等の消化器症状を伴うことがある。聴診上 crackles を聴取する。膿胸を合併することが多いが、その場合罹患部の呼吸音が減弱し、打診で濁音を示す。

ⅱ）検査・診断：好中球増多、核の左方移動を示す。
胸水を認める場合胸腔穿刺を行うが、混濁した多核球を含む膿性の胸水を得、グラム陽性球菌を検

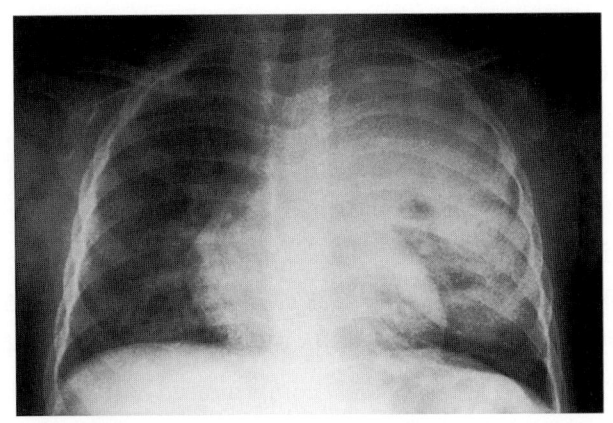

図 3. 膿胸にみられたブラ（9 カ月、女児）

出する。胸写上病初期には気管支肺炎を示唆する斑状陰影を認める。

　胸腔穿刺で細菌を検出できれば診断が確定する。そのほかの細菌性肺炎（クレブシエラ菌性肺炎、インフルエンザ菌性肺炎、肺炎球菌性肺炎など）が鑑別となる。気瘤や膿気胸の所見の所見はブドウ球菌性肺炎に限られた所見ではないが、診断上の手がかりとなる。

● **注意点**　白血球数の低下は重症化の兆候である。

● **コ　ツ**　病変部は急速に拡がり、胸水の貯溜を認め、高い頻度で気瘤や膿気胸の所見を認める。乳児で上記症状の急激な発現と重篤感のある症状を認めた場合ブドウ球菌を疑う。

ⅲ）治療・予防：治療の開始が予後を決める因子となるので、できるだけ早く、ペニシリナーゼ耐性ペニシリン（メチシリンなど）とアミノグルコシドの併用で治療を開始する。感受性が明らかになった時点で必要に応じて変更する。MRSA に対しては、バンコマイシン（VCM）を使用する。場合によりアミノグルコシド、リファンピシンの併用も考慮する。メチシリン感受性菌には、セフメタゾン（CMZ）、FMOX、イミペラム/シラスタチン（IPM/CS）のいずれかに加えて AMK、GM のいずれかで治療し、耐性菌を出現させないため可能な限りバンコマイシンは使用しない。感受性があればアンピシリン＋クロキサシリンの合剤でもよい。薬剤の投与期間は 3 週間。全身管理は重要で、酸素投与、十分な補液を行う。膿胸に対して単回の排液ですむようであれば 16〜18 G のエラスター針を用いて肋骨上縁から穿刺、多量の場合は胸腔内ドレーンを留置し低圧持続吸引（−15 cmH$_2$O）する。

　　メチシリン感受性菌
　　　　CMZ（50〜100 mg/kg/日　　分 2〜4）
　　　　FMOX（60〜150 mg/kg/日　　分 3〜4）
　　　　IPM/CS（30〜80 mg/kg/日　　分 3〜4）
　　　　のいずれか

＋GM（1〜2.5 mg/kg/日　　　分 3）
　　AMK（4〜6 mg/kg/日　　分 2）のどちらか
　　アンピシリン：クロキサシリン合剤 120 mg/kg/日　分 3
　MRSA
　　VCM（40〜60 mg/kg/日　　分 4）±GM±リファンピシン

1）クレブシエラ桿菌性肺炎

Klebsiella pneumoniae による肺炎。NICU で長期間呼吸管理が必要な新生児および未熟児、新生児仮死、髄膜瘤をもつ児はハイリスクである。母体の周産期感染症、遷延性羊膜破水などは母体側の危険因子である。新生児以外でも免疫不全状態の compromised host、抗菌剤使用時の菌交代時には要注意である。発症すると急激な経過を取り、死亡率も高い。肺膿瘍、膿胸の合併がしばしばみられる。喀痰、血液培養、胸腔穿刺液から *K. pneumoniae* を検出することで診断される。治療には第二、三世代セフェムもしくは ABPC とゲンタマイシンの併用を行う。

　　CTM（40〜120 mg/kg/日　分 3〜4 静注）
　　CTX（90〜120 mg/Kg/日　分 3 静注）
　　CAZ（40〜120 mg/kg/日　分 3 静注）
　　ABPC のいずれか＋GM（1〜2.5 mg/kg/日　分 3）

> ●メ　モ④　クレブシエラ *Klebsiella pneumoniae* は厚い莢膜を有し、鞭毛をもたないグラム陰性桿菌である。

2）溶血性連鎖球菌性肺炎

Streptococcus pyogenes（GAS）により生ずる肺炎で、好発年齢は 3〜5 歳である。病態としては、間質性肺炎の像をとる。気管、気管支粘膜の壊死を起こし、局所の出血、浮腫、分泌亢進を示す。進行すると肺実質に炎症が及ぶ。リンパ管に沿って炎症が進展することが特徴で、しばしば胸膜炎（膿胸）を起こし、胸水が貯留する。突然の悪寒を伴う発熱、咳嗽、呼吸困難、多呼吸を示す。検査上白血球数の増加および核の左方移動を示す。血清中 ASO、ASK、の上昇を認める。胸部 X 線でびまん性の斑状陰影を認め、胸水の貯留を伴うことが多い。喀痰培養、胸水、血液培養で *S. pyogenes* が同定できれば確定診断できる。胸水、pneumatocele を伴ったときは臨床上ブドウ球菌性肺炎との鑑別が困難であるが、溶連菌性肺炎は乳児には少なく、好発年齢に差が認められる。入院させて安静とし、抗菌薬を静注で投与する。少なくとも 2 W 以上の投与が必要である。

　　ABPC 90〜120 mg/Kg/日　分 3 静注

> ●メ　モ⑤　A 群 β 溶連菌 *Streptococcus pyogenes*（GAS）は一般的には急性咽頭炎と扁桃炎、中耳炎、副鼻腔炎、扁桃周囲膿瘍、咽後膿瘍、化膿性頸部リンパ節炎を起こすことが多く、肺炎の起炎菌となる頻度は低い。

[3] 百日咳に伴う肺炎

百日咳は *Bordetella pertussis* による感染症。主に1歳以下の乳児にとって重要な呼吸器感染症であり、季節に関係なく罹患する。潜伏期は約7日であり、治療をしないと発病後3週間は菌が排出される。

肺炎の合併は1〜20％といわれている。百日咳の診断は特徴的な咳嗽発作［スタカート＋レプリーゼ：連続性の発作性の咳（スタカート）が続き、その後急に吸気が起こりヒューという笛のような音（レプリーゼ）を発する］を示す場合は容易である。新生児、乳児の場合は咳嗽より無呼吸、チアノーゼが表面に出ることがある。ESR亢進やCRP陽転化は起きず、末梢血リンパ球の以上増加を認めるのが特徴である。治療はマクロライド系の抗菌剤を使用する。マクロライドは除菌には極めて有効であり、使用後3〜4日で排菌を認めなくなる。除菌そのものは患児の症状の経過には影響しない。

　　クラリスロマイシン　　10 mg/kg　　　　　　分2　or
　　エリスロマイシン　　　40〜50 mg/kg/日　　分3〜4　14日間

●メ　モ⑥　百日咳菌は気道上皮細胞表面のFHA（filamentous hemagglutinin antigen）に接着して気道上皮上で増殖し、PT（pertussis toxin）を産生する。このPTはA、B2つのsubunitからなり、種々の標的細胞に作用して細胞の活性蛋白のADP ribosylationを阻害することにより細胞毒性を発揮し特有の臨床症状を起こす。

●コ　ツ　3種混合ワクチン（DPT）を接種していない児は要注意。DPT歴を聴取する必要がある。

[4] ウイルス性肺炎

小児期に最も多い肺炎はウイルス性肺炎である。肺炎を含めた小児の下気道感染においては、RSウイルス（respiratory syncytial virus；RSV）、インフルエンザウイルス（influenza virus A、B）アデノウイルス（adenovirus）、パラインフルエンザウイルス（parainfluenza virus 1、2、3 特に3）麻疹が肺炎を起こしやすいウイルスである。頻度は低いが、エンテロウイルス、水痘ウイルスも肺炎を起こす。肺炎を含めたウイルス性の下気道炎はそれぞれのウイルスにより、好発年齢と季節がある（表8）。免疫不全患児ではサイトメガロウイルスの日和見感染を注意する。

一般的にウイルス肺炎は、鼻汁、咳嗽などの上気道の感染症症状で始まり、症状が遷延し次第に増強するといった緩徐な経過をとる。主に乾性の咳嗽、軽度の呼吸困難（多呼吸、肋間陥凹、鼻翼呼吸）を示す。一般的には間質性肺炎の像を示す。胸部の聴診で喘鳴、rhonchiを聴取することもあるが軽い。白血球数は正常か軽度の上昇にとどまる。胸写では両肺野の肺門部からの線状陰影の増加、もしくは境界が不鮮明な斑状の陰影を示すことが多い。通常複数の肺葉に病変を認める。しかし、肺葉に

表 8. 小児に肺炎を起こしてくるウイルス―季節と好発年齢

	血清型(サブタイプ)	流行の季節	好発年齢
インフルエンザウイルス	3(3)	冬	2歳以上-学童
RS	1(2)	冬	乳児
アデノウイルス	51	晩冬―春―初夏	乳幼児
パラインフルエンザウイルス1、2	4	春―夏―秋	乳幼児
パラインフルエンザウイルス3		春―夏―秋	乳児
麻疹	1	春―初夏	10カ月以降
水痘	1	冬―初夏	
サイトメガロウイルス	1		新生児―乳児

表 9. 細菌性、ウイルス性肺炎の差異

	細菌	ウイルス
胸写	境界明瞭、肺葉に一致した浸潤影、境界明瞭な斑状影、1つの肺葉に限局、胸水の量(多い)、気瘤、膿瘍形成あり	境界不鮮明、肺門部から気管支の走行に沿って線状陰影の増加、複数の肺葉にわたって浸潤影、胸水の頻度や量(少ない)、気瘤、膿瘍形成は稀
発熱	高	低
白血球数	増加(20,000以上)、左方移動	減少―軽度上昇―変化なし
CRP	強陽性	弱陽性

一致した浸潤影を認めることもある。大量の胸水貯溜、肺膿瘍、pneumatocele形成をみることは稀だが、胸写所見のみでマイコプラズマや細菌性肺炎を鑑別するのは限界がある。細菌性肺炎との比較を表に示した(**表9**)。臨床症状や、胸写の所見に比べて、理学的所見に乏しいこと、白血球数増多が著明でないこと、喀痰培養、血液培養で起炎細菌が同定できないことが診断の参考になる。確定診断は喀痰からのウイルスの培養もしくは免疫反応やPCR法によるウイルス抗原の同定による。もしくは、病初期、回復期ペア血清中のウイルス抗体価の4倍以上の上昇で診断するが、乳幼児では免疫学的な反応が弱いため、血清抗体価での診断がつきにくいことがある。

一般的な補助的治療は細菌性肺炎と変わらない。極めて軽度のものを除いて乳幼児では入院治療を行う。呼吸困難があり、S_pO_2が低下するときには加湿酸素を使用する。水分の摂取が十分でないものについては補液を行う。細菌性、マイコプラズマの感染が除外できるまでは抗生剤を使用する。抗ウイルス薬をまとめて**表10**に示した。

1) RSウイルス肺炎

乳幼児では下気道感染症の最も主要な起炎病原体であり、乳幼児に細気管支炎および肺炎を引き起こす。

ウイルス表面抗原の違いでA、Bの2つの型が存在する。再感染を起こすが、年齢が上昇するにつれて臨床症状は軽くなり、成人では上気道炎で経過することが多い。軽度の発熱、鼻汁、咳嗽などの上気道炎症状で始まり、3～4日かけて炎症が下気道に進行、間質を主座として炎症を起こし気道の浮

表 10. 抗ウイルス薬

ウイルス	薬剤	使用法
ヘルペスウイルス	アシクロビル	水痘：15〜30 mg/kg/日　分3 DIV、7日間、80 mg/kg/日　分4 内服　5日間（1回 max 800 mg、1日 max 3,200 mg）　単純ヘルペス：水痘の1/4量
インフルエンザウイルス	オセルタミビル ザナミビル アマンタジン	4 mg/kg/日　分2 内服 5日間 2カプセル朝/夕 2回吸入 1〜9歳：10 mg/kg/日　分2 内服　3〜4日 10歳以上：100〜200 mg/日　分2
サイトメガロウイルス	ガンシクロビル ホスカルネット	10 mg/kg/日　分2 DIV 12時間おき　14日 60 mg/kg/日　分3 DIV 8時間おき　14〜21日
アデノウイルス	ガンマグロブリン 200〜400 mg/kg/日＋ステロイド	プレドニン：2 mg/kg/日静注　もしくは　メチルプレドニゾロン　パルス：30 mg/kg/日 DIV 3日間
RSウイルス	リバビリン リコンビナントモノクローナル抗体	日本では使用されていない 予防的に未熟児に使用する

腫が出現、その結果気道狭窄をきたし喘鳴が出現する。胸写では両肺野の肺門部からの線状陰影の増加、斑状の陰影を示すことが多い。部分的な無気肺をしばしば認める。

● コ ツ　季節性を認め12月から2月の寒い時期に流行する。

2）パラインフルエンザウイルス肺炎

RSウイルスに続いて頻度が高い。秋から早春までが多い。1、2、3型に分類されるが3型が最も重症の肺炎を引き起こす。

3）アデノウイルス肺炎

アデノウイルスは乳幼児の下気道感染の重要な病原体で細気管支炎および肺炎を起こす。血清型で1、2、4、5、3、7、21などが報告されているが、特に血清型7は重症肺炎を起こしてくることが報告されている。壊死性の病変を起こし、炎症症状が強い。ウイルス性感染では通常 CRP は強い陽性を示さないが、CRPが強陽性を示すことがある。死亡例も報告されており、治癒後に肺機能低下を残すことがある。6カ月から2歳までの小児が多く、多呼吸、喘鳴、無呼吸、陥没呼吸を認め、聴診上 wheeze、crackles を聴取する。

● コ ツ　約半数の患児に気道症状以外の症状、結膜炎、胃腸炎、皮膚の発疹、リンパ節腫脹、出血傾向などを合併する。

4）インフルエンザウイルス肺炎

毎年冬期に流行し、A、B、C型があるが、A、Bがヒトに呼吸器感染症を起こす。最近はA型が先行して流行し、その流行がおさまる頃にB型の流行が起きるというパターンを示している。1歳以下の乳児では比較的軽症で経過することが多く、幼児から学童で罹患率が高い。肺炎の合併は小児では5%前後との報告がある。インフルエンザはほかの呼吸器ウイルスよりも重篤な全身症状を起こすことが特徴で、急激な発熱、全身倦怠感、筋肉痛など症状が先行する。それに引き続き咳嗽、喀痰、

多呼吸、呼吸困難、チアノーゼなどの呼吸器症状が出現する。インフルエンザウイルスは気道上皮で増殖し、その結果上皮を強く障害するため、細気管支、肺胞などの末梢気道に浸潤した場合電撃的に進行する劇症の肺炎となることがある。上皮による防御機構が破壊されるため二次性の細菌性肺炎(肺炎球菌、インフルエンザ桿菌が多い)の合併もある。この場合CRPの上昇、白血球数の増加を認める。感染の確定診断は培養によるが、簡易法として鼻咽腔からの迅速診断が広く臨床の現場では行われている。

ただ、インフルエンザの診断が確定しても、肺炎の原因がウイルスによる一次性ものか、二次性の細菌感染かは臨床症状、CRPなどの炎症反応をみて診断する必要がある。アマンタジンに加えて、最近ノイラミニダーゼ阻害剤が使用できるようになった。

> **注意点** 迅速診断は熱発後数時間以内では陰性を示すことが多いので注意。

5) 麻疹肺炎

原発性の麻疹肺炎は病初期に合併する。麻疹の症状に加えて、胸写上ほかのウイルス性肺炎と同様に肺門部から末梢に向かって線状影の増強を認めることが多い。リンパ節にウイルスの浸潤が起こるため肺門リンパ節の腫大をみることがある。感染に伴い一過性の免疫抑制状態をきたし、しばしば二次性の細菌性肺炎を合併する。したがって発熱が遷延し、咳嗽がひどくなり、多呼吸、呼吸困難などの症状が合併してきた場合は二次性感染を考慮する必要がある。細菌の二次感染が考えられるときは抗菌薬が必要であるが、予防的な抗菌薬の使用は行わない。

> **メ　モ⑦**　巨細胞性肺炎:ウイルス感染に伴う巨細胞性肺炎の原因として麻疹の頻度が高い。これは、麻疹ウイルスに対する異常な免疫反応の結果生ずると考えられている。麻疹様の発疹が出現せず、血清学的に抗体価の上昇で診断されることがあるので注意しなければならない。

6) 水痘ウイルス肺炎

水痘ウイルスによる一次性の間質性肺炎は発疹が出現して2〜5日の間に起きることが多い。小児より、成人の水痘で肺炎の合併率は高い。妊婦、新生児、免疫不全状態の患者ではリスクが高い。ほとんど呼吸器症状を示さない軽症から咳嗽、多呼吸、呼吸困難、チアノーゼを認める重症までいろいろである。胸写ではびまん性の粒状陰影を示す。ウイルス血症を引き起こすため、全身のほかの臓器障害を示すことが特徴で、肝炎、心筋炎、関節炎、脳炎の合併をみることがある。

7) サイトメガロウイルス肺炎

臓器移植後の細胞性免疫不全状態の患者に2〜60%の頻度で肺炎を引き起こす。

[4] マイコプラズマ・クラミジア

1) マイコプラズマ肺炎

秋から冬にかけて多く、以前は3〜4年おきに流行年があるといわれていたが、最近では通年的に感

染がみられる。家族や学校などの集団でヒトからヒトへ飛沫感染する。潜伏期は2～3wと考えられる。小学生から中学生にかけての学童に多く罹患し、1歳未満の乳児には少ない。感染しても上気道感染（感冒）として経過をしている場合が多いと考えられており、約30人に1人くらいの割合で肺炎まで進展するといわれている。再感染は珍しいことではないが、再感染では通常上気道炎で回復することが多く肺炎まで進展することは少ない。間質性肺炎の病像を呈し、細気管支壁、血管周囲、肺胞間質に、リンパ球の浸潤、肺胞内に上皮の剥脱をみる。持続的感染を起こすことがある。マイコプラズマ感染後に一過性に免疫力の低下（Anergy）を示すことがある（図4）。

●メ　モ⑧　マイコプラズマは大きさは細菌よりもはるかに小さいが、DNA、RNAをもち細胞膜が存在しないヒモ状の形状をした病原体で、気道上皮の蛋白分子を介して接着し気道上皮に感染する。マイコプラズマ属の中で、*M. Pneumoniae* のみがヒトの呼吸器感染症を引き起こす。

ⅰ）症状：鼻汁、咳嗽、咽頭痛などの感冒様症状で始まり、微熱や倦怠感を示す。比較的全身症状は良好で高熱を出すことは少ない。昼間より夜間に咳嗽は強い。症状が進行すると次第に熱が高くなるとともに乾性の咳が湿性となる。皮膚に一過性に不定形の発疹を呈することがあり、場合によっては多型滲出性紅斑、Stevens-Jhonson症候群を呈することがある。そのほか、造血器、中枢神経、皮膚、心循環系、関節等に多彩な合併症を示し、溶血性貧血、血小板減少性紫斑病、脳梗塞、髄膜脳炎、末梢性神経炎（ギラン・バレー）、心筋炎、心外膜炎、リウマチ熱様の関節炎、膵炎などの報告がある（表11）。胸部の聴診は軽症では呼吸音の異常を示さないこともあるが、進行するとcracklesを聴取するようになる。胸水の貯溜とともに、患側の呼吸音の減弱、打診での濁音を認める。

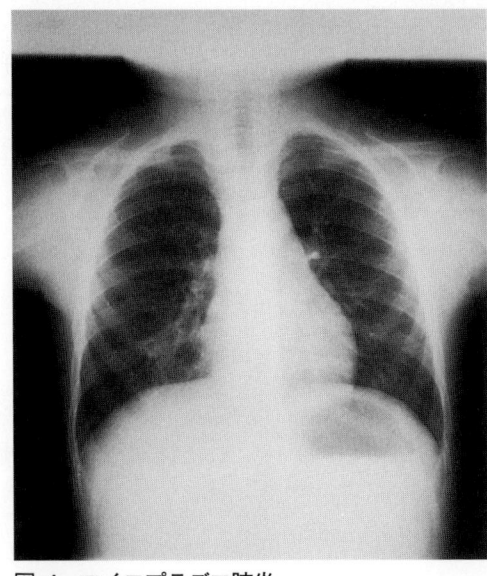

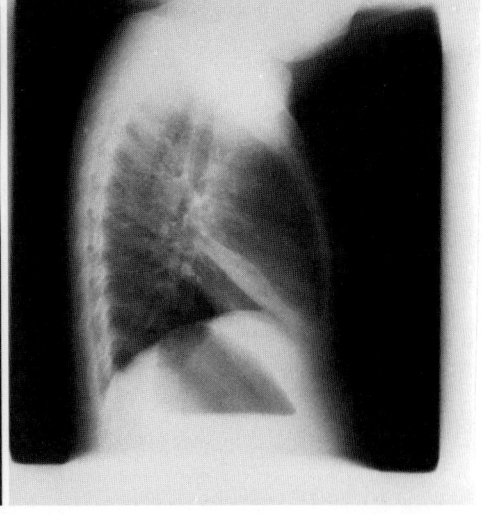

図4．マイコプラズマ肺炎
中葉の無気肺を合併、7歳女児。

表 11. マイコプラズマによる呼吸器感染と合併症

呼吸器感染	その他の合併症
鼻炎	多型滲出性紅斑
咽頭炎	髄膜脳炎
気管気管支炎	ギラン・バレー
中耳炎	心筋炎・心外膜炎
肺炎	自己免疫性溶血性貧血
	血小板減少性紫斑病
	関節炎
	肝炎

ⅱ）検査・診断：胸写では、下肺に好発する線状影、斑状影などの限局した気管支肺炎像をを示すことが多い。重症例では肺葉性肺炎の像を示し、胸水の貯留を認めることも稀ではない。白血球数は正常か軽度の上昇、CRP も陽性となるが、細菌感染ほど高い値を示さない。臨床症状、疫学的背景、検査所見、画像所見から診断は推測可能だが、確定診断には喀痰、鼻咽頭液を検体に DNA プローブによる遺伝子検査、もしくは酵素抗体法による抗原の同定、ペア血清抗体価の 4 倍以上の上昇、喀痰からの分離培養（PPLO 培地）が必要である。

鑑別としてクラアミジア肺炎、RS、アデノ、インフルエンザ、パラインフルエンザ、エンテロウイルスによる肺炎がある。

● コ ツ　臨床上は間をおいて採取したペア血清抗体価検査（4× 以上の上昇）がよく使われている。ただ、病初期には抗体価が上昇しておらず、症状出現後 10 日以上かかることがその有用性を減じている。寒冷凝集反応は非特異的であるが、成分が IgM であるため上昇が迅速で、最初の検査で陰性でも数日で陽性となるため診断の一助になる（1：64 以上を陽性）。EIA 法で血清 IgM 抗体を検出できる迅速診断キットもある。

ⅲ）治療・予防：マイコプラズマは細胞壁をもたないので抗菌薬としては細胞壁に作用する薬（ペニシリン、セファロスポリン）は作用せず、マクロライド系薬剤（特に 6 歳以下では）が第一選択となる。効果が不良な場合テトラサイクリン系抗菌薬を使用する。小児に使用できるマクロライド系薬剤は 14 員環エリスロマイシン（エリスロシン®）、クラリスロマイシン、ロキシスロマイシン、15 員環アジスロマイシン、16 員環ミデカマイシン、ロキタマイシン、ジョサマイシン）がある。一般的な治療として、十分な補液を行い、安静に保ち、必要に応じて解熱鎮痛剤を使用する。

　　　エリスロマイシン　　　50 mg/kg/日　　分 3　　10〜14 日間　　or
　　　クラリスロマイシン　　15 mg/kg/日　　分 2　　10〜14 日間　　or
　　　アジスロマイシン　　　10 mg/kg 1 回　　3 日　　or

マクロライドが有効でないときや年長児では
　　　ミノマイシン　　　　　4 mg/kg 日　　分 2　　7〜10 日間

● メ モ⑧　ジゴシン。シクロスポリン、テオフィリン、バルプロ酸、テグレトールなど小児疾患の長期管理に必要な種々の薬物に 14 員環マクロライドを併用すると、これらの薬剤の血中濃度が上昇するため注意が必要である。その場合は 16 員環マクロライドを使用する。

2）クラミジアトラコマチス肺炎

　新生児・乳児期に特有の肺炎である。母親が C. trachomatis に感染していると、母親の産道を経由して生後 1～3 カ月の新生児、乳児に結膜炎および肺炎を起こす（母親が病原体保有者であると肺炎の罹患率は 5～10％と推測される）。なんとなく元気がない、哺乳力低下、多呼吸、遷延する咳嗽などの見逃されやすい症状を示す。発熱はないことが多い。末梢血好酸球増多を認め、胸写上肺野の透過性亢進、肺門部より線状影の増強、斑状影を認める。母親に感染が証明され、患児の喀痰もしくは、咽頭より C. trachomatis を分離培養できれば診断できる。鼻咽頭液より DNA を分離し遺伝子診断も可能である。

　　エリスロマイシン　　50 mg/kg/日　分 3　10～14 日間
　　クラリスロマイシン　15 mg/kg/日　分 2　10～14 日間

感染源である母親の診断および治療を行い予防に努める。

> ●メ　モ❾　現在知られているクラミジアのうち Chlamydia trachomatis、C. pneumoniae、C. psittaci がヒトの肺炎の病原体となりうる。

3）クラミジアニューモニア肺炎

　C. pneumoniae により引き起こされる間質性肺炎で、C. trachomatis と異なり、年齢を問わず感染を起こす可能性がある。感染形態は学校や家族内でのヒトからヒトへの経気道性飛沫感染である。感染しても大多数は軽症で経過し多くの上気道および下気道感染の病原となっている可能性が推測されている。学童の抗体保持率が高いことより不顕性感染もあると考えられている。原発性異型性肺炎の病原体としても重要で、Mycoplasma pneumoniae による肺炎との鑑別は臨床上困難である。

　ⅰ）症状：咳嗽、咽頭痛、発熱、および全身倦怠感。聴診で rhonchi を聴取し、軽度の喘鳴を聴取することもある。白血球増多は軽度。胸写上肺葉に一致した浸潤影を認めることもあり、区域性に、または気管支に沿った斑状陰影を示すこともある。胸水の貯溜を認めることがある。M. pneumonia との同時感染も報告されている。

　ⅱ）検査・診断・治療：咽頭、喀痰、胸腔穿刺液より、C. pneumoniae を分離培養できれば診断が確定する。直接、病原体を抗体で染色することもでき、鼻咽頭液より PCR 法による遺伝子診断も可能である。ペア血清での抗体価の上昇が 4 倍以上であれば診断できる。幸いなことに治療法はほかのクラミジア、マイコプラズマと同じである。

　　エリスロマイシン　50 mg/kg/日　分 3　10～14 日間
　　アジスロマイシン　10 mg/kg 1 回　　　3 日
　　ミノマイシン　　　4 mg/kg 日　分 2　7～10 日間

［5］オウム病

　本来哺乳類と鳥類における感染症である Chlamydia psittaci が、ペットや家畜の排泄物や分泌物を吸入することでヒトに感染し肺炎を起こす。潜伏期は 7～21 日で、発熱、乾性咳嗽、頭痛、全身倦怠

感を認める。白血球数は正常範囲のことが多い。胸写上肺葉に一致した浸潤影もしくは、区域性にまたは、気管支に沿った斑状陰影を示す。診断には鳥やネコの飼育、家畜との接触歴が参考になる。ペア血清で CF 抗体価が 4 倍以上の上昇を示せば確定できる。

ⅰ）治療
　　エリスロマイシン　50 mg/kg/日　分 3　10〜14 日間
　　アジスロマイシン　10 mg/kg 1 回　　　3 日
　　ミノマイシン　　　4 mg/kg 日　分 2　7〜10 日間

[6] ニューモシスチス・カリニ肺炎

　P. carini に起因する間質性肺炎。種々の原因で免疫力が低下した患児に日和見感染を起こす。先天性免疫不全症の患児や悪性腫瘍、膠原病、ネフローゼなどの疾患で、ステロイドや免疫抑制剤の使用中に散発的に生じる。今後日本でも HIV ウイルス感染症の患児での感染が問題となるであろう。感染はホストの免疫力と相関があり、免疫抑制剤の量を増やせば増やすほど感染率が高くなることが、悪性腫瘍の患児における成績で明らかとなっている。

　乳幼児に感染すると、間質性肺炎が緩徐に進行する。病変の主座は肺の間質に存在し、形質細胞とリンパ球の浸潤が認められ間質は著明に肥厚する。一部、肺実質にも炎症が及び、肺胞上皮の脱落を認める。症状は緩徐に進行する。最初は、なんとなく不機嫌、哺乳力低下といった一般的な症状で発症し、次第に多呼吸、口周囲のチアノーゼがみられるようになる。発熱、咳嗽などの上気道炎症状がないにもかかわらず、聴診で rales を聴取する。病変が進行すると咳嗽が出現し、次第に呼吸不全が進行する。適切な治療が行われなければ 4〜6 週の経過で約半数が死亡する。

　免疫不全状態の患児が感染すると、病変はむしろ肺実質に強く、病原体が感染した肺胞上皮が肺胞内に脱落し充満するために、換気障害が著明となる。病変が進行すると間質の肥厚も認められるようになる。突然発熱し、多呼吸、チアノーゼ、咳嗽、呼吸困難が急激に進行し呼吸不全に陥る（図 5）。治療しなければほぼ全員が死亡する。胸写上両側肺野の肺門から末梢に広がる瀰漫性粒状影を示す。血液ガス所見で、P_aO_2 の低下を認めるが、P_aCo_2 の上昇は著明ではなく、呼吸性アルカローシスを示す。血清学的検査は信頼性に欠けるため、気道分泌物、喀痰、胃内吸引物より cyst および虫体を Gomori methenamine silver 染色、toluidine blue O 染色、もしくは polychrome methylene blue 染色で確認する。経皮肺生検、経気管支肺生検、もしくは開胸肺生検で得られた肺組織を染色し虫体を検出することが最も確実であるが、小児では手技に困難が伴う。治療には ST 合剤（スルファメトキサゾールとトリメトプリムの合剤）もしくはペンタミジン　イセチオネートが有効である。

> ●メモ⑩　原虫、*Pneumocystis carini* はライフサイクルで 3 つの形態（cyst form, sporozoites, trophozoites をとることが知られている。

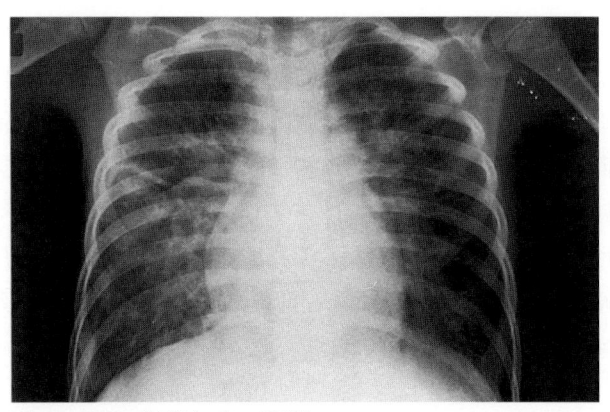

図 5. カリニ肺炎（8歳、男児）

Ⅳ・非感染性肺炎

[1] 過敏性肺臓炎

真菌などの蛋白成分、鳥の排泄物に含まれる血清蛋白などに対する3型アレルギーによるアレルギー性肺臓炎で、マクロファージ、リンパ球、形質細胞浸潤による間質の結節性変化、およびに繊維化によるびまん性間質炎像を示す。梅雨の時期から夏に多く、日本では *Cryptococcus neoformance* による報告が多い。抗原物質を吸入した数時間後に突然発熱を伴う咳嗽、呼吸困難、胸痛で発症する。入院などで抗原から隔離すると次第に改善する。抗原曝露が持続すると呼吸困難はさらに重症となる。低酸素血症の持続により間質の線維化が生じ肺性心となる。

胸部X線写真ではびまん性の細かい粟粒状、結節状陰影を示す。血沈の亢進、血清 IgG、IgM、IgA の上昇、白血球数増多をみる。呼吸機能検査で PaO_2 の低下を認めるが、通常 $PaCO_2$ はむしろ低下する（呼吸性アルカローシス）。診断は原因抗原に対する IgG 沈降抗体を検出することで確定する。

治療は抗原の除去が最も大事である。急性期の症状に対してはステロイドを使用する。

● メ　モ⑪　診断には病歴が重要である。入院により改善するが、退院すると再発する。1年のある季節に発症するといった病歴が手がかりとなる。

Ⅴ・混合型肺炎

[1] 嚥下性肺炎

乳汁、食物などの誤嚥による組織の損傷がトリガーとなり、急性の細菌性肺炎が生ずる。誤嚥を起

こしやすい基礎疾患をもつ患児に伴うことが多い。嫌気性菌を含めた口腔内の常在菌や上気道の常在菌が起炎菌となることが多い。混合感染を起こすこともある。症状は急激に起こる発熱、咳嗽、呼吸困難、およびチアノーゼ。聴診上 rhonchi および rales を聴取する。肺炎の部位に一致して呼吸音の減弱をみる。胸写上肺葉に一致した浸潤影、斑状の陰影をみる。無気肺を示すこともある。

鑑別としては、通常の細菌性肺炎、マイコプラズマ肺炎、ウイルス性肺炎がある。

気管食道瘻、消化管狭窄および閉鎖などの基礎疾患がある場合には、外科的な処置が必要である。気管開窓や、気道内挿管などの呼吸管理を行っている患児には、吸引などの適切な管理が必要であり、神経筋疾患で、嚥下機能に問題がある場合には、食事の量、注入の速度などの日常の注意が予防のため重要である。混合感染が多いこと、口腔内常在菌の可能性があることより、抗生剤はスペクトルの広い製剤もしくは多剤の併用がよい。

> ●コ　ツ　ハイリスク患児で、発熱、咳嗽を認めたときには嚥下性肺炎を考慮し胸写をとる必要がある。

> ●メ　モ⑫　誤嚥を起こしやすい基礎疾患として精神発達遅滞、意識レベルの低下、痙攣、胃食道逆流、神経筋疾患による咀嚼嚥下困難、気管開窓術後、気管内挿管時、チューブ栄養施行時、兎唇口蓋裂、気管食道瘻、消化管狭窄および閉鎖に伴う反復性嘔吐などがある。

> ●メ　モ⑬　特殊なものとして、灯油、ガソリンなどの揮発性石油製品の吸引による二次性の間質性肺炎（hydrocarbone pneumonia）、魚油をはじめとする油の誤嚥後にルポイド肺炎（Lipoid pneumonia）がある。

［2］新生児期の肺炎

新生児の肺炎は感染の時期および経路により、胎児期に経胎盤性に感染が起きる場合と分娩時に羊水、産道より感染する場合とに分けられる。経胎盤感染では風疹、単純性ヘルペス、リステリア、梅毒、結核、などが知られている。一方、分娩時の感染は B 群連鎖球菌（GBS）、大腸菌が多く、その他の腸内細菌、インフルエンザ桿菌、肺炎球菌、リステリアなどがある。特に GBS 感染は重要である。

母体が前期破水で羊水に感染を起こし、児に仮死が起きると羊水を吸引して感染を起こす。出生直後から数日以内に多呼吸・無呼吸、咳、チアノーゼ、哺乳力低下、発熱・低体温などの症状が出現する。聴診上呼吸音低下、crackles、wheeze を聴取する。診断には胸部 X 線写真が必須である。びまん性の粒状網状影もしくは肺門から広がる線状影を示すことが多い。胸水を認める場合は GBS を疑う。

起炎病原体の同定には気道吸引物を培養し、同時に血液、髄液、尿を採取し培養を行う。母体感染が認められるときには羊水の培養も参考になる。治療は培養の結果が明らかになる前は CTX もしくは ABPC＋アミノグルコシド系抗菌薬（GM/AMK）の併用で開始し感受性が判明した時点で変更す

る。全身の十分な管理が必要である。

（浜崎雄平）

文献

1) Chernick V, Boat TF：Kendig 7 s Disorders of the respiratory tract in children (6th). WB Saunders Philadelphia, 1998.
2) 米国小児科学会（岡部信彦訳および監修）：Red Book 2000；小児感染症の手引き，2000（日本版；2002 日本小児医事出版社，東京）.
3) Sonoda S, et al：Acute lower respiratory infections in hospitalized children over a 6 year period. Tokyo Pediatr Int 41：519, 1999.
4) Farng KT, et al：Comparison of clinical characteristics of adenovirus and non-adenovirus pneumonia in children. J Microbial Immunol Infect 35：37, 2002.

CHAPTER 7 市中肺炎

◆はじめに◆

　肺炎・気管支炎は現在の日本においても主要死因の4位であり、臨床において極めて重要な分野の1つである。そのような背景のもと、肺炎の診断と治療については2000年にわが国のガイドラインが作成された[1]。本稿では肺炎の中でも市中肺炎について、わが国のガイドラインの内容を紹介しつつ、その診断と治療について概説する。また2003年に市中肺炎として極めて深刻な問題を提起したSARS(重症急性呼吸症候群)についても触れる。

I・定義

　市中肺炎とは一般社会生活を送っている人にみられる肺炎であり、健全な社会生活を営んでいる健常者に多いが、高齢者あるいは種々の基礎疾患(糖尿病、膠原病、ステロイド使用者など)を有している人々も含まれる。入院中の患者に合併する院内肺炎と対を成す概念であり、市井肺炎、院外肺炎とも呼ばれる。この市中肺炎の定義としてFood and Drug Administration(FDA)が提唱しているものを紹介する。まず48時間以内に新たに出現する胸部X線の浸潤影が市中肺炎と診断するには必須である。それに加え、①咳嗽、②膿性の喀痰の出現または悪化、③聴診上のラ音または肺硬化の所見、④呼吸困難または頻呼吸、⑤38℃を超える発熱または35℃より低い低体温、⑥10,000/mm³を超える末梢血白血球増多、15%を超える桿状核球増多、または5,000/mm³より少ない白血球減少、⑦PaO_2が60 torrより低い低酸素血症、の7つの項目のうち2項目以上の場合が市中肺炎であるとFDAでは定義している[2]。但しわが国のガイドラインでも記述されているが、⑤〜⑦の項目につては肺炎の重症度により異なるので、その点については後述する。

II・診断

[1] 臨床所見からのアプローチ

● 症状

　上気道感染の局所症状として鼻汁、鼻閉、咽頭痛、乾性咳嗽を認める。下気道感染の症状として湿

性咳嗽の増強、さらにその症状が悪化すると膿性痰、胸痛、呼吸困難や全身症状として高熱、悪寒、頭痛、関節痛を認める[3]。時として血痰もみられ、錆色痰は肺炎球菌性肺炎の特徴である[4]。定型肺炎とされる肺炎球菌性肺炎と非定型肺炎とされるマイコプラズマ、クラミジアおよびレジオネラ肺炎の臨床所見は両者を完全に区別できるほど明確ではないが、環境因子や動物との接触歴、糖尿病やアルコール多飲者、閉塞性肺疾患の有無、などは原因微生物の推測に重要な因子である[5]。発熱の形(熱型)として日内差が1℃以内の稽留熱(continuous fever)肺炎球菌肺炎やオウム病肺炎でみられ、日差が1℃以上であるが平熱以上の弛張熱(remittent fever)はインフルエンザ肺炎、マイコプラズマ肺炎でみられ、日差が大きく1日の最低体温が平熱まで下がる間欠熱(intermittent fever)は敗血症や化膿性レンサ球菌による肺膿瘍(肺化膿症)でみられる。

❷ 理学所見

典型的な細菌性肺炎では頻呼吸、頻脈であり、比較的徐脈はウイルス、マイコプラズマ、クラミジアあるいはレジオネラ肺炎を疑う所見である[6]。軽症では理学所見に乏しいが、中等症以上になると聴診では局所の含気の低下により肺胞呼吸音は減弱、消失あるいは気管支呼吸音を聴取し、同時に断続性ラ音(coarse crackles)を聴取する。打診では病変部に一致して濁音を認める。特殊であるが水疱性鼓膜炎はマイコプラズマに特徴的であり、またヘルペス口唇炎は肺炎球菌肺炎の約半数に認める。また皮膚所見として癤(furuncles)は黄色ブドウ球菌の血行播種、壊疽性膿瘍は緑膿菌の血行性播種にみられることがあるので注意を要する。

❸ 検査所見

急性炎症を反映してCRP、赤沈、LDH、α_2-グロブリン、ムコ蛋白などの亢進・上昇を認める。さらに細菌性肺炎では著明な白血球数増加、核左方移動がみられるが、非細菌性肺炎(マイコプラズマ、クラミジア、ウイルス性肺炎)では白血球増加の程度は強くない。またマイコプラズマ、クラミジア、レジオネラ肺炎では肝酵素(AST、ALT)の上昇がしばしばみられる。時に高熱による熱性蛋白尿、脱水による高比重、ケトン体を認める。重篤な呼吸不全では急性呼吸促進症候群(ARDS)の状態が考えられる。

❹ 画像検査

一葉に拡がる均等影を大葉性肺炎と呼ぶが、肺炎球菌性肺炎、クレブシエラ肺炎などに特徴的である。但し市中肺炎の画像として気管支の支配区域に沿って不均等性浸潤影を呈する、いわゆる気管支肺炎の頻度が高いことも報告されている。またブドウ球菌、嫌気性菌、*S. milleri* group、肺炎桿菌(クレブシエラ)などでは肺膿瘍を形成し、鏡面形成を伴った透亮像(niveau)を呈することがある。特に高齢者に多い嚥下性肺炎では口腔内常在細菌である*S. milleri* groupと口腔内嫌気性菌との混合感染の頻度が高く、肺膿瘍、膿胸の合併が多くみられる[7]-[10]。一方で、肺炎球菌性肺炎では胸水の存在はしばしば認めるが、その場合の胸水は反応性で無菌性のことが多く、膿胸は少ない[11]。

❺ 細菌学的検査(病原菌の同定)

病因論からみれば肺炎は、その原因菌の同定により確定診断となる。その同定のため、一般には喀痰検査、咽頭ぬぐい液からの細菌学的な検査が行われる。しかし、喀痰の評価では検鏡(x100)で上皮

表 1. 市中肺炎の主な原因菌

病原菌	頻度(%) 日本	頻度(%) 北米
Streptococcus pneumoniae 肺炎球菌	23.0	20〜60
Streptococcus milleri group	3.7	
Staphylococcus aureus 黄色ブドウ球菌	2.3	3〜5
Moraxella catarrhalis モラクセラ・カタラーリス	1.8	1〜2
Haemophilus influenzae インフルエンザ菌	7.4	3〜10
Klebsiella pneumoniae 肺炎桿菌	4.3	3〜10
Pseudomonas aeruginosa 緑膿菌	2.5	
Legionella spp. レジオネラ	0.6	2〜8
嫌気性菌	2.5	6〜10
Mycoplasma pneumoniae 肺炎マイコプラズマ	4.9	1〜6
Chlamydia pneumoniae 肺炎クラミジア	3.4	4〜6
Chlamydia psittaci オウム病クラミジア	2.1	
ウイルス	2.1	2〜15
病原菌不明	39.0	30〜65

(文献 10)12) より引用)

細胞が 10 以下 (唾液成分の混入が少なく)、かつ白血球が 25 個以上の良質な痰で、さらに強拡大で細菌を認めるような場合にはその診断価値は高い。しかし唾液成分の多い痰や、常在菌が多くみられる場合には、病原菌の同定は困難である。時に正確な診断のために経気管吸引法 (transtracheal aspiration；TTA)、経皮肺吸引、気管支肺胞洗浄 (broncho-alveolar lavage fluid；BALF) などが施行されることもある。市中肺炎の原因菌の頻度についてのわが国と海外の報告を**表1**に示す[10)12)]。この表で明らかなように肺炎球菌が市中肺炎の原因菌として最も頻度が高いが、そのほかにグラム陰性桿菌や嫌気性菌、グラム陰性球菌のモラクセラ・ウイルス、あるいは非定型肺炎として分類されるマイコプラズマやクラミジアもしばしば原因となる。さらに注目すべきは 30〜65% とかなりの症例では原因菌の同定ができないことである。また高熱を認める症例では菌血症・敗血症の可能性があり、喀痰検査に加え、血液培養を必ず施行すべきである。そのほかに血清学的に抗原や抗体による診断、あるいは痰・血清などの検体を用いた PCR 法といった遺伝子診断も有効な場合もある。

［2］非定型肺炎と細菌性肺炎の鑑別

先述した如く、原因菌の同定が困難な場合も多く、その中でマイコプラズマやクラミジアあるいはレジオネラといった非定型肺炎では通常の細菌学的な検査では同定できないために、その診断のためには臨床所見により、ある程度鑑別することが重要となる。わが国のガイドラインでは症状・所見のうち、①60 歳未満である、②基礎疾患がないか軽微、③肺炎が家族内、集団内で流行している、④頑固な咳がある、⑤比較的徐脈がある、⑥胸部理学所見に乏しい、の 6 項目中 3 項目以上を満たすか、さらに、⑦末梢血白血球数が正常、⑧スリガラス状陰影または非連続性の斑状影 (skip lesion) である、⑨グラム染色で原因菌らしいものがない、の 3 項目を追加評価し全 9 項目中 5 項目以上を満たせば非

表 2．非定型肺炎と細菌性肺炎の鑑別

症状・所見	1	60 歳未満である
	2	基礎疾患がない、あるいは軽微。
	3	肺炎が家族内、集団内で流行している
	4	頑固な咳がある
	5	比較的徐脈がある。
	6	胸部理学所見に乏しい
検査成績	7	末梢血白血球数が正常である
	8	スリガラス状陰影または skip lesion である
	9	グラム染色で原因菌らしいものがない

	非定型肺炎疑い	細菌性肺炎疑い
症症状・所見（項目 1～6）	3 項目以上	2 項目以下
症状・所見・検査成績（項目 1～9）	5 項目以上	4 項目以下

（日本ガイドライン改変）

定型肺炎を疑うことを提唱している。この項目は、非定型肺炎の診断に有用である。個々の診断や治療については他の章で解説されるので、ここでは鑑別のための主な項目を表2にまとめる。

［3］疫学的な側面からの鑑別

また市中肺炎の原因を推定するうえでは、肺炎患者の職業、環境、免疫状態などの背景や、その時点での流行性疾患の有無を把握することも極めて重要である。すなわち以下に述べるような特殊病態下にあっては病態の状況に応じ empiric therapy（菌の同定されていない状態での経験に基づく治療）を行うことが必要である。

冬季のインフルエンザが流行しているときは肺炎球菌、インフルエンザ菌、黄色ブドウ球菌が想定される。慢性呼吸器疾患・感染反復時には肺炎球菌、インフルエンザ菌、モラクセラ、緑膿菌が想定され、脳血管障害、誤嚥性肺炎、口腔病変、閉塞性肺炎（肺癌など）を背景とした市中肺炎では嫌気性菌の感染であることが多く、しばしば嫌気性菌とほかの細菌による複合感染が問題となる。糖尿病患者では肺炎球菌、グラム陰性杆菌（クレブシエラほか）が想定され、また温泉旅行、循環式風呂の背景があればレジオネラ属菌が疑われる。さらに鳥類との接触ではオウム病クラミジアが考えられテトラサイクリン、マクロライドを考慮し、あるいは家畜、妊娠中のネコとの接触では Q 熱コクシエラを考えなければならない。長期ステロイド投与中、HIV 感染症の危険要因のある人ではカリニ、結核、サイトメガロウイルスなど市中肺炎の中でも特に日和見感染症の可能性を強く疑う必要がある。細菌学的な検査で特定できなくとも以上の状況では、その治療にあたっては複数菌感染も考慮した empiric therapy を行う。主な項目を表3にまとめる。

III・重症度の判定

ここまで述べてきたように市中肺炎の原因微生物の特定は、その治療を決定するうえで重要である

表 3. 疫学的な側面からの病原菌の推定

環境	病原
インフルエンザの流行	肺炎球菌、インフルエンザ菌、黄色ブドウ球菌、化膿性連鎖球菌
COPD(反復感染)	肺炎球菌、インフルエンザ菌、緑膿菌
誤嚥(脳血管障害・齲歯)	嫌気性菌
糖尿病	肺炎球菌、グラム陰性桿菌(肺炎桿菌、緑膿菌)
温泉、循環式風呂、空調機	レジオネラ
家畜、ネコ(妊娠)	Q熱コクシエラ
猟師	肺ジストマ症
鳥の飼育・接触	オウム病クラミジア、クリプトコッカス
免疫抑制状態、HIV陽性	カリニ、サイトメガロウイルス、抗酸菌症
アルコール依存	肺炎桿菌、インフルエンザ菌、嫌気性菌
高齢者療養所	肺炎球菌、グラム陰性桿菌(インフルエンザ菌)、嫌気性菌、黄色ブドウ球菌、肺炎クラミジア
SARSの流行	SARS(コロナ)ウイルス

(ガイドラインより改変)

表 4. 重症市中肺炎の定義

1. 呼吸数＞30/min
2. 重篤な呼吸不全(PaO_2/FiO_2＜250)
3. 人工呼吸の適応
4. 胸部X線で両側陰影、多葉の陰影、入院後48時間で50％以上の増加
5. ショック状態(収縮期圧＜90 mmHg or 拡張期圧＜60 mmHg)
6. 血管収縮薬を4時間以上にわたり必要とする
7. 肺炎による尿量減少(＜20 ml/h)または腎透析の適応となる

1～7の項目があれば重篤な市中肺炎と判断する　　　(ATS 1993年度版)

が、さらに実際の臨床では肺炎の重症度を加味した病状の把握に基づく治療・管理が必須である。その重症度は予後と治療経過に影響を及ぼす因子の解析により判定される。その1つとしてATS (American Thoracic Society)では表4に示す7項目のうち1つでも認められれば重症と判定している[13]。これは重症にかかわる項目を種々のエビデンスに基づき分類したものであるが、このままでは重症と定義される症例が多過ぎる一方で、基礎疾患のない若年者における重症の非定型肺炎(レジオネラ肺炎など)を適切に評価できないといった問題点がある。そのためにATSでは2001年に新たなガイドラインを発表し、外来治療が可能で危険因子のないI群、危険因子のあるII群、入院治療が必要で危険因子あるIIIa群と危険因子のないIIIb群、さらに重症で集中治療室での治療が必要でかつ緑膿菌感染の危険がないIVa群と緑膿菌感染の危険があるIVb群とに分類している。しかし、その診断過程で喀痰培養やグラム染色といった細菌学的な検査の必要性は説いていない[14]。ATSとは異なりIDSA (Infection Disease Society of America)は細菌学的な検査の重要性を提唱するとともに、表5に示すような19項目を危険因子とし、そのスコアにより表6のようなI～Vと、その予後を分類した。これは3万8,000人の肺炎での入院患者をレトロスペクティブに解析したもので、この重症度と死亡率には有意な相関を認めている[12]。但し、このシステムの問題点は、スコア化が煩雑なことである。

表 5. IDSAによる危険度スコアの算出のためのポイント

	項目	ポイント
人口統計学的因子	年齢：男性	（年齢）
	年齢：女性	（年齢－10）
	介護施設入所者	＋10
合併症	悪性新生物	＋30
	肝疾患	＋20
	うっ血性心不全	＋10
	脳血管疾患	＋10
	腎疾患	＋10
理学所見	精神状態の変化	＋20
	呼吸数≧30/分	＋20
	収縮期血圧＜90 mmHg	＋20
	体温＜35℃ または≧40℃	＋15
	脈拍≧125/min	＋10
検査・画像所見	動脈血 pH＜7.35	＋30
	BUN≧30 mg/dl（10.7 mmol/l）	＋20
	Na＜130 mEq/l（130 mmol/l）	＋20
	血糖≧250 mg/dl（13.9 mmol）	＋10
	Ht＜30％	＋10
	PaO_2＜60 Torr または SaO_2＜90％	＋10
	胸水	＋10

表 6. IDSAの危険度スコアと予後

リスク	クラス	スコア	死亡率（％）	推奨される治療場所
軽症	I	アルゴリズムをたどる	0.1	外来
	II	≦70	0.6	外来
	III	71〜90	2.8	入院（短期）
中等症	IV	91〜130	8.2	入院
重症	V	＞130	29.2	入院

スコアにかかわらず入院となるのは①低酸素血症・循環動態異常がある場合
②化膿性疾患（膿胸、肺膿瘍、心内膜炎、髄膜炎、骨髄炎）
③感染性高い病原菌（*Staphylococcus aureus*、グラム陰性桿菌、嫌気性菌）

またこのシステムはあくまでも予後を規定するものであり、市中肺炎の治療を外来でするか入院で行うかは臨床医の総合的な判断により最終的に決定されることになっている点で注意が必要である。

これらATSおよびIDSAの重症度の分類を合わせる形で、日本のガイドラインでは身体所見、胸部レントゲン所見、検査成績により軽症、中等症、重症、と分類している。またこれとは別に特殊病態下に分けている。この重症度分類は表7に示すように、①胸部X線写真陰影の拡がり、②体温、③脈拍、④呼吸数、⑤脱水の有無、をもとに5項目中何項目満たすかで分類し、さらに緊急検査で⑥白血球数、⑦CRP、⑧PaO_2、の3項目の分類を参考にする。また表8にあるような免疫低下状態、誤嚥の危険のある場合、または慢性の呼吸器疾患などを背景としている場合や境界領域で迷うときは一段

表 7. 日本のガイドラインにおける重症度分類

	重症度		軽症	中等症	重症
画像および理学所見	判定項目（1〜5）		3項目以上陽性	軽症、重症に該当しない	3項目以上陽性
	1	胸部X線で一側肺を基準とする陰影の広がり	≦1/3	1/3＜〜＜2/3	≧2/3
	2	体温（℃）	＜37.5	37.6〜38.5	≧38.6
	3	脈拍（/min）	＜100	101〜129	≧130
	4	呼吸数（/min）	＜20	20≧〜＜30	≧30
	5	脱水	（−）	（−）or（＋）	（＋）
臨床検査所見	判定項目（6〜8）		2項目以上陽性	軽症、重症に該当しない	2項目以上陽性
	6	白血球（/mm³）	4000≦〜＜10,000	10,000≦〜＜20,000	＜4000 or≧20,000
	7	CRP（mg/dl）	＜10	10＜〜＜20	＞20
	8	PaO$_2$（Torr）	＞70	60＜〜＜70	＜60（SpO$_2$＜90）

チアノーゼや意識障害、ショック状態では重症とする
好中球80％、または桿状核好中球20％以上の左方移動では軽症を超える

表 8. 日本のガイドラインにおける重症度を1段階上げる項目

65歳以上でかつ外来通院困難	
感染症の経過に影響を及ぼす基礎疾患・合併症	免疫低下状態：白血病、悪性腫瘍、AIDS、脾摘出後、糖尿病、慢性腎不全、肝硬変
	誤嚥：脳血管障害、慢性アルコール摂取、食道・胃の術後
	慢性呼吸器（循環器）疾患：肺気腫、間質性肺炎、気管支喘息、びまん性汎細気管支炎、気管支拡張症、肺結核、じん肺、うっ血性心不全

階重症として扱っている。この判定の流れを図1にまとめる。

　この重症度の分類により、軽症肺炎あるいは中等症肺炎で脱水を伴わないものには外来治療を、重症肺炎あるいは中等症肺炎で脱水を伴うものには入院治療を、重症肺炎のうちショック状態または生命危機にあっては集中治療室管理をガイドラインでは提唱している。軽症〜中等症では症状所見と検査成績をもとに本稿のII-2で述べた項目を検討して非定型肺炎と細菌性肺炎を鑑別する。

IV・治療方針

　個々の肺炎に対する治療は別の項で詳述されるので、ここでは市中肺炎の基本事項について概説する。まず本稿のII〜IIIで既述した項目を検討して図2に示すように肺炎の重症度と原因菌について判定する。さらに軽症〜中等症と判断される場合には図3に示すように非定型肺炎と細菌性肺炎とを鑑別して使用する抗菌薬を選択する。具体的には細菌性肺炎群ではペニシリン系あるいはセフェム系のβラクタム系薬を、非定型肺炎群ではマクロライドまたはテトラサイクリン系薬をおよそ3日間投与し有効性の判定を行い、選択した抗菌薬が適切であるかを判断する。1つの指標として、初期治療でβラクタム系薬を使用した場合にはマクロライド系薬やテトラサイクリン系薬に変更する。原因菌が不

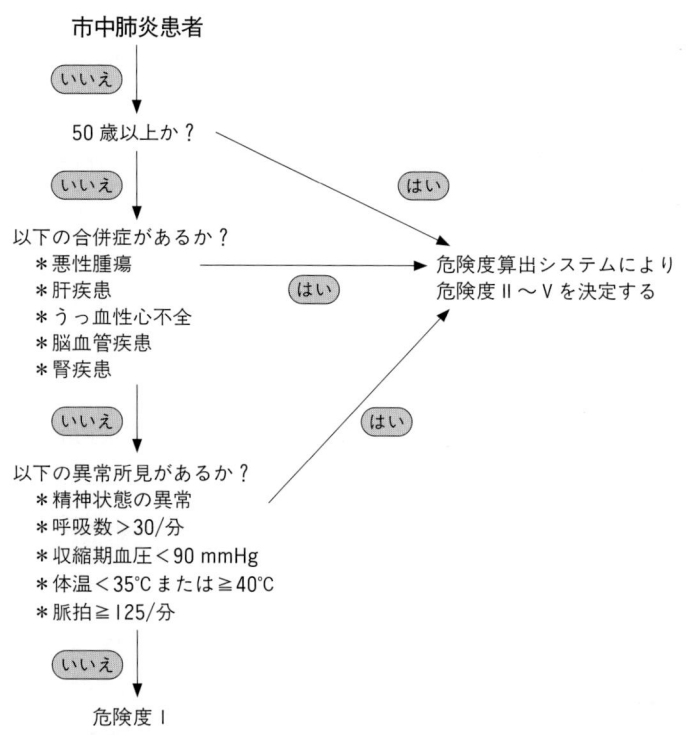

図 1．日本のガイドラインによる市中肺炎の危険度判定のアルゴリズム

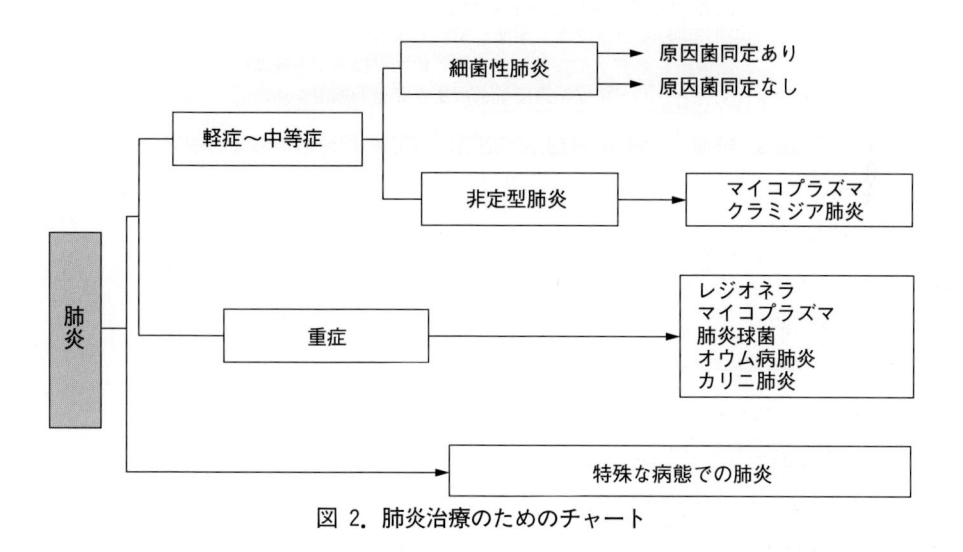

図 2．肺炎治療のためのチャート

明の重症肺炎には、基礎疾患のない若年者では、①注射用フルオロキノロンを用い、高齢者に基礎疾患のある人には②カルバペネム＋テトラサイクリンまたはマクロライド、③第三世代セフェム＋クリンダマイシン＋テトラサイクリンまたはマクロライドを選択し、ペニシリンやセフェムにアレルギーのある人には④クリンダマイシンまたはバンコマイシン＋アミノ配糖体＋フルオロキノロン、が初期

治療として日本のガイドラインでは推奨されている。治療効果の判定として、①治療開始3日後に効果を評価する、②効果判定は症状を重視し客観的に評価する、③X線所見は症状より遅れて改善することに留意する、④効果判定に迷うときにはより注意深く頻繁に診察する、ことが重要である。一方、II-3の項で述べた特殊病態下の市中肺炎では病態の状況に応じempiric therapyを行う。

さらに肺炎の治療を施行しても、その効果が十分でないときには図4に示すような診断の誤り、あるいは治療薬の選択の誤り、治療プロトコールの不履行、病原体が特殊な場合などを考慮する。特に抗菌薬の使用にあたっては、各種治療薬の薬物動態（pharmacokinetics；PK）と薬力学（parmacodynamics；PD）の関係（PK/PD）といった薬理学的な特性も考慮しなければならない。最小発育阻止濃度（minimum inhibitory concentration；MIC）、（MICを上回る）薬剤の血中濃度曲線下の面積（Area under the curve；AUC）といった指標を用いた場合、time above MIC（MIC以上の

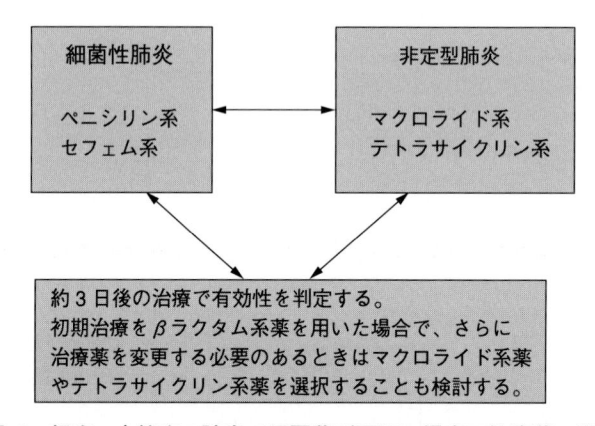

図 3. 軽症～中等症の肺炎で原因菌が不明の場合の治療薬の選択

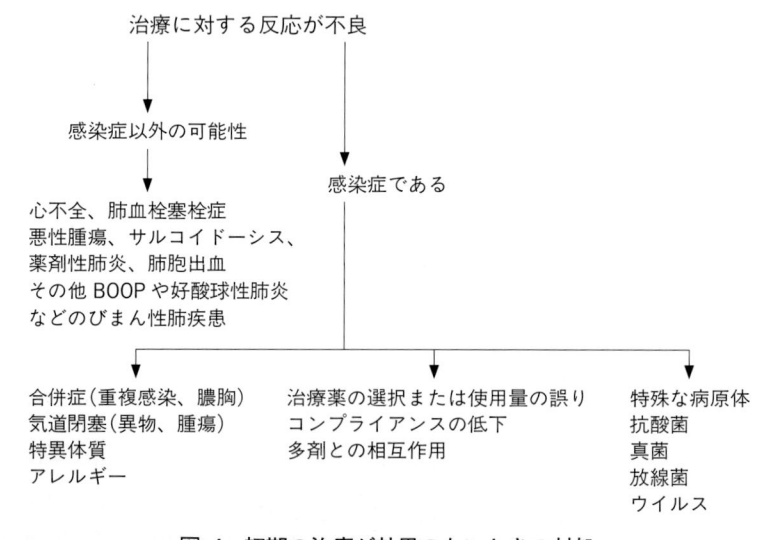

図 4. 初期の治療が効果のないときの対処

有効濃度を保っている時間)がその治療効果と相関する抗菌薬は β ラクタム系抗菌薬、マクロライド、グリコペプチド系抗菌薬である。また、抗菌薬のトラフ値と薬剤の安全性が相関するものはアミノグリコシド系抗菌薬であり、AUC/MIC(MIC を超える AUC の面積)が治療効果と相関するのはニューキノロンである。さらに、peak/MIC(薬剤の濃度が MIC を超えるポイント)と効果が相関するのはアミノグリコシド系抗菌薬の特徴である。またメロペネムはトラフ値と効果が相関すると報告されている。

V・注目される最近の市中肺炎

最後に 2003 年にかけて問題となった市中肺炎でもある重症急性呼吸器症候群(severe acute respiratory syndrome；SARS)について概説する。この疾患は 2003 年 2 月 26 日に、男性 1 名が、高熱、痰を伴わない咳、筋肉痛、軽い咽頭痛の症状で、ハノイ(ベトナム)の病院に入院し、入院後 4 日の間に呼吸困難が悪化し、高度の血小板減少と呼吸促迫症候群(RDS)の徴候を示した。この患者を発端として従来の市中肺炎とはことなる疾患として SARS が発見された。その後、この肺炎は中華人民共和国の広東省から拡がったことが判明した。世界保健機関(WHO)は 2003 年 5 月、新型肺炎が問題化した 3〜4 月頃は 4%前後とみられていたこの新型肺炎 SARS の死亡率の推計値を 14〜15%に達すると発表した。中国、香港など 5 カ国の感染地域における発症者の推移を追跡調査した結果で、し

表 9. SARS の診断基準

診療に携わっている臨床医は、臨床検査の結果を待っている間あるいは(SARS コロナウイルス関連の)検査の陰性結果によって、患者の症例定義の分類を引き下げるべきではないと提言する。(例えば、SARS コロナウイルスの PCR 検査が陰性の場合に、それだけを理由に「可能性例」を「疑い例」としてはならない。)
Suspect Case(疑い例)
 1. 2002 年 11 月 1 日以降に発症して受診し、以下の項目を満たす者：
   1) 高熱(>38℃)
   かつ
   2) 咳嗽、呼吸困難
   かつ、
   3) 発症前 10 日の間に、以下のうちひとつ以上の曝露の既往がある者
     3)-1 SARS の「疑い例」か「可能性例」と close contact(密接に接触)した人
     3)-2 最近 SARS の地域内伝播があった地域への旅行歴がある人
     3)-3 最近 SARS の地域内伝播があった地域に居住していた人
 2. 原因不明な急性呼吸器疾患で 2002 年 11 月 1 日以降に死亡し、病理解剖が行われていない者で、かつ、発症前 10 日の間に、以下のうち 1 つ以上の曝露の既往がある者
   1. SARS の「疑い例」か「可能性例」と close contact(密接に接触)した人
   2. 最近 SARS の地域内伝播があった地域への旅行歴がある人
   3. 最近 SARS の地域内伝播があった地域に居住していた人
Probable Case(可能性例)
 1.「疑い例」で、胸部 X 線写真において肺炎の所見または呼吸不足迫症候群(RDS)の所見を示す者
 2. SARS の「疑い例」で、SARS コロナウイルス検査の 1 つ以上で陽性となった者
 3.「疑い例」で、病理解剖所見が RDS の病理所見として矛盾せず、はっきりとした原因がないもの
除外規定
 他の診断で疾病が完全に説明されるときは、その患者は SARS 症例から除く。

(2003 年 5 月 1 日改定抜粋 http://idsc.nih.go.jp/others/urgent/update.html)

かも本稿で既に述べた市中肺炎の重症化の項目と同様に、SARSでも高齢者は重症化しやすい傾向があり、65歳以上の死亡率は50%超としている。2003年5月現在のSARSの診断基準を**表9**に示す[15]。この疾患はインターネットを中心とした情報網により、疾患についての検討が全世界的に行われ、早期に原因がコロナウイルスであることが判明した。現在、SARSは終息傾向を示しているが、今後さらに冬季などウイルス性肺炎が流行する時期に再度広がりを示す危険性もあり注意が必要である。表9をみてもわかるように、この診断基準は重症のウイルス肺炎にしばしば認められる症状であり、しかも香港症例の検討では必ずしも咳や呼吸困難など呼吸器感染症の症状の頻度は高くないことも報告されており、症状についての診断基準も十分ではないことが予測される。しかも今後、流行地域がなくなってしまう状況下では、「地域内伝播があった地域」といった項目は診断基準では使えないこととなる。したがって特異度、感度とも優れた抗体による免疫学的診断や特異性の高いプライマーによる遺伝子診断（PCR：polymerase chain reaction）など新たな診断法の確立が急務である。

◆おわりに◆

市中肺炎につて概説した。従来の細菌性肺炎にしても、医療や環境の変化により、その発症形式に変化がある。さらにグローバル社会の中ではSARSにみられるように海外での感染が、極めて身近な疾患としてわが国でも常に注意が必要である。市中肺炎に関して常に新たな医療情報のリサーチも重要である。本稿が読者の日常の診療に役立てば幸いである。

（中野純一、大田　健）

文献

1) 日本呼吸器学会「市中肺炎診療ガイドライン作成委員会」（編）：成人市中肺炎診療の基本的考え方．杏林舎，東京，2000.
2) FDA：Guidance for industry, community-acquired pneumonia-developing antimicrobial drugs for treatment. 1988.
3) Forbes BA, Sahm DF, Weissfeld AS：Diagnostic microbiology. 10 th Ed. Mosby, St. Louis, 1998.
4) Meeker DP, Longworth DL：Community-acquired pneumonia；an update. Cleve Clin J Med. 63：16-30, 1996.
5) Marrie TJ：Community-acquired pneumonia. Clin Infect Dis 18：501-515, 1994.
6) Mandell GL, Bennett JE, Dolin R：Principles and practice of infectious disease. 4 th Ed, Churchill Livingstone, New York, 1995.
7) Brook I, Frazer EH, et al：Microaerophilic Streptococci as a significant pathogen；a twelve-year review. J Med 25：129-144, 1994.
8) Brook I：Pathogenesis and management of polymicrobial infection due to aerobic and anaerobic bacteria. Med Res Rev 15：72-82, 1995.
9) Shinzato T, Saito A：The *Streptococcus milleri* group as a cause of pulmonary infection. Clin Infect Dis 21(suppl 3)：238-343, 1995.
10) Ishida T, Hashimoto T, Arita M, et al：Etiology of community-acquired pneumonia in hospitalized patients；a 3-year prospective study in Japan. Chest 114：1588-1593, 1998.
11) Reese RE, Betts RF：A practical approach to infectious diseases. 4 th ed, Little, Brown and Comp Boston, 1996.
12) Bartlett JG, Mundy LM：Community-acquired pneumonia. N Engl J Med 333：1618-1624, 1995（IDSAガイドライン）．
13) Niederman MS, Bass JB Jr, Campbell GD, et al：Guidelines for the initial management of adults with

community-acquired pneumonia : diagnosis, assessment of severity, and initial antimicrobial therapy. American Thoracic Society, Medical Section of the American Lung Association, Am Rev Respir Dis 148 : 1418-1426, 1993(ATSガイドライン).
14) Guidelines for the Management of Adults with Community-acquired Pneumonia. Diagnosis, Assessment of Severity, Antimicrobial Therapy, and Prevention. Am J Respir Crit Care Med 163 : 1730-1754, 2001.
15) http : //idsc.nih.go.jp/others/urgent/update.html

CHAPTER 8 院内肺炎

I・定義と病態生理

[1] 定義

　院内肺炎 (hospital-acquired pneumonia ; HAP、nosocomial pneumonia) とは入院後 48 時間以上を経てから発症した肺炎であり、入院時既に感染していたものを除くものと定義されている[1]。但し、レジオネラ肺炎は潜伏期が 2〜10 日と比較的長いので、入院 9 日以内の発症では注意が必要である。院内肺炎は院内感染症の中では尿路感染症に次いで 2 番目に多く、入院 1,000 件につき 6〜10 件、ICU 入院ではさらに高く約 10%、人工呼吸器装着では 20〜30% となる。一般に小病院よりも大病院での発症率・死亡率が高いとされている。院内肺炎の死亡率は通常 20〜50%、ICU 入院ではさらに高く、人工呼吸器関連肺炎では実に 70% に及ぶとの報告もあり、院内感染症の中で最も死亡数が多い重大な疾患といえる。最近、本邦でも、セラチアによる院内肺炎で何例かの死亡者が出たり、病院内の浴槽や給湯からの感染でレジオネラ肺炎となった例などが新聞紙上でも大きく報道されたことは記憶に新しい。このように、入院患者を有する病院においては、院内肺炎は極めて身近にあるとともに、重大な問題となりうる大きな関心事である。こういった流れを受けて、日本呼吸器学会では市中肺炎のガイドラインに続き「成人院内肺炎診療の基本的考え方」という冊子を発行した[1]。ここでは、このガイドラインに従って、多くの図表を引用させて頂き、院内肺炎について述べることとする。

[2] 診断基準と発症要因

　院内肺炎は市中肺炎に比べ、基礎疾患の存在や抗生物質の前投与などにより、診断そのものが難しいとされている。表 1 に診断基準を挙げた。直接的な発症要因としては、①汚染された、病原微生物を含むエアロゾールの吸入、②宿主の反射機能低下などによる誤嚥、上気道細菌叢の下気道への落ち込み、③主として腸管からの bacterial translocation、の 3 つが挙げられ、前 2 者が重要とされている。そして院内肺炎発症の background には、大きく分けて 3 つの要因 (表 2) が考えられる。1 つは、入院患者にはそもそも免疫能の低下が存在し、易感染宿主であるという事実で、慢性呼吸器疾患を有している患者では、気道局所の免疫不全状態が存在し、例えば気管支拡張をきたした部位の気道

表 1. 成人院内肺炎の診断基準

入院 48 時間以降に胸部 X 線写真で新しく出現した、あるいは進行性の浸潤影を認め、下記の 1 つ以上を有するもの
- 症状（発熱、胸痛など）、検査所見（CRP、WBC、ESR）が合致する
- 喀痰、血液、経気管支洗浄液、経気管支擦過物、生検材料から病原菌を分離
- 気道分泌物からウイルスを分離するか、ウイルス抗原を検出（但し、混合感染も考慮）
- 血清抗体価の有意の上昇（但し、混合感染も考慮）
- 病理組織学的に肺炎を証明

院内感染の立場から、肺結核の早期診断は重要である
閉塞性肺炎、無気肺、肺癌など、他の疾患との鑑別が必要である

（文献 1）より引用）

表 2. 院内肺炎発症の病態生理

1. 易感染宿主の存在
   局所的易感染性要因：呼吸器系基礎疾患（気管支拡張症、肺気腫、肺結核後遺障害など）
   全身性易感染性要因（細胞性免疫不全、好中球減少、など）
2. 病原体の過剰侵入
   宿主側要因：誤嚥（嚥下障害）、Bacterial translocation
   医療器具による要因：吸入（汚染された人工呼吸器具、ネブライザー）、
   　　　　　　　　　：注入（種々のカテーテルからの侵入）
3. 環境要因
   交差感染（患者、医療従事者）、給湯系からの感染（レジオネラ）
   集団感染

（文献 1）より引用）

分泌物にインフルエンザ菌や肺炎球菌が存在し増殖をきたしやすくなったり、既往の抗菌薬投与により耐性化をきたしている。また、全身性の免疫不全状態が近年、抗がん剤や免疫抑制薬の投与によりごく当たりまえに存在し、こういった例では、真菌、ウイルス、原虫なども含んだ幅広い微生物による感染症が生じてくることになる。もう 1 つは、高齢の患者が増加するに従い、患者自身が嚥下障害を有していたり、人工呼吸時の鎮静剤による咳嗽反射の低下による誤嚥の高頻度の発生や、さまざまなカテーテルによる血管や粘膜の障害による粘膜防御機構の破綻といったものを通して、本来あり得ないような病原体の体内への過剰な持ち込みという病態が発生している。そして 3 番目として、病院という環境自体の問題が挙げられ、ほかの入院患者や医師・看護師といった医療従事者からの感染、シャワーを含む病院の給湯システムや共用される加湿器・吸入器・エコーのプローブ・ネブライザーなどの医療器具を介する感染というものが発生する。特に MRSA は環境からの水平感染という面で注目されてきた細菌である。その一方で、院内で働く医療従事者も逆に、こういった感染を受けるという危険にさらされてもいる。また、緑膿菌は、水系システムに存在し、花瓶の水や水道の蛇口といった環境との関連が極めて重要な細菌の 1 つでもある。院内肺炎を考えるときに、こういった要因を考えて発症を予防していく必要があるといえる。

II・原因微生物と検査法

［1］病原微生物の検索法

　院内肺炎と市中肺炎の大きな差として宿主の免疫状態が挙げられる。院内肺炎の患者においては免疫能の低下から日和見感染の傾向が強く、抗酸菌・ウイルス・真菌など、市中肺炎よりもはるかに多種多様の病原体により肺炎が生じる。このため、病原体の検出・同定と薬剤感受性の検索が重要な意味をもってくる。病原体の検出に関しては近年、さまざまな新しい方法が導入されてきており、これらを組み合わせ、適切な病原体検出を迅速に行うことが予後の改善につながることになる。

1）塗抹鏡検法

　院内肺炎は通常 colonization している菌により肺炎が惹起されることも多いため、細菌培養の結果だけでは原因菌としての判定が難しいことも多い。このような場合、喀痰のグラム染色が有効であり、優勢となっている菌種や好中球による貪食像などから、原因菌の推定を行っていく。但し、院内肺炎の場合は市中肺炎と異なり、抗生剤が先行投与されている場合も多く、注意が必要である。さらに、結核菌やレジオネラ、真菌などを疑う場合には、各々の原因菌に対する特殊な染色法を行っていく必要がある。

2）分離培養法

　通常、分離培養法では結果が判明するまでに数日を要するため、初期治療の設定には役立たない。しかし、エンピリック・セラピーの結果の判定と解釈や、耐性菌かどうかの判定など有用な情報ももたらしてくれる。また、これによって原因菌を確定することにより、当該病院における流行株を疫学的に調査する資料として極めて重要でもある。検査材料としては、喀痰などの呼吸器由来検体だけではなく血液培養も有用であるとされる。

3）病原体由来抗原の検出

　血液や髄液、胸水といった通常は無菌である検体からの病原体の検出法として有用である。抗原の検出は迅速に行えることと、抗菌薬の投与により菌が一見消失している場合にも有効であるといった利点がある。近年、肺炎球菌やレジオネラ菌に対する尿中抗原検出キットが入手可能となり、実際の臨床の場で使われ有効であることが確かめられてきている。

4）遺伝子学的診断法

　結核菌、レジオネラ、ウイルス、リケッチア、クラミジアといった微生物は培養に時間がかかったり、特殊な培地や細胞を必要とするため、実地の場で迅速な診断が困難なことが多い。こういった微生物に対して、DNAプローブによる病原体の同定によるDNA診断が可能になってきている。さらに、目的微生物のDNA断片を短時間で増幅する polymerase chain reaction（PCR）法が開発され、いくつかの微生物では実地の臨床の場で用いられている。

5）血清抗体価測定法

　本法では結果を得るまでに時間がかかることと、pair血清を用いることが多いため、実際上は初期のエンピリック治療に役に立つことは少ない。しかし、後日、その肺炎が何であったかの診断に貴重な情報を与え、抗体価のみで事実上、レトロスペクティブに診断される肺炎も数多い。ウイルスやクラミジア、マイコプラズマ、レジオネラといった微生物による肺炎の診断に貢献している。

［2］検体採取法

　呼吸器検体採取法には表3に示すように、さまざまな方法がある。どの方法を用いるかは、患者の状態や基礎疾患によって大きく異なってくる。通常、非侵襲的方法が多く用いられるが、侵襲的方法のうちでも、血液培養や気管支肺胞洗浄法（BAL）は一般的によく使われる手段でもある。

表 3. 検体採取法とその特徴

非侵襲的	喀出痰：水道水でうがいの後採取 誘発喀痰：ネブライザー吸入後採取 吸引喀痰（ETA）
侵襲的	血液培養 経気管吸引法（TTA） 気管支肺胞洗浄法（BAL） PSB（protected-specimen brushing） 経気管支肺生検（TBLB） 経皮的肺生検 開胸肺生検

（文献1）より引用）

［3］院内肺炎の主要病原体

　院内肺炎の原因菌は緑膿菌類、腸内細菌類、黄色ブドウ球菌（特にMRSA）を中心とするグラム陽性菌群の3つのグループに大別される。

　院内肺炎の感染経路は先に述べたようにさまざまなものがあり、その経路によって病原体も異なるが、最も多いパターンとして、上気道細菌叢の下気道への落ち込みによる発症が挙げられる。表4は入院患者の喀痰からの分離菌の頻度であり、黄色ブドウ球菌（MRSAを含む）、緑膿菌、肺炎桿菌その他のグラム陰性桿菌が高頻度である。そして、これを反映して、表5に示すように院内肺炎の分離菌もこれらが多数を占

表 4. 入院患者の喀痰からの分離菌の頻度（件数/率）

細菌	入院症例
S. aureus	5,426（26.1%）
P. aeruginosa	4,498（21.6%）
K. pneumoniae	1,583（7.6%）
E. cloacae	840（4.0%）
X. maltophilia	835（4.0%）
S. marcescens	816（3.9%）
H. influenzae	398（1.9%）
S. pneumoniae	362（1.7%）
A. calcoaceticus	553（2.7%）
E. coil	428（2.1%）
その他	5,084（24.4%）
合計	20,823（86.1%）

（文献1）より引用）

めているのがわかる。そのほか、嫌気性菌群も重要な菌種であり、誤嚥性肺炎ではこれら嫌気性菌を含んだ数種類の菌による複数菌感染がよくみられる。もちろん、面会人や医療従事者からの感染として市中肺炎の病原体（例えば肺炎球菌）による院内肺炎も存在する。また、注意すべきは、各病院・施設による特殊性、菌のパターンというものが存在するため、平素からのサーベイランスが必要である。

表 5. 院内発症肺炎での分離菌（剖検肺からの分離菌）

P. aeruginosa	67	Trichosporon sp.	3
MRSA	25	Morganella morganii	2
S. aureus	21	Enterobacter aerogenes	2
X. maltophilia	19	Candida tropicalis	2
Enterococcus sp.	16	Nocardia sp.	1
K. pneumoniae	14	Enterococcus faecium	1
Candida albicans	9	Cryptococcus neoformans	1
P. cepacia	7	Acinetobacter sp.	1
Aspergillus fumigatus	4	S. marcescens	1
Enterobacter cloacae	3	Alcaligenes xylosoxidans	1
E. coli	3	Citrobacter freundii	1

（中田紘一郎：わが国における院内肺炎の現状；米国胸部学会（ATS）ガイドラインと関連して．Therapeutic Reseavch 19：791-793, 1998 より引用）

表 6. 肺炎の重症度分類

	軽　症	中等症	重　症
判定項目	8項目中5項目以上満足	軽症と重症のいずれにも該当しない	8項目中5項目以上満足
胸部X線写真陰影の拡がり	1側肺の1/3未満		1側肺の2/3以上
体温	<37.5℃		≧38.6℃
脈拍	<100/分		≧130/分
呼吸数	<20/分		≧30/分
脱水	（−）	（−） or （＋）	（＋）
白血球	<10,000/mm³	軽症と重症のいずれにも該当しない	≧20,000/mm³ あるいは <4,000/mm³
CRP	<10 mg/dl		≧20 mg/dl
PaO₂	>70 Torr		≦60 Torr SpO₂≦90%

＊チアノーゼや意識レベルの低下を認める症例、ショック状態（収縮期圧90 mmHg以下あるいは拡張期圧60 mmHg以下）にある症例、人工呼吸管理を要する症例、SpO₂＞90%を維持するためにFiO₂＞35%を要する症例、乏尿（＜20 ml/h あるいは＜80 ml/4 h）、敗血症を認める症例は、上記判定項目とは関係なく重症とする。
（文献1）より引用）

Ⅲ・重症度分類

　今回のガイドラインでは表6の重症度分類を用いて、表7のような院内肺炎患者の群別を行っている。市中肺炎と異なり、院内肺炎の患者では、患者自身の基礎疾患、免疫状態といったものが予後を左右することになり、そいうった患者サイドの要素を加味した原因菌の推定・治療法の選択といったものが要求されることになる。

表 7. 院内肺炎患者の群別

I群	肺炎が軽症から中等症で下記の危険因子を有さない患者
II群	肺炎は軽症であるが危険因子を有する患者
III群	肺炎が中等症以上で危険因子を有する患者および危険因子の有無に関係なく肺炎が重症と判断される患者
IV群	特殊病態下の患者 　1）免疫不全状態 　　　a）好中球減少状態（化学療法、放射線療法、白血病など） 　　　b）細胞性免疫不全状態（臓器移植ステロイド長期治療、HIV感染、ホジキン病など） 　　　c）液性免疫不全状態（低ガンマグロブリン血症、多発性骨髄腫など） 　2）人工呼吸管理下 　3）誤嚥

危険因子
- 誤嚥をきたしやすい状態
  脳血管障害、多量の鎮静剤投与、胸腹部の手術
- 慢性呼吸器疾患
  肺気腫症、間質性肺炎、気管支喘息、慢性気管支炎、びまん性汎細気管支炎、気管支拡張症、肺結核、じん肺
- 心不全、肺水腫
- 糖尿病、腎不全、慢性肝疾患
- H_2ブロッカー、制酸剤投与
- 長期の抗菌薬投与
- 65歳以上の高齢者
- 悪性腫瘍

（注）免疫能低下状態および人工呼吸管理については危険因子としては取り扱わず、特殊病態のIV群として取り扱う。
(文献1)より引用)

IV・治療（抗菌薬療法）

　肺炎治療の原則としては、当然できるだけ速やかに原因菌を検出し、それに対応した狭域スペクトラムの抗菌薬を投与するということになるが、院内肺炎の場合は市中肺炎と異なり、患者の多くは既になんらかの抗菌薬の投与を受けていたりして、菌の検出率が悪いこと、また、なんらかの危険因子を有しているということがある。したがって、治療はエンピリックにならざるを得ない場合も多い。さらに院内肺炎は死亡率が極めて高い重篤な疾患であり、エンピリック治療であっても、確実に奏功すると思われる強力な広域抗菌薬を最初から十分量使い、しかも短期間で治療を成功させ、耐性菌をつくらないという方向性が重要である。ガイドラインでは、こういったことを踏まえて抗菌薬使用に関するステートメントとして『院内肺炎の治療に際しては、当初から広域で強力な抗菌薬を十分量、短期間投与し、かつ施設における抗菌薬の選択をできるだけ偏りのない多様なものとする』と述べている。

　図1にガイドラインからの院内肺炎に対するエンピリック治療における抗菌薬の選択を示す。また、表8に原因微生物が推定可能な場合の抗菌薬の選択を示す。

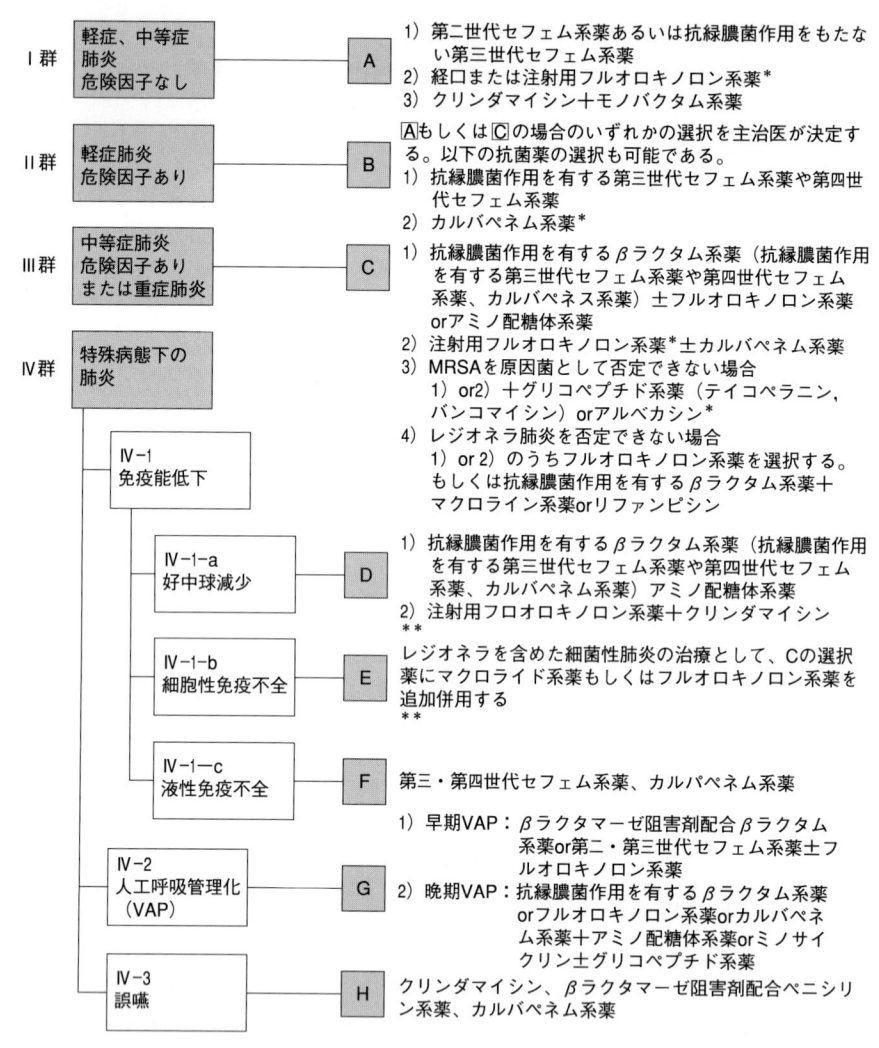

群	分類	記号	推奨抗菌薬
I群	軽症、中等症肺炎 危険因子なし	A	1) 第二世代セフェム系薬あるいは抗緑膿菌作用をもたない第三世代セフェム系薬 2) 経口または注射用フルオロキノロン系薬* 3) クリンダマイシン＋モノバクタム系薬
II群	軽症肺炎 危険因子あり	B	AもしくはCの場合のいずれかの選択を主治医が決定する。以下の抗菌薬の選択も可能である。 1) 抗緑膿菌作用を有する第三世代セフェム系薬や第四世代セフェム系薬 2) カルバペネム系薬*
III群	中等症肺炎 危険因子あり または重症肺炎	C	1) 抗緑膿菌作用を有するβラクタム系薬（抗緑膿菌作用を有する第三世代セフェム系薬や第四世代セフェム系薬、カルバペネス系薬）±フルオロキノロン系薬 orアミノ配糖体系薬 2) 注射用フルオロキノロン系薬*±カルバペネム系薬 3) MRSAを原因菌として否定できない場合 　1) or 2)＋グリコペプチド系薬（テイコペラニン、バンコマイシン）orアルベカシン* 4) レジオネラ肺炎を否定できない場合 　1) or 2) のうちフルオロキノロン系薬を選択する。もしくは抗緑膿菌作用を有するβラクタム系薬＋マクロライン系薬orリファンピシン
IV群	特殊病態下の肺炎 IV-1 免疫能低下 IV-1-a 好中球減少	D	1) 抗緑膿菌作用を有するβラクタム系薬（抗緑膿菌作用を有する第三世代セフェム系薬や第四世代セフェム系薬、カルバペネム系薬）アミノ配糖体系薬 2) 注射用フロオロキノロン系薬＋クリンダマイシン**
	IV-1-b 細胞性免疫不全	E	レジオネラを含めた細菌性肺炎の治療として、Cの選択薬にマクロライド系薬もしくはフルオロキノロン系薬を追加併用する**
	IV-1-c 液性免疫不全	F	第三・第四世代セフェム系薬、カルバペネム系薬
	IV-2 人工呼吸管理化 (VAP)	G	1) 早期VAP：βラクタマーゼ阻害剤配合βラクタム系薬or第二・第三世代セフェム系薬±フルオロキノロン系薬 2) 晩期VAP：抗緑膿菌作用を有するβラクタム系薬orフルオロキノロン系薬orカルバペネム系薬＋アミノ配糖体系薬orミノサイクリン±グリコペプチド系薬
	IV-3 誤嚥	H	クリンダマイシン、βラクタマーゼ阻害剤配合ペニシリン系薬、カルバペネム系薬

＊使用上の注意事項に関しては、本文を参照のこと（第V章）
＊＊細菌以外の病原微生物が原因となる可能性があり、本文を参照のこと（第VI章）

図1. 院内肺炎のエンピリック治療における抗菌薬の選択
（日本呼吸器学会：呼吸器感染症に関するガイドライン．成人院内肺炎診療の基本的考え方．2002 より引用）

V・抗菌化学療法の効果判定と対応

　効果の判定は市中肺炎と同様3〜5日目までに、末梢白血球数、CRP、胸部X線像、全身状態などを基準に判定するが、入院例であるので詳細な判定が可能であり、重症例では3日以内に明らかな悪化が認められれば、方針を変更することもありうる。但し、院内肺炎では基礎疾患・合併症の存在があり、感染症の悪化なのか、基礎疾患等の悪化なのかの見極めも重要であり、かつ難しい点といえる。免疫状態の低下した患者では、初期治療が無効であった場合には、細菌以外の感染症も考える必要があり、ウイルス・真菌・カリニといったものに対してのエンピリック治療が必要となることもありうる。

表 8. 原因微生物が推定可能な場合

緑膿菌
    抗緑膿菌活性を有するペニシリン系薬（高用量）、第三・第四世代セフェム系薬、モノバクタム系薬、カルバペネム系薬、フルオロキノロン系薬±アミノ配糖体系薬

黄色ブドウ球菌
  MSSA：ペニシリン感受性の場合ペニシリン系薬
           β-ラクタマーゼ産生耐性ブドウ球菌の場合は、メチシリン、オキサシリンあるいは第一世代セフェム系薬を用いる
  MRSA：バンコマイシン、テイコプラニン、アルベカシン

クレブシエラ
    第三世代セフェム系薬、カルバペネム系薬、フルオロキノロン系薬

基質特異拡張型 β-ラクタマーゼ（ESBL）産生グラム陰性桿菌
    カルバペネム系薬、フルオロキノロン系薬、セファマイシン系薬

肺炎球菌
    経口：フルオロキノロン系薬（肺炎球菌活性の良好なフルオロキノロン系薬を選択する）
    注射：カルバペネム系薬、グリコペプチド系薬

インフルエンザ菌
    フルオロキノロン系薬、第三世代セフェム系薬

嫌気性菌
    クリンダマイシン、β ラクタマーゼ阻害剤配合ペニシリン系薬、カルバペネム系薬

レジオネラ
    マクロライド系薬、フルオロキノロン系薬、リファンピシン

真菌
    著しい好中球減少状態にある患者に抗菌薬無効の発熱があり、侵襲性アスペルギルス症を疑う場合、以下の処方を行う
    1）アムホテリシン B；初回 1 mg 回を投与し、以後漸増し、1.0〜1.5 mg/kg/日として維持する
    2）イトラコナゾール；200〜400 mg 分 1〜2（保険適応は 200 mg/日まで）

結核菌
    初期の 2 カ月間下記 4 剤で治療を開始し、その後ピラジナマイドを除く 3 剤で治療を継続し、全体で 6 カ月間を目安とする
        イソニアジド   400 mg 分 1
        リファンピシン 450 mg 分 1
        エタンブトール 750 mg 分 1 or ストレプトマイシン 0.5〜0.75 g 筋注
        ピラジナマイド 1.2 g 分 2

サイトメガロウイルス
    ガンシクロビル 10 mg/kg/日 分 2 点滴静注

ニューモシスチス・カリニ
    ST 合剤 8〜12 錠 分 3 内服

(文献 1) より引用)

Ⅵ・抗菌薬以外の治療法

1）副腎皮質ステロイド薬

　炎症反応は本来、生体の防御反応として生じるものであるが、時にこれが過剰となり、さまざまな炎症性サイトカインやメディエーターにより、生体側に傷害を起こすこともある。こういった場合には、強力な抗炎症作用を有するステロイドが有効な場合もありうる。但し、ステロイド自体の感染症誘発効果や副作用も考え、短期間の投与が適当であろう。敗血症を合併した極めて重症の肺炎、ニュー

モシスチス・カリニ肺炎などが、ステロイド投与を考える病態である。当然、原因菌に対する有効な抗菌薬の投与が前提であり、その上で慎重に適応を考えることになろう。

2）その他

免疫グロブリンの低下している病態や、サイトメガロ・ウイルス肺炎などに対しての免疫グロブリン製剤、好中球低下がある免疫不全状態や肺癌などに対する抗がん剤投与下での肺炎などに対するG-CSF製剤などがある。

VII・予防

大きく分けて、①院内環境の整備・院内感染対策、②医療従事者側の対策、③患者個人の対策、の3つに分けられる。院内環境の整備という面からは、感染症に対応できる個室の整備、大部屋においてはベッドのスペースの確保、患者が用いるリネン・廃棄物などの適切な処置といったことが求められる。医療従事者側の問題としては、手指消毒の徹底と繰り返しの教育、うがい、インフルエンザ・ワクチンなどの接種の徹底、その他の院内感染教育が重要である。

一方、患者側の予防策としては、その患者の免疫状態・基礎疾患に応じた、きめ細かな対策が必要となろう。病原微生物の侵入経路としては、上気道、褥瘡部、カテーテル・IVH、腸管などが考えられる。上気道は、最も重要な侵入経路であり、上気道粘膜の清拭、ポピドン・ヨードを用いた1日4回程度のうがいなどを行う。誤嚥も極めて重要な院内肺炎発症のリスク・ファクターであり、食事中や食後の体位の管理、就寝時のベッド・アップ、薬物療法などを行う。繰り返し誤嚥性肺炎を起こし、生命の危機を伴う可能性例では胃瘻造設もやむを得ないこともある。そのほか、アルブミンなどを指標にした栄養の保持、糖尿病・心不全のコントロールを含めた基礎疾患の改善、慢性下気道感染症などでの喀痰ドレナージを含めた呼吸リハビリテーション、インフルエンザ・肺炎球菌ワクチン接種などを施行していくことが重要である。

(杉山幸比古)

文献

1) 日本呼吸器学会「呼吸器感染症に関するガイドライン」作成委員会（編）：成人院内肺炎診療の基本的考え方, p1～68, 杏林舎, 東京, 2002.

CHAPTER 9 老人性肺炎

◆はじめに◆

　老人性肺炎という言葉の定義は不明瞭であるが、ここでは高齢者において発症しやすい肺炎、あるいは肺炎を罹患した患者が高齢であった場合に陥りやすい事態を想定して論を進めることとしたい。

　日本において肺炎で死亡する患者の90%以上は65歳以上の高齢者である。高齢者の市中肺炎の死亡率は30%、院内肺炎ではそれが70%にも達するといわれているし、75歳以上の高齢者群では肺炎は死因のトップとなる。高齢者の肺炎の第一の、そして最も重要な点は、その患者は死ぬかも知れない、生命の危機にあるという見方・とらえ方であるといっても過言ではない。確かに種々の抗菌薬の開発によって肺炎の治癒率は向上しているが、しかしいまだに高齢者にとっては肺炎は死に至る病いたりうるのである。

　次に注意を要する点としては青壮年の肺炎患者と異なり、多くの高齢者は種々の基礎疾患を抱えており、これらの疾患が肺炎の経過・予後に影響を与え、また肺炎によってこれらの基礎疾患が悪化するという悪循環が成立しうることである。このような基礎疾患は慢性閉塞性肺疾患や肺癌といった呼吸器系疾患に限らず、糖尿病・脳血管障害・中枢神経系変性疾患・痴呆・悪性腫瘍など、多くのものがある。さらに基礎疾患とはいえないような軽度の肝・腎機能疾患や耐糖能異常などが肺炎を契機に顕在化・悪化することもしばしば経験するところである。このように高齢者の肺炎は複合臓器疾患・多臓器疾患の様相を呈してくることが多く、このため高齢者の肺炎を診療するという立場より、肺炎の高齢者を診療するという立場に立つべき状態となる。

　3番目に挙げておきたいのが誤嚥性肺炎である。高齢者の肺炎の中でその原因に誤嚥が関与していると思われるものは多い。誤嚥性肺炎については別項を設けて説明するが、この病態は高齢者肺炎の1つの特徴といってもよい。誤嚥の大部分は中枢神経系の異常に起因しており、ここでも脳と肺の臓器連関を考慮しなければならない。肺だけにターゲットを絞っていては見落としてしまう部分があるのがこの疾患である。

　以上を踏まえて老人の肺炎について解説していく。

Ⅰ・症状

　熱発、咳、痰、呼吸困難が肺炎の主要徴候であるが、高齢者においてはこれらの呼吸器症状を認め

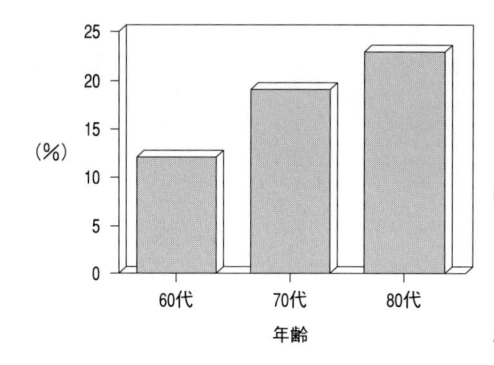

図 1. 高齢者の肺炎における無熱者の割合
当院の 60 歳以上の肺炎症例 70 例の集計である。肺炎と診断されてから 3 日間のうち、一度も 37℃ 以上の熱発がなかった例を無熱者とすると、80 歳代では 4〜5 人に 1 人が熱発しない肺炎を起こしている。

ない肺炎も少なからずあり、浮腫・消化器症状・不整脈・傾眠傾向・異常行動といった呼吸器症状以外の症状が前面に出て、肺炎に伴う本来の呼吸器症状が隠れてしまうこともある。いつもより活気がない、意識レベルが低下しているということで原因精査を行ったところ肺炎であったと判明する例もある。

　高齢者では熱発しない肺炎もあり、その割合は加齢とともに増えるようである (図1)。但し、これには異論もあり高齢者においても肺炎患者の多くは熱発するという調査もある。いずれにせよ、熱が出ていないということだけで肺炎の可能性を除外してしまうのは危険である。また、こうした無熱の肺炎は死亡率が高いとする報告があることにも注意したい。その原因は明らかではないが、熱発もしないほどの全身状態の悪さを反映している可能性もあるし、熱発しないことで肺炎の診断・治療が遅れてしまい致命的な事態に陥ることもありうる。

　咳が出ない肺炎もある。後に誤嚥性肺炎の項で詳述するが、咳をする能力が低下・欠如しているが故に異物や分泌物を喀出できずに肺炎を発症する群があり、咳をしないから肺炎の心配はない、とはいえないのである。

　高齢者の肺炎患者は低酸素血症に陥っていることが意外と多い。初診時に半数近い例で呼吸不全、すなわち低酸素血症 ($P_aO_2 \leqq 60$ Torr) となっているという。ところが、呼吸困難感は動脈血酸素分圧 (P_aO_2) の低下と一致するとは限らない。P_aO_2 が低く酸素吸入が必要な状態であるにもかかわらず平気で歩いて来院する方もいる (メモ①)。したがって呼吸不全の度合い (すなわち酸素療法の要否) は患者の自覚症状からは判断できないのである。

　低酸素血症の 1 つの徴候がチアノーゼ (cyanosis) であるが、この所見は貧血があれば現れにくいことに注意したい。チアノーゼが現れるのは酸化されていないヘモグロビンが 5 g/dl 以上の場合であり、全体のヘモグロビン量が低ければ (貧血であれば)、低酸素血症となってもチアノーゼは生じにくくなる (メモ②)。

　さらに呼吸状態の悪化 (換気の悪化) に伴う高二酸化炭素血症にも留意しなければならないが、その

> ● メモ① これとは逆に過換気症候群では P_aO_2 は高値であり生体は十分量の酸素を摂取できているのに患者は息苦しさを訴える。

徴候である血圧上昇・頻脈・頬部潮紅・発汗などは、一見すると患者の状態がよいようにもみえ（顔色がよくみえることがある）、誤診を招きやすい。

呼吸器症状の中で重要なサインは頻呼吸である。呼吸数はついつい軽視されがちな身体所見の1つであるが、肺炎の重症化を予測させる徴候の1つとして挙げられており、血液ガス分析値のP_aCO_2が上昇する前に呼吸数が増加することもある（図2）。

> ● メモ② ヘモグロビンは酸素を運ぶトラックのようなものであるが、からのトラック（酸素を運んでいないヘモグロビン）が5 g/dl以上になるとチアノーゼが生じてくる。したがって、例えばヘモグロビンが15 g/dlある患者ではからのトラックが1/3に達するとチアノーゼが現れる（15 g/dl×1/3＝5 g/dl）。ところが貧血でヘモグロビンが7.5 g/dlしかない症例では1/3のトラック（ヘモグロビン）がからでもチアノーゼにはならず（7.5 g/dl×1/3＝2.5 g/dl；5 g/dlに達しない）、2/3のトラックがからになって初めてチアノーゼが生ずる（7.5 g/dl×2/3＝5 g/dl）。貧血があると低酸素血症がより重症化しないとチアノーゼが出現しないのである。そして、高齢者とっては貧血は決して珍しくないことである。

II・検査所見

ウイルス感染の場合を除けば、一般に肺炎では白血球数は増加するのであるが、それが認められない症例もある（この現象は高齢者に限らない）。重症例では白血球減少をみることもある。白血球増加がなくとも核の左方移動（好中球のうち、より未熟な桿状核球が骨髄から末梢血中に動員されて増加すること）は起こるとされているが、それすら生じない例もある（なお、白血球数が正常範囲であっても好中球の比率が増えることも所見の1つである）。CRPも増加する。その値のばらつき（個人差）は大きいものの、多くの例で増加を認める。

肺炎の診断は画像診断に負うところが大きいが、脱水を伴っている例では、初期には肺炎の陰影が胸部X線写真に現れないことがあり、補液によって脱水が改善すると遅れて陰影が出現してくることがあるので、疑わしい例では初回の胸部X線写真で肺炎像が認められなくとも、2〜3日後に再撮して確認する方がよい。撮影は立位（どうしても立てなければ坐位）が望ましい。立位の写真は臥位の写真に比べて心胸部比（CTR）の評価が正確にできることや胸水の所見が現れやすいことなどの利点がある。さらに臥位の撮影では心陰影に隠されてしまう肺領域が立位（坐位）の撮影に比べて大きい（図3）。この隠れてしまう部分の肺（心臓の後ろ側）は後述する誤嚥性肺炎の生じやすい部分である。

CTが普及している本邦ではこれも有力な武器である。単純X線撮影では不明瞭であった肺炎像がCTで明確になることはよくあることである。

III・起炎菌

適正な抗菌薬使用のためには起炎菌を同定することは是非とも必要なことである。しかし痰が出な

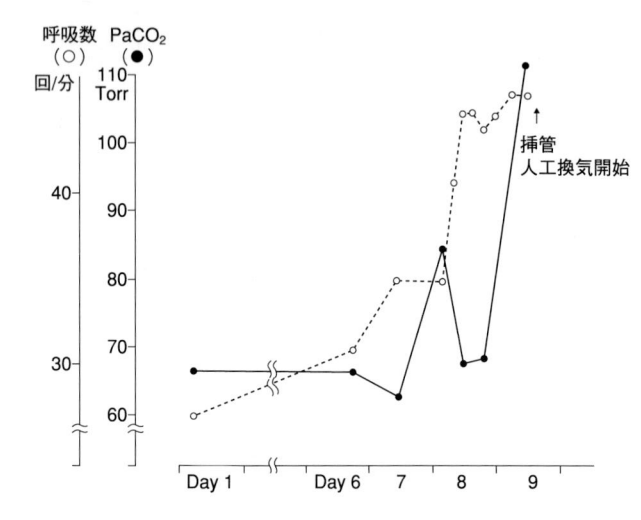

図 2. 鋭敏な指標としての呼吸数の例
84歳の肺結核後遺症の例である。肺炎が悪化し、呼吸不全が進行し高二酸化炭素血症のためついに人工呼吸となるのであるが、P_aCO_2値が上昇するより前に呼吸数が増加しているのがわかる。呼吸数の増加が始まった頃から換気不全を悪化させる事態が始まっており、貯溜してきつつある二酸化炭素に対し生体は呼吸数を増やすことによって対応してきていたが、それでは支えきれなくなり高二酸化炭素血症に陥ったものと思われる。

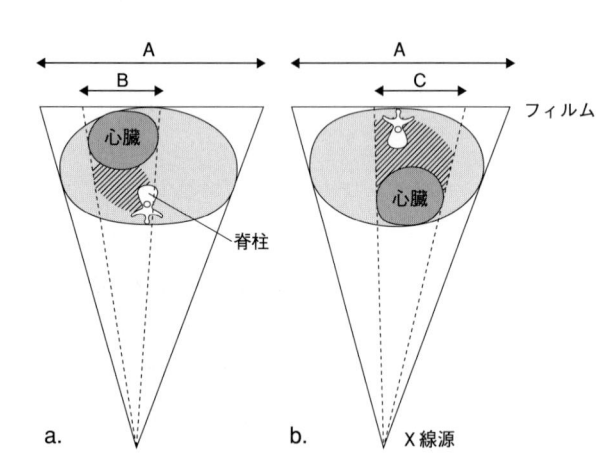

図 3. 撮影方向による肺の写り方の違い
立位の胸部X線撮影（PA view）では身体の前面をフィルムに付けて撮るため（a）、心臓（胸部の前方に位置する）はフィルムに近く、撮影される影（B）も大きくはならず、心陰影によって隠されてしまう肺の部分（aの斜線部）も大きくない。ところがポータブル撮影などのAP view（臥位）では背中側にフィルムを置いて撮るため（b）、心陰影はPA viewの場合より大きくなる（C＞B、ちなみにAはa・bとも同じである）。そのためこれに隠されてしまう肺の面積（bの斜線部）は大きくなってしまう。なお、CTRとはB/Aのことである。

い例や喀出させるのが困難な例もある。チューブによる吸引で検体を採取する場合もあるが、唾液（口腔内常在菌が多量に存在している）が混入しないように注意して行う。問題となるのは痰の質であり、唾液の少ない膿性痰（黄緑色の痰）を採取する努力は、自力喀出の場合でも同じである。

嫌気性菌の関与が疑われる場合は嫌気培養用の検体も採取する必要があるが、一般の検体採取よりも嫌気状態を保つべく注意が必要となる。

得られた検体から起炎菌を確定するまでは3日かかるのが通常である。しかし特に高齢者の肺炎ではこの結果を待っていられるほどの時間的余裕はないのが常で、抗菌薬のエンピリック・セラピー（経験的な投与；後述）を行うことになるが、このとき、起炎菌をある程度推定するのにグラム染色が役立つ。肺炎の起炎菌は状況（市中発症か院内発症か、誤嚥が関与しているか、若年者であるかなど）によって頻度が異なる（**表1**）。このこととグラム染色に対する反応（グラム陽性か陰性か）を組み合わせることにより、起炎菌の推定が可能である。例えば市中発症の肺炎でグラム陽性球菌がみられれば、**表1**から肺炎球菌性肺炎である確率が高いと考えられる。熟練した検者であれば、肺炎球菌・黄色ブドウ球

表 1．肺炎の原因微生物の頻度

市中肺炎で多くみられる原因微生物
　〈肺炎球菌〉（インフルエンザ菌）、クラミジア・ニューモニエ、マイコプラズマ・ニューモニエ*

院内肺炎で多くみられる原因微生物
　（グラム陰性桿菌類：緑膿菌、クレブシエラなど）、〈黄色ブドウ球菌〉（インフルエンザ菌）〈肺炎球菌〉嫌気性菌

〈　〉グラム陽性菌
（　）グラム陰性菌
*若年層で多い

表 2．ガフキー号数

号数	視野	個数
1号	全視野に	1～4 個
2	数視野に	1 個
3	1視野に	3 個
4	〃	2～3 個
5	〃	4～6 個
6	〃	7～12 個
7	〃	13～25 個
8	〃	26～50 個
9	〃	51～100 個
10	〃	100 個以上

菌、モラクセラ・カタラーリス、インフルエンザ菌、肺炎桿菌、緑膿菌はグラム染色だけでもかなりの確率をもって見当がつく。

　非定型肺炎となると喀痰から原因微生物を同定するのは難しくなる。培養自体が困難であったり特殊な培地や染色方法が必要であったりする。しかし高齢者の肺炎では若年者に比べれば非定型肺炎は少ないようである。

　高齢になると発症する可能性が増える結核にも注意が必要である。肺結核が疑われたら（陳旧性肺結核の画像所見が変化してきている、咳・微熱・盗汗が続いている、一般の抗菌薬が効いてこない、など）ツィール・ニールセン染色と小川培地（あるいは液体培地）による培養を行う。塗抹検鏡（ツィール・ニールセン法によって染色した検体を顕微鏡で観察してカウントする）上の菌数はガフキー号数（**表 2**）で表示される。ガフキー3号以上の場合は、ヒト-ヒト感染の危険性が高いと考える。迅速な診断方法であるが、生菌と死菌の区別がつかない、非定型抗酸菌でも陽性となる、実際には1万個以上の菌数が出ていないと陽性として検出されない［したがって塗抹検査で陰性であった検体でも培養すると陽性となること（塗抹陰性培養陽性）もある］などの問題点もある。結核菌の培養検査は最終的に陽性か陰性かがわかるまでに8週間を要する。

　染色検鏡・培養以外の原因微生物検索方法としては、クラミジアやマイコプラズマの血清抗体価やレジオネラや肺炎球菌の尿中抗原、さらに結核菌・非定型抗酸菌・レジオネラ・マイコプラズマ・クラミジア・ニューモシスティスカリニのDNAプローブ法やPCR法があるが、このうち保険適用として認められているのはマイコプラズマ血清抗体価と結核菌・非定型抗酸菌のPCR法くらいである（2003年7月現在）。血清抗体価は1～2週間の間隔をあけた2回の採血によるペア血清を比較することによってなされ（原則的には）、またPCR法は生菌と死菌の区別がつかないなど、実際の診断においては補助的判断材料にしかならないこともある。

IV・治療

［1］抗菌薬

　抗菌薬の使用・選択にあたっては細菌学的検査によって起炎菌を同定して行うのが原則であるが、

これには数日かかるので時間的余裕がない場合にはエンピリック・セラピーを行わざるを得ないこともある。この場合でも状況に応じて頻度の高い起炎菌を想定して(前述)抗菌薬を選択すべきであり、かつ起炎菌が判明し次第、それに最も合った薬剤に切り替えるべきである。エンピリック・セラピーには耐性菌を出現させる可能性もあり、またはじめの抗菌薬が起炎菌とマッチしていなかった場合には死亡率を上げる可能性もある。

市中肺炎では肺炎球菌やインフルエンザ菌を想定して、軽症では経口のペニシリン系薬やニューキノロン系薬で肺炎球菌にも有効なもの(レスピラトリー・キノロン)を選んで使う。中等症では経口よりも入院させて点滴静注でペニシリン系(βラクタマーゼ阻害剤配合ペニシリンも含む)やセフェム系薬を、重症であればカルバペネム系薬を用いる。院内肺炎では中等症もしくは重症と考えて、抗緑膿菌作用を有する第三世代セフェム系薬、第四世代セフェム系薬、カルバペネム系薬を点滴静注で用いる。いずれのケースにおいても初回に投与する抗菌薬(すなわちエンピリック・セラピー)でその肺炎を終息させるべく最大限の努力と注意力を集中すべきであり、1つの薬が効かなければ別の薬を、それでも無効ならさらに他剤を、という遂次投入は避けたい。高齢者の肺炎においてはこのような try and error を行っている余裕がないこともあるし、またこのやり方は菌交代現象・菌交代症としての耐性菌の出現を起こしやすくするからである。

非定型肺炎が疑われるときや、ペニシリン系・セフェム系薬を投与しても効果が得られない場合は、マイコプラズマ肺炎と思われる例ではマクロライド系薬(吸収のよいクラリスロマイシンや血中半減期の長いアジスロマイシンなど)を、クラミジア肺炎ではテトラサイクリン系薬を用いる。レジオネラ肺炎が疑われる場合(メモ③)は診断がつく前にマクロライド系薬の点滴とリファンピシンもしくはニューキノロン系薬との併用を行う。レジオネラ肺炎は診断に時間がかかり、かつ急速に死の転帰を取りうる疾患なのでエンピリック・セラピーですべてが決まるといっても過言ではない。

起炎菌が決定されればそれに応じた抗菌薬に切り替える。エンピリック・セラピーを漫然と続けるべきではない。各種起炎菌に対する抗菌薬の選択の目安を表3に示す。

なお、肝機能・腎機能について抗菌薬投与前に把握しておく必要がある。肝腎障害がある例では抗菌薬の量や種類に制限が生ずることもあるからである。また、抗菌薬の使用により肝腎機能が低下していくこともあり、基礎値としての投薬前の数値はその際に有用な情報となる。多剤併用時やアミノ配糖体抗菌薬使用時には急速な腎不全が生ずることもある。腎機能障害のあるケースではアミノ配糖体系薬やグリコペプチド系薬は可及的に避けるべきである。他剤であっても使用量の減量が必要となることもある。肝障害があれば、特にテトラサイクリン系薬の使用は避けたい。

また抗菌薬投与中に発症した下痢では、高齢者高齢者の場合は Clostridium difficile による偽膜性腸炎を考えなければならない。抗菌薬によるビタミン K 欠乏・血小板凝集抑制で出血傾向を認める

●メ　モ③　温泉旅行や温水プール・24時間循環式風呂への入浴などが重要なヒントとなる。加えて胸部 X 線写真上の陰影の程度に比して低酸素血症の度合が強く重症感が強い。

表 3. 原因菌別抗菌薬選択基準

肺炎球菌
 軽　症→経口：ペニシリン系薬
 中等症→経口：レスピラトリー・キノロン系薬
    注射：ペニシリン系薬
       セフェム系薬
 重　症→注射：カルバペネム系薬

PRSP
 中等症→経口：レスピラトリー・キノロン系薬
    注射：ペニシリン系薬(メモ 4)
       セフェム系薬
 重　症→注射：カルバペネム系薬(パニペネム)

インフルエンザ菌
 軽　症→経口：第三世代セフェム系薬
       ペニシリン系薬
 中等症→経口：βラクタマーゼ阻害剤配合ペニシリン系薬
       レスピラトリー・キノロン系薬
    注射：第三世代セフェム系薬
       第四世代セフェム系薬
 重　症→注射：カルバペネム系薬
       ニューキノロン系薬

黄色ブドウ球菌
 軽　症→経口：βラクタマーゼ阻害剤配合ペニシリン系薬
    注射：第一・二世代セフェム系薬
 中等症→注射：カルバペネム系薬

MRSA
 中等症〜重症→注射：抗MRSA薬(バンコマイシン、アルベカシン、テイコプラニン)

クレブシエラ
 軽　症→経口：第一・二世代セフェム系薬
       レスピラトリー・キノロン系薬
 中等症→注射：第二世代セフェム系薬
 重　症→注射：第三世代セフェム系薬
       カルバペネム系薬

緑膿菌
 中等症〜重症→注射：抗緑膿菌作用を有するペニシリン系薬(ピペラシリン)
       抗緑膿菌作用を有する第三世代セフェム系薬(セフフィロジン、セフタジジム)
       カルバペネム系薬(メロペネム)
       アミノ配糖体系薬
       ニューキノロン系薬

モラクセラ・カタラーリス
 中等症→経口：βラクタマーゼ阻害剤配合ペニシリン系薬
       レスピラトリー・キノロン系薬
       ニュー・マクロライド系薬
    注射：第二・三世代セフェム系薬
 重　症→注射：第三世代セフェム系薬
       カルバペネム系薬
       ニュー・キノロン系薬

●メ　モ④　PRSPであっても特に本邦のものはペニシリン高度耐性ではなく、十分量のペニシリンを投与すれば有効なことも多い。しかし逆にPRSPの多くはセフェム系薬にも耐性を有しており、低濃度のセフェム系薬の投与がPRSPを増やしていることも現実である。

こともある。

　抗菌薬の使用はできるだけ短期間になるように努める。それがMRSAをはじめとする薬剤耐性菌の発生を防ぐ方策である。不十分な量を長期に投与するのが最もよくない。CRPが陰性化すれば（あるいは長期にわたる投与となっていれば、CRPが前値の10%内外となってきたら）投与を終了してよく、胸部X線写真上の陰影は残存していてもよい。陰影の消退が遅れることはしばしば経験する。むしろ、臨床的には肺炎が治癒したのにいつまでも残存する陰影については、肺炎以外の疾患（最も注意しなければならないのは肺癌である）の可能性を考えなければならない。

［２］呼吸不全対策

　高齢者の肺炎はしばしば呼吸不全（低酸素血症）を合併する。P_aO_2は経皮的酸素飽和度（SpO_2）測定により推定できるが、動脈血二酸化炭素分圧（P_aCO_2）については今のところ信頼に足る非侵襲的検査法は普及しておらず、動脈血ガス分析に頼らざるを得ない。したがってSpO_2測定ばかりではなく動脈血ガス分析を行うことは必要である。なお、P_aO_2とSpO_2は直線関係はなく、図4の如き関係にあることに注意したい。また指尖パルス・オキシメーターは、SpO_2が低いところではあまり正確な数値は出せないことや、パルス（脈拍）がきちんと検出されていない場合の数値はあてにならないことに注意する（メモ⑤）。高齢者では慢性的な呼吸不全があると、かなりの低酸素血症となっても呼吸困難感を感じない場合もある。生体にとって酸素吸入が必要か否かは症状だけからは判断できないので、P_aO_2やSpO_2で確認することを忘れないようにする。

　$P_aO_2 > 60$ Torr（したがって$SpO_2 > 90\%$）を保つよう酸素を投与する。このとき、酸素は低流量か

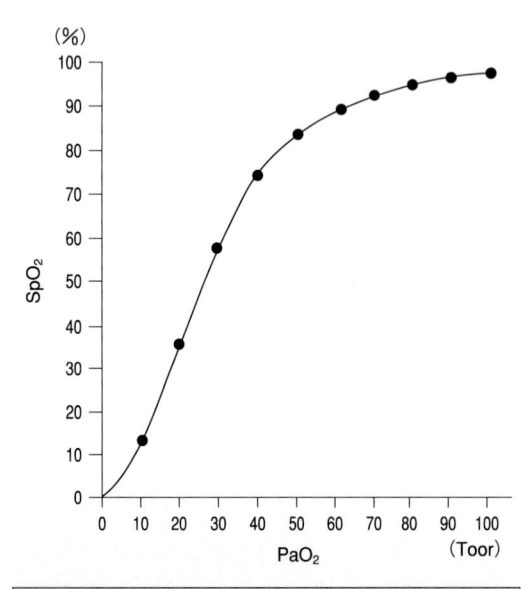

P_aO_2 (Torr)	20	30	40	50	60	70	80	90	100
SpO_2 (%)	35	37	75	84	89	93	95	97	97

図4. P_aO_2とS_pO_2の対応関係
この関係はpHや温度によっても変化する。S_pO_2 90%がP_aO_2では60 Torrにおおよそ相当する。

表 4．人工呼吸器装着の判断基準

急性呼吸不全	・空気呼吸で P_aO_2 50 Torr 以下または F_iO_2 0.6 以上で P_aO_2 60 Torr 以下 ・P_aCO_2 80 Torr 以上で pH 7.25 以下 ・呼吸数 40/min 以上または 10/min 以下 ・**絶対値よりも病状の推移を参考に、一過性または急性のものは適応を広く、慢性のものは厳しく。**
慢性呼吸不全の急性増悪	・P_aO_2 40 Torr 以上に O_2 を上げると P_aCO_2 が 80 Torr 以上となり、pH が 7.25 以下に低下し、この状態が半日以上続く場合（P_aCO_2 80 Torr 以上でも pH 7.25 以上なら不適） ・呼吸不全に基づく意識障害 ・喀痰の排出困難

（日本胸部疾患学会(現・日本呼吸器学会)肺生理専門委員会(編)：慢性閉塞性肺疾患．気管支喘息の診断と治療指針より引用）．太字；筆者）

ら開始することが重要である。高流量酸素投与によって P_aO_2 を必要以上に上げるとむしろ呼吸抑制がかかり、P_aCO_2 が上昇してきてしまう例があるからである。特に慢性呼吸不全例でこのような例が散見される。P_aO_2 は 60 Torr 以上を保てばよく、必要以上の酸素投与は慎むべきである。

P_aCO_2 については P_aO_2 とは違った見方で対処しなければならない。P_aO_2 の低下は動脈血の酸素化の障害であり、酸素を投与することによって対処するが、P_aCO_2 の上昇は換気不全であり、体内で産生された二酸化炭素がうまくウォッシュ・アウトされない(換気されない)状態である。したがってこれに対して酸素を投与することの直接的な意味はなく、換気そのものを増加させる手段を講じなければならない。したがって究極的には人工呼吸ということになる。肺炎によって生じてきている高二酸化炭素血症が今後の治癒により改善される可能性がある場合（**メモ⑥**）は、人工呼吸の導入を考慮する。しかし、高齢者は人工呼吸からの離脱が難しいこともあり、徒らに延命措置のみに陥ることがないよう、その適応には慎重な検討を要する（**表4**）。もちろん「高齢者であるから」という理由だけで行える治療を行わないことはあってはならない。

P_aO_2 は 60 Torr 以上に保たなければならないが、P_aCO_2 については必ずしも 40～45 Torr に下げる必要はない。慢性呼吸不全でもともと P_aCO_2 が高めの症例では、その高い P_aCO_2 で生体がうまくバランスをとり、pH を正常に保っていることがある（permissive hypercapnia）。この状態から人工呼吸によって急速に P_aCO_2 を下げると高度のアルカローシスを招くことになり、痙攣や不整脈を誘発し

● メ モ⑤　パルス・オキシメーターを装着してまずみるべきはパルスの数値である。この数値が実際の患者の脈拍からかけ離れている場合は正しい SpO_2 は測定されていないと考え、ほかの部位で測り直すべきである。

● メ モ⑥　人工呼吸は呼吸不全の原因療法ではない。つまり、人工呼吸を行っていれば呼吸不全が治るのではなく、呼吸不全の原因となっている病態を解消しなければならない。人工呼吸はあくまでもこの原因療法を行う間に呼吸筋を休ませ末梢組織の酸素・二酸化炭素分圧や pH をよい状態に保つという、いわば時間稼ぎなのである。機械的強制換気は呼吸としては極めて不自然で合併症も多い。なるべく速やかに離脱・中止しなければならない。

うる。そこで P_aCO_2 が高値の場合にはまず pH をみる。pH が正常に近い値(7.40 ± 0.05)が保てているようであれば生体はその P_aCO_2 になんとか適応している(メモ⑦)のであり、デメリット(メモ⑧)の多い人工呼吸を無理に導入することはない。もちろん、全身状態を把握することに優るものはない。種々との数値に捕われて人工呼吸を開始するタイミングが遅れてしまっては致命的である。

近年は挿管をしないでマスクをフィットさせて行う非侵襲的人工換気(NIPPV)も普及してきている。患者側の理解力と協力が必要であること、喀痰・気道分泌物が少ない症例であること、スタッフがその扱いに慣れており、NIPPV が奏効しなかった場合にいつでも挿管できる体制にあることなどの条件をクリアできれば患者の QOL をある程度保ちながら(会話や食事ができる)人工呼吸管理を行える。

● メ モ⑦　生体には高二酸化炭素血症によるアシドーシスを代償するシステムがあり、慢性の呼吸性アシドーシスでは pH は正常近くに戻っている。しかし、この代償機構が働くには数日かかるため、急性に生じた高二酸化炭素血症では pH は低いままとなっている。

● メ モ⑧　人工呼吸のデメリットとしては、①気道内圧が高まって気道損傷(barotrauma：気胸など)が起こりうる、②胸腔内圧が高まることによって静脈還流が低下し、心拍出量の低下・末梢の浮腫・尿量の低下・血圧の低下などが生ずる、③高濃度酸素投与が続けば気道粘膜の傷害や無気肺、酸素中毒が起こりうる、といったことが挙げられる。

[3] 対症療法

先に熱の出ない肺炎・咳をしない肺炎について述べたが、発熱や咳に対して解熱剤・鎮咳剤を患者より要求されることも多い。

しかし鎮咳剤の投与は必要不可欠のものではなく、肺炎だから投与するといった画一的な使用は好ましくない。咳は喀痰・気道分泌物あるいは異物を排出する生体の防御機構の1つである。誤嚥性肺炎を起こした高齢者では咳反射が低下しており、咳をしない・咳ができないことが誤嚥・誤嚥性肺炎の原因となっているて考えられる(後述)。したがって喀痰の多い湿性咳では鎮咳剤を用いて咳を抑制することは肺炎を増長させる方向に働くと考えられ、好ましくない。乾性咳や、咳のため不眠となり患者の体力が低下する恐れのある場合に鎮咳剤を用いる。鎮咳剤の多くは中枢性作用をもち、その使用によって夜間の酸素飽和度が低下することもある。

解熱剤も功罪相半ばするものである。発熱反応は生体の防御反応であり、免疫反応を高めている。また多くの感染性ウイルスの増殖に適した温度は 37℃以下であり、生体は発熱することによってこうしたウイルスの増殖を抑制していると考えられる。したがって中枢神経系などへの悪影響が懸念される高温(40℃以上)でない限り、発熱は生体に有利に働いていると考えられる。しかし一方、高齢者が容易に脱水状態となることも事実である。熱による不感蒸泄の増加に加えて、摂食・飲水量の低下も影響する。こうした場合には解熱が必要となってくる。したがって解熱剤も鎮咳剤同様、状況をよく見極めて使用するべきである。なお、解熱剤として用いられる NSAIDs には、消化性潰瘍を生じさせ

たり（高齢者では腹痛もなく突然吐血・下血することがある）、血圧を低下させたり（坐薬を用いても急に血圧が下がってショック状態に陥ることもある）する副作用があることにも留意する。

［4］その他

　肺炎による発熱や摂食・飲水量の低下により、高齢者は脱水状態に陥りやすい。熱や摂食状況に応じて補液を行うが、電解質の検査結果がわかるまでは補液は1号液（カリウムが含まれていない）で開始するのがよい。一方、過剰輸液によって心不全をきたすこともあり、その点にも注意が必要である。

　栄養状態にも注意を払う。低アルブミン血症では抗菌薬の効果も小さくなり、またMRSAが発症しやすいといったこともある。さらに人工呼吸からの離脱も困難になる。

　夜間不隠・不眠もしばしばみられるが、睡眠薬・精神安定薬・鎮静薬は呼吸抑制作用があるので極力使わないようにしたい。高齢者にとっては入院するだけでも大きな環境変化であり、錯乱状態になることがある。そうであれば慣れてくればもとに戻るので少し経過観察をするという方法もある。もちろん、呼吸不全や脳血管障害のサインとしての錯乱状態には十分気をつけなければならない。

　高齢者ではほんの数日の安静臥床でも筋力が低下し、その後立てなくなることもある。不必要な安静はまったく無意味であり、早期離床を心がけるべきである。

　尿路カテーテルなどの異物も極力体内に挿入しない。厳密な尿量管理を要するケースでは別であるが、看護上の手間の理由を以って体内に異物を入れるべきではない。体内の異物は患者への侵襲であると同時に、感染源ともなる。

V・予防

　ワクチンによるインフルエンザの予防は高齢者の超過死亡を抑制する。インフルエンザ・ウイルス感染では、インフルエンザ肺炎を引き起こすこともあるし、二次感染として細菌性肺炎を生じさせることもある（このときの肺炎は肺炎球菌・インフルエンザ菌・黄色ブドウ球菌によるものが多いとされる）。

　市中肺炎では病原菌となる頻度の最も多い肺炎球菌に対するワクチンも実用化されている。

　もちろん一般的な風邪をひかない注意も大切である。十分な栄養と休養が重要なのはいうまでもない。

VI・誤嚥性肺炎

　高齢者肺炎のかなりの部分に誤嚥が関与していることがわかってきており、ここでは別章を設けて論ずることにする。

[1] 病因・病態

　誤嚥とは食物・水分・口腔咽頭分泌物、胃食道内容物で喉頭まで逆流してきたものが声帯を越えて気道内に侵入することであるが、生体には本来それに対する防御機構が備わっている。その代表的なものが嚥下反射と咳反射であり、これらの反射・防御機構の破綻が誤嚥の根底にある。一度に大量の誤嚥が起こりそれがそのまま肺炎を惹起すること(メンデルソン症候群はその代表例である)もあるが、高齢者でみられる誤嚥性肺炎の多くは周囲や本人すら気がつかないような不顕性誤嚥が繰り返されることによって発症するものと考えられる。

　嚥下は口腔期・咽頭期・食道期の三期に分けられるが、咽頭期では食塊・嚥下物が咽頭粘膜を刺激し、この入力が延髄網様体にある嚥下中枢に伝達される。ここに大脳基底核からの入力も加わる。この咽頭期での嚥下運動が障害されると誤嚥が発生しやすくなる。正常嚥下運動では誤嚥を防ぐために嚥下時には気道は閉鎖される。また、嚥下は呼気相において起こり、嚥下終了後の呼吸も呼気から始まり、嚥下物が咽頭に残っていたとしても吸気で誤嚥しないようになっている。嚥下中枢と呼吸中枢は関連して誤嚥を防いでいるのである。したがってこれらの中枢神経系が障害を受ける病態があれば(**表**5)誤嚥・誤嚥性肺炎は発症しやすくなる。表5をみてもわかるように、これらは高齢者ではしばしばみられる状態であり、高齢者に誤嚥性肺炎が多い所以である。誤嚥を防ぐメカニズムである嚥下反射と咳反射について少し詳しく論ずる。

　蒸留水を咽頭に注入してから嚥下運動が始まるまでの時間(潜時)が嚥下反射の機能の指標となる。すぐに嚥下されるべきものがいつまでも咽頭に残っている(潜時が長い)のであれば、誤嚥される確率が高まる。嚥下反射(潜時)に加齢による変化は認められない。睡眠時の嚥下反射も健常高齢者では低下していない。しかし大脳基底核(嚥下運動に関与している)に脳梗塞を起こした患者では、慢性期に入っていても嚥下反射は低下しており、特に夜間においてそれが著しい(**図**5)。さらに、これらの大脳基底核梗塞患者の中で、明らかな脳卒中症状が認められないラクナ梗塞の患者であっても嚥下反射は低下していることも判明した。両側基底核梗塞患者の90％以上、一側基底核梗塞患者でも60％以上で不顕性誤嚥が認められ、これらの群での肺炎の発症率は非脳梗塞患者に比べて、各々3.6倍と2.1倍であった。夜間の嚥下反射の低下が際立っているところをみると、誤嚥性肺炎の発症には就眠中の不顕性誤嚥が重要な役割をはたしていると考えられる(**メモ⑨**)。

　たとえ嚥下に失敗して気道に異物が入ってきたとしても、それを咳でうまく喀出してしまえば下気道の疾患である肺炎にはならないと考えられる。逆に咳反射が低下していれば高率に誤嚥性肺炎が生ずることが想像されよう。この咳反射についても加齢のみによる低下はない。ところが過去に誤嚥性肺炎を起こしたことのある高齢者で、肺炎から回復したあとに咳反射を調べると有意に低下している。さらに、こうした患者では夜間にお

表 5. 誤嚥の基礎疾患・状態

脳血管障害
中枢神経変性疾患(パーキンソン病など)
痴呆
意識レベルの低下(薬物による医原性のものも含む)
挿管状態(人工呼吸)
食道の通過障害、胃食道逆流状態
嘔吐
高二酸化炭素血症

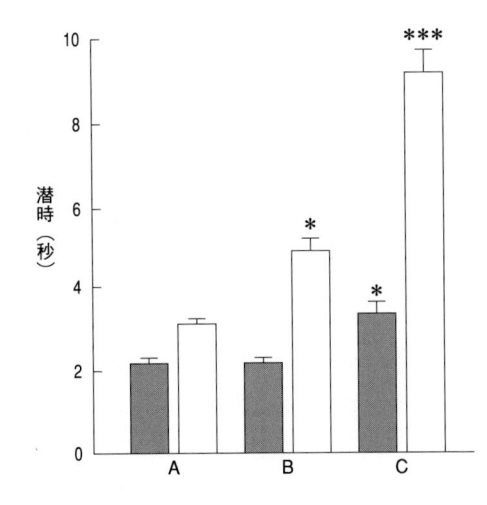

図 5. 大脳基底核梗塞と嚥下反射の低下
A はコントロール群、B は一側の大脳基底核梗塞患者、C は両側の大脳基底核梗塞患者の嚥下反射を示す。黒バーは昼間の嚥下反射、白バーは夜間のものを示す。潜時が長いほど反射は低下している。
C 群では昼間・夜間ともに、B でも夜間は有意に嚥下反射が低下している（*p＜0.01、***p＜0.001）。
(Nakagawa T, Sekizawa K, Arai H, et al. : High incidence of pneumonia in elderly patients with basal ganglia infarction. Arch Intern Med 157 : 321-324, 1997 より改変)

ける咳反射の低下が著しい。また、パーキンソン病患者でも咳反射が低下していることも報告されている。咳反射の低下もまた誤嚥性肺炎に結びつくのである。

● メ モ ⑨　就眠中、すなわち仰臥位での誤嚥がもとになることが多いため、誤嚥性肺炎は背側の肺に生ずることが多い。人工呼吸器装着例などで仰臥位が続いている例では特にそうである。

［2］起炎菌

　誤嚥性肺炎ではそうでない肺炎と異なり、胃内容物が肺胞領域に至って肺炎を起こしているため、胃酸の化学的作用に加えて細菌感染が起こっているという特殊性がある。胃酸のほかにもペプシンなどの胃液中の成分も影響していることが考えられる。

　起炎菌としては胃液中や口腔内細菌叢に存在する細菌が考えられる。口腔内の歯垢などには嫌気性菌が大量に存在している。しかし、嫌気性菌の検出（嫌気培養）は一般的な喀出痰による培養法では困難なことがあり、喀痰培養で嫌気性菌の存在が証明されなくともその関与は否定できない。歯周病・口臭・糖尿病の合併などは嫌気性菌の関与を疑わせる所見である。また、高齢者の口腔内にはグラム陰性桿菌や黄色ブドウ球菌が多い（特に後者は寝たきり患者の口腔内で多い）という報告もある。この現象は糖尿病・腎不全・慢性呼吸器疾患・アルコール中毒・寝たきり状態といった基礎疾患があると顕著になり、また抗菌薬の使用による菌交代現象としてグラム陰性桿菌が増加することもある。

　嫌気性菌はほかの菌と混合感染することによりその病原性が増強されたり、好中球の殺菌能を低下させることもあり、こうしたことが誤嚥性肺炎の難治性と関係している可能性がある。

　また、*Streptococcus milleri*（口腔内常在菌）も嫌気性菌と混合感染を起こして誤嚥性肺炎の起炎菌となることが多いが、本菌は α-*Streptococcus* に含まれるため、培養結果のレポートでは単なる口腔内常在菌のコンタミネーションとして扱われてしまうことがある。

［3］治療

　一般的な治療は前述の肺炎の治療と変わるところはないが、誤嚥性肺炎は概して重症のことが多く、かつ、その原因となっているメカニズムが改善されない限り治療中であっても再発することがあり、難治性である。原則的に入院治療が望ましい。

　抗菌薬は嫌気性菌をターゲットとして β ラクタマーゼ阻害剤配合ペニシリン系薬やカルバペネム系薬を用い、またクリンダマイシンを併用することもある。誤嚥性肺炎は同一患者に繰り返して起こることが多く、そのため短期間に何度も抗菌薬が使われ MRSA を中心とした耐性菌が生じることが多い。ここでも抗菌薬の使用をできるだけ短期にすることが重要である。

［4］予防

　これまで述べてきたように誤嚥性肺炎の根底には中枢神経系の障害があり、肺炎という肺の炎症（感染症）を治療しても誤嚥そのものは改善せず、何回も繰り返し発症することになる。したがって誤嚥をいかにして予防するかといった点が重要になる。これには誤嚥そのものを予防する非薬物療法・日常生活上の注意と誤嚥を起こしている病態を改善させる薬物療法とがある。ここでは誤嚥のメカニズムそのものに迫る薬物療法について述べる。

　前述の如く、誤嚥は嚥下反射・咳反射の低下によって生ずるが、これらの反射を担っている内因性神経伝達物質はドパミンとサブスタンス P（SP）である。かつ、この両者の間には関連性がある（メモ⑩）。ドパミンはパーキンソン症候群患者の脳内で低下していることが知られているが、大脳基底核梗塞患者でも減少している。パーキンソン病もまた誤嚥を生じやすい疾患であるが、動物実験でドパミンの合成を抑制したり、ドパミンの受容体を欠如させたりすると摂食障害が起こる。こうしたことからドパミンは嚥下において重要な役割をはたしているものと推測され、ドパミン不足が誤嚥を誘発しているものと考えられる。

　誤嚥性肺炎を起こし、嚥下反射が低下している患者にドパミンを投与（実際はドパミンは血液脳関門を通過できないので前駆体であるレボドパを用いる）すると、嚥下反射が改善されることが示されている。また、ドパミンを神経末端より放出させるアマンタジン（パーキンソン病の治療薬の1つである）を脳梗塞患者に長期投与すると肺炎の発症を抑制することも示されている。

　一方、SP も肺炎を起こした高齢者の喀痰中で濃度が低下しており、動物で SP の枯渇したモデルをつくると嚥下反射が低下することが示されている。唐辛子の成分であるカプサイシンは知覚神経末端より SP を放出させることが知られており、嚥下反射の低下している患者の口腔内にカプサイシンを投与するとごく微量で嚥下反射の改善を認める。低下している SP の濃度を高めることによって嚥下

> ●メ　モ⑩　ドパミンが合成される過程が欠如したノックアウト・マウスでは脳（線状体）内の SP も減少している。またドパミンの拮抗剤を長期投与すると中枢・末梢神経系での SP も減少する。

反射が改善し、誤嚥が防げる可能性がある。

　カプサイシンはSPを神経末端から放出させる作用でSP濃度を高めるが、その働きは比較的短時間である。SP濃度を長時間にわたって高いまま維持するには、一度放出されたSPの分解を抑制すればよい。SPを分解する酵素にアンジオテンシン変換酵素（ACE：Angiotensin converting enzyme）がある。したがってACE阻害剤を用いればSPを高濃度に保ち続けられる可能性がある。このことはモルモットでACE阻害剤の投与によって咳反射が亢進することや、ヒトにおいてACE阻害剤が喀痰中のSP濃度を上昇させ、また嚥下反射を改善させることで示されている。

　ACE阻害剤は降圧剤として広く用いられている。かつ、その副作用として咳が有名であり、ACE阻害剤がSPの分解を抑制するため咳反射が亢進して生ずるものと考えられる。そこで、ACE阻害剤を脳血管障害患者に長期に亘って投与したところ、その後の肺炎の発症が低下することが示された（図6）。このような現象は別種の降圧剤であるカルシウム拮抗薬の長期投与では認められないことより、血圧がコントロールされたことよりもACE阻害剤の独自の働きと考えてよい。

［5］日常生活上の注意

　表4に示した誤嚥のリスクのある患者ではいつ誤嚥を起こすかわからない。前述したように誤嚥は食事中に起こるとは限らないし、誤嚥したことに本人も周囲も気がつかないこともある（誤嚥すればむせるであろうと思うが、このむせる反射がない患者が誤嚥を起こすのである）。普段の生活の中で、誤嚥を少しでも減らすような工夫が必要である。

　脳血管障害の急性期で嚥下がうまくできない例ではしばらく経口摂取を禁止とするが、嚥下反射は発作後2週間くらいすると戻ってくるのでこの時期が経口摂取できるか否かを見極める頃となる。嚥下できるどうかのテストは水で行うことがあるが、球麻痺でなければ液体よりも固形物の方が誤嚥しにくいので、プリンやムースのような物で試してみるのがよい。経口摂取再開は流動食から始める必要はない。半固形物からがよい。また、水を飲ませてむせないから安全とは限らず、嚥下反射・咳反射の低下・欠落によりむせないこともあるので、嚥下できているかどうかをよく観察することが大切である。

　飲み込みがうまくできない例では経鼻経管栄養・胃瘻造設、あるいは中心静脈栄養を行って経口摂取を断念することも検討する。経鼻胃管より胃瘻の方が誤嚥は少なくなるがそれでも完全に防げるわけではない。口から飲み下すものがなくなったとしても、唾液・胃食道内容物の逆流は防げないからである。しかし、1年間の長期にわたり胃瘻栄養で過ごしていた患者でも経口摂取を再開できるようになることもあり、経管栄養・胃瘻・中心静脈栄養といった不自然な栄養法からの離脱を簡単に諦めてはならない。

　胃内容物の逆流を防ぐために、経口摂取例でも胃管・胃瘻例でも食後2時間ほどは座位を保たせる。このことによって長期的に熱発エピソードを減らせる。消化管蠕動運動を亢進させる薬物（5-HT$_4$受容体拮抗薬）を用いて食物の胃の通過時間を短くする（胃を早くからにする）ことが奏効する場合もある。よく歯みがきをして口腔内の衛生状態を保つことも有効である。

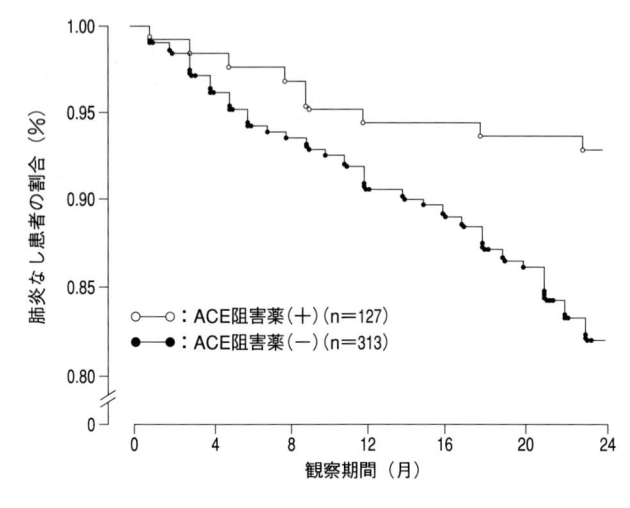

図 6．ACE 阻害剤による肺炎の予防
ACE 阻害剤常用量を連日投与することにより肺炎の発症が予防できる。累積肺炎発生率の差は 2 年間で約 3 倍となった。
(板橋　望，座安　清，森川昌利，ほか：アンギオテンシン変換酵素阻害薬による老人性肺炎予防．呼吸 17：1342-1344，1998．より改変)

表 6．日常生活でできる誤嚥の予防

・食事に集中させる
　慣れた環境で食べてもらう
　ほかに気の散るようなもの・ことはつくらない
　いつもと同じ食器を使う
・半固形物を食べてもらう
・一口の量を少なくする
・浅い皿を使う
・食後 2 時間は座位を保つ
・よく歯みがきをする

表 7．高齢者肺炎の特徴(まとめ)

・症状、所見が軽微であったり出揃わなかったりする
・急速に進行(悪化)することがある
・合併症が多く、その影響を受けやすい
・基礎疾患によって治療が制限されることがあり、また肺炎によって基礎疾患が悪化することもある
・全身状態の把握に常に努めることが重要である
・誤嚥が関与することが多く、その予防も重要である

　痴呆症では一度に飲み込める量よりも多くの食物を口に入れることがある。一口の量を注意して見守る必要がある。痴呆がなくとも一口の量は少ない方が安全である。
　食事中は食事に集中させる。テレビを見ながらの食事や、いつもと違う環境(場所や食器など)での食事は、食事(嚥下)への注意力を低下させる。全量摂取させることを食事の目標にすることはなく、飽きてきて食べることへの興味が低下しているようであればそこで食事を終了としてよいのである。
　深いコップ型の食器よりは浅い皿型の食器の方が安全である。深いコップの中味を最後まで飲みきろうとすると、上を向いて頸部を延ばす姿勢となってしまう。この姿勢は気道確保の姿勢、すなわちものが気道への入りやすい姿勢である。
　日常生活上で介護者ができる誤嚥の予防を表 6 にまとめた。

◆おわりに◆
　冒頭に述べたように高齢者の肺炎にはいくつかの注意すべき点があり(表 7)、ここで見逃しが生ずると致命的な結果を招いてしまうこともある。繰り返しになるが、高齢者の肺炎を診る、というよりは、肺炎の高齢者を診る、という姿勢が最も大切である。

(板橋　繁、佐々木英忠)

CHAPTER 10

肺癌患者の肺炎

◆はじめに◆

　現在わが国の3大死因は悪性新生物、心疾患、脳血管疾患であり肺炎がこれに続いている(図1)。2002年「国民衛生の動向」によれば悪性新生物による死亡率は年々増加を示しており、死亡率、死亡数とも第1位を占めている[1]。中でも肺の悪性新生物は死亡全体に占める割合が男女とも増大しており、平成12年には、男性21.8%、女性12.6%となっていた。年齢階層別の死亡率では男女とも70歳以上で急激に増加するという特徴を示している。一方、肺炎の死亡率は4位であり、年齢階層別でも70歳以上の高齢者で特に高くなっている[2]。両疾患とも高齢者に多いということが治療をはじめとしてさまざまな問題をかかえる背景となっている。特に、これまでの報告では、肺癌患者に肺炎が合併した場合の死亡率は20〜40%とされ非常に高率である[3]-[5]。入院時に閉塞性肺炎を合併するか否かで肺癌症例の生存期間に差がみられることも報告されている[5][6]。したがって肺癌に併発する肺炎は、肺癌の予後を規定する重要な因子として認識されている[7]。肺癌患者の肺炎の特徴として、高年齢であるほかに、喫煙などの影響による慢性呼吸器疾患や脳血管障害など基礎疾患に基づく、Ⅰ：全身要因よる肺炎と、肺癌自体の発生形態の特徴による気道の閉塞や狭窄が誘因となる、Ⅱ：局所要因に基づく肺炎、に発生要因が大きく分類される(表1)。また、肺癌に対する治療である化学療法や放射線療法が、免疫抑制や易感染性といった全身要因への影響や、治療効果による気道の閉塞や狭窄の改善など局所要因の変化を及ぼすなどの特徴もある。したがって肺炎そのものの影響で肺癌患者の治療の選択や治

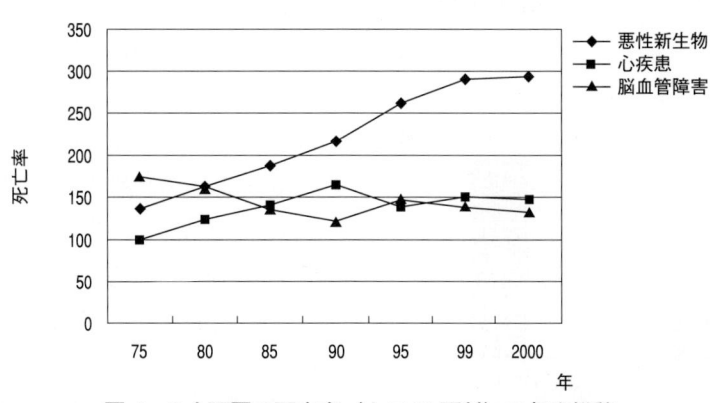

図1. 3大死因の死亡率（人口10万対）の年次推移

表 1. 肺癌に併発する肺炎の発生要因

I 全身的要因
高年齢
基礎疾患（慢性呼吸器疾患、脳血管障害、糖尿病、ほか）
栄養不全、代謝機能不全
癌浸潤、転移による臓器、組織障害
抗がん治療による免疫能低下
ADLの低下
II 局所的要因
癌浸潤による組織防御機構の損傷
気道狭窄・閉塞

療効果にも多大な影響を及ぼすことにもなる[7]。そこで肺癌患者の肺炎の病態を理解することは診断や治療を進めるうえで重要である。本稿では肺癌に併発する肺炎の起因菌などの特徴、治療成績や今後の問題点を、これまでの報告をもとに自験例をまじえて検討した。

I・全身的要因による肺炎

[1] 感染要因

　肺癌患者の感染症として肺炎の頻度が最も高い。これは、肺が気道系を介して直接外部の空気が出入りしている臓器であるという特徴による。空気中にはさまざまなウイルスや細菌などの病原体が常に存在する。しかし健常時には感染に関する種々の防御機構が肺、気道系に働いている。この肺の感染防御機構として上気道を中心とした、①粘液・繊毛運動や咳反射などの機械的防御機構、②常在菌叢などの生物学的防御機構、③分泌型IgAの免疫機構、さらに下気道では①リゾチーム・ラクトフェリン・ファイブロネクチンなどの生化学的防御機構、②免疫グロブリンIgGや補体による免疫反応機構、③肺胞マクロファージ・好中球など貪食細胞による非特異的免疫機構、を含め、肺内リンパ組織や体液性免疫、細胞性免疫がネットワークをつくり生体防御に働いている[8]。一般的には加齢とともに免疫機能は低下すると考えられている。われわれの基礎的な検討でも、肺癌患者の細胞性免疫、特に肺胞マクロファージや単球のBRMに対する反応は病期が進行するに従い低下することが示されている[9]。図2は肺癌患者の肺胞マクロファージの抗腫瘍活性を癌細胞のコロニー形成の抑制率で表したものである。進行病期ににしたがいOK-432による活性化が低下することを示している。また、65歳以上の高齢者肺癌患者を対象とした報告では、全身状態の低下した状態で細胞性免疫能を示すツベルクリン反応の低下が示されている[5]。さらに、化学療法や放射線療法に関した白血球減少や副腎ステロイドの投与なども免疫機構の抑制に働いていることも知られている。担癌状態

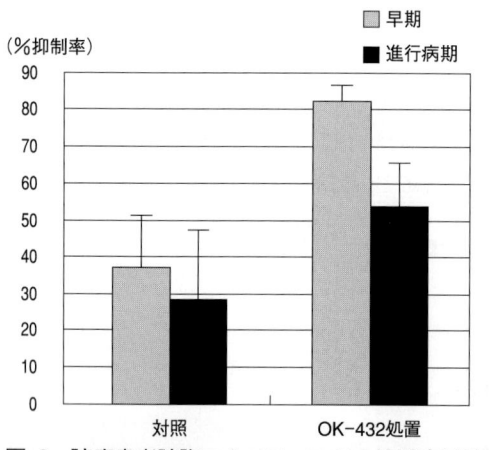

図 2. 肺癌患者肺胞マクロファージの抗腫瘍活性

ではこれら防御機構の低下とともに肺炎の原因菌になりうるグラム陰性桿菌の口腔内定着がみられ、病態の進行に伴う活動性の低下や長期臥床による喀痰の喀出力低下、栄養不全や代謝機能不全などがさまざま感染に関与している[10)11)]。加えて、高齢者では慢性閉塞性肺疾患や脳血管障害や糖尿病などの基礎疾患を有していることも難治化の原因となっている[12)13)]。

[2] 起因菌

肺癌の全身状態の悪化に伴う感染の起因菌としては、基礎疾患を有する場合の肺炎と基本的には同様である。これまでの報告では、クレブシエラ、緑膿菌が最も多く、エンテロバクター、大腸菌がこれに続き、これらグラム陰性菌桿菌が60～80%を占めるとされている[14)15)]。しかし、非閉塞性の肺炎の場合は院内肺炎が多くを占め、終末期としての肺炎を呈することが多くなる。近年の報告ではクレブシエラの割合は減少して、これらの場合はMRSAを含む黄色ブドウ球菌や腸球菌といったグラム陽性菌が前述したグラム陰性杆菌とともに検出され、場合によっては2菌種以上の複数感染もみられるとされている[16)-18)]。

そのほかに、結核、アスペルギルスやカンジダなどの真菌、ウイルス感染症もみられる。

特に、肺癌と肺結核症の合併に関して多くの報告がみられる。肺癌の1～5%に活動性の結核が合併するとされ、両者の合併は男性に多く、高齢者や喫煙者では頻度が高い。肺癌の組織型では扁平上皮癌で頻度が高いことが示されている[19)-22)]。

図3-a、bは全身状態の悪化のもとに発症した肺炎合併肺癌例である。

症例：81歳、男性。
既往歴：平成元年から冠動脈疾患。
現病歴：食欲不振と腹痛を主訴として某院に精査のため入院、中心静脈栄養でほぼ終日臥床状態であった。喀痰細胞診で腺癌と診断されたため当科紹介となった。
入院時検査成績：白血球は8,400/mlで好中球は70%であった。CRPは3.6 mg/dl、血沈1時間50 mmと亢進していた。CEAは127.7 ng/mlと高値であった。
臨床経過：胸部X線写真で、左中肺に結節影と左下肺に浸潤影がみられた。喀痰と気管鏡時の吸引か喀痰で *E. coli* が検出され起因菌と考えられた。感受性を検討し抗菌薬投与にもかかわらず数日で急激な状態の悪化をきたした。

このように、宿主の免疫能低下や低栄養状態では、治癒し難く直接死因となることも稀ではない。

[3] 検査・診断

一般的に肺炎の診断は、発熱、咳嗽、喀痰などの症状と胸部X線写真所見や一般検査による白血球、CRPなどの炎症所見から診断され、病原微生物の検索を行うことになる[23)24)]。ところが高齢者では、発熱などの症状に乏しく食欲不振、元気がないことや意識障害などむしろ非典型的症状で気づかれることがある[13)]。また、検査成績でも白血球の増加が少ないことなどもあり見逃されやすい。さらに、特に抗がん剤による化学療法や放射線療法による治療により臨床像を複雑にすることがある。発熱の原

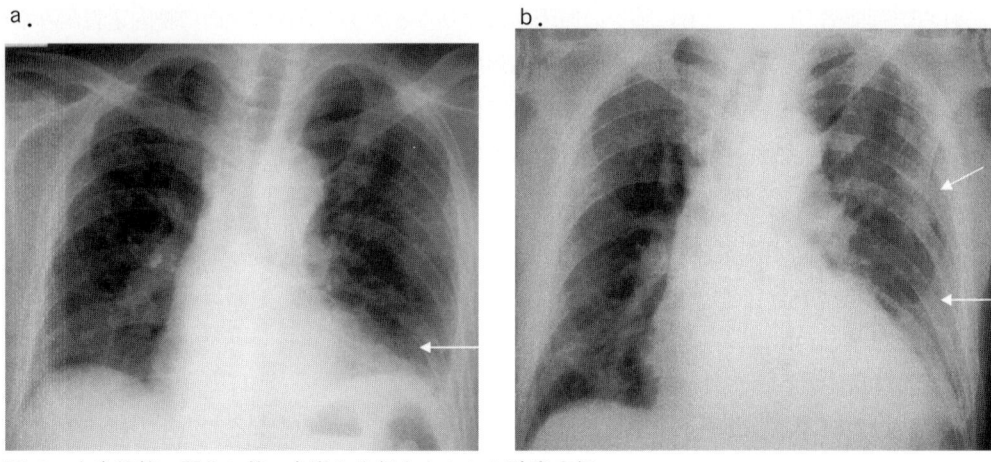

図 3. 全身状態の悪化に伴い急激な進行をきたした肺炎症例
胸部 X 線写真では入院時左下肺に浸潤影(→)が出現していたが、数日の経過で左中肺にまで浸潤影が拡がった。

因に関して、肺炎によるものなのかほかの感染症かあるいはカテーテル関連の症状なのかと迷うことが多い[25]。また白血球が減少している場合は胸部 X 線写真での肺炎像に乏しいことをしばしば経験する。したがって、胸部 X 線写真、起因菌検出のため喀痰の一般細菌・結核菌検査はもちろんだが、P. carinii 肺炎、Cytomegalovirus(CMV)肺炎を経験することもあることから(**重要**)、DNA プローブ法や PCR 法による分子生物学的診断法も重要であり欠かせない。さらに胸部 CT や動脈血ガス分析なども積極的に行うことで的確に病態を把握することが肝心である。

> ● 重 要
> 肺癌経過中に細菌性肺炎と鑑別すべき重要な疾患を下記に示した。
> 癌性リンパ管症、間質性肺臓炎、放射性肺臓炎、薬剤性肺炎、細気管支肺胞上皮癌、急性呼吸窮迫症候群、肺結核、ニューモシスチスカリニ肺炎、ウイルス肺炎(サイトメガロウイルスなど)、真菌性肺炎

[4] 治療

　肺炎の治療に関しては、肺癌の進行による全身状態の悪化や免疫低下では予後不良となることもあり、栄養状態や ADL の改善が必要である。また可能な限り起因菌検出の努力をするとともに、抗菌剤の選択も十分考慮することが重要である。日本呼吸器学会から呼吸器感染症に関するガイドラインが出版されている[23)24)]。それによると、緑膿菌にはカルバペネム系薬、フルオロキノロン系薬、抗緑膿菌活性のある第三世代セフェム系薬が有効である。クレブシエラには β ラクタマーゼ阻害作用をもつ第三世代セフェム系薬が有効である。ただし β ラクタマーゼを産生するクレブシエラの報告もあり、その場合カルバペネム系薬、フルオロキノロン系薬がともに有効である。黄色ブドウ球菌の場合 MSSA 感染症では第一世代セフェム系薬や β ラクタマーゼ阻害剤配合ペニシリン系薬が有効である。また

MRSA感染症にはバンコマイシン、アルベカシン、テイコプラニンが有効である。嫌気性菌感染症の場合は、クリンダマイシン、βラクタマーゼ阻害剤配合ペニシリン系薬、カルバペネム系薬が有効である。しかし、現実にはこれら喀痰分離菌に対して有効な抗菌力をもつ抗菌剤の投与にもかかわらず有効率は低く、宿主の免疫機能を含めた全身状態の低下が影響しているものと推察される。

II・局所的要因による肺炎

[1] 感染要因

　肺癌患者の感染症において、ほかの癌との大きな違いは局所的要因、すなわち気道狭窄・閉塞である。閉塞性肺炎は、癌の浸潤、進展により気管支が狭窄し、末梢肺領域に分泌物が貯留、末梢は無機肺に陥り、気道浄化機能の破綻も加わり発症する。そこでは細菌による感染よりむしろ閉塞という物理的な要因が大きな影響を及ぼすとの報告もみられる。これらの気道狭窄の状態と閉塞性肺炎をまとめると3つの型に分類すると理解しやすい[26]。①気道狭窄が進行するが無気肺を伴わないで局所の肺炎を示す、②気道狭窄の進展による無気肺と肺炎が合併する、③気道の完全閉塞による無気肺、但し細菌感染を伴わない炎症は存在するが、治療により気道閉塞が改善し細菌感染を生じる。

　そこで肺癌の組織や部位別の検討を行うと、特に肺門部肺癌では①、②の像が多く、がんの浸潤により気道狭窄だけではなく、気管支粘膜の障害にによる線毛上皮の脱落や線毛運動など粘液のクリアランスの障害も加わる。その末梢での分泌物が停留し侵入細菌の増殖の機会があり発症する。中枢型の扁平上皮癌や小細胞癌ではこの形式をとって発症するものと考えられる。一方、末梢型の腺癌ではこれらの発生性要因から肺炎の発症は稀でその発症率は低いものと考えられる。稀な症例として、末梢型の腺癌で肺門部リンパ節腫脹に伴う気管支狭窄による肺炎の報告もみられる。高齢者肺癌患者の閉塞性肺炎を検討した報告では、組織型別にみると、扁平上皮癌が多く、次に小細胞癌、腺癌の順である[5]。これは同報告での非閉塞性肺炎の43％が腺癌とする結果と対照的であった。また臨床病期でみると扁平上癌でI、II期から発症しやすく、腺癌では病期の進行に従い、中枢気道へ進展するに従い、発症率も増加する。渡邊らの報告では、扁平上皮癌はIII期45.8％、IV 26.8％、腺癌ではIII期9.5％、IV期4.2％、小細胞癌はIII期13.0％、IV期16.7％と報告している[27]。閉塞性肺炎の予後因子に関しては宿主の全身状態が非常に重要であることが示されており、特に血清蛋白質量やコリンエステラーゼなどの栄養状態や、Performance statusが大きな影響を与えているとの報告がみられる[6]。

　図4は当科で肺炎をきっかけとした発見された肺癌症例である。

症例：72歳、男性。

既往歴：閉塞性動脈硬化症、糖尿病と高血圧で加療中。

喫煙歴：20本/日、52年間

現病歴：咳嗽、喀痰、発熱を主訴に当科を受診胸部X線写真上、左中肺野に浸潤影を認められ肺炎として入院となった。

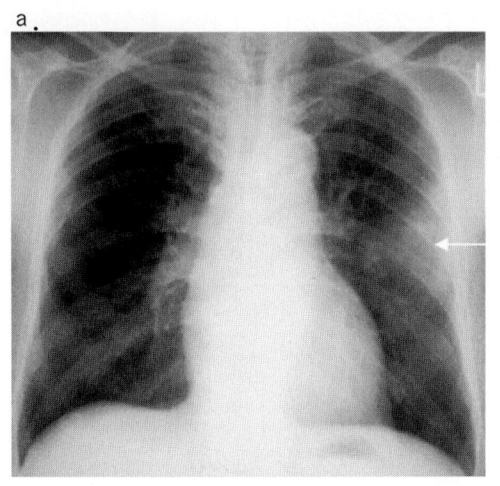

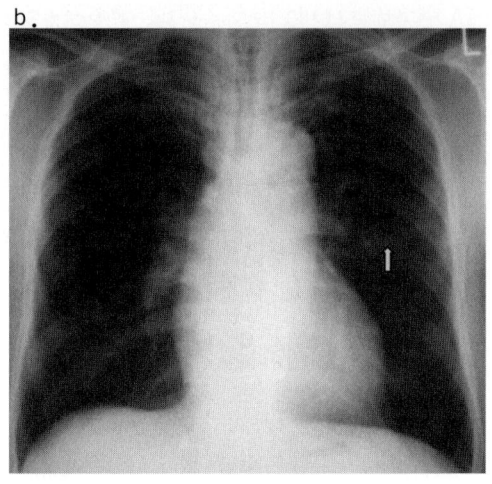

図 4. 肺炎をきっかけとして発見された肺癌症例
左中葉野に亜区域性の浸潤影（→）がみられた。抗菌薬の投与により一部索状陰影（⇨）を残し浸潤影は消失した。

入院時検査成績：白血球は 7,700/ml で好中球は 73% であった。CRP は 3.0 mg/dl、血沈 1 時間 46 mm と亢進していた。腫瘍マーカーでは SCC は 5.1 ng/ml、Cyfra 21.9 ng/ml と上昇していた。

入院経過：喀痰検査で肺炎球菌が検出され、抗菌剤投与により陰影の消失をみたが、血痰がみられ再入院となった。胸部 CT で左の狭窄がみらた(図5)。喀痰細胞診では扁平上皮癌の診断であった。

［2］検査・診断

閉塞性肺炎の診断は、咳、痰、血痰、喘鳴などの症状、胸部 X 線写真で区域性、亜区域性の肺炎像、また同一部位に繰り返す肺炎や感染症状の改善にかかわらず無気肺が残存する場合などは特に注意を要する。このような場合は喀痰細胞診、気管支鏡検査、胸部 CT 検査などを積極的に行うことが重要である。

［3］起因菌

閉塞性肺炎の起因菌に関しては、喀痰からの検出分離率は低いとされ、臨床病期Ⅰ.Ⅱ期では肺炎球菌、インフルエンザ桿菌、黄色ブドウ球菌で、病期の進行に従いクレブシエラ、緑膿菌などのグラム陰性桿菌および嫌気性菌であるバクデロイデスの頻度が増すとされる[25)26)]。しかし、喀痰から分離された菌が必ずしも起因菌とは一致しないことも報告されており、積極的に経気管支吸引法や経皮的生検による積極的な診断も必要である[28)29)]。

［4］治療

閉塞性肺炎の治療は臨床病期Ⅰ、Ⅱ期では肺炎球菌、の場合合成ペニシリン系が第一選択薬になるがペニシリン耐性菌の場合はカルバペネム系薬が有効である。インフルエンザ菌には第三、四世代セ

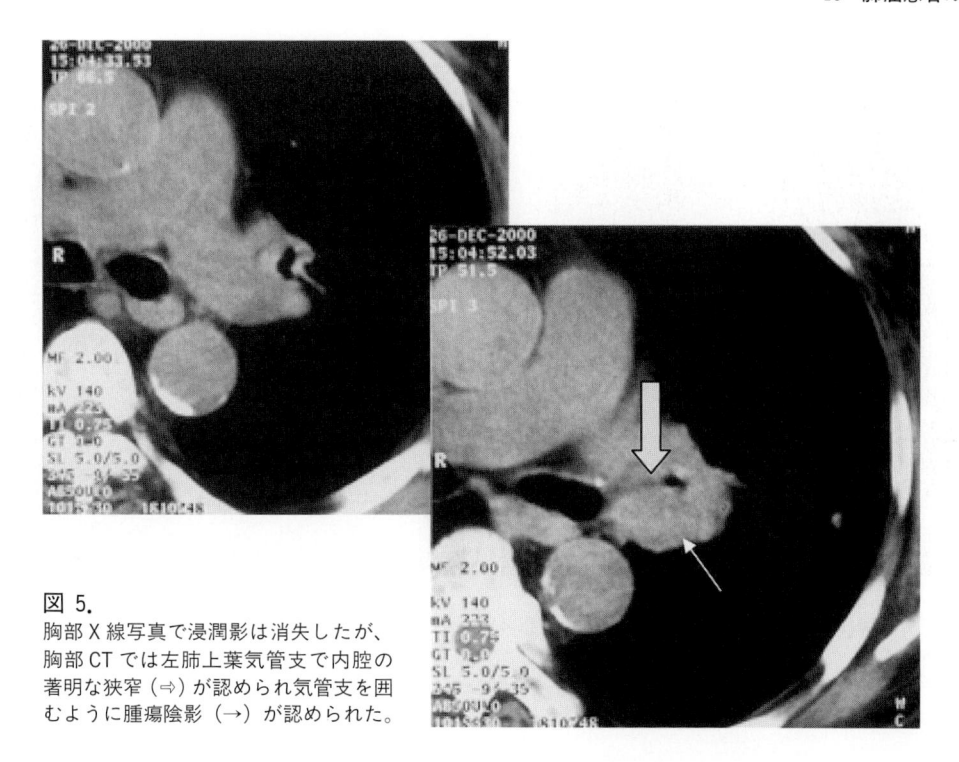

図 5.
胸部X線写真で浸潤影は消失したが、胸部CTでは左肺上葉気管支で内腔の著明な狭窄（⇨）が認められ気管支を囲むように腫瘍陰影（→）が認められた。

フェム系やカルバペネム系薬剤を選択する。閉塞性肺炎の場合これら抗菌剤の投与にかかわらず単剤での有効率は50％以下との報告がある[5]。また、第一選択薬無効の場合、第二選択薬で単剤、併用ともにカルバペネム系を中心とした抗菌薬でも閉塞性肺炎の場合30％以下と著明に低率である。その理由として、閉塞した気管支からの分泌物の排泄が十分行われないこと、閉塞された末梢領域の血流障害が生じ、抗菌薬の病巣部への移行が十分でないことが推測されている。

したがって必要によっては分泌物のドレナージも有効な方法である。手術適応がない場合には、閉塞性肺炎に対する放射線治療や抗がん剤化学療法が閉塞機転を解除することで肺炎が改善することも報告されている。閉塞性肺炎では高齢者でも比較的全身状態が保たれている場合が多く、全身状態が許せばこれらの治療を積極的に併用することも考慮すべきである。

図6は閉塞性肺炎の改善と肺癌の治療に放射線療法を行ったが肺癌の進行により右下葉の無気肺に至った症例である。

症例：58歳、男性。
既往歴：特記事項なし
喫煙歴：20本/日、30年間
現病歴：咳嗽が持続するために近医を受診、胸部X線写真上、右肺門リンパ節腫大を指摘され精査のため当科紹介となった。
入院時検査成績：白血球は14,000/ml で好中球は76％であった。CRPは12.5 mg/dl、血沈1時間 120 mm と亢進していた。気管支検査時の生検組織で扁平上皮癌と診断された。

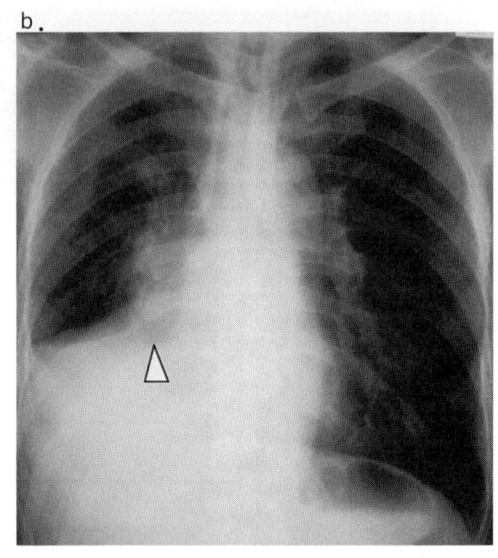

図 6. 右下葉の無気肺に至った肺症例
右肺門部の腫瘤陰影（→）と末梢の浸潤影（⇨）が認められた。放射線治療にかかわらず右下葉の無気肺（△）に至った。

入院経過：喀痰検査で有意菌は検出されなかった。カルバペネム系抗菌薬投与を行ったが炎症所見は改善せず、放射線治療も併用したが右下葉の無気肺を生じた。

◆おわりに◆

以上述べてきたように、肺癌患者は高齢者が多く基礎疾患の合併も多い。肺癌患者の肺炎の予後には起因菌の問題だけではなく、むしろがん患者の全身状態・活動性、さらに免疫や栄養状態の関与が重要であり、適切な抗菌薬の使用とともにこれらの全身状態の管理が課題である。

（佐々木昌博）

文献

1) 厚生統計協会：国民衛生の動向 49：47-49, 2002.
2) 厚生統計協会：国民衛生の動向 49：396-397, 2002.
3) Inagaki J, Rodriguez V, Bodey GP：Causes of death in cancer patients. Cancer 33：568-573, 1974.
4) 志摩 清, 徳永勝正, 六反田 学, ほか：肺癌に併発した呼吸器感染症. 肺癌 16：173-184, 1976.
5) 小橋吉博, 沖本二郎, 松島敏春：高齢者肺癌患者に併発した肺炎について. 感染症学雑誌 76：188-194, 2002.
6) 宮本潤子, 古賀宏延, 高野 茂, ほか：原発性肺癌に合併した閉塞性肺炎の臨床的検討. 感染症学雑誌 68：728-733, 1994.
7) Perlin E, Bang K, Shah A, et al：The Impact of Pulmonary Infections on the Survival of Lung Cancer Patients. Cancer 66：593-596, 1990.
8) 副島林造, 川根博司, 矢木 晋：基礎疾患と肺炎. Current Concepts in Infectious Diseases 8：12-15, 1989.
9) 佐々木昌博：肺癌患者肺胞マクロファージおよび末梢血単球の免疫機能に関する実験的, 臨床的研究；In vitro Human Tumor Clonogenic Assay (HTCA)法を応用して, 秋田医学 19：747-768, 1992.
10) 斎藤 厚, 重野芳輝, 原 耕平, ほか：特殊病態下での治療の実際・白血病・癌などで免疫能が低下した患

者の感染症.
11) 森 啓, 古西 満, 澤木正好, ほか：肺癌に合併した呼吸器感染症の予後別病態解析. 感染症学会誌 71：34-38, 1996.
12) Kobashi Y, Okimoto N, Matushima T, et al：Clinical Analysis of Community-Acquired Pneumonia in the Elderly. Internal Medicine 40：703-707, 2001.
13) El-Solh AA, Sikka P, Ramadan F, et al：Etiology of Severe Pneumonia in the very Eldely. Am J Respir Crit Care Med 163：645-651, 2001.
14) 菊地典雄, 沈 士栄, 村木憲子, ほか：進行肺癌における併発肺感染の臨床的並びに細菌学的研究. 肺癌 25：45-54, 1985.
15) 渡辺 彰, 中井祐之, 斉藤純一, ほか：肺癌に合併する呼吸器感染症. 癌と化学療法 19：184-188, 1992.
16) 力丸 徹, 松本久美, 古賀丈晴, ほか：肺癌に併発した肺炎 102 例の臨床的検討. 日呼吸会誌 37：282-286, 1999.
17) 渡辺 彰, 中井祐之, 斉藤純一：肺癌患者に合併する呼吸器感染症の臨床的意義. 日胸疾会誌 30：1250-1256, 1992.
18) Kohno S, Koga H, Oka M, et al：The pattern of respiratory Infection in Patients with Lung Cancer Tohoku J. Exp Med 174：405-411, 1994.
19) 八塚陽一, 松山智治, 沢村献児, ほか：臨床からみた肺結核と肺癌の実態；国療肺癌研究会登録 4000 例の検討. 肺癌 20：21-32, 1980.
20) 青木洋介, 黒木茂高, 日浦研哉, ほか：肺癌患者における肺結核の臨床的検討. 結核 66：727-732, 1991.
21) 倉沢卓也, 高橋正治, 久世文彦, ほか：肺癌と活動性肺結核の合併症例の検討. 結核 67：119-125, 1992.
22) 田村厚久, 蛇沢 晶, 田中 剛, ほか：肺癌患者に見られた活動性肺結核症の臨床的検討. 結核 74：797-802, 1999.
23) 日本呼吸器学会「市中肺炎診療ガイドライン作成委員会」（編）：成人市中肺炎の基本的な考え方. 杏林舎, 東京, 2000.
24) 日本呼吸器学会「院内肺炎診療ガイドライン作成委員会」（編）：成人院内肺炎の基本的な考え方. 杏林舎, 東京, 2002.
25) 力丸 徹, 矢野秀樹, 田中泰之, ほか：肺癌治療中の発熱患者における喀痰内細菌および血液培養の検討. 日胸疾会誌 33：1058-1063, 1995.
26) 菊地典雄, 渡辺昌平：肺癌併発肺感染. 呼吸 3：660-665, 1984.
27) 力丸 徹, 三森佳子, 一木昌郎, ほか：終末期肺癌患者における敗血症および喀痰細菌叢の検討. 感染症学雑誌 72：123-126, 1998.
28) 荘田恭聖, 松原敏春, 原 宏紀, ほか：肺癌患者の気管支鏡検査時に施行した細菌学的検査の臨床的評価. 肺癌 23：487-492, 1983.
29) Liaw YS, Yang PC, Wu ZG, et al：The Bacteriology of Obsrtactive Pneumonitis. Am J Respir Crit Care Med 149：1648-1653, 1994.

CHAPTER 11 COPDの肺炎

◆はじめに◆

COPD(Chronic Obstructive Pulmonary Disease；慢性閉塞性肺疾患)は21世紀の生活習慣病といわれ、2020年には世界の死亡原因の第3位になると予想される、主に喫煙習慣を原因とする進行性の肺疾患である。日本全国に530万人の潜在患者がおり40歳以上の成人男性のCOPD有病率は13.1%と推測されている[1]。COPDの多くは咳嗽・喀痰、労作時のみの息切れ感程度で経過するが、感染を契機に急性増悪に陥り、慢性呼吸不全急性増悪として緊急入院・集中治療を要することが多い。高齢者社会では基礎疾患にCOPDを有する老人も多く、肺炎に罹患すると致死的となる。ここではCOPD患者の肺炎の特徴と診断・治療・予防について述べる。

● 注意点
COPDはタバコ病であり21世紀の生活習慣病。

Ⅰ・COPDとは

これまで「慢性閉塞性肺疾患」という言葉は漠然と慢性肺気腫、慢性気管支炎など気道の閉塞性換気障害を有する疾患全体を表現するカテゴリーとして認知され、時に気管支喘息をも含むこともあった。しかし今日では、主に喫煙による末梢気道障害のための気流制限(airflow limitation)がスパイロメトリーで確認される慢性肺気腫型や慢性気管支炎型の閉塞性肺障害を統一的に表現する新しい疾患概念とみなされている。1999年には日本呼吸器学会から「COPD(慢性閉塞性肺疾患)の診断と治療のためのガイドライン」[2]が刊行されているが、一般には2001年にNIHBL(National Institute of Heart, Blood and Lung)とWHO(World Health Organization)が共同で発表したCOPDの世界的戦略のためのガイドライン(Global Initiative for Chronic Obstructive Lung Disease；GOLD)[3]がCOPD診療の基準として広く受け入れられている(2003年に改訂)。

GOLDのガイドラインを要約すればCOPDとは喫煙などの有毒なガスの慢性的吸入により、末梢気道に慢性的炎症が起こり、それが徐々に中枢側に進展すると、粘膜肥厚、粘液腺肥大と気道狭窄が生じ、同時に末梢側に進展して肺胞、肺胞管を破壊し肺胞は粗造な構造を呈すに至るが、この気道炎症に伴う器質的狭窄と易虚脱性、破壊された肺胞内へのエアートラッピングを特徴とした気流制限、

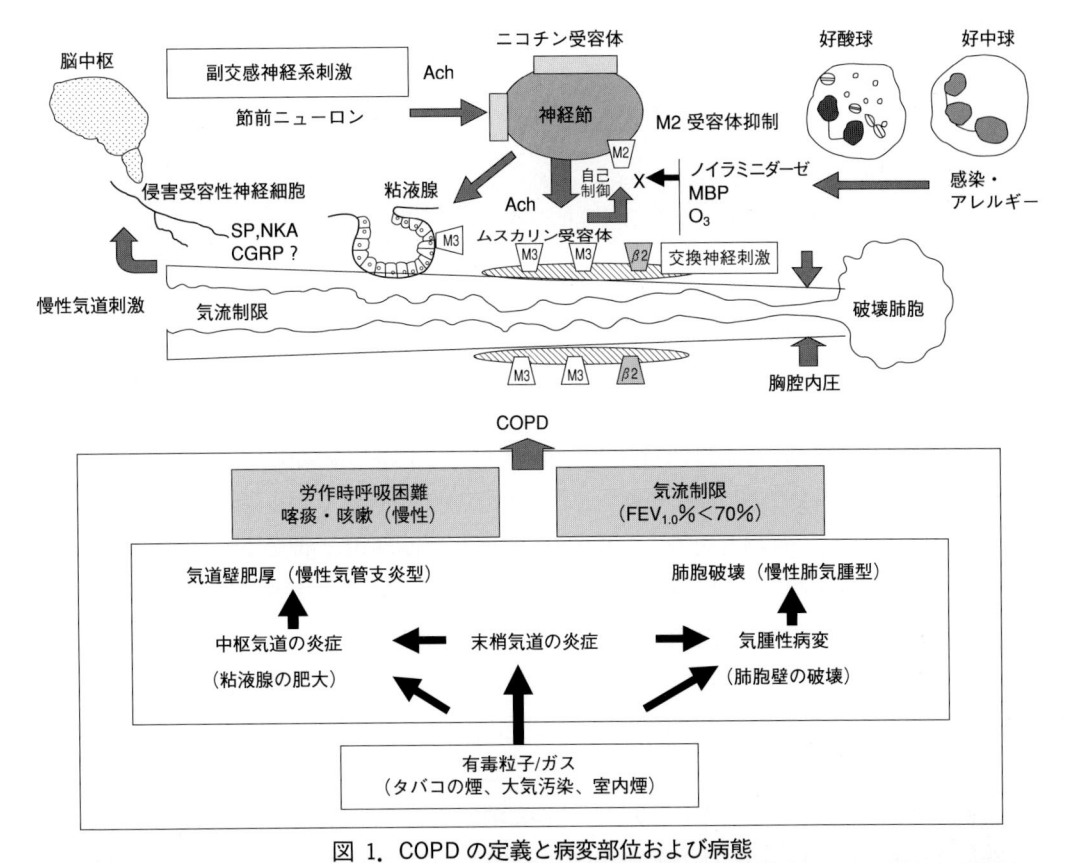

図 1. COPD の定義と病変部位および病態

COPD は有毒粒子・ガスの慢性吸入により生じた末梢気道の炎症性疾患であり咳嗽・喀痰および労作時呼吸困難を特徴とする。COPD における気道は慢性的な侵害性刺激により副交感神経系刺激状態にあり気道近傍の神経節からはアセチルコリンが分泌されムスカリン受容体を介した気道平滑筋収縮と粘液分泌亢進の状態にある。M_2 受容体はこのアセチルコリン刺激が過剰とならないよう自己制御的に働いているが、感染、アレルギー、炎症によりこの制御が破綻し気道収縮はより高度となる。

換気障害、拡散障害を伴う慢性進行性非可逆性閉塞性肺疾患の意である。GOLD では慢性肺気腫や慢性気管支炎という用語は使用されていないが、疾患の領域はほぼ同じと考えて差し支えない。

COPD では、末梢気道は常に慢性炎症状態にあり副交感神経系は慢性的に緊張しムスカリン M_3 受容体を介した気道収縮が生じているが、同時に神経節の M_2 受容体を介して気道収縮が過度にならないよう自己制御的抑制機構が働いている。本来 COPD の気道狭窄は器質的で非可逆的なものであるが副交感神経系が関与する収縮には可逆性の要素が残されており、吸入性抗コリン薬や β_2 作動薬が有効である。しかし末梢での M_2 受容体は炎症時のスーパーオキサイドや、喘息に伴う好酸球からのMBP(Major Basic Protein)、ウイルス感染由来のノイラミニダーゼにより阻害され[4]著しい気道狭窄がもたらされると考えられる(図 1)。これら感染に伴う気道狭窄、換気障害は COPD 急性増悪の最大の原因となり肺炎は致死的呼吸不全の引き金となる(図 1 参照)。

> **注意点**
> ・COPDは末梢気道狭窄、粘膜肥厚と肺胞破壊を特徴とした慢性閉塞性換気障害性肺疾患。
> ・COPDの気道狭窄は本来非可逆的。但し一部可逆性部分もある。
> ・肺炎はCOPD急性増悪の致死的呼吸不全の最重要誘因。

II・COPD患者の易感染性

　医療の進歩により日本の肺炎死亡は若年者層では急激に減少しているのに比し65〜80歳の老人では減少せず80歳以上でむしろ急激に増加している。COPDは主に65歳以上の高齢者に多くCOPD末期にはその多くが肺炎を合併し慢性呼吸不全急性増悪で死亡する。しかし高齢であるがことが易感染性の原因なのではなく、高齢者に生じやすい生活習慣病や免疫系に影響を与える治療薬が易感染性の主因である[5]。特に脳血管障害や糖尿病、COPD、悪性腫瘍では易感染性となりやすい。中でもCOPDにおいては気道粘膜は障害されて粘膜固有の物理的生体防御機構を失い、気道粘液は粘稠性が増加して排出され難く気道内滞留時間が長引くなど、末梢気道の生理的排出機構は破綻しているため、感染性微生物が入り込むと細胞性免疫能、液性免疫能が平常でも感染に陥りやすい。また、糖尿病は肺炎に罹患して初めてその合併に気づかれることもあり、血糖がコントロールされないと肺炎は難治性であるが、インスリン治療を併用すると肺炎は速やかに消退する。肺炎完治後は糖尿病も軽快することが多く経験される。なおCOPDでは嚥下性肺炎の誘因となるGERD（逆流性食道炎）[6]やOSAS（閉塞性睡眠時無呼吸症候群[7]、歯科疾患[8]）の合併が多くみられる。

> **注意点**
> ・老齢者に合併する生体防衛機構障害が易感染性の原因でCOPDもその1つ。
> ・COPD肺炎では糖尿病合併の有無を検査すること。
> ・COPDに合併したGERD、OSASを見逃すな。

III・症状と診断

　通常の肺炎と同様、COPD肺炎の症状も発熱、咳嗽、喀痰であるが特徴的なのは早期からの呼吸困難感である。しかし理学所見は必ずしも明瞭ではないことが多い。喀痰が気道内に充満していれば副雑音が聴取されるが、過膨張の肺では浸潤があっても副雑音として聴取されないことも多い。打診でも病変部位が濁音として確認されることは少ない。しかし呼吸困難を示す肩呼吸や肋間陥凹、フーバー兆候といわれる胸郭前面下方肋骨の奇異的運動、口すぼめ呼吸など呼吸様式の異常が身体の変調を教える。一般に肺気腫型のCOPDでは平常時にチアノーゼを呈することは少なく、チアノーゼがみられるときは重症である。慢性気管支炎型ではもともと平時からチアノーゼが多く、感染時には右心不全

兆候が目立つようになる。COPDの肺炎はかぜやインフルエンザに続発することが多いので肺炎病初は咽頭痛や鼻汁など上気道炎症状で始まることが多い。高い発熱やこれまでにない咳嗽・喀痰は肺炎の合併を疑わせる。COPDでは肺機能は極端に低下していることから軽度の肺炎でも息切れや動悸、呼吸困難感など呼吸不全症状が前面に出やすく、進行するとチアノーゼを呈し意識障害に至る。肺炎に罹患して初めてCOPDに気づかれることも多い。したがって喫煙歴のある発熱患者は必ずCOPDも念頭においた診察が必要であり、特に呼吸困難感があれば肺炎を疑い、胸部X線写真像から以後の経過を予想すべきである。肺炎像が軽微でも症状は重症のことが多いのもCOPD肺炎の特徴である。診察時に白血球数、CRP、赤沈、喀痰塗沫培養検査を検索しておくことは、肺炎の鑑別診断と経過観察のために必要である。通常肺炎では過換気状態のため二酸化炭素分圧($PaCO_2$)はむしろ低値のことが多いがCOPD肺炎では換気不十分で肺胞低換気となり$PaCO_2$が上昇しCO_2ナルコーシスを伴った慢性呼吸不全急性増悪状態に至る。動脈血の酸素に関する情報は経皮酸素飽和度モニターでは得られるが二酸化炭素の情報は動脈血ガス分析でしか得られない。COPD肺炎はまた右心不全、肺高血圧が合併しやすく、心電図やUCGでも所見が得られない程度の右心負荷がHANP(Human Atrial Natriuretic Peptide)[9]やBNP(Brain Natriuretic Peptide)に表現される。喀痰の細菌塗沫培養検査、抗生物質感受性検査は必須であるが培養された菌が必ずしも起因菌ではない。急激な進行の肺炎ではあらかじめ *Legionella pneumophila* を想定して尿中抗原の検索も重要である。また老人の多くは結核既感染者であり結核菌が肺内に逼塞して存在する可能性があることから肺炎の際には必ず結核菌を想定した塗沫培養検査、必要に応じたDNA検査(結核菌、非定型抗酸菌PCR増幅DNA検査)が行われる。COPDでは肺炎時に菌血症となりやすく、血液培養は診断の決め手となる(図2参照)。

合併症：糖尿病の合併はCOPD肺炎の経過に著しい影響を与える。COPD肺炎では必ず血糖、HbA_{1c}を検査すること。気管支喘息症状の合併も多い。

鑑別診断：異型肺炎の鑑別が重要である。白血球増多がない咳嗽の多い肺炎はクラミジア肺炎を、誤嚥性肺炎は嫌気性肺炎、*T. miretti* を想定すること。非吸収性肺炎像が持続するときは感染症以外で類似の胸部X線写真像を呈する eosinophilic pneumonia、BOOP、Wegener's granulomatosis

静脈血		動脈血	喀痰	尿
ESR CRP WBC	血液培養	PaO_2 $PaCO_2$ HCO_3^- pH SO_2 BE	一般細菌培養	レジオネラ抗原
Na K Cl			嫌気細菌培養	
血糖			抗酸菌培養	
HANP			細胞診	
			好酸球数	

図 2. COPD肺炎の診断に必要な検体検査
血沈、CRP、白血球数は肺炎の程度と性状特に非定型肺炎かどうかの鑑別に必要。電解質は脱水や栄養状態、酸塩基平衡も反映する。喀痰から多数菌が検出されるとき動脈血培養検出菌は起因菌である可能性が最も高い。動脈血ガス分析では酸素分圧のみならず二酸化炭素分圧にも注目のこと。COPDは高齢者に多いことから通常の一般細菌培養のみならず嫌気性菌、抗酸菌にも配慮が必要。急速進行重症肺炎ではレジオネラ肺炎を考え特殊培養に加えて尿中抗原も検索が必要。

などの鑑別が必要となる。

> ● 注意点
> ・呼吸不全、右心不全、CO_2ナルコシス、糖尿病を見逃すな。
> ・異型肺炎を見逃すな。

Ⅳ・病態生理（図3）

　COPDではもともと気道狭窄、粘膜の異常があり気流制限、換気効率低下、拡散能低下と気道異物の除去障害がある。肺炎状態のCOPD肺では、発熱に伴う呼吸数増加にもかかわらず換気量の低下、弾性張力低下が加わり、さらに無気肺を伴って咳嗽による異物喀出が阻害され換気効率はさらに低下する。肺炎による肺胞容積の低下は肺胞低換気を助長し二酸化炭素排泄が阻害され高二酸化炭素血症

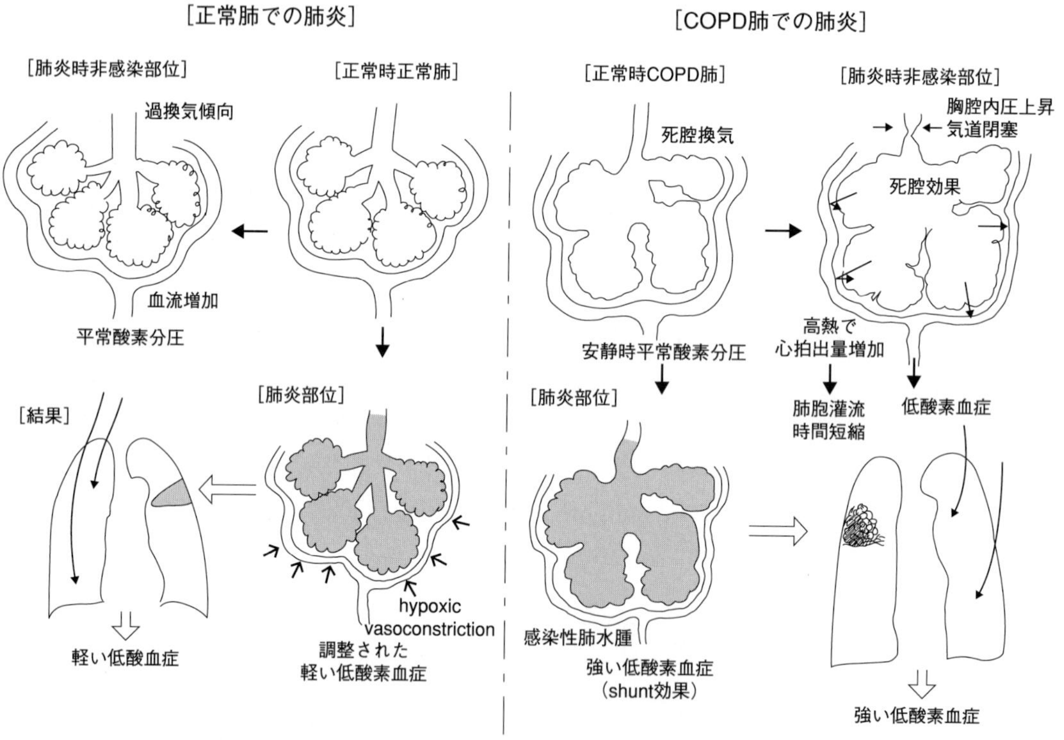

図 3．正常肺とCOPD肺での肺炎による低酸素血症

正常肺において、肺炎部位ではシャント効果で還流血は低酸素血となるがhypoxic vasoconstrictionという生体の防衛反応により肺炎部位での灌流血量は減少しまた平常部位では過換気傾向となるため肺全体としては代償性に正常酸素血症となる。一方COPD肺ではもともと死腔効果が認められるが平常時はほぼ正常の酸素分圧である。しかしCOPD肺炎時には炎症部位は感染性肺水腫となりシャント効果から強い低酸素血となり、さらに非感染部位においても呼吸数増加による胸腔内圧上昇で気道末梢は狭窄し死腔効果は増大し肺胞低換気状態となる。加えて発熱により心拍出量が増大し肺高血圧傾向になり血液の肺胞通過時間が著しく低下するため肺炎部位でない肺胞でも灌流血は低酸素血となる。このためCOPD肺では著しい低酸素血症を呈しやすい。

になりやすい。特に浸潤液が充満した肺胞領域を灌流する血液は酸素を受け取らないいわゆるシャント効果が高度で強い低酸素血となる。これらが肺内に混在し換気血流比不均衡はさらに悪化する。加えてCOPD患者は肺血管床減少のため肺高血圧傾向にある。肺炎に伴う高熱で頻脈となると血液が肺胞を速い速度で通過し酸素を受け取る時間が短縮されて十分に酸素化されずさらに低酸素血症となる。右心不全が進行すると気道は浮腫状となりさらに狭窄し気道は過敏性となり咳嗽・喀痰も多く呼吸筋も疲労し呼吸不全はさらに悪化する。COPD肺では肺容積あたり肺胞表面積が少なくスカベンジ細胞としての肺胞マクロファージが減少していると想像され、肺炎の炎症は吸収・排除されがたく長期に遺残することもあり肺炎を契機に誘発された呼吸機能障害は長期にわたり改善されないまま固定し慢性呼吸不全の進行の原因となる。

● 注意点
・低酸素血症はシャント効果、肺胞低換気、換気血流比不均衡、肺胞灌流時間短縮による。

V・胸部X線写真上の特徴（図4）

一般に肺炎のタイプは大きく分けて大葉性（lobar）と小葉性（lobular）がある。前者は肺炎の炎症が肺胞内で発生し、大量の肺胞内浸出液とフィブリンが肺胞内に充満し、隣接肺胞にはCohn腔を通じて、隣接細気管支にはLumbert管を通じて広がり、一帯を連続性に浸出液で覆うものである[10]。胸部X線写真上では、均一の非透過像（homogenous opacity）として認められ区域が限定されるのが特徴である。後者は感染炎症が気管支の中で発生し炎症が末梢方向に向かうもので、炎症が波及する気管支は一様ではなくばらばらであり、気管支壁を貫通性に超えた炎症波及もあり気管支壁の外側にいくつかの細葉、小葉単位の浸潤影がみられる。時に、末梢に無気肺が生じる。区域限定性に乏しいなどの特徴がある。

COPD肺炎の原因として最も多いのは肺炎球菌による肺炎である。かつては肺炎球菌性肺炎は血清型が3、19、26型の強毒性で浸出液とフィブリンの析出の多い大葉性肺炎が多かったが、同菌が多くの抗菌薬に耐性を獲得する時代経過の中で最近は感染毒性の比較的低い血清型株の肺炎に移行したためか、大葉性肺炎のタイプより小葉性肺炎型が多くなっている。

COPD肺炎においても大葉性肺炎の場合には末梢側領域は均一な浸潤像であるが、縦隔側ではもともと破壊され大型化した肺胞が結節状にあるいは部分的に浸出液に満たされた像として認められ、さらに縦隔側に向かっては肺胞と肺胞の間に浸潤液が存在するような印象の肺胞輪郭がみられる胸部X線写真像を呈し、肺気腫に特徴的な肺炎像としてemphysema pneumoniaと呼ばれた[11]。しかし最近は、このような重症な肺炎に陥る前に医療を受ける機会が多く抗生物質が早期に使用されることからemphysema pneumonia様肺炎像をみかけることは少ない。但し進行が非常に早いレジオネラ肺炎や糖尿病合併肺炎球菌肺炎、浸出液の吸収が遅いインフルエンザ桿菌肺炎では典型的なem-

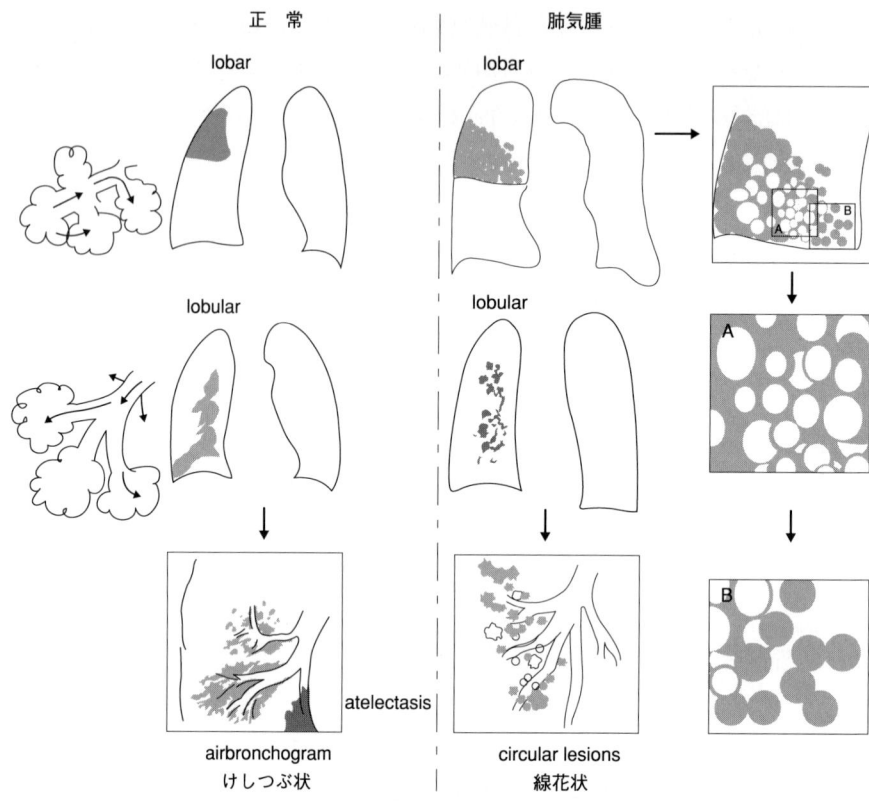

図 4. 肺炎と気管支肺炎

肺炎は肺胞末梢に生じた炎症が側副路を通じて急速に近傍の肺胞に広がる肺葉性肺炎(lobar pneumonia)と気管支に生じた感染が気管支を通じて末梢方向にあるいは貫壁性に周囲の肺胞に点状にひろがる気管支肺炎(lobular pneumonia)に分かれる。COPD 肺では肺胞構造が破壊されているから、均一ではなく結節状の陰影を呈する。一部では肺炎の浸出液は肺胞内を完全に占拠しきれないため浸潤影は均一ではなく部分的に浸潤液が充満した構造や輪状影がみられこれらは肺気腫肺炎(emphysema pneumonia)と呼ばれる。

表 1. 肺炎浸出液吸収時間

肺炎球菌肺炎でも完全消失までに 1 カ月以上を要している。一般に院内感染起因菌による肺炎は消失が遅く瘢痕や遺残も多い。非定型肺炎でもマイコプラズマ肺炎以外は吸収が遅く炎症が長く続く。COPD 肺炎ではさらに吸収が遅れる。

病原菌	標準的消失時間	瘢痕・残存巣の頻度
肺炎球菌 （非菌血症性）	1〜3 カ月	稀
マイコプラズマ肺炎菌 クラミジア属 レジオネラ属	2 週〜2 カ月 1〜3 カ月 2〜6 カ月	稀 たまにしかない 10%〜25%
ブドウ球菌 グラム陰性腸内細菌 ウイルス	3〜5 カ月 3〜5 カ月 不明	しばしば しばしば Varicella 肺炎 　：びまん性点状 　　石灰化 異型麻疹：多発結節

COPD においてはこれよりさらに遷延する可能性が強い　　　　　　　（文献 16）より引用）

> ● 注意点
> ・COPD 肺炎の胸部 X 線写真像は均一像ではなく emphysema pneumonia 像を呈す。

physema pneumonia 像がみられることがある (表 1)。

Ⅵ・市中肺炎としての COPD 肺炎

　COPD の肺炎の三大細菌は、肺炎球菌、インフルエンザ桿菌、モラクセラ・カタラーリス菌である。これらは COPD 患者の気道内に常在しているとされ、かぜやインフルエンザあるいは全身状態悪化時にこれらの菌の感染症が合併症として発生すると考えられてきた。しかし最近の検索では、実は起因菌の菌種は常在化している菌種と同じでも、まったく異なる菌株の菌による肺炎が多いことが知られている[12]。

　市中肺炎の起因菌で最も多い菌種は依然として肺炎球菌である。ペニシリン耐性の肺炎球菌が異常な勢いで増えており、もはや感受性菌を期待した抗菌薬の選択はできない。インフルエンザ桿菌、モラキセラカタラリス菌も耐性菌が多いと考えられ、特に同居家族に幼少児がいて上記菌感染症を繰り返しているとき、その感染菌はほとんど β-ラクタマーゼ産生菌であり、結果として COPD 患者肺炎の起因菌はほぼ β-ラクタム系抗生物質耐性菌である。

　COPD 肺炎で注意が必要なのは、クラミジア肺炎とレジオネラ肺炎である。若者に多いマイコプラズマ肺炎は COPD 年齢の老人には少なく、いわゆる異型肺炎としてはクラミジア肺炎を考えるべきである。特に、白血球増多の著明でない肺炎で喀痰中に有意菌がみられないときはクラミジア肺炎を疑う。しかしクラミジアは潜伏感染も多いことから抗体陽性でも感染の確定診断につながらない。クラミジア肺炎は浸潤の吸収がやや遅く、炎症が消失しても肺炎像が残ることも時に経験される。フィブリン析出が多いタイプの肺炎のためと考えられる。経過が急速で重篤な肺炎はレジオネラ肺炎を考える。大葉性肺炎が両側肺に急速に広がる。発症前温泉に行ったかどうかの情報は診断に非常に役立つ。治療抵抗性のことが多く開始が遅れると死亡もある。特に COPD では肺炎由来の浸出物の排除に障害があり胸部 X 線写真での浸潤像の吸収も極めて遅い。したがって COPD 患者のレジオネラ肺炎は極めて危険な肺炎といえる。なお COPD でステロイド使用中の患者において慢性壊死性アスペルギルス症で空洞を伴った肺炎の経験が報告されている[13]。

> ● 注意点
> ・市中肺炎としての COPD 肺炎の三大原因菌は肺炎球菌、インフルエンザ菌、モラキセラ菌。
> ・耐性菌が多いことに注意。
> ・クラジミア、レジオネラ菌も念頭に。

Ⅶ・院内肺炎としての COPD 肺炎

　COPD のためあるいは他疾患治療のため入院中の患者の気道内には病原性菌が常在化している可能性が想定されるが、抗生物質を使用していた際は容易に菌交代し MRSA や緑膿菌が肺炎の原因菌となる可能性は高い。MRSA、緑膿菌はともに種々の抗菌薬に抵抗性を獲得する時代経過の中で弱毒化し、最近では重篤な肺炎となることは少ないが COPD では手術後や糖尿病、脳血管障害、血液疾患の際と同様難治性で重症な MRSA 肺炎、緑膿菌肺炎が生じうる。入院中の COPD 患者には必要以上に抗菌薬を投与しないことが必要であろう。簡単・単純ではあるが医療関係者や周囲の人間が手洗いを十分に行うことにより、MRSA や緑膿菌の院内感染の多くは防御できるものと考えられる。最近レジオネラ肺炎の院内発生が多くみられ施設によっては院内肺炎の 10% 以上を占める報告がなされている。喀痰の塗抹検査や培養でレジオネラが発見されないのはレジオネラ用の検索がなされていないからの可能性が高い。今後は COPD も含めて易感染性因子がある場合の重篤な院内感染ではレジオネラ菌を考慮する必要がある。なお一般に院内肺炎は肺炎吸収が遅延する例が多いが COPD 肺炎では破壊された肺の構造上吸収はさらに障害され肺炎治癒は遅延する（表 1 参照）。

> ● 注意点
> ・院内感染 COPD 肺炎は MRSA、緑膿菌、モラキセラカタラーリス菌。
> ・レジオネラを忘れるな。
> ・院内肺炎は肺炎吸収が遅い。
> ・COPD 肺炎の吸収はさらに遅い。

Ⅷ・治療

　肺炎の治療が安静と栄養であることは COPD であろうとなかろうと昔から変わらない。COPD 肺炎は低酸素血症をきたしやすく酸素吸入を要することが多い。しかし肺胞低換気により $PaCO_2$ が上昇している場合はいたずらに吸入酸素濃度を高くし過ぎない注意が必要である。通常 PaO_2 が 60～80 mmHg あれば十分であり不注意な、不必要な高濃度酸素吸入は hypoxic drive を抑制し医原性 CO_2 ナルコシースの原因となる。

　一般に軽症の気管支炎・肺炎治療に必ずしも抗菌薬は必要でないともいえるが少なくとも COPD に合併した場合には適切な抗菌薬の選択が大切である。起因菌が確認されるまでの第一選択薬として、レスピラトリーニューキノロン薬の経口・点滴、ニューマクロライドの経口はエンピリックテラピーとして開始してよい。肺炎球菌はペニシリン耐性菌が増加しているが通常使用のペニシリン系抗生物質静注で到達できる血中濃度は十分に殺菌的に作用する濃度であることも事実である。

　軽症の COPD 患者の軽症肺炎では必ずしも入院治療は必要ない。しかし呼吸困難感があり低酸素

血症、高炭酸ガス血症、心不全が疑われた場合には入院が必要である。その際単に感染症に対する抗菌薬治療のみではなく全身的な管理が必要である。入院後は安静を保ち、必要最小限の酸素吸入をする。また補液と利尿が適切になされなければ脱水や心不全になりやすい。咳嗽・喀痰は患者を疲労させることから気管拡張薬に加えて鎮咳薬、去痰薬も使用される。気管支拡張薬の吸入療法も選択される。抗菌薬の吸入療法としてセファロスポリン系およびアミノグリコシド系抗生物質吸入が行われたこともあったが最近はあまり推奨されていない。喀痰融解のためムコモジュレータの bromhexine hydrochloride（ビソルボン®）が吸入される。特に acetylcysteine（ムコフィリン®）は抗酸化作用もある。

重症肺炎では浸出液の浸潤を抑制する目的で短時間作用性ステロイドホルモン（コハク酸ナトリウムハイドロコルチゾン）が使われる。

合併症の治療も大切である。特に糖尿病では経口糖尿病治療薬ではコントロールされないことが多く短時間作用性のインスリンを血糖血中濃度を測定しながら注射し血糖をコントロールすることによってそれまで遅延していた肺炎が急速に消退することが経験される。

誤嚥性肺炎や脳血管障害に合併した COPD 肺炎では絶食で治療開始することが多い。また病状の悪化に伴い pulmonary cachexia（肺性悪液質）から食欲も著しく低下している。十分な栄養補給が必要である。補液によるカロリー、カリウムの補給は大切だが、$PaCO_2$ が高値の患者では重炭酸イオン濃度が高値で、乳酸や酢酸など肝臓で代謝されて重炭酸イオンに変換される成分はさらにアルカローシスを誘導する可能性がある。アルカローシスは Hb 解離曲線を左方移動させ、末梢で酸素を離し難しくする。

> ● 注意点
> ・COPD 肺炎の治療は安静と栄養。
> ・抗菌薬の選択は耐性菌も考慮、レスピラトリーキノロンは有効。
> ・酸素吸入時には二酸化炭素も考慮。
> ・COPD 治療も平行して行う。
> ・糖尿病はないか？

IX・予後と予防

もともと肺機能が低下しているのに加えて肺胞換気量が低下することや、右心負荷が強まることから COPD 肺炎は重篤で死に至ることが多い。幸いにして急性期を克服してもさらに吸収遅延性肺炎（slow resolving pneumonia）、遷延性肺炎（chronic pneumonia）や器質化性肺炎（organizing pneumonia）[14]などで換気量は以前に増して低下し、肺炎による COPD 急性増悪を機に重症化し肺性悪液質に陥ることは稀ならず経験する。このようなとき、低濃度酸素吸入療法を継続することが望まれる。遷延する低酸素血症がある場合はこれを期に在宅酸素吸入療法を開始する必要がある。

マイコプラズマ、クラミジア、レジオネラ、非結核性抗酸菌では感染が潜在化していることがある

ため、感染症状がとれても、抗菌薬のミノサイクリンやクラリスロマイシンは長期に処方すべきと考えられる[15]。炎症所見が正常化しても浸潤影が消失しない肺炎にはステロイドホルモンの使用も効果的であることが多い。COPD急性増悪時のステロイド使用に関しては呼吸器学会ガイドラインやGOLDのガイドラインを参照されたい。なかなか消失しない肺炎像に肺癌や肺梗塞が隠れていることがある。

COPD肺炎のトリガーはインフルエンザであることが多いことから、毎年インフルエンザ予防接種を行うことは必須である。また肺炎球菌予防接種(ニュウモバックス®)は1988年に認可されその必要性はよく理解されているはずであるが日本ではまだ十分に敷衍していない。

● 注意点
・COPD肺炎は吸収遅延が多い。
・異常な吸収遅延は他疾患合併がある。
・インフルエンザ、肺炎球菌のワクチンが有用。

◆おわりに◆

COPD患者の肺炎は容易に高炭酸ガス血症を伴った呼吸不全に陥りやすい。安静と栄養、酸素吸入、抗菌薬の投与が必要とされる。吸入酸素濃度は必要最小限にとどめ、抗生物質は病状から原因菌を推測しエンピリックに抗菌薬を選択するが、耐性菌の存在と抗菌スペクトラムと肺集積性さらにはマクロファージ細胞内濃度なども配慮すべきである。心不全も考慮して利尿薬、強心薬治療を行う。肺の破壊を表現する胸部X線写真像および通常とは異なるCOPD肺炎の遷延性の経過をよく理解し、全身状態に配慮して治療することが肝要である。

(三浦一樹)

文献

1) Fukuchi M, Nishimura M, Ichinose M, et al：Prevalence of chronic obstructive pulmonary disease in Japan；results from the Nippon COPD Epidemiology (NICE) Study. European Respiratory Society Annual Congress (Berlin), 2002.
2) 日本呼吸器学会COPDガイドライン作成委員会(編)：日本呼吸学会COPDガイドライン；COPD(慢性閉塞性肺疾患閉塞性肺疾患)診断と治療のためのガイドライン．メディカルレビュー社，大阪，1999.
3) 慢性閉塞性肺疾患の診断．管理予防のグローバルストラタジー NHLBI/WHO WORKSHOP REPORT EXECTIVE SUMMARY JAPANESE VERSION, 2002.
4) Roffel AF, Meurs H, Zagsma J：Chapter 7. Muscarinic receptors and the lung；Relevance to chronic obstructive pulmonary disease and asthma. The role of anticholinergics in chironic obstructive pulmonary disease and chronic asthma, edited by Barnes PJ, Buist AS, Gardiner-Caldwell Communications Ltd. UK, 1997.
5) 沼賀次郎：II 感染症・免疫・膠原病 老年医学テキスト．日本老年医学会(編), 2002.
6) Mokhlesi B, Morris AL, Huang CF, et al：Increased prevalence of gastroesophageal reflux symptoms in patients with COPD. Chest 119(4)：1043-1048, 2001.
7) Orth M, Rasche K, Bauer TT, et al：Incidence of chronic obstructive respiratory tract disease in patients with obstructive sleep apnea. Pneumologie 50(4)：286-289, 1996.

8) Mojon P : Oral health and respiratory infection. J Can Dent Assoc 68(6) : 340-345, 2002.
9) Burghuber OC, Hartter E, Punzengruber C, et al : Human atrial natriuretic peptide secretion in precapillary pulmonary hypertension. Clinical study in patients with COPD and interstitial fibrosis, Chest 93(1) : 31-37, 1998.
10) Woodring JH : Chapter 19・Pulmonary bacterial and viral infection. A radiologic approach to dieases of the chest, Freundrich IM, Bragg DG, (eds), Williams & Wilkins Baltimore, 1992.
11) Ziskind MM, Schwarz MI, George RB, et al : Incomplete consolidation in pneumococcal lobar pneumonia complicating pulmonary emphysema. Ann Intern Med 72(6) : 835-839, 1970.
12) Sethi S, Evans N, Grant BJ, et al : New strains of bacteria and exacerbations of chronic obstructive pulmonary disease. N Engl J Med 15 ; 347(7) : 465-471, 2002.
13) Rodrigues CH : Delayed resolution of pneumonia. When is slow healing too slow? Postgrad Med 99(1) : 151-154, 157-158, 1996.
14) Corley DE, Winterbauer RH : Infectious diseases that result in slowly resolving and chronic pneumonia. Semin Respir Infect 8(1) : 3-13, 1993.
15) Blasi F, Damato S, Cousentini R, et al : *Chlamydia pneumoniae* and chronic bronchitis ; association with severity and bacterial clearance following treatment. Thorax 57(12) : 672-676, 2002.
16) Johnson JL : Slowly resolving and nonresolving pneumonia ; questions to ask when response is delayed. Postgrad Med 108(6) : 115-122, 2000.

CHAPTER 12 気管支喘息患者の肺炎

◆はじめに◆

　気管支喘息患者に肺炎が合併することは稀ではないが、両者の関連に関してはあまり検討されていない。気管支喘息と呼吸器感染症を考える場合、単なる偶発症である場合も多い。しかし、呼吸器感染症と喘息は相互に影響を与えている。実際、気管支喘息患者の急性増悪の要因については、抗原曝露、大気汚染などとともに、感染症が挙げられている(**表1**)。臨床的にも風邪を契機に悪化する症例は多く認められる。以前はこれを細菌性アレルギーと考えた時代もあった。インフルエンザ流行時に喘息が悪化することも知られ、特にウイルス感染が喘息の増悪に重要であることがわかってきた。

　気管支喘息患者が肺炎を併発するのは、治療によって呼吸器感染症が生じやすくなっているからだろうか、気管支喘息患者に特有な病態はないのか、治療は合併症のない肺炎患者と同様でよいのかなどの疑問が挙げられる。また、気管支喘息患者に肺野浸潤影が生じた場合、肺炎と鑑別しなければならない疾患もある。

　ここでは、肺炎のみならず広く気道も含めた呼吸器感染症と気管支喘息との相互の関連、治療について述べ、さらに喘息患者に肺浸潤影をきたした場合の肺炎以外の鑑別診断についても述べる。

表 1. 気管支喘息のトリガー

感染
アレルゲン
職業における吸入物質
運動
冷気の吸入
過換気
環境因子
薬剤
食物
精神的因子

I・気管支喘息と各種起炎菌との関連

[1] 気管支喘息とウイルス感染症

　気管支喘息患者のウイルス感染は、喘息急性増悪の重要な因子である。上気道のウイルス感染は、小児喘息の80％、成人喘息でも50％の喘息急性増悪に関与するとされている。健常者であっても風邪ウイルスによって気道過敏性は亢進する。喘息発作の際にウイルスが同定されるのは、以前の報告では小児喘息で31.9％、成人喘息では13.3％程度であったが[1]、分子生物学的手法の発展に伴い、喘息発作にウイルスが関与する比率は小児で80〜85％、成人でも44％と高いことが判明した[2)3)]。またウイルスとして重要なものは、インフルエンザウイルス、パラインフルエンザウイルス、およびRS(respiratory syncytial)ウイルスと考えられてきたが、風邪の最も重要な原因であるライノウイルスが、小

表 2. ウイルス感染のタイプと気管支喘息

ウイルス	感冒	肺炎	気管支炎	細気管支炎	喘息増悪
Rhinovirus	+++		+	+	+++
Coronavirus	++	−	−	−	++
Influenza	+	++	+		+
Parainfluenza	+		++	+	+
RS virus	+	+	+	+++	+
Adenovirus	+	++	+	+	+

(Global Strategy for Asthma Management and Prevention NIH publication, 2002 より引用)

児のみならず成人における喘息急性増悪の大半において、誘発因子となっていることが明らかにされた[4]。

　気管支喘息を悪化させるウイルスのうち、インフルエンザ、パラインフルエンザ、アデノウイルスは年齢を問わず感染する。RSウイルスは新生児、幼少時のみならず、高齢者にも感染する。ライノウイルスは成人、特に老壮年者に好発するとされている。また、気道ウイルス感染といってもその種類によって、感染の病態は異なる。ライノウイルスは主に上気道の感染を、インフルエンザ、パラインフルエンザ、RSウイルスは下気道感染をきたす。表2にウイルスの種類とその病態、喘息増悪との関連を示した。下気道感染が喘息増悪をきたすメカニズムは直接の気道損傷などが容易に想定される。しかし、上気道のウイルス感染が、下気道の疾患である喘息の増悪をきたす機序は明らかにされていない。ウイルス感染によって喘息が悪化するメカニズムは以下のことが推定されている[5]。

1．上皮への直接作用：特にインフルエンザでは気道障害を強くもたらし、上皮の剥離を生じる。
2．β2レセプターの機能低下。
3．気道反応性の亢進：ライノウイルス感染後にヒスタミンに対する気道反応性が亢進するが、これはアトロピンによって阻害されるので、迷走神経の過剰反応も生じている。
4．気道のリンパ球、好酸球の集積：人に対する実験的ライノウイルス感染において、気管支鏡生検を行うと、急性期にCD_3リンパ球が増加するが回復期にはもとに戻る。CD_4、CD_8も同様に推移する。また、好酸球増多も認められる。これは喘息患者のみならず非喘息患者にも認められる。興味あることに、非喘息患者では回復期には好酸球が減少するのに対して、喘息患者では回復期になっても好酸球の上昇が持続する[6]。これは風邪のあとに喘息患者では気道症状が遷延する臨床所見と一致している。
5．気道局所のサイトカイン産生の変化：ウイルス感染は気道局所のサイトカインの産生、放出を変化させる。これはウイルスの種によっても異なる。細胞レベルの実験ではあるが、気道上皮細胞にウイルスが感染することによって、IL-6、TNFα、IL-4、IL-8、GM-CSFの増加、INFγ産生の低下が報告されている。おそらくはこれらのサイトカインによって、順に顆粒球や他の炎症細胞が遊走し、引き続きメディエーターの放出が行われ炎症反応が継続するのであろう。
6．細胞内接着因子(ICAM-1)のアップレギュレーション：ICAM-1はアレルギー性炎症によって

アップレギュレーションされている。ICAM-1は同時に、主なライノウイルス群の細胞受容体である。このため、アトピー患者ではライノウイルス感染率が高いことが推定され、感染によりさらにICAM-1のアップレギュレーションがもたらされ、悪循環を呈してくる。

ウイルス感染の治療は、まず感染防止であり、患者のみならず家族全員の手洗い、うがいの励行、さらにワクチン接種を積極的に行うことが挙げられる。ウイルス感染症状および喘息症状に対して、早期に高容量の吸入ステロイドを使用することは有用である[7]。薬物療法については、インフルエンザに対してノイラミニダーゼ阻害薬が臨床応用されている。吸入薬（ザナミビル：リレンザ®）、経口薬（オセルタミビル：タミフィル®）が使用できるが、インフルエンザ以外は無効であり、将来は細菌に対する抗生物質のような、副作用の少ない広域なスペクトルをもつ抗ウイルス薬の登場が期待される。ライノウイルスのレセプターであるICAM-1をブロックすることの有効性も示唆されており、分子生物学的アプローチも試みられている。

［2］気管支喘息と肺炎クラミジア、マイコプラズマ

*Chlamydia pneumoniae*は血清抗体価の測定が一般的となり、市中肺炎の主要な起炎菌として重要であることが判明してきた。急性感染のみならず、*C. pneumoniae*はその持続感染と動脈硬化、多発性硬化症など感染症以外の疾患の発症との関連が示唆されている。*C. pneumoniae*の急性感染は喘息の増悪を引き起こす[8]。また持続感染は、喘息の発症にも関与することが報告されているが、否定的な見解もある[9)10]。

気管支喘息発作時に血液、喀痰採取を行い、発作が落ち着いてから4週間後に再検査した検討では、38％に*C. pneumoniae*の抗体価の上昇が認められた。この*C. pneumoniae*抗体上昇群と非上昇群を比較すると、上昇群でのみ発作時の喀痰の細胞数、好中球の有意な上昇が認められたとする報告がある[11]。気管支喘息発作時に喀痰の好中球が上昇する1つのメカニズムとして興味深い結果である。また、気道粘膜上皮細胞に感染した*C. pneumoniae*は持続感染を起こしやすく、慢性炎症を引き起こす。さらに*C. pneumoniae*自体のIgE抗体も検出され、菌自体がアレルゲンとなっている可能性もある[12]。

*Mycoplasma. pneumoniae*は上下気道感染を生じ、気管気管支炎が最も一般的に起こる病態である。非喘息患者においてもこの感染によって1秒率の低下、気道過敏性の上昇をもたらし、これが数カ月も持続する。喘息発症の要因になるか否かは明らかではないが、ウイルス感染同様に気管支喘息の増悪に関与するとされている。気管支喘息発作を起こした100例の患者を対象に*M. pneumoniae*、*C. pneumoniae*、*Legionella* spp、*Coxiella burnetii*のペア血清を採取した検討では、*M. pneumoniae*の陽性例が最も多かったとされ、その重要性が強調されている。この研究では前述の検討と異なり、*C. pneumoniae*の有意な上昇はみられていない。また、安定期においても喘息患者の肺生検、気管支洗浄からPCR法にて10/18の症例に*M. pneumoniae*が認められたことも報告されている[13]。しかし、*M. pneumoniae*がどのように喘息の病態に関与するのかは明らかではない。

*C. pneumoniae*と*M. pneumoniae*に対する治療の詳細は各論を参照されたい。通常はマクロラ

イド薬を投与する。クラリスロマイシン（クラリス®、クラリシッド®）が使用されるが、喘息の治療薬であるテオフィリンの代謝を20％程度抑えるため血液中の濃度が上昇することに注意する。アジスロマイシン（ジスロマック®）にはテオフィリンに対する影響はほとんどない。

[3] 気管支喘息と細菌感染症

　細菌感染の合併によって、喘息発作が遷延することは臨床的に経験されるが、気管支喘息の無症状時に患者の気道から細菌が検出される確率は、有症状時と同じであるとされ、細菌感染自体は喘息増悪の誘発に大きくは関与しないとされている[14]。喘息の最も新しいガイドラインであるGINA 2002においても、気管支喘息の発作の治療に、抗生物質のルーチンな投与は勧められていない。これらのことから、喘息と細菌感染に焦点を当てた研究はあまりない。しかし、細菌のLPSは肺の構成細胞、炎症細胞のサイトカイン産生に対する強い刺激物質であり、好酸球に対してもサイトカインの産生を刺激することが報告され[15]、喘息増悪をさらに悪化させる方向に作用することは否定できない。

　気管支喘息患者が肺炎を生じた場合、起炎菌に違いはあるのだろうか？　このデータは少ないが、党らは気管支喘息患者で市中肺炎を併発した症例を喘息の軽、中等症と重症の2群に分けて喀痰検査を行った結果、*S. pneumoniae* が軽、中等症で55.5％、重症で47.3％と高率に認められた。軽、中等症では次いで *H. influenzae* で約33.3％であったが、重症では5.3％であった。*S. aureus* は軽、中症で5.6％、重症で5.3％であった。そのほかには *P. aeruginosa* なども認められ、重症患者群ではグラム陰性桿菌が多い傾向を認めた[16]。肺炎にまで到らない気道感染の症例の検討では、古西らが22名の喘息患者に経気管支吸引を行い気道感染時には *H. influenzae* が半数以上検出され、次いで *S. pneumoniae*、*M. catarrhalis* が検出されたと報告している[17]。しかし、小林らは気道感染と喘息発作を生じた81名の喀痰の結果は、*K. pneumonia*、*S. aureus*、*M. catarrhalis*、*P. aeruginosa* が多く、*H. influenzae* や *S. pneumoniae* はさほど多くなかったことを報告した。また経口ステロイド使用患者ではグラム陰性桿菌の割合が増加するとしている[18]。小児喘息においては、上原らは気管支喘息患者の発作、非発作時に喀痰採取を行い、発作、非発作時ともに症例の1/3に病原細菌が検出されたと報告している。1位は *H. influenzae*、次いで *Moraxella catarrhalis* と *S. pneumoniae* であったと述べている。したがって、喘息患者が細菌感染を伴った場合はこの3つの菌に焦点を当てればよいとしている[19]。これらの結果から、気管支喘息合併の気道感染の起炎菌は慢性閉塞性肺疾患（COPD）や気管支拡張症と類似していると考えてよいだろう。すなわち、*S. pneumoniae* と *H. influenzae* を筆頭に *M. catarrhalis*、*K. pneumonia*、*S. aureus*、重症例では *P. aeruginosa* も考慮して治療にあたる必要がある。喘息に感染を伴う場合は良好な喀痰が得られることが多いのでグラム染色、培養検査を必ず施行することが肝要である。

　治療については、薬剤の肺への移行のみならず喀痰への移行を考慮する。βラクタム系経口薬は肺実質への移行はよいが、喀痰への移行は低い。これに対して、キノロン系薬は血中濃度を上回る喀痰への移行を呈するのでempiric therapyに適している。具体的には第一選択として、クラブラン酸/アモキシシリン（オーグメンチン®）、セフカペン（フロモックス®）、セフジトレン（メイアクト®）、セフ

ポドキシム(バナン®)、キノロンではトスフロキサシン(オゼックス®)、レボフロキサシン(タリビット®)を使用する。

喘息患者が肺炎を併発した場合、その経過は非喘息患者と異なるかについての検討は少ない。小林らは肺炎を合併した喘息患者 56 名と、非喘息患者の肺炎 27 名と比較検討した。喘息患者はさらに、経口ステロイド使用患者、吸入ステロイド使用患者、ステロイド非使用患者の 3 群に分類してその経過を検討した。白血球の上昇の程度、CRP の上昇の程度に差は認めず、重症度にも差はなく、肺炎の重症度に吸入ステロイドは影響しないとしている。さらに、解熱に要した日数、CRP の陰性化の日数も喘息、非喘息群で差はなく、喘息群内で経口ステロイド、吸入ステロイドの使用の有無でも差が認められなかった[19]。したがって、喘息患者に肺炎を併発した場合は適切な抗生物質を投与することは当然であるが、経口ステロイド、吸入ステロイドの継続も肺炎の治療に影響せず、喘息の十分な治療が必要である。

［4］気管支喘息と肺結核

気管支喘息の成因について Th 1/Th 2 バランス異常とする考えがある。気管支喘息は IL-4、5、6、13 など Th 2 主体のサイトカインの産生が亢進しており、Th 1 に比して優位になっているという考えである。一方 Th 1 優位となる代表的な疾患は肺結核である。このため、BCG を使用した気管支喘息の治療も試みられており、有用とする報告もある。しかし、結核の感染によって、気管支喘息が軽快したとする統計学的検討はない。

吸入ステロイドは約 30 年にわたって気管支喘息の治療として世界中で使用されてきている。欧米の報告ではこの薬剤が呼吸器感染症のリスクを増加させるとする報告はない。しかし、インドの報告では、吸入ステロイドを使用中の 548 名の患者から 8 名すなわち 1.48％の肺結核が発生したと報告されている。これは同国の一般の発生率よりも高い結果であった[20]。本邦での肺結核は欧米と比較して罹患率が高く、しかも高齢者になるほど多くの結核患者が発生しているという現状がある。本邦では、吸入ステロイドが結核の発症率を増加させるとする報告はないが、吸入ステロイド使用中に発症した重症な結核の報告も散見され、特に高齢者に吸入ステロイドを使用する際は慎重な観察が必要である。

治療に関しては、結核治療の基準に従った治療を行う。適切な治療を行っていれば、吸入ステロイドの使用は差し支えない。しかしながら耐性菌、非結核性抗酸菌陽性の症例に対しては慎重な使用が必要である。リファンピシンはテオフィリンの代謝を亢進させ、血中濃度を低下させる。

II・気管支喘息治療と感染症の発症

一般的に全身性のコルチコステロイド投与は、用量依存的に細菌、ウイルス、真菌、結核菌の感染、発症のリスクを増加させるとされている。一方、吸入ステロイド薬の全身的副作用は、高容量でなければ呼吸器感染症に及ぼす影響は少ないとされている。しかし症例報告ではあるが、吸入ステロイド使用中に発症した、成人水痘肺炎、肺結核などの症例報告が散見される。

Ⅲ・気管支喘息患者に合併する肺炎の鑑別診断づけ

気管支喘息患者に肺炎像を伴った場合鑑別すべき疾患として以下の疾患が挙げられる。

[1] 慢性好酸球性肺炎 Chronic Eosinophilic Pneumonia

本症は中年の女性に多く、徐々に発症する。自覚症状は呼吸器症状(咳嗽、喘鳴、呼吸困難)から全身症状(発熱、体重減少、全身倦怠感)まで認められる。約半数の患者は気管支喘息の合併を認める。胸部写真は非常に特徴的で肺野の辺縁を主体とした多発性の陰影を呈する(図1)。気管支肺胞洗浄、経気管支肺胞生検によって大量の好酸球が証明される。治療は経口ステロイド、プレドニゾロンで40～60 mgを投与しゆっくりと減量する。投与期間は一定の見解がないが、再発症例も多く3～6カ月間はステロイドの投与が必要となる。

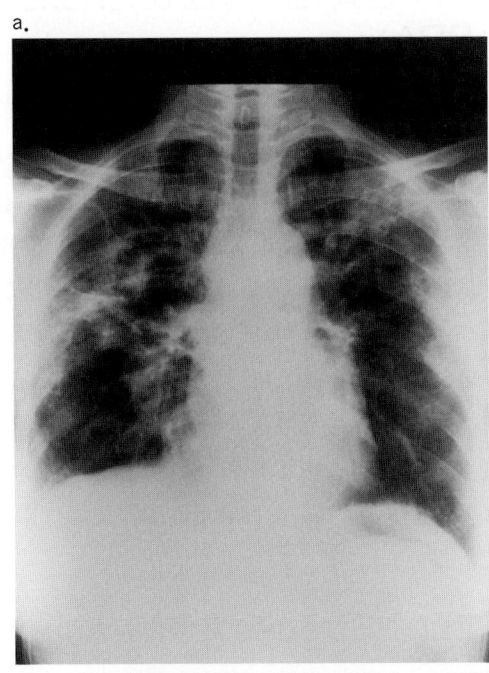

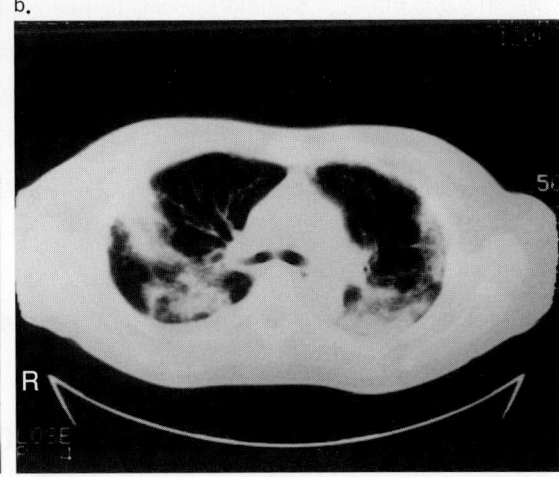

図 1. 慢性好酸球性肺炎の単純 X 線(a)、CT 像(b)
44歳、女性。5年前より、気管支喘息と診断されていたが、軽症であり治療は継続的に行っていなかった。3カ月前より37℃程度の発熱、咳嗽が持続していたが放置していた。1カ月前より次第に咳嗽が強くなり、38℃の発熱も生じるようになり、近医を受診。胸部写真にて肺炎と診断され当科へ紹介となる。
初診時の胸部 X 線、CT を示す。
本症に典型的な、両側性、非区域性で肺の末梢に病変の首座がある多発性の浸潤影を呈している。
検査成績は白血球 13100(好酸球 20%)、CRP 7.5 mg/dl、肺胞洗浄液中の好酸球分画は 75% であり、直ちにステロイドを投与した。

表 3. アレルギー性気管支肺アスペルギルス症の診断基準

I. 一次基準
    1. 発作性呼吸困難(喘息症状)
    2. 末梢血好酸球増多
    3. アスペルギルス抗原に対する即時型皮内反応陽性
    4. アスペルギルス抗原に対する沈降抗体陽性
    5. IgE 高値
    6. 移動性または固定性の肺浸潤影の既往
    7. 中心性気管支拡張症

II. 二次基準
    1. 喀痰より繰り返しアスペルギルスが検出される(培養または鏡検)
    2. 茶褐色の粘液栓子を喀出した既往
    3. アスペルギルス抗原に対するアルサス型(遅発性)皮膚反応陽性

*確実例は一次基準をすべて満たすもの。ほぼ確実例は一次のうち6項目を満たし二次基準をいくつか満たせば確実性が増す。

(Rosenberg M, et al：Clinical and Immunological criteria for the diagnosis of allergic bronchopulmonary aspergillosis. Ann Intern Med 86：405, 1977 より改変)

［2］アレルギー性気管支肺アスペルギルス症 Allergic Bronchopulmonary Aspergillosis(ABPA)

　高用量の吸入ステロイドや経口ステロイドを常時使用している難治性喘息症例では肺野の浸潤影をきたした場合、肺炎以外に本症と、次に述べる Churg-Strauss 症候群(アレルギー性肉芽腫性血管炎)も考慮する必要がある。本症は喘息の発症後平均2年程度で診断されることが多い。

　診断基準を表3に示したが、喘息患者に、原因不明の発熱、胸部 X 線で繰り返す浸潤影、末梢血好酸球増多、著明な高 IgE が認められる。スクリーニングにはアスペルギルス特異的 IgE 抗体の検出が有用である。喀痰からも約半数の症例ではアスペルギルスが検出される。胸部写真では非区域性の浸潤影を特徴とし、経過中に移動するようにみえることもある。CT では中心性の気管支拡張像、mucoid impaction(粘液栓子)、末梢肺野の浸潤影が観察される。

　治療に関しては経口ステロイドで、プレドニゾロンで 20〜30 mg を投与する。本症は感染症ではないが、イトラコナゾール(100〜200 mg/日)などの抗真菌剤を併用することの有用性が報告されている。再発などの症例では考慮すべきである。

［3］アレルギー性肉芽腫性血管炎(Churg-Strauss 症候群)(表4)

　本症も ABPA と同様に、経口ステロイドを使用している重症喘息患者に発症する。本症は、呼吸器症状よりも全身症状が強い、特に末梢神経障害がほとんどの症例に認められる。近年、特記すべきことは、有用な抗喘息薬、例えば吸入ステロイド、抗ロイコトリエン製剤が臨床応用されるに従って、本症の報告が多くなっていることである。特徴的なことは、これらの薬剤を併用することによって、経口ステロイドの減量が可能になった症例に発症していることである。今のところ、薬剤の副作用と

表 4. アレルギー性肉芽腫性血管炎（Churg-Strauss 症候群）の診断基準

Ⅰ．主要臨床所見
    1．気管支喘息あるいはアレルギー性鼻炎
    2．好酸球増多
    3．血管炎による症状〔発熱(38℃以上、2週以上)、体重減少、(6カ月以内に6kg以上)、多発性神経炎、消化管出血、紫斑、多関節痛、筋肉痛、筋力低下〕

Ⅱ．臨床経過の特徴
    主要所見1．2が先行し3が発症する。

Ⅲ．主要組織所見
    1．周囲組織に著明な好酸球浸潤を伴う細小血管の肉芽腫性、またはフィブリノイド壊死性血管炎の存在。
    2．血管外肉芽腫の存在

Ⅳ．判定
    1．確実
      ①主要臨床所見のうち気管支喘息あるいはアレルギー性鼻炎、好酸球増多、および血管炎による症状のそれぞれ1つ以上を示し同時に、主要組織所見の1項目を満たす場合(アレルギー性肉芽腫性血管炎)
      ②主要臨床項目3項目を満たし、臨床経過の特徴を示した場合(Churg-Strauss 症候群)
    2．疑い
      ①主要臨床所見1項目および使用組織所見の1項目を満たす場合(アレルギー性肉芽腫性血管炎)
      ②使用臨床所見3項目を満たすが、臨床経過の特徴を示さない場合(Churg-Strauss 症候群)

Ⅴ．参考となる臨床検査
    1．白血球増加(1万/μl)
    2．血小板増加(40万/μl)
    3．血清IgE増加(600 E/ml 以上)
    4．MPO-ANCA 陽性
    5．リウマトイド因子陽性
    6．肺浸潤陰影

(厚生省難治性血管炎分科会，1998年より引用)

いうよりは、経口ステロイドの減量によって、これまで潜在していた本症が顕在化したものと考えられている。治療については経口ステロイド、プレドニンで40〜60 mgを4週間投与し、ゆっくりと減量する。ステロイドの投与が遅れると末梢神経障害が残ってしまうこともある。

(髙梨信吾)

文献

1) Pattemore PK, Johnston SL, Bardin PG : Viruses as precipitants of asthma symptoms, I, Epidemiology. Clin Exp Allergy 22 : 325, 1992.
2) Johnston SL, Pattemore PK, Sanderson G, et al : Community study of role of viral infections in exacerbations of asthma in 9-11 year old children. Brit Med J 310 : 1225, 1995.
3) Atmar RL, Guy E, Guntupalli KK, et al : Respiratory tract viral infections in inner-city asthmatic adults. Arch Intern Med 158 : 2453, 1998.
4) Nicholson KG, Kent J, Ireland DC : Respiratory viruses and exacerbations of asthma in adults. Br Med J 307 : 982, 1993.
5) Chanarin N, Corne J, Holgate ST : Viral infection. Asthma, Barnes PJ, Grunstein MM, Leff AR, et al, (eds), p 1193, Lippincott-Raven Publishers, Philadelphia, 1997.
6) Fraenkel D, Bardin P, Sanderson G, et al : Lower airways inflammation during Rhinovirus colds in normal and asthmatic subjects. Am Rev Respir Dis 151 : 879, 1995.

7) Wilson NM, Silverman M : Treatment of acute episodic asthma in preschool children using intermittent high dose inhaled steroids at home. Arch Dis Child 65 : 407, 1990.
8) Pizzichini MM, Pizzichini E, Efthimiadis A, et al : Markers of inflammation in induced sputum in acute bronchitis caused by Chlamydia pneumoniae. Thorax 52 : 929, 1997.
9) Hahn DL, Anttila T, Saikku P : Association of Chlamydia pneumoniae IgA antibodies with recently symptomatic asthma. Epidemiol Infect 117 : 513, 1996.
10) Mills GD, Lindeman JA, Fawcett JP, et al : Chlamydia pneumoniae serological status is not associated with asthma in children or young adults. Int J Epidemiol 29 : 280, 2000.
11) Wark PAB, Johnston SL, Simpson JL, et al : Chlamydia pneumoniae immunoglobulin A reactivation and airway inflammation in acute asthma. Eur Respir J 20 : 834, 2002.
12) Emre U, Sokolovskaya N, Roblin PM, et al : Detection of anti-Chlamydia pneumoniae IgE in children with reactive airway diseases. J Infect Dis 172 : 265, 1995.
13) Kraft M, Cassel GH, Henson JE, et al : Detection of Mycoplasma pneumoniae in the airways of adults with chronic asthma. Am J Respir Crit Care Med 158 : 1692, 1998.
14) Bardin PG, Mathison DA, Stevenson DD, et al : Transtracheal aspiration studies in asthmatic patients in relapse with infective asthma and in subjects without respiratory disease. J Allergy Clin Immunol 56 : 206, 1975.
15) Takanashi S, Nonaka R, Xing Z, et al : Interleukin 10 inhibits lipopolysaccharide-induced survival and cytokine production by human peripheral blood eosinophils. J Exp Med 180 : 711, 1994.
16) 党 雅子，小川忠平，鈴木直仁，ほか：気管支喘息患者に発症した市中肺炎の特徴について 喘息重症度別検討．日本呼吸器学会雑誌 40：138，2002．
17) 古西満，澤木政好，三笠桂一，ほか：呼吸器感染症合併気管支喘息の臨床的検討．日胸疾会誌 29：1420，1991．
18) 小林信之，飯倉元保：肺炎を合併した気管支喘息．アレルギー科 13：329，2002．
19) 上原すず子，黒崎知道，石川信泰，ほか：小児の気管支喘息に及ぼす感染の影響．呼吸 18：1126，1999．
20) Shaikh WA : Pulmonary tuberculosis in patients treated with inhaled beclomethasone. Allergy 47 : 327, 1992.

CHAPTER 13 変性性神経疾患患者の肺炎

I・変性性神経疾患とは

　変性性神経疾患とは、特別の誘因がないものの、ある特定の神経細胞群が緩徐に変性していく疾患の総称である。大脳・小脳・脳幹・脊髄・運動ニューロンの各神経系統別に主な疾患を挙げる(表1)。大脳皮質の変性ではアルツハイマー病、大脳基底核・錐体外路系ではパーキンソニズムをきたすパーキンソン病や不随意運動をきたすハンチントン病、小脳系では脊髄小脳変性症(Spinocerebellar degeneration；SCD)、脊髄・運動ニューロンでは筋萎縮性側索硬化症(Amyotrophic lateral sclerosis；ALS)が代表的な疾患である。これらはいわゆる神経難病に当たり、根本的な治療が困難な場合が多く、対症療法が重要になる。肺炎は多くの疾患で死因となりやすく[1)2)]、予後を決定する重大な病態である。

　本稿では、変性性神経疾患における肺炎発症の危険因子を説明し、症状・検査結果・治療法・予防策・予後について述べる。また、変性性神経疾患だけでなく、ほかの神経内科疾患でも呼吸障害が認められ(表2)[3)]、特に筋ジストロフィーに代表される神経筋疾患では、肺炎への対応方法が工夫されているので併せて述べていく。なお、アルツハイマー病などの痴呆を主徴とする疾患における肺炎については老人性肺炎の項を参照されたい。

> ● 重要項目
> 　変性性神経疾患の多くはいわゆる神経難病である。対症療法が治療の中心であり、肺炎への対応は予後を決定する。

表 1. 主な変性性神経疾患

病変部位	主症状	代表的疾患
大脳皮質	痴呆	アルツハイマー病、ピック病
大脳基底核	パーキンソニズム	パーキンソン病、線状体黒質変性症、Shy-Drager 症候群、進行性核上麻痺
	不随意運動	ハンチントン病
小脳・脳幹	小脳失調症状	脊髄小脳変性症
脊髄・運動ニューロン	筋萎縮・筋力低下	筋萎縮性側索硬化症、脊髄性筋萎縮症

表 2. 呼吸障害をきたす神経内科疾患

病変部位	疾　患
大脳・小脳・脳幹	脳血管障害、外傷、腫瘍、多発性硬化症、Arnorld-Chiari 奇形 変性性疾患（パーキンソン病、Shy-Drager 症候群、脊髄小脳変性症）
脊髄	血管障害（脊髄梗塞）、外傷
運動ニューロン	筋萎縮性側索硬化症、脊髄性筋萎縮症、
末梢神経	Guillain-Barré 症候群、CIDP、Lewis-Sumner 症候群 フグ中毒、鉛中毒、タリウム中毒
神経筋接合部	重症筋無力症、Lambert-Eaten 症候群、ボツリヌス中毒 有機リン中毒、サリン中毒、貝中毒
筋肉	進行性筋ジストロフィー（Duchenne 型、Becker 型、顔面肩甲上腕型、肢帯型、先天性） 筋強直性ジストロフィー、先天性ミオパチー、代謝性筋疾患（糖原病、脂質代謝異常、ミトコンドリア病） 多発筋炎・皮膚筋炎

CIDP：慢性炎症性脱髄性多発ニューロパチー　　　　　　　　　　　　　　　（文献3）を一部改変して引用）

II・肺炎発症の危険因子 (表3)

［1］呼吸障害

　変性性神経疾患（痴呆を主徴とする疾患群を除く）では、原疾患の進行により呼吸障害が起こりうる。呼吸障害は呼吸筋の筋力低下による換気運動障害（拘束性換気障害）や気道の狭窄などが主病態であり、肺実質の異常をきたすことは少ない。変性性神経疾患だけでなく、多くの神経内科疾患の呼吸障害は、同じ病態と考えてよい。そして、呼吸筋筋力低下のために肺胞に十分な換気が得られない、咳嗽の流速が弱くなり気道の清浄化を得ることができない、痰による気道閉塞を起こしやすいなどの状態が生じる。そのため、かぜ症候群などの上気道感染が下気道感染である肺炎に容易に伸展しやすい。肺炎を発症すると急速に呼吸不全に陥る場合もあるため、注意が必要である。近年、呼吸障害の進行から人工呼吸療法（特に気管切開陽圧式人工呼吸療法）を行う患者が増加しているが、易感染状態になるため肺炎に罹患する危険性が高くなりやすい。

　呼吸障害をきたす変性性神経疾患では、運動ニューロン疾患が第一に挙げられる。中でも、ALS は呼吸筋の筋力低下・筋萎縮による亜急性に進行する呼吸障害をきたす。特に約 1/3 を占める球症状（構音障害、嚥下障害）で発症する患者は、四肢の筋萎縮・筋力低下より先に呼吸筋障害が顕性化する場合も多く、肺炎罹患をきっかけとして呼吸器科に受診することもありうる。一方、神経筋疾患の進行性筋ジストロフィーでは、呼吸筋筋力低下・萎縮による換気障害は ALS と同様であるが、進行は緩徐であり、そのほかに胸郭・脊柱変形による気道変形の修飾がみられる。

　パーキンソン病の呼吸障害は、上気道の開存に

表 3. 肺炎発症の危険因子

呼吸障害
嚥下障害
全身状態の悪化
　　　長期臥床
　　　低栄養状態
　　　褥瘡
気管切開・経管栄養・各種カテーテルの留置
上気道感染症（かぜ症候群・インフルエンザなど）罹患

かかわる筋肉の協調運動が障害されるため、上気道が狭窄あるいは閉塞することによって生じることが多い[4]。また、両側声帯の開大障害がみられ、喘鳴・嚥下困難・呼吸困難をきたす。これらを放置しておくと、誤嚥による肺炎を生じたり、窒息を惹起するなど予後不良因子の1つである。この両側声帯の開大障害は、SCDでもみられる。

［2］嚥下障害

嚥下障害がもう1つの肺炎を生じやすい疾患特有の因子である。変性性神経疾患では嚥下に関与する神経・筋の異常により嚥下障害をきたす。嚥下とは、食物を口腔内に運び、これを口腔から咽頭、食道を経て胃内に送り込む連続した運動である。食塊が随意運動で口腔から咽頭への移動する口腔期、嚥下反射で咽頭から食道入口部まで通過する咽頭期、蠕動運動と重力で食道入口部より噴門まで移動する食道期の3期に分けられる[5]。この一連の運動がうまく行われないため、食物や唾液などが下気道に誤嚥され、病原体の侵入により肺炎を発症する。嚥下障害の原因をALSと筋ジストロフィーおよびパーキンソン病について述べる。

ALSでは、病初期に舌の萎縮と運動障害が出現し、口腔内保持能力や送り込みの低下による口腔期障害が起きる。病期が進行すると咽頭期の障害が出現し、喉頭挙上障害・咽頭収縮力低下などにより嚥下圧は低下し、誤嚥を生じやすくなる。特に水などの流動物は喉頭内に流入し誤嚥を引き起こす可能性が高い。また、嚥下圧低下のための送り込み障害により、下咽頭に貯留した食物の誤嚥も起きる[6]。

筋ジストロフィーのうち嚥下障害が問題となるのは、筋強直性ジストロフィー（Myotonic dystrophy；MyD）である[7]。MyDでは、まず、上顎や歯列の異常による咀嚼障害がみられる。次に咽頭蠕動の低下により咽頭各部位に食塊の貯留をきたすこと、嚥下時の喉頭閉鎖が不十分であること、食道の蠕動低下、弛緩がみられ食道下部に食塊の貯留をきたすことから嚥下障害を生じる。無自覚であることが多く、四肢の機能障害とは一致せず、他の症状より先に出現することがありうる。

パーキンソン病では、嚥下障害が約50%で出現するとされているが、無症状の場合も検査を行うとそれ以上にみられるといわれている[8]。口腔から食道全体にわたる全嚥下機能が障害され、特に口腔期と食道期の食塊移送時間の延長が特徴的である。パーキンソン病の嚥下障害も自覚症状がないことが多く、重症度とは関連しないため、注意が必要である。

> ● 重要項目
> 変性性神経疾患特有の肺炎罹患の危険因子として、呼吸障害と嚥下障害が挙げられる。これらは無自覚のことも多く、注意が必要である。

［3］全身状態の悪化

変性性神経疾患重症例では、末期には歩行不能、長期臥床状態となる。徐々に全身状態が悪化、低栄養状態・褥瘡発生などの危険性が高くなる。重症化した患者には、気管切開や経管栄養、各種カテーテル留置などが行われ、病原体が侵入しやすい状態となる。感染症に対する抵抗力が低下しているの

で、上気道感染・誤嚥・カテーテルによる敗血症などをきっかけとして、容易に肺炎に罹患することになる。

III・症状

　発熱、咳、痰などの呼吸器感染症状が認められる。かぜ症候群やインフルエンザが先行することも多い。痰の性状の変化（膿性痰）、量の増加がみられ、痰による気道閉塞から窒息を引き起こすことがある。重症肺炎では低酸素血症による呼吸困難をきたし、頻呼吸や補助呼吸筋の使用を含む呼吸運動の異常を認める。

　全身症状として、食欲不振・全身倦怠感・脱水・意識障害・ショック症状などが挙げられる。変性性神経疾患末期患者では典型的な呼吸器感染症状に乏しく、発熱も軽度で全身症状のみが目立つこともある。例えば、食欲不振・いつもより不活発である・傾眠などの意識障害がみられたときには、肺炎を念頭においた診察が必要である。また、言語障害や痴呆などで苦痛を訴えることができない患者も多く、重症化しやすいので日頃から注意深く身体所見を観察すべきである。

> ●重要項目
> 変性性神経疾患患者では、呼吸器症状に乏しく、全身症状が先行することがある。

IV・検査結果

［1］原因微生物

　基礎疾患の進行に伴い、入退院を繰り返している患者や長期入院患者では、市中肺炎よりも院内肺炎が問題となる。いわゆる日和見感染であり、弱毒グラム陰性桿菌（緑膿菌など）、真菌、結核菌、非定型抗酸菌などが起因菌となりうる。これらの詳細は起因菌別の肺炎の項を参照されたい。

　当院神経難病病棟に長期入院している ALS・SCD・パーキンソン病患者の定期的喀痰細菌検査では、緑膿菌、メチシリン耐性黄色ブドウ球菌（MRSA）が数名で検出されている。この結果は、経口摂取を行っている患者より経管栄養・中心静脈栄養や気管切開・人工呼吸療法を行っている患者に認められる傾向があった。このように病院環境における細菌叢の変化や繰り返す肺炎に対する抗菌薬投与による菌交代現象で緑膿菌・MRSA が口腔、気道に常在しており、誤嚥すると肺炎の起因菌になりうると考えられる。しかし、複数の病原体の混合感染であることも多く、常在菌による感染の場合は起因菌を判断することが難しい。

［2］血液所見

　血液生化学検査では、電解質異常（特に低ナトリウム血症）を認めることがあり、そのような場合は

重症であることが多い。尿素窒素（BUN）、クレアチニン（Cr）の上昇は脱水を反映する。

> ● 注意点
> ALS末期や筋ジストロフィーなどの神経筋疾患患者では、筋肉量が減少しているため、血清BUN・Crは非常に低値である。そのような患者で肺炎罹患時にBUN・Crが正常値内であっても通常より上昇していれば脱水を考え、適切な処置を行う必要がある。

［3］動脈血液ガス所見

　動脈血液ガス所見では、低酸素血症を認める。本人が症状を訴えられない末期患者では、パルスオキシメーターを用いた経皮的酸素飽和度測定の検査結果悪化が肺炎を発見するきっかけとなることもある。変性性神経疾患による呼吸不全の増悪では二酸化炭素分圧の上昇がみられるが、通常の検査結果と比べ、酸素分圧低下が目立つときには肺実質障害の肺炎を疑う必要がある。その際には、肺胞気―動脈血酸素分圧較差（$AaDO_2$）を算出することも有用である。

［4］胸部X線・CT

　変性性神経疾患患者の肺炎に特徴的な胸部X線・CT所見は特になく、起因菌や発症原因による所見を呈する。進行した変性性神経疾患患者では、高齢者や免疫不全患者と同様に初期にはX線所見が乏しいことがある。逆にまったく肺炎を疑わせる症状がなくても、胸部X線・CTで肺炎像や無気肺・肺炎を繰り返したための陳旧性陰影や器質化した陰影に気づくこともある。変性性神経疾患患者では肺炎罹患時のみでなく、定期的に画像検査を行うことが有用である。なお、筋ジストロフィーなどの脊柱変形がある疾患では単純レントゲンでは心陰影と重なり、肺炎を見逃がすことがあるので胸部CTを併用するとよい。

> ● コツ
> パルスオキシメーターを用いた経皮的酸素飽和度測定や胸部X線・CTの定期的検査が肺炎の早期発見につながる。

V・治療法

　肺炎の治療は起因菌に最も適した抗菌薬を投与することである。しかし発症直後は起因菌が不明であり、また、最終的に特定できないことも多く、病歴や所見から経験的治療による抗菌薬の投与を開始せざるを得ない。変性性神経疾患患者でも、家庭で日常生活を送ることができる状態での肺炎発症であれば、一般的な市中肺炎と同様の抗菌薬使用でよいと考えられる。入院中はもちろん、在宅療養中でも、長期臥床状態であったり、経管栄養・気管切開等が施行されている患者は、緑膿菌などのグラム陰性桿菌も念頭においた治療を行うことが必要である。抗菌薬の選び方など詳細は他項を参照さ

れたい。

　低酸素血症に対しては酸素投与が必要であるが、変性性神経疾患では換気運動障害（拘束性換気障害）がある患者も多く、高濃度酸素投与は CO_2 ナルコーシスをきたすので注意すべきである。人工呼吸療法が必要になった場合は、肺炎が治癒しても人工呼吸器からの離脱ができないことがあるので、急変時の対応については健康なうちから本人・家族と十分に話し合っておく必要がある。

> ●注意点
> 変性性神経疾患患者の酸素投与、人工呼吸療法は慎重に行う。
>
> ●コツ
> 外来治療か入院治療かの選択については、肺炎が難治性であったり、全身症状の重症化、病状の急変がありうるため、できる限り入院治療が望ましい。そして、肺炎の治療と併行して、脱水・電解質異常などの全身症状の治療や栄養管理を行う。

Ⅵ・予防策（表4）

［1］感染予防

　うがいや歯磨き、ポピヨンヨード液による清拭、歯周病の治療などで口腔内の清潔を保つようにする。水分を摂取し、部屋の乾燥を防ぐ、手洗いを徹底するなどの基本的感染予防対策を指導する。変性性神経疾患の進行による全身状態の悪化、特に栄養状態の悪化は、易感染状態を惹起し肺炎に罹患しやすくなるため、栄養管理が重要である。インフルエンザ流行時には、主治医と相談したうえで、早めにワクチン接種を行うことが望ましい。

　また、入院中の患者では、医療器具の汚染や医療従事者を介しての感染も起こりうるので、器具を清潔に管理し、医療従事者の手洗いの徹底や手袋・ガウンの使用などで感染防止に努める。また、病室の清掃を定期的に行い、環境を整備する。

［2］呼吸障害に対して

　呼吸障害に対して定期的に動脈血液ガス分析・酸素飽和度・呼吸機能検査等の測定を行い、重症度を把握しておく必要がある。その結果に応じて、人工呼吸療法などの適切な治療を開始する。

　変性性神経疾患や神経筋疾患患者では、排痰がうまくできないために肺炎が悪化することが多い。排痰をうながすために吸引や体位ドレナージを行うだけでなく、徒手圧迫や機械：mechanical in-exsufflator（カフ・マシーン）で強制的に咳嗽補助を行うこともある（図1）。カフ・マシーンは、1995年より本邦でも認可され、当院では筋萎縮症病棟を中心に使用している。呼吸筋筋力低下による咳嗽の流速が得られない患者では、肺炎罹患時に集中的にカフ・マシーンを用いて排痰させ、無気肺や肺炎の重症化を防いでいる[9]。

表 4. 変性性神経疾患における肺炎の予防策
1）感染予防
  ・口腔ケア
  ・水分摂取・加湿・手洗いの徹底
  ・栄養管理
  ・インフルエンザワクチン接種の励行
  ・医療器具・医療関係者よりの汚染防止
  ・病室の環境整備
2）呼吸障害
  ・定期検査による呼吸障害重症度の把握と適切な治療
  ・排痰をうながす
      吸引・体位ドレナージ
      徒手圧迫法
      カフ・マシーンの使用
  ・呼吸リハビリテーションの導入
3）嚥下障害
  ・嚥下機能の評価
  ・摂食・嚥下訓練
  ・食事形態の工夫
  ・経管栄養・経静脈栄養
  ・手術療法（喉頭・気管分離術・喉頭摘出術など）

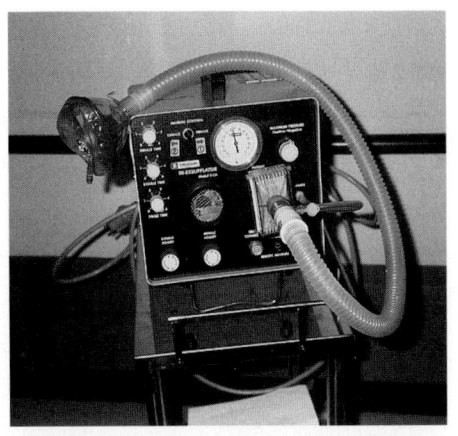

図 1. Mechanical in-exsufflator（カフ・マシーン）
カフ・マシーンは、マスクやチューブから気道に空気を送り込み、陽圧（約＋40 cmH₂O）をかけたのちに急激に陰圧（約−40 cmH₂O）に逆転させることで呼気流速を生じさせ、人工的な咳嗽を作り出す。
（国立療養所東埼玉病院リハビリテーション科　花山耕三先生より提供）

当院をはじめ多施設で ALS や進行性筋ジストロフィーなどの神経筋疾患・パーキンソン病の呼吸リハビリテーションが開始されている。肺のコンプライアンスの維持、気道の清浄化、換気の正常化を目的とし、呼吸障害が顕性化する前から行うことが勧められる。体位ドレナージや呼吸・排痰介助などの方法を介助者に理解してもらうことも大切である。

［3］嚥下障害に対して

嚥下障害の訴えがあった場合は、嚥下造影などで嚥下機能の評価を行い、摂食・嚥下訓練を開始する。また、きざみ食やペースト食、とろみをつける、濃厚流動食を使用するなど食事形態を検討する。食事のむせが目立ち誤嚥するときには、経口摂取を中止し、経管栄養（経鼻・経口胃管や胃瘻など）・経静脈栄養を行う。ALS では誤嚥を繰り返す場合に手術療法（喉頭気管分離術・喉頭摘出術）を行うこともある[10]。

VII・予後

肺炎は適切な治療を行えば治癒する。しかし、変性性神経疾患患者の場合は肺炎が回復しても病前の日常生活動作能力に戻らないことがある。基礎疾患は進行し、肺炎の危険因子である呼吸障害、嚥下障害も同様に進行する。やがて全身状態は不良になり、肺炎を何回も繰り返すうちに、菌交代現象のため難治化、結局は死因となる可能性が高い。パーキンソン病の死因における肺炎の割合は、Kusumi らによる米子市における調査では死因の 40.9%、その他の報告でも約 20〜50% を占めてい

た[1]。また、ALSの死亡までの経過は、四肢筋力低下・筋萎縮を主とする普通型42.1±34.6カ月に比べ、球症状を主とする球型は1年近く短い32.4±27.8カ月であり[11]、呼吸障害や嚥下障害の有無を反映している。これらの結果より、肺炎は明らかに変性性神経疾患の予後を決定する因子の1つであると考えられた。

◆おわりに◆

変性性神経疾患患者では、肺炎に罹患することは予後を左右する重要な状態の1つである。肺炎が発症しやすい機序を理解し肺炎を予防することは、対症療法が中心の変性性神経疾患治療においては非常に大切である。不幸にして肺炎に罹患しても、早期治療を行い、肺炎治癒後は病前と変わらぬ日常生活動作能力を維持できることが理想である。

(谷田部可奈、川城丈夫)

文献

1) 中島健二, 楠見公義, 鞍嶋美佳, ほか:晩期Parkinson病の死因解析. 神経内科56:413-418, 2002.
2) 安間文彦:前角障害の呼吸異常 1筋萎縮性側索硬化症. 神経疾患の呼吸異常, 第1版, p100-103, 医薬ジャーナル社, 大阪, 1998.
3) 谷田部可奈, 川城丈夫:神経筋疾患と肺. 呼吸器科2:395-400, 2002.
4) 安間文彦:その他の病変の呼吸異常 1パーキンソン病・2脊髄小脳変性症. 神経疾患の呼吸異常, 第1版, p139-147, 医薬ジャーナル社, 大阪, 1998.
5) 丘村 煕:正常の嚥下機構. 嚥下のしくみと臨床, 第1版, p11-21, 金原出版, 東京, 1993.
6) 田山二朗:筋萎縮性側索硬化症の嚥下障害:その機序と対策. 臨床神経35:1557-1559, 1995.
7) 花山耕三, 川城丈夫:咀嚼および嚥下障害. 筋強直性ジストロフィーの治療とケア, 厚生省精神・神経疾患研究委託費「筋ジストロフィー患者のQOLの向上に関する総合研究班」班長岩下宏(責任編集 川井充)(編), 第1版, p115-121, 医学書院, 東京, 2000.
8) 丘村 煕:正常の嚥下機構. 嚥下のしくみと臨床, 第1版, p90-92 金原出版, 東京, 1993.
9) 花山耕三, 石原傳幸:筋ジストロフィー. 臨床リハ別冊 呼吸リハビリテーション, 石田 暉, 江藤文夫, 里宇明元(編), p230-241, 医歯薬出版, 東京, 1999.
10) 上野直子, 滑川道人, 中野今治:ALSにおける喉頭摘出;経口のみで充分な栄養摂取が可能になった3例. 神経内科47:56-62, 1997.
11) 対象疾患診断基準. 厚生省特定疾患神経・筋疾患調査研究班1995年度研究報告書(柳澤信夫班長)p13-15, 1996.

CHAPTER 14 術後肺炎

◆はじめに◆

術後肺合併症(Postoperative pulmonary complications)には、無気肺、肺炎、胸水貯留、急性肺血栓塞栓症、誤嚥、術後急性呼吸不全、ARDS(Acute respiratory distress syndrome：急性呼吸窮迫症候群)、人工呼吸器管理の遷延、気管支攣縮などが含まれる[1]。手術後6日以内の死亡原因の1/4は術後肺合併症によるものと推測されている。中でも、無気肺と肺炎は死亡につながる大きな要因である[2]。感染症という立場からは、肺炎は、手術後に発生する感染症としては尿路感染、創傷感染について3番目である。

I・定義と診断

院内肺炎診断基準には、全米院内感染サーベイランスシステム(National Nosocomical Infection Surveillance；NNIS)のものがある。国内でも、日本呼吸器学会のガイドライン[3]には、「入院後48時間以上を経てから発症した肺炎であり、入院時既に感染していたものを除く」と定義され、表1のような診断基準が示されている。術後肺炎(Postoperative Pneumonia)には、気管内挿管、全身麻酔、手術侵襲などの要因が加わってくるが、院内肺炎に包含されるものである。術後肺炎を扱った文献の多くがこれらの定義に基づいて診断基準を設定していることからも、妥当なものであろう。

II・発症頻度

NNISによれば、手術を受けた患者の18%に肺炎を発症すると報告されている[4]。医療機関の専門

表 1. 成人院内肺炎の定義(日本呼吸器学会　成人院内肺炎診療の基本的考え方)

入院48時間以降に胸部X線写真で新しく出現した、あるいは進行性の浸潤影を認め、下記の1つ以上を有するもの
・症状(発熱、胸痛など)、検査所見(CRP、白血球数、赤沈)が合致する
・喀痰、血液、経気管支洗浄液、経気管支擦過物、生検材料から病原菌を分離
・気管分泌物からウイルスを分離するか、ウイルス抗原を検出(但し、混合感染も考慮)
・血清抗体価の有意の上昇(但し、混合感染も考慮)
・病理組織学的に肺炎を証明

性や手術部位や術式の違いなどから、術後肺炎は5～40%の患者に発症し、死亡率は30～46%になると考えられる[5]。千葉大学呼吸器外科の千代らは、肺癌手術症例を検討した結果、正常呼吸機能症例の術後肺炎合併率が755名中39名(5.2%)であったのに対して、重症慢性肺疾患合併例では21.9%であったと報告している[6]。

III・危険因子(リスクファクター)

患者側の要因と手術、麻酔、術後管理などの手技に関連する要因とに分けて考えるのがわかりやすいと思われる。

表2に術後肺炎の危険因子を挙げた。患者側の要因では、高齢者、身体的に自立していない者、低栄養状態の者、肥満者、COPD(慢性閉塞性肺疾患)を基礎疾患に有する者、喫煙者、アルコール常飲者、ステロイド治療を受けている者では術後肺炎を合併する危険が高くなる。

次に、手術、麻酔、術後管理などの手技に関連する要因である。手術部位は、切開部位が横隔膜に近くなるほど危険性を増す。そのため、胸部、上腹部の手術では術後肺炎の危険性が高くなる。同じ上腹部の手術でも、腹腔鏡による手術は危険性が低い。

表2. 術後肺炎の術前予測危険因子(1)

患者の要因
1. 高齢者
2. 身体機能的に自立していない
3. やせ・低栄養
4. 肥満
5. COPD
6. 喫煙者
7. アルコール常飲者
8. ステロイド治療を受けている者

手術、麻酔および術後管理に関連する要因
1. 胸部、上腹部、頸部の手術
2. 腹部大動脈瘤の手術
3. 全身麻酔
4. 長時間の手術
5. 緊急手術
6. 輸血が多い
7. 長期臥床
8. 経鼻胃管
9. 胃酸のアルカリ化(H$_2$ブロッカーの使用など)

表3. 術後肺炎の術前予測危険因子(2)

		オッズ比
年齢	≥80	5.63
	70～79	3.58
	60～69	2.38
	50～59	1.49
	<50	1.00
身体機能	依存	2.83
	部分的に依存	1.83
	自立	1.00
知覚障害		1.51
最近6カ月間に体重が10%以上の減少		1.92
COPD		1.72
慢性疾患に対するステロイド使用		1.33
喫煙者		1.28
アルコール飲用		1.24
手術の種類	腹部大動脈瘤	4.29
	胸部	3.92
	上腹部	2.68
	頸部	2.30
	脳神経	2.14
	血管	1.29
		1.00
麻酔の種類	全身麻酔	1.56
	腰椎麻酔, ほか	1.00
4単位以上の輸血		1.35
緊急手術		1.33

(文献7)より引用)

全身麻酔は、腰椎麻酔や硬膜外麻酔に比べ危険が高くなる。長時間の手術、緊急手術、輸血量の多い手術などが手術、麻酔に関連する危険因子である。

術後管理の立場からは、長期臥床、経鼻胃管、H_2ブロッカーによる胃酸のアルカリ化などが危険因子である。

表3は、Arozullahらが術後肺炎の危険性について検討したものである[7]。手術部位による危険要因として、腹部大動脈瘤、胸部、上腹部、頸部の手術を挙げている。胸部大動脈瘤や頸部の手術の危険性が増す原因には、対象患者の年齢が高くなること、術後の誤嚥との関連が挙げられる。

Ⅳ・起炎菌

表4に術後肺炎の起炎菌を挙げた。Fujitaらは術後肺炎の起炎菌として、*Pseudomonas*属、黄色ブドウ球菌(*Staphylococcus aureus*)が上位2菌で、腸内細菌がそれに続くと報告している[8]。院内肺炎剖検肺から分離した菌を検討した中田の報告では、緑膿菌(*Pseudomonas aeruginosa*)、メチシリン耐性黄色ブドウ球菌(MRSA：Methicillin-resistant *Staphyrococcus aureus*)が上位2菌で、グラム陰性桿菌が続く結果になっている[9]。

術後肺炎の起炎菌とは断定できないが、千葉大学医学部附属病院の外科系診療科の喀痰検体から分離した菌も*P. aeruginosa*、MRSAが上位2菌であり、グラム陰性桿菌が続く結果である。

いずれの報告も術後肺炎の起炎菌を考えるうえで*P. aeruginosa*やMRSAの関与が大きく、宿主の状態によって腸管由来のグラム陰性桿菌が起炎菌となってくることが示す結果である。

表4. 術後肺炎の起炎菌

術後肺炎起炎菌 （Fujitaら）		院内発症肺炎剖検肺からの分離 （中田のデータを一部改変）		千葉大学医学部附属病院 外科系診療科からの喀痰分離菌 （2000年1月から2002年9月）	
Pseudomonas sp.	22	*P. aeruginosa*	67	*P. aeruginosa*	153
S. aureus	17	MRSA	25	MRSA	106
E. faecalis	7	*S. aureus*	21	*H. influenzae*	59
Enterobacter sp.	6	*S. maltophilia*	19	*S. pneumoniae*	45
S. epidermidis	5	*Enterococcus* sp.	16	*S. maltophilia*	44
Klebsiella sp.	5	*K. pneumoniae*	14	*S. marcescens*	44
E. coli	3	*Candida albicans*	9	*K. pneumoniae*	34
Serratia sp.	2	*P. cepacia*	7	*E. cloacae*	29
Others	3	*Aspergillus fumigatus*	4	MSSA	29
		Enterobacter cloacae	3	*E. aerogenes*	21
		E. coli	3	*B. cepacia*	18
		Tricosporon sp.	3	*Acinetobacter* sp.	17
		Other	13	β-streptococcus	15
				M. catarrhalis	13
				E. coli	13
				K. oxytoca	12
				Other	105

V・感染のメカニズム

[1] 誤嚥

　院内肺炎の感染経路は経気道感染、血行性感染などもあり得るが、主として、上気道細菌叢が下気道へ吸引されることによって発症すると考えられる。上気道細菌叢ももとをたどれば、患者の鼻咽腔に定着している菌であったり、腸管由来の菌であったり、病院環境に棲息する菌であったり、医療従事者の手を介して運ばれてくる菌である。これらの菌が下気道へ落ち込む原因として、誤嚥が関与してくる。

　その理由として、第一に、全身麻酔薬、鎮静薬の作用による気道系反射の低下がある。これは、高齢者になるほど影響が大きくなる。第二に、術後に低酸素血症や高炭酸血症が生じると、呼吸ドライブが増し、吸気時の気道内陰圧が大きくなり咽頭内のものが吸引されやすくなる。第三に、気管内挿管チューブ、経鼻胃管、気管切開など、嚥下機能低下を招く原因である。経鼻胃管は胃液逆流の可能性を高める原因にもなる。

[2] 生理学的問題

　手術および臥床による体位の問題も無視できない。立位に比べ、仰臥位は機能的残気量(FRC)は減少する。また、手術侵襲による横隔膜機能障害は胸部や上腹部手術で強く出現する。これは、腹壁の緊張と可動制限が理由の1つと考えられているが、結果として、肺活量(VC)、FRCが減少する。FRCは実際のガス交換にかかわってくる量であり、この減少は換気血流の不均等を増し、低酸素血症の原因となる。高齢者で、低酸素血症や高炭酸ガス血症に対する換気応答の低下がみられる症例では、誤嚥の危険性を増す結果になる。

[3] 生体の反応

　生理学的な見解とは別視点であるが、生体側の感染防御機構の障害、炎症性サイトカインや免疫細胞の反応(CD4陽性細胞のTh1、Th2分化など)のかかわりも検討されている。Saitoらは食道癌の術後肺炎には、炎症性サイトカインであるTNFαとIL-1の産生能亢進が関係していることを示した[10]。炎症性サイトカインの過剰反応は、SIRS(systemic inflammatory response syndrome：全身性炎症反応症候群)の準備段階ともいえ、ARDSや呼吸器以外の術後合併症の原因となるものである。Shimadaらは、食道癌の手術前にステロイドを使用した場合、炎症性サイトカイン産生を抑制することができ、術後の臨床経過もステロイドを使用しない場合に比べて良好であることを示した[11]。但し、ステロイドを手術前に使用することによって、術後肺炎を防止できるか、否かについては明らかではない。

Ⅵ・診断と治療

　術後肺炎は手術後に、胸部Ｘ線写真で浸潤影を呈したり、発熱、白血球増多があった場合に疑わなければならない。しかし、それらは、手術侵襲および全身麻酔下の人工換気に伴う肺障害、無気肺などによっても起こりうることである。そのため、日本呼吸器学会の成人院内肺炎の診断基準を適応する場合、うっ血性心不全、ARDS、急性肺血栓塞栓症、肺胞出血などを鑑別していく必要がある。

　感染症診断の基本として、喀痰や気道分泌物のグラム染色と培養を行い、起炎菌を確定する努力をするべきである。特に、グラム染色は簡便な方法であり必ず実施したい。但し、市中肺炎の場合とは異なり、病院環境に存在する菌が鼻咽頭腔に定着していることもあり、検出された菌を起炎菌と判断するか否か、困難な場面もある。また、血液培養は必ずしも感度は高くないが、検出されれば診断意義は大きく実施すべきである[12]。

　日本呼吸器学会のガイドライン[3]では、エンピリック治療(メモ①)の項目を設定し、抗菌剤の選択方法を示している。そこには、「院内肺炎の治療に際しては、当初から広域で強力な抗菌剤を十分量、短期間投与し、かつ施設における抗菌剤の選択をできるだけ偏りのない多様なものとする」と記述している。

　術後肺炎の対応を誤った場合、死亡に至る可能性が高い。そのため、ある程度起炎菌を想定し、培養結果を待たずに、早期に治療を開始すること、すなわちエンピリック治療の必要性がある。先述した術後肺炎の起炎菌頻度をみると、*P. aeruginosa* と MRSA を意識した抗菌剤の選択となる。*P. aeruginosa* が起炎菌であると考えられる症例ではカルバペネム系抗生物質を、MRSA が起炎菌であると考えられればバンコマイシンを選択することが多くなると思われる。但し、起炎菌を確定させる努力、施設における起炎菌の特徴について感受性も含め十分な知識をもつことが要求されることになる。

> ●メモ①　エンピリック治療(Empiric 治療)
> 　抗菌剤を選択する場合、起炎菌を確定し、抗菌力を示す薬剤の中から安全性の高いものであることが最善である。しかし、重症患者で、時間的猶予がない場合など、早期に起炎菌を推定し、抗菌剤による治療を早期に開始することが要求される。このような治療をエンピリック治療と呼んでいる。
> 　エンピリック治療は、広域抗菌剤を安易に選択する傾向になりやすく、耐性菌の蔓延と医療費の高騰の原因になることが危惧されている。抗菌剤を決定にあたっては、感染症に関する専門的知識と経験を有する者が判断を行うべきである。

VII・術後肺炎防止対策

　術前対策として、喫煙者に対しては最低8週間の禁煙などを行う。COPDや気管支喘息患者に対しては、気管拡張剤などによる治療を行う。気道感染を既に合併している患者に対しては、抗菌剤による治療を行い、感染症が改善するまでは手術を延期するべきである。呼吸筋を訓練し、深呼吸によって肺を膨らませる教育を開始することも必要である。

　術後対策として、疼痛コントロール（硬膜外からの鎮痛薬投与が望ましい）を行い、深呼吸で肺が広がるように心がけ、気道分泌物を喀出しやすくすることが大切である。鼻マスクによる非侵襲的陽圧換気法（non-invasive positive pressure ventilation；NIPPV）は、末梢気道の虚脱を防ぎ、術後肺合併症を防止するうえで有効である。ポピドンヨードによる口腔内ケアを行うこと、体位変換、胸壁タッピング、バイブレータによる胸壁への振動などによる喀痰の喀出促進をはかることも活用したい。そして、栄養状態を保ち、早期離床を図ることが大切になる。

VIII・院内感染対策

　MRSA、*P. aeruginosa* は、医療従事者の鼻腔に定着したり、水周りなどの湿潤環境に棲息する。これらの菌は、手を介して伝播するため、医療従事者に対する教育、特に、手洗いの重要性を指導することが必要である。最近は、院内感染対策を目的に、ICT（Infection control team）が設置され、ICD（Infection control doctor）、ICN（Infection control nurse）が活躍する病院が増えている。サーベイランス（**メモ②**）によって病原微生物の検出動向を把握しておくことも有用である。特定の区域（病棟、診療科）にてMRSA、*P. aeruginosa* の分離件数が増えるようなことがあれば、介入を試み、指導、教育、啓蒙を図る必要がある。

> ●**メモ②　サーベイランス**
> 　千葉大学医学部附属病院のICTでは、サーベイランスとして緑膿菌（*P. aeruginosa*）、メチシリン耐性黄色ブドウ球菌（MRSA）とセラチア（*Serratia marcescns*）の分離状況を調査している。これらは病棟別、診療科別に分離件数とその増減を追っており、特定の部門で増加することがあれば、介入を行い、指導を行っている。

IX・症例提示

　症例は77歳、男性。肺癌（T１N０M０）。右上葉（S³）に直径10 mm大の結節を認めた症例である。
　術前検査で、心電図は正常、動脈血ガス（室内気吸入）はpH 7.450、$PaCO_2$ 39 torr、PaO_2 77.1 torrであり、呼吸機能検査は肺活量（VC）：3.61 l、努力1秒量（$FEV_{1.0}$）：2.41 l、1秒率

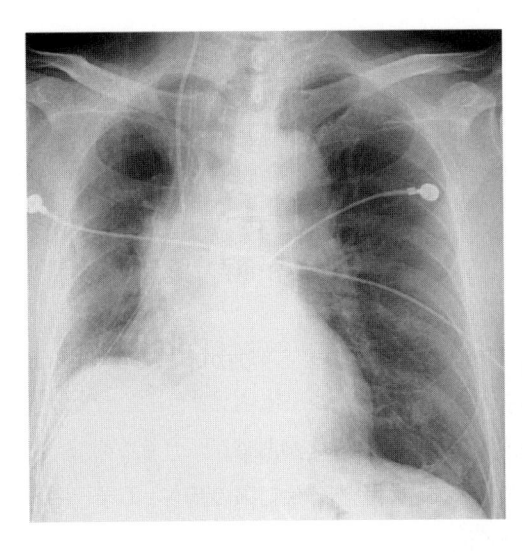

図 1. 術後肺炎　手術翌日の胸部 X 線写真
右上葉の肺癌を切除、リンパ節郭清を実施。右中葉（心臓の右縁に接する部位）の浸潤影を呈している。気管支鏡にて膿性痰を吸引、グラム染色ではグラム陰性桿菌を確認、後日、培養にて Pseudomonas aeruginosa（緑膿菌）を分離した。

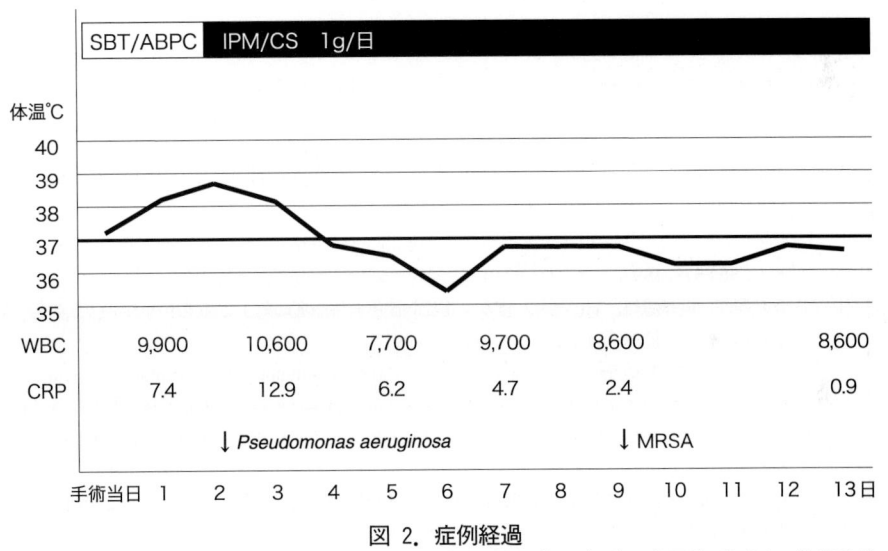

図 2. 症例経過
手術後より発熱を認めた。抗生物質を Imipenem/Cilastatin(IPM/CS)に変更後、解熱し、胸部 X 線でみられた、肺炎像も消失した。

($FEV_{1.0}$%)：66.9%と閉塞性換気障害を認めた。

　右上葉切除およびリンパ節郭清術を行った。手術翌日より 38 度前後の発熱があり、胸部 X 線写真では右中葉の浸潤影(図1)を認めた。気管支鏡にて右中葉入口部の膿性痰を吸引し、グラム染色でグラム陰性桿菌を確認したため、特に、P. aeruginosa 感染を疑い、抗生物質を IPM/CS(Imipenem/Cilastatin)に変更した。その後、図2のような経過で解熱し、肺炎像も改善した。後日、グラム陰性桿菌は P. aeruginosa と同定された。

　本症例の術後肺炎の危険因子として、患者側の要因としては、①COPD を基礎疾患に有し、②高齢者である、ことが挙げられる。手術・麻酔手技による要因として、①胸部の手術であること、②全身

159

麻酔であること、が挙げられる。中葉の陰影は画像的には無気肺なのか肺炎なのか判断は困難であるが、気管支鏡による吸引物のグラム染色を根拠に、カルバペネム系抗生物質に迅速に変更した結果、術後肺炎の治癒につながった。

◆まとめ◆

1．術後肺炎の危険因子を理解しておく必要がある（患者側要因と、手術・麻酔手技と術後管理による要因がある）
2．起炎菌としては緑膿菌、MRSA の頻度が高い。起炎菌を確定させる努力が求められるが、患者状態によってはエンピリック治療となることもある。
3．術後肺炎防止には、誤嚥に対する予防策を、術前から始める必要がある。
4．環境に存在する菌が、医療従事者の手を介して感染する。院内感染対策の基本として、手洗いの重要性を十分に指導し、実践することが必要である。

（猪狩英俊、栗山喬之）

文献

1) Smetana GW：Preoperative pulmonary evaluation. N Engl J Med 340：937-944, 1999.
2) Brooks-Brunn JA：Postoperative atelectasis and pneumonia. Heart and Lung 24：94-115, 1995.
3) 日本呼吸器学会「呼吸器感染症に関するガイドライン」作成委員会（編）：成人院内肺炎診療の基本的考え方．
4) Garibaldi RA, Britt MR, Coleman ML, et al：Risk factors for postoperative pneumonia. Am J Med 70：677-680, 1981.
5) Brooks-Brunn JA：Predictors of postoperative pulmonary complications following abdominal surgery. Chest 111：564-571, 1997.
6) 千代雅子，関根康雄，岩田剛和，ほか：重症肺疾患合併患者に対する肺癌手術；周術期管理，合併症，呼吸機能について．臨床呼吸生理 33：115-118, 2001.
7) Arozullah AM, Khuri SF, Henderson WG, et al：Development and validation of a multifactorial risk index for predicting postoperative pneumonia after major noncardiac surgery. Ann Intern Med 135：847-857, 2001.
8) Fujita T, Sakurai K：Multivariate analysis of risk factors for postoperative pneumonia. American Journal of Surgery 169：304-307, 1995.
9) 中田紘一郎：わが国における院内肺炎の現状；米国胸部学会（ATS）ガイドラインと関連して．Therapeutic Research 19：791-793, 1998.
10) Saito T, Kinoshita T, Shigemitsu Y, et al：Impaired humoral immunity is associated with development of methicilin-resistant staphylococcus aureus infection after esophageal surgery. The Journal of Infectious Diseases 166：1459-1460, 1992.
11) Shimada H, Ochiai T, Okazumi S：Clinical benefits of steroid therapy on surgical stress in patients with esophageal cancer. Surgery 128：791-798, 2000.
12) Bryan CS：Nosocomical pneumonia Blood cultures remain useful. Chest 166：859-860, 1999.

CHAPTER 15 人工呼吸器関連肺炎
─State of the art─

◆はじめに◆

　呼吸管理技術の著しい進歩にもかかわらず、人工呼吸器関連肺炎（Ventilator-associated pneumonia；VAP）は人工呼吸管理を受けた患者の8〜28%に発生する[1]。入院患者の中でもICUに入室した患者の肺炎合併率は、一般病棟の患者に比較して高く、特に挿管を受けた患者では3〜10倍高いことが知られている。一方、VAPを合併した患者の死亡率は24〜50%と報告されており、場合によっては76%に達する。一方、しばしば感染を併発する尿路系あるいは皮膚感染による死亡率が1〜4%であるのと比較すると、いかに肺炎のコントロールが重要であるかが理解できる。

　本稿では2002年4月に発表されたVAPの診断・治療に関するState of the art[1]を参考に、VAPの疫学、診断、治療の現状について概説したい。

Ⅰ・定義

　VAPは気管内挿管による人工呼吸開始48時間以降に発症する肺炎であり、人工呼吸開始時には存在しないことが条件である。Langerらの報告[2]以降、通常VAPは人工呼吸開始から4日までに発症する早期（early-onset）VAPと、5日以降に起こる晩期（late-onset）VAPに分類される。早期VAPと晩期VAPでは原因菌のスペクトラムが異なるばかりでなく、一般に晩期VAPは重篤で予後も悪い。

Ⅱ・疫学

［1］発症率

　VAPは人工呼吸管理を受けた患者の8〜28%に発症すると報告されている[1]。平均発症率が23%であった検討では、30日間の人工呼吸管理において、VAP発症率は5%から69%に上昇したと報告されている[2]。そのうち、早期VAPが45〜63%を占めていた。

　一方、定量的細菌培養に基づきVAPと診断した報告においても、平均発症率は9%であり、人工呼吸管理10日目から20日目にかけてVAP発症率は7%から19%と増加した[3]。人工呼吸管理1日に

つき VAP 発症率は約 1%上昇する計算になる。以上のデータから、臨床的に診断された場合は細菌学的に証明された場合に比較して VAP の発症率は約 2 倍に評価されるようである。一方、VAP 発症率は人工呼吸管理 5 日目までは増加し、その後徐々に低下したとする報告[4]もあり、検討された患者の基礎疾患などによる影響が大きいと考えられている。

また、ARDS の病態下では VAP の発症率は non-ARDS より有意に高いとする報告が多い。細菌学的に証明された VAP 発症率に関する検討の中で Chastre ら[5]は、ARDS 患者では 55%、non-ARDS 患者では 28%と報告し、Markowicz ら[6]、それぞれ 37%、23%と報告している。早期 VAP の頻度に関する検討では、ARDS が 10%であるのに対して non-ARDS では 40%と ARDS で少ない傾向がある。剖検での検討では、ARDS 患者での VAP 発症率は 73%と非常に高い率であったとする報告があるが、一般には 34〜70%である。このように ARDS 病態下での高い VAP 発症率は、ARDS 患者の肺胞マクロファージや好中球の貪食能の低下に起因するとの考えもある。しかし、人工呼吸管理 30 日以上の肺炎発症率は、ARDS の有無にかかわらず同率であることから、ARDS 患者ではより長期の人工呼吸管理を必要とすることが高い VAP 発症率の要因であると考えられている。

[2] 死亡率

VAP 患者の死亡率は 24〜76%と報告されている。ICU において VAP 患者は肺炎を合併していない患者に比較して 2〜10 倍死亡するリスクが高い。人工呼吸を受ける患者にとって VAP の存在は明らかに予後不良因子となる。

VAP 患者の予後を左右する因子としては、呼吸不全の進行、極端な基礎疾患の悪化、ショック、不適切な抗菌剤の使用、ICU の種類などが知られている。

また、グラム陰性菌による VAP は、グラム陽性菌による VAP に比較して予後が悪い。特に、緑膿菌の場合、70〜80%に達する死亡率が報告されている。緑膿菌と *Acinetobacter* spp. による VAP では死亡率が 87%で、その他の菌による VAP は 55%であったとする報告がある[3]。また、グラム陽性菌の中でも、MRSA による VAP では死亡率が 86%であるのに対して MSSA では 12%であり、大きな差が認められている[7]。

しかしながら、VAP が直接死亡に関与する因子であるかどうかに関しては、一定した見解が得られていない。少なくともあるサブグループ(中等症以上の患者や high risk の病原体による VAP など)における VAP では基礎疾患に加えて死亡リスクが 20〜30%高くなると考えられている。

[3] 疾病率と費用

VAP を発症した患者の人工呼吸管理の期間、ICU 滞在日数、入院日数を VAP を発症しなかった患者と比較したデータが報告されている。病原体の種類や患者の基礎疾患によって左右されるが、VAP は ICU 滞在期間を少なくとも 4 日間延長させている。

医療経済面からの評価はさらに困難であるが、外傷患者における検討から VAP 発症によって、1 人あたり 4 万ドルの医療費の増加があったとする報告もある[8]。

[4] 起炎菌

VAPの起炎菌として58%をグラム陰性菌が占めている(表1)。中でも、*Pseudomonas aeruginosa* が24.4%と最多で、*Acinetobacter* spp.、次いで*Proteus* spp.、*E. coli*、*Klebsiella*、*H. influenzae* などがみられる。グラム陽性菌も比較的多く、最も多いのは*Staphylococcus aureus* で20.4%検出されている。

また、混合感染が多いのもVAPの特徴とされ、13〜40%で混合感染であった。この傾向は、ARDSにおいても同様で、混合感染率はARDSの有無によって差は認められていない。

検出される病原体の種類は、基礎疾患によっても大きく左右され、COPDでは*H. influenzae*、*Moraxella catarrhalis*、*S. pneumoniae* が多く、Cystic fibrosis では、*P. aeruginosa* や *S. aureus* が多いと報告されている[8]。一方、ICU入室患者においても外傷患者では*Haemophilus* spp.や*Pneumococci* が多く、脳外科手術や頭部外傷、大量の誤嚥では*Acinetobacter baumannii* 感染のリスクが高い。

ARDS患者においても起炎菌の種類は同様であるが、非発酵グラム陰性菌やMRSAが多くなる傾向にある。いずれにしても、人工呼吸管理の期間が大きく影響するようである。

早期VAPと晩期VAPでは、その起炎菌に違いがみられる。早期VAPでは、*H. influenzae*、*S. pneumoniae*、MSSA、抗生剤感受性の*Enterobacteriaceas* が多く、晩期VAPでは*P. aeruginosa*、*Acinetobacter* spp.、MRSA、多剤耐性グラム陰性菌が多くなる。このように晩期VAPで耐性菌が多くなるのは、それまでになんらかの抗菌薬が投与されているからであり、実際抗菌薬の投与によりグラム陽性菌や*H. influenzae* の頻度が低下し、逆に*P. aeruginosa* の頻度が増加したとする報告がある。多変量解析の結果から、このような耐性菌によるVAP発症には、人工呼吸管理の期間、抗菌薬の使用、特に広域スペクトラムの抗菌薬の使用が関係しているとする結果が出ている。

また、各施設におけるVAP起炎菌の分布はかなり異なっており、臨床医は各自の施設における起炎菌の検出状況を把握し、不適切な抗菌薬を選択しないよう常に心がけておく必要性が強調されている。

そのほか、レジオネラ、嫌気性菌、真菌、ニューモシスティス・カリニが挙げられるが、頻度は低い。現状ではVAPにおける嫌気性菌の関与についてはっきりした結論が出されていない。好気性菌が検

表1. 気管支鏡を用いた侵襲的手法により同定されたVAPの起炎菌

病原体	頻度(%)
Pseudomonas aeruginosa	24.4
Acinetobacter spp.	7.9
Stenotrophomonas maltophilia	1.7
Enterobacteriaceae	14.4
Klebsiella spp.	15.6
Escherichia coli	24.1
Proteus spp.	22.3
Enterobacter spp.	18.8
Serratia spp.	12.1
Citrobacter spp.	5.0
Hafnia alvei	2.1
Haemophilus spp.	9.8
Staphylococcus aureus	20.4
MRSA	55.7
MSSA	44.3
Streptococcus spp.	8.0
Streptococcus pneumoniae	4.1
Coagulase-negative staphylococci	1.4
Neisseria spp.	2.6
Anaerobes	0.9
Fungi	0.9
Others (<1% each)	3.8

(文献1)より一部改変して引用)

出されない状況下で、グラム陽性菌が大量に認められる場合に嫌気性菌を考慮すべきである。一方、真菌の中で問題となるカンジダは口腔内常在菌であることから、喀痰培養では診断が困難であり、確定には組織学的な証明が必要とされる。また、サイトメガロウイルスもVAPの鑑別診断として考慮すべきである。

III・病態

大部分のVAPは、口腔咽頭の常在菌の吸引によって発生する。気管内挿管は口腔・咽頭から気管への自然のバリアを傷害するばかりでなく、気管内チューブのカフ周辺に貯留する分泌物が肺へ流入することによって、肺への細菌の到達を容易にする。この現象は特に仰臥位で著明となる。

稀ではあるが、胃内容物の顕性誤嚥、汚染された器具による気管内吸引やネブライザーも原因となることが指摘されている。

多くの症例で院内肺炎の発症前に気管内への病原細菌の定着(colonization)が起こることが知られている。一方、実際にcolonizationを認めた患者のうち、院内肺炎を発症する率は20%程度とそれほど高くはない。胃へのcolonizationがVAPの起炎菌のリザーバーとして重要とする報告もあるが、否定的な報告もあり、実際にVAP発症に関与しているケースはそれほど多くはないと考えられている。

IV・リスクファクター(表2)

多変量解析の結果から、VAP発症に関与する独立したリスクファクターが報告されている。

① 外科手術

外科手術後の患者はVAP発症のリスクが高い。ICU入室患者の内科患者と比較すると、VAP発症率はより高率である。術前の低アルブミン血症、喫煙歴、長い病歴、長時間の手術などがリスクファ

表2. 多変量解析により同定されたVAPのリスクファクター

宿主要因	介入要因	その他
血清アルブミン、<2.2 g/dl	H_2ブロッカー、制酸剤	季節(秋、冬)
年齢、<60歳	筋弛緩剤、持続静注鎮静	
ARDS	血液製剤(>4単位)	
COPD、肺疾患	頭蓋内圧モニター	
昏睡あるいは意識障害	人工呼吸(>2日)	
熱傷、外傷	呼気終末陽圧	
臓器不全	頻回の呼吸器回路の交換	
重症度	再挿管	
大量の胃液吸引	経鼻胃管チューブ	
胃内のcolonizationとpH	仰臥位	
上気道のcolonization	ICU外への移送	
副鼻腔炎	抗生剤の前投与あるいは無治療	

(文献1)より一部改変して引用)

クターとなる。中でも心胸部の手術や外傷、特に頭部外傷患者での VAP 発症率が高い。

❷ 抗菌薬

一般に抗菌薬の使用は、院内肺炎の発症と耐性菌の出現のリスクを高めることが知られている。一方、2週間程度の抗菌薬の使用は逆に VAP の発症リスクを低下させるとする報告もある。しかしながら、このような予防効果は、2〜3週後には消失し、広域スペクトラムを有する抗菌薬の長期使用は、*Pseudomonas* spp.や *Acinetobacter* spp.による VAP 発症のリスクを高める。以上から、予防的抗菌薬の使用は、VAP 発症を遅延させる効果があるものの耐性菌による VAP 発症リスクを高める危険性がある。

❸ ストレス潰瘍の予防

理論的には胃液の pH を上昇させない胃薬は、胃内の細菌の定着を促進せず、VAP 発症のリスクを低下させる。一方、胃液 pH のアルカリ化と胃内の細菌定着の間には明らかに相関が認められている。胃内に定着する菌種としては、グラム陰性菌が多い。制酸剤あるいはシメチジン投与を受けた ICU 患者の解析から、pH が2以下の場合は65%の症例で胃内は無菌であったが、pH 4以上の場合にはグラム陰性菌の定着が60%の症例で認められている[9]。実際に VAP 発症率に関する制酸剤、ラニチジン、スクラルファートの RCT の結果から、制酸剤やラニチジンに比較してスクラルファート投与の利点が報告されている[10]。胃出血や早期 VAP の発症率には有意差は認められないものの、スクラルファート投与群では有意に晩期 VAP の発症率が低く（スクラルファート群；5%、制酸剤群；16%、ラニチジン群 21%）、胃内の細菌定着率も低いという結果であった。しかしながら、最近行われた大規模 RCT の結果から、ラニチジン群、スクラルファート群での VAP 発症率には差がないことが確認されている[11]。

❹ 気管内チューブ、再挿管、気管切開

気管内チューブの存在は、それ自体宿主の防御機構を妨げ、局所の傷害と炎症を引き起こし、カフ周辺の気管からの病原体の流入の可能性を増大させる。電子顕微鏡を用いた検討では、気管内チューブの96%に部分的な細菌の colonization が確認され、84%でバイオフィルムや糖衣をもった細菌で覆われていた。

カフは、誤嚥の予防に重要な役割を果たしており、低容量高圧カフの使用で誤嚥は56%に減少し、さらに高容量低圧カフの出現で20%に減少したとされる。したがって、できる限りカフ周辺からの誤嚥を減らすためにカフ圧を常に適切に保つことが VAP 予防に重要である。

また口腔や気管分泌物の持続的あるいは間欠的吸引は、気管内カフ周辺からの慢性誤嚥の予防効果がある。特にカフ上部にサクションのための側孔がついた気管内チューブを使用し、カフ上部の貯留物を持続的に吸引することにより VAP の発症率を有意に減少させ、また VAP 発症までの期間を有意に遅らせる効果が認められている[12]。しかしながら、この予防効果は早期 VAP に対しては明らかであるが、晩期 VAP に対しては認められていない。細菌学的検討からも、この予防効果は *H. influenzae* やグラム陽性球菌による肺炎に対しては認められるが、*P. aeruginosa* や腸内細菌による肺炎に対しては認められていない。

再挿管は、VAP発症の重要なリスクファクターであることが多変量解析によって証明されている。再挿管時に口腔気管分泌物の誤嚥が起こりやすい、また胃管を通じての胃内容物の吸引も生じやすいことなどが原因と考えられる。

　早期気管切開がVAPの発生を予防するかどうかに関する十分な研究は少なく、どちらともいえないのが現状である。

❺ 経鼻胃管、経腸栄養、患者の体位

　人工呼吸管理を受ける大部分の患者は経鼻胃管を挿入されている。しかしながら、経鼻胃管は口腔咽頭のcolonizationを促進し、口腔気管分泌物の停滞を生じ、逆流と誤嚥を増やすことからVAP発症の独立したリスクファクターとなっている。また、経鼻胃管は、事故抜去が起こりやすく、その場合には誤嚥が容易に生じることが予想される。

　早期の経腸栄養の導入は、一般的には病気で衰弱した患者に対して有用と考えられている。しかしながら、VAPの発症という面から考えた場合、胃へのcolonization、食道・胃逆流、誤嚥のリスクを増やす可能性がある。経腸栄養を開始後に、グラム陰性桿菌の検出頻度が有意に増加したとする報告があり、細径のチューブを用いても改善されていない。

　仰臥位での人工呼吸は胃内容物の誤嚥に対するリスクファクターである。実際、仰臥位と半横臥位でのVAP発症率を検討した結果、半横臥位のグループで有意にVAP発症率が低い結果であった[13]。

❻ 呼吸機器

　呼吸機器はそれ自体細菌の供給源となりうる。最近、手袋不用で清潔操作ができ、分泌物が飛散しない閉鎖式の吸引システムが導入されているが、VAP発症を抑制したとする報告はない。加湿器についても細菌繁殖の培地になる可能性があり、これらを防ぐため人工鼻(heat and moisture exchanger；HME)の使用が検討された。人工鼻の使用によって確かにVAPの発症率は低下する。また、従来の24時間ごとの交換から、48時間あるいは1週間ごとの交換が検討され、なんら差がないことから、経費削減のためには比較的長期の使用が勧められている。一方、人工鼻の場合は気道抵抗の上昇や死腔を増やすため、一回換気量を減らして換気しているARDS患者やウィーニング期にあるCOPD患者でpressure supportが使われている場合などは、気道分泌物が非常に多いケースとともに人工鼻の使用は控えるべきである。

❼ 副鼻腔炎

　副鼻腔炎は明らかにVAPのリスクファクターとなる。一般に経鼻挿管では副鼻腔炎の発生率が高いとされているが、経鼻挿管と経口挿管のいずれがVAPの予防という観点から優れているかに関しては十分な検討がなされていない。

❽ 病院内の患者の移送

　人工呼吸を受けている患者を院内でICU外の場所へ移送することは、VAP発症の独立したリスクファクターとなる。

V・予防

以上のようなリスクファクターの解析から、VAPの予防に関するエビデンスが集積されている[14]。

❶ 手洗い、ガウン、手袋

薬剤によらない方法として、最も基本となるのは、医療従事者の手洗いである。一方、ルーチンには手袋やガウンの使用は推奨されていない。

❷ 患者の体位

仰臥位では誤嚥のリスクが高いので、セミファーラー体位が望ましい。事故抜管や再挿管を防ぐためにチューブの固定方法などの工夫も必要である。

❸ 胃内容物

麻薬や抗コリン薬の使用を減らし、腸管運動を高める薬剤の使用により胃の過膨張を避けることが重要である。また、腸管栄養を行う場合は、チューブ先端を小腸内に留置するよう推奨している報告もある。

❹ 気管内挿管

経鼻挿管は副鼻腔炎の合併頻度が高い。経口挿管と経鼻挿管におけるVAP発症率の検討は十分ではないが、この観点から経口挿管が薦められている。

❺ 人工呼吸回路のメインテナンス

何日ごとに回路交換を行うかについては一定の見解はない。7日ごとの交換でもVAPの発症率は増加せず、逆に減少したとの報告もあり、1週間に1回かそれ以上の間隔でもよいと思われる。但し、回路内の汚れには常に注意を払うよう心がけるべきである。

❻ 声門下吸引

カフ上部の分泌物を吸引することはVAPの予防に有用である[15]。今後このような側孔のついた挿管チューブを取り入れていくことが望ましい。

❼ 吸引カテーテル

VAP発症率には有意差は認められていないが、上記のような利点から、閉鎖式吸引カテーテルが推奨される。

❾ 人工鼻

VAP予防に有効であることから、上記の適応外の患者を除けば使用が推奨される。1週間単位で交換することでコスト面での問題もクリアできるようである。

❿ 体位変換

自動的に体位変換可能な特殊ベッドも開発されているが、VAP発症抑制効果については一定の見解が得られていない。

⓫ ストレス潰瘍の予防

上記のように、VAP予防に関する胃のpHの影響は一定していない。現状では、腸管栄養の酸性化

は避けるべきである。
⑫ 抗菌薬の投与
　VAP発症前の抗菌薬の投与は、耐性菌の出現の問題から避けるべきである。また、併用療法も同様の理由から、耐性菌が原因と強く疑われる場合以外は避けるべきである。
⑫ 予防的抗菌薬投与
　予防的な selective digestive tract decontamination(SDD)と selective oropharyngeal decontanmination(SOD)については、呼吸器感染症の発症を抑制したとする報告もあるが、死亡率は改善しておらず、薬剤耐性の問題も含めて現状では推奨されていない。今後の検討課題である。
⑬ 口腔内洗浄
　心臓血管外科患者等の検討で chlorhexidine による口腔内洗浄が VAP 予防に有効であったとする報告がある。理論的にはハイリスク患者に適応があると考えられるが chlorhexidine 耐性菌の出現等の問題が残されている。
⑭ 免疫グロブリン製剤
　院内肺炎の発症抑制に効果があったとする報告もあるが、高価である点と副作用の問題で適応が制限されている(臨床試験かハイリスク症例)。

Ⅵ・診断

　VAPの診断は、発熱、頻脈、白血球増加などの臨床的感染徴候の存在と、胸部X線上の浸潤影および膿性気道分泌物の細菌学的な証明の3つの要素からなる。臨床的診断では30〜35%の疑陰性と20〜25%の疑陽性が存在することが知られており、さらに正確な抗菌薬の選択のためにも細菌学的検査が重要となる。
　ここで、問題となるのは細菌学的検査に供する臨床検体の採取方法である(表3)[16]。非侵襲的に採取された気管内吸引物では特異性が低い(平均30%以下)ことが指摘されている。Colonizationとの鑑別には少なくとも定量培養を行う必要がある。陽性を 10^6 cfu/ml とした場合、気管内採痰法では感度

表 3. VAP 診断における臨床検体の採取法と診断率

	気管内採痰(ETA)	検体保護ブラシ(PSB)	気管支肺胞洗浄(BAL)
1. 良質な検体の目安			
好中球	>25/視野	>50%	77-82%
扁平上皮	ND	<1/視野	<1%
細菌貪食好中球	ND	ND	≧5%
2. 有意菌量(cfu/ml)	≧10^5〜10^6	≧10^3	≧10^4
3. 感度(%)	38〜100	67(33〜100)	73(42〜93)
4. 特異度(%)	14〜100	95(50〜100)	82(45〜100)

ETA：endotracheal aspirate
PSB：protected specimen brush
BAL：bronchoalveolar lavage
ND：no data

(文献16)より一部改変して引用)

68％、特異度 84％であるが、1/3 で菌が同定されず、約 40％でのみ侵襲的検査で下気道から採取された菌と一致したとの結果がある。一方、近位気道をスキップし気管支まで挿入するカテーテルから採取した場合、気管支鏡下の検体採取との一致率は高い（〜80％）と報告されているが、特に左肺の肺炎は診断されにくいようである。したがって、現状では気管支鏡検査が利用できない場合にのみ用いるべきであると考えられる。

　一方、気管支鏡下のサンプリングを施行する場合にもいくつかの注意点がある。気管支鏡も挿管チューブ内を通過するためできるだけコンタミを避けるための技術的な問題やサンプリングの部位に留意する必要がある。検体保護ブラシ（protected specimen brush；PSB）あるいは気管支肺胞洗浄（bronchoalveolar lavage；BAL）が行われるが、前者ではダブルルーメンのカテーテルを使用すること、後者では少なくとも 120 ml 以上の生理食塩水を注入することなどが末梢からの質の高いサンプリングに必要である。検体はできる限り 30 分以内に処理されるべきで、培養開始までに時間を要する場合には、サンプルを冷蔵保存しておく必要がある。また、BAL 液の質として、全細胞の 1％異常に扁平上皮や気道上皮が含まれる場合には、解析には適さないとされる。完全にはコンタミを防止できないため定量培養が必要であり、10^5〜10^6cfu/ml 検出された菌を起炎菌と考え、10^4cfu/ml 以下はコンタミと考える。したがって、0.001〜0.01 ml の検体が回収される PSB では 10^3cfu/ml 以上、10〜100 ml 中に 1 ml の検体が含まれる BAL では 10^4cfu/ml 以上が起炎菌と考えられる。

　PSB の院内肺炎診断に対する感度は 33〜100％、特異度 50〜100％である。PSB の再現性については非常に高いことが証明されているが、定量性については 15％前後の患者で 10 倍以上のばらつきがあったと報告されており、細菌の不均一な分布とサンプル量が非常に少ないことが影響している可能性がある。このため初回が negative でも検査を繰り返すことが必要である。PSB のサンプルを直接塗抹検査に使用しうるか否かについては、サンプル量が少なく、培養検査を重視する観点から否定的な見解が多い。

　一方、BAL は PSB より広範囲の情報を供給することから、定量的にも質的にも最も優れた解析方法であると考えられる。VAP 診断についての感度は 42〜93％、特異度は 45〜100％と報告されている。PSB と BAL を比較した場合、いずれが VAP 診断により有用であるかに関しては明らかな検討がなされていない。一般には、ほぼ同程度の診断率であると理解されており、PSB と BAL の結果には非常に高い相関が認められている。一方、BAL では細胞成分の解析によって培養結果が得られる以前に感染症を診断しうる利点がある。ギムザ染色あるいはグラム染色によって 1〜5％以上の細胞内に細菌を認める場合、肺炎の組織学的程度と高い相関を認めている。また、BAL 液のエンドトキシン定量を用いたグラム陰性菌肺炎診断が試みられている。4 単位/ml 以上を陽性とすると、感度 82〜93％、特異度 81〜90％、正診率 85〜90％で応用が期待される。

　BAL と PSB の選択に関しては、感度の面で BAL がわずかに優れていること、培養結果の前に抗菌薬の選択が可能である点、より危険性が少なく安い費用で施行可能であること、細菌以外の情報も得られる点などから BAL が好まれる傾向にある。但し、高度の COPD 患者のケースでは、回収が悪く疑陰性となる可能性があることから、PSB が選択される。このように、個々の臨床医の経験と患者

の基礎疾患によってcase by caseで選択するのが最良と思われる。

　気管支鏡による侵襲的手法を用いた診断が非侵襲的手法による診断に比較してVAP患者の予後を改善するか否かに関する検討がなされた。Fagonらは、BALあるいはPSBを用いた侵襲的手法による診断群では有意に死亡率が低下し、抗菌薬の使用量が減少し、抗菌薬を使用しない日数が増加したと報告している[17]。また、侵襲的検査を施行しない場合には、VAPを過剰評価し肺以外の感染症を見逃がす可能性も指摘している。

　また、抗菌薬開始後は菌培養検査の陽性率が低下することから、BALあるいはPSBはできる限り抗菌薬投与前に施行することが望ましい。しかしながらVAPに対する治療は6時間以内に開始する必要があり、定量培養の結果を待つことは推奨されない。塗沫標本のグラム染色（特にBAL検体の）を参考に、抗菌薬を開始し、BALあるいはPSBの定量培養結果により抗菌薬を変更あるいは中止などの調整を行うことが、抗菌薬特に広域スペクトラムの抗菌薬の無用な使用を控え、耐性菌の出現を防止する効果があるものと思われる。

　また、血液、胸腔への進展はVAPの10%以下ではあるが、他に感染巣がない場合は起炎菌の同定に有用なことから、これら2つの培養検査は行っておくことが推奨される。

　図1にVAP診断の流れの一例を示した[18]。現状では、上記の理由からオプションAが推奨されるが、患者の状態によりオプションBも考慮される。いずれにしても、適切な抗菌薬をできるだけ早く使用できるよう心がけるべきである。

VII・治療

　既に述べたように、多くの報告から不適当な抗菌薬治療は、VAP死亡のリスクファクターとなることが証明されている。したがって、いかに適切な抗菌薬を選択するかが治療開始時において最も重要となる。

　抗菌薬の選択にあたっては、各施設でのサーベイランスデータ、患者の状態（特に入院後あるいは人工呼吸管理の期間、前治療の有無など）、細菌学的検査結果をもとに、抗菌薬のスペクトラムと抗菌メカニズム、薬物動態を考慮に入れて選択することになる。VAPにおいては混同感染も多いことから、BALあるいはPSBの細菌培養結果が判明するまでは、起炎菌として可能性のある菌をカバーできる抗菌薬の投与が必要な場合もある（特に患者の状態が不安定な場合）（図1）。このような観点から抗菌薬選択に関するガイドラインが1996年にATSから発表された（表4）[19]。早期VAPの場合には、第2世代のセフェム系薬あるいは抗緑膿菌活性を有しない第3世代セフェム系薬剤、βラクタマーゼ阻害剤配合βラクタム薬が推奨されている。もし、ペニシリンアレルギーの場合はフルオロキノロンあるいはクリンダマイシン＋アズトレオナムを選択する。早期VAPで考えられる起炎菌に対してはこのように単剤治療が推奨されている。一方、*P. aeruginosa*、*Klebsiella* spp.、*Acinetobacter* spp. などに対しては、2剤の併用療法が必要となる。すなわち、晩期VAPに対しては、アミノグリコシド系薬あるいはシプロフロキサシンのいずれかに抗緑膿菌活性を有するペニシリン系薬、βラクタマー

15・人工呼吸器関連肺炎

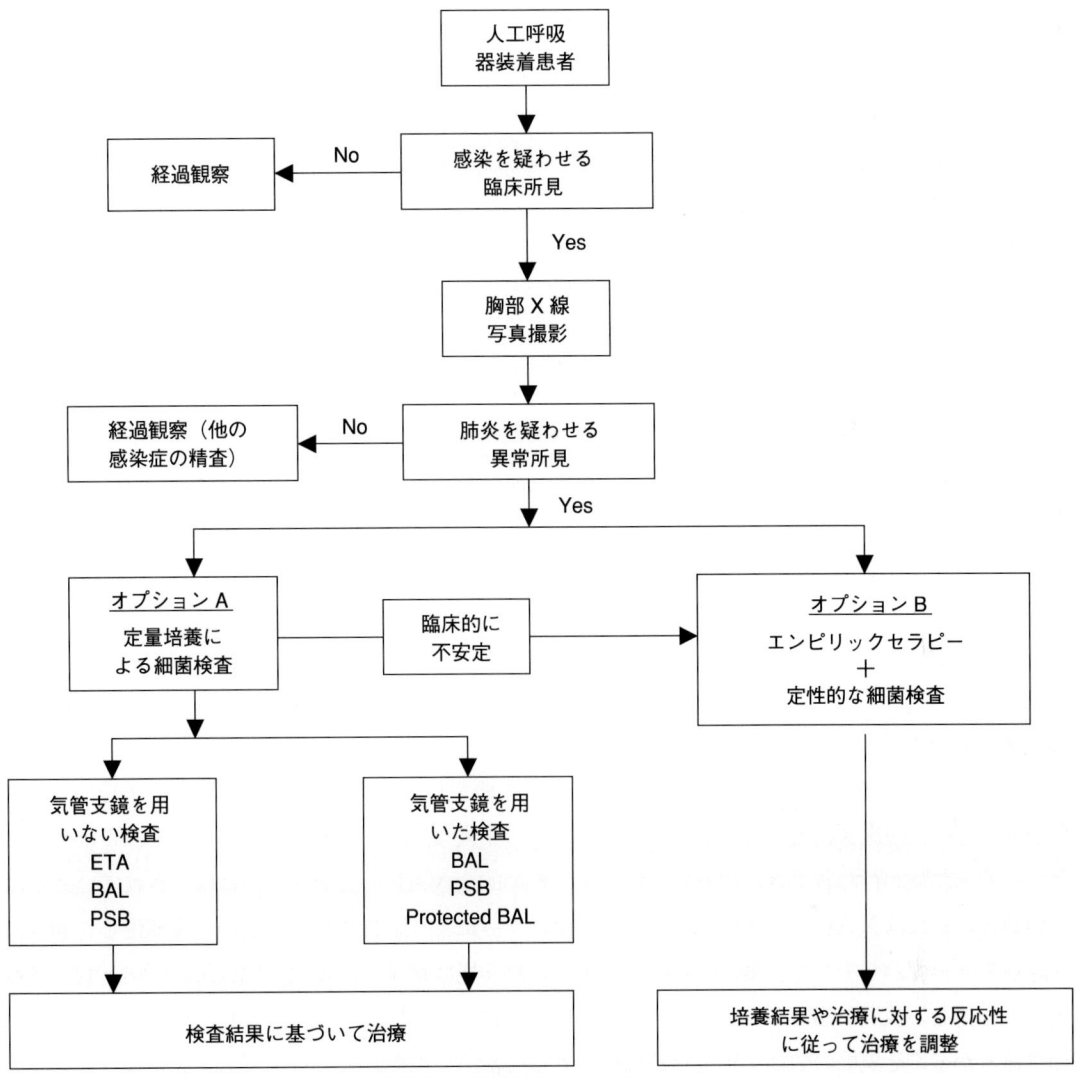

```
           ┌─────────────┐
           │ 人工呼吸     │
           │ 器装着患者   │
           └──────┬──────┘
                  │
   ┌──────┐  No  ┌─────────────┐
   │経過観察│◄─────│感染を疑わせる│
   └──────┘       │臨床所見     │
                  └──────┬──────┘
                         │ Yes
                  ┌──────▼──────┐
                  │ 胸部X線     │
                  │ 写真撮影    │
                  └──────┬──────┘
                         │
 ┌──────────────┐  No   ┌─────────────┐
 │経過観察(他の │◄───────│肺炎を疑わせる│
 │感染症の精査) │       │異常所見     │
 └──────────────┘       └──────┬──────┘
                               │ Yes
   ┌─────────────┐  臨床的に  ┌─────────────┐
   │オプションA  │  不安定    │オプションB  │
   │定量培養に   │──────────►│エンピリック │
   │よる細菌検査 │           │セラピー＋   │
   └──────┬──────┘           │定性的な     │
          │                  │細菌検査     │
   ┌──────┴──────┐           └──────┬──────┘
   ▼             ▼                  │
┌─────────┐ ┌─────────┐              │
│気管支鏡を用│ │気管支鏡を用│          │
│いない検査 │ │いた検査   │          │
│ETA       │ │BAL       │          │
│BAL       │ │PSB       │          │
│PSB       │ │Protected │          │
│          │ │BAL       │          │
└─────┬────┘ └────┬─────┘          │
      │           │                │
      ▼           ▼                ▼
  ┌──────────────────┐    ┌─────────────────┐
  │検査結果に基づいて│    │培養結果や治療に │
  │治療              │    │対する反応性     │
  │                  │    │に従って治療を   │
  │                  │    │調整             │
  └──────────────────┘    └─────────────────┘
```

図 1．VAP 診断のアルゴリズム
(文献 6) より一部改変して引用)

ゼ阻害剤配合 β ラクタム薬、セフタジジムかセフォペラゾン、イミペネム、アズトレオナムのいずれかを併用する。MRSA が考慮される場合にはバンコマイシンを追加するよう勧められている。このガイドラインは発表後 6 年が経過しており、新しく登場した薬剤の追加、修正が必要と考えられる。また、このような empiric therapy は、やはり各施設間での分離菌の頻度をもとに修正され使用されるべきであろう。

最後に、このような empiric therapy に使用する薬剤を定期的にローテートさせることで、耐性菌の出現を抑制し VAP 発症も抑制しようとする試みがなされている。実際に VAP による死亡率を有意に抑制できたとする報告もあるが、さらに今後の検討が必要である。

表 4. VAP に推奨される抗菌療法

主要起炎菌	主要抗菌薬
早期 VAP（リスクファクターなし）	
Enteric gram negative (nonpseudomonal)	Cephalosporin
Enterobacter spp.	Second generation
Echerichia coli	Nonpseudomonal third generation
Klebsiella spp.	or
Proteus spp.	β-Lactam-β-lactamase inhibitor combination
Serratia marcescens	
Haemophilus influenzae	If allergic to penicillin：
MSSA	Fluoroquinolone
	or
Streptococcus pneumoniae	Clindamycin＋aztreonam
晩期 VAP	
Pseudomonas aeruginosa	Aminoglycoside or ciprofloxacin *plus* one of the following：
Acinetobacter baumannii	Antipseudomonal penicillin
	β-Lactam-β-lactamase inhibitor combination
	Ceftazidime or cefoperazone
	Imipenem
	Aztreonam
Consider MRSA	±Vancomycin

（文献 19）を一部改変して引用）

◆おわりに◆

　VAP の診断・治療について現状でのコンセンサスを概説した。VAP の発症は患者の予後に大きく影響するだけに臨床医にとって VAP の診断・治療は重大な問題である。しかしながら、これまでに多くの臨床試験が行われてきたにもかかわらず、標準的な VAP の診断・治療は確立されているとは言い難い。これは VAP という疾患が多くのファクターにより影響されることから標準化した study が組みにくいばかりでなく、緊急的な判断が要求される場面が多く、多分に臨床医の経験と判断に頼らざるを得ない状況に陥ることが多い疾患であることによると思われる。しかしながらこのような疾患であるからこそ現場の医師が確固たる根拠をもって治療に当たれるようエビデンスを確立してゆく必要性があると思われる。

（西岡安彦、曽根三郎）

文　献

1) Chastre J, Fagon JY：Ventilator-associated pneumonia（VAP）. Am J Respir Crit Care Med 165：867-903, 2002.
2) Langer M, Mosconi P, Cigada M, et al：Long-term respiratory support and risk of pneumonia in critically ill patients. Intensive care unit group of infection control. Am Rev Respir Dis 140：302-305, 1989.
3) Fagon JY, Chastre J, Domart Y, et al：Nosocominal pneumonia in patients reveiving continuous mechanical ventilation；Prospective analysis of 52 episodes with use if a protected specimen brush and quantitative culture techniques. Am Rev Respir Dis 139：877-884, 1989.
4) Cook DJ, Walter SD, Cook RJ, et al：Incidence of risk factors for ventilator-associated pneumonia in critically ill patients. Ann Intern Med 129：433-440, 1998.
5) Chastre J, Trouillet JL, Vuagnat A, et al：Nosocominal pneumonia in patients with acute respiratory distress

syndrome. Am J Respir Crit Care Med 157：1165-1172, 1998.
6) Markowicz P, Wolff M, Djedaini K, et al：Multicenter prospective study of ventilator-associated pneumonia during acute respiratory distress syndrome；Incidence, prognosis, and risk factors. ARDS study group. Am J Respir Crit Care Med 161：1942-1948, 2000.
7) Rello J, Torres A, Ricart M, et al：Ventilator-associated pneumonia by *Staphylococcus aureus*；Comparison of methicillin-resistant and methicillin-sensitive episodes. Am J Respir Crit Care Med 150：1545-1549, 1994.
8) Baker AM, Meredith JW, Haponik EF：Pneumonia in intubated tauma patients；Microbiology and outcomes. Am J Respir Crit Care Med 153：343-349, 1996.
9) Donowitz LG, Page MC, Mileur BL, et al：Alternation of normal gastric flora in critical care patients receiving antacids and cimetidine therapy. Infect Control 7：23-26, 1986.
10) Prod'hom G, Leuenberger P, Koerfer J, et al：Nasocominal pneumonia in mechanically ventilated patients receiving antacids, ranitidine, or sucralfate asa prophylaxis for stress ulscer；A randomized controlled trial. Ann Intern Med 120：653-662, 1994.
11) Cook D, Guyatt G, Marshall J, et al：A comparison of sucralfate and ranitidine for the prevention of upper gastrointestinal bleeding in patients requiring mechanical ventilation；Canadian critical care traials group. N Engl J Med 338：791-797, 1998.
12) Smulders K, van der Hoeven H, Weers-Pothoff I, et al：A randomized clinical trial of intermitternt subglottic secretion drainage in patients receiving mechanical ventilation. Chest 121：858-862, 2002.
13) Torres A, Serra-Batlles J, Ros E, et al：Pulmonary aspiration of gastric contents in patients receiving mechanical ventilation；the effect of body position. Ann Intern Med 116：540-543, 1992.
14) Kollef MH：The prevention of ventilator-associated pneumonia. N Engl J Med 340：627-634, 1999.
15) Smulders K, van der Hoeven H, Weers-Pothoff I, et al：A randomized clinical trial of intermittent subglottic secretion drainage in patients receiving mechanical ventilation. Chest 121：858-862, 2002.
16) Ioanas M, Ferrer R, Angrill J, et al：Microbial investigation in ventilator-associated pneumonia. Eur Respir J 17：791-801, 2001.
17) Fagon JY, Chastre J, Wolff M, et al：Invasive and noninvasive strategies for management of suspected ventilator-associated pneumonia. Ann Intern Med 132：621-630, 2000.
18) Grossman RF, Fein A：Evidence-based assessment of diagnostic tests for ventilator-associated pneumonia. Chest 117：177 S-181 S, 2000.
19) American Thoracic Society：Hospital-acquired pneumonia in adults；diagnosis, assessment of severity, initial antimicrobial therapy, and preventive strategies；A consensus statement, American thoracic society, November 1995. Am J Respir Crit Care Med 153：1711-1725, 1996.

CHAPTER 16 肺化膿症／嫌気性菌感染症

◆はじめに◆

肺化膿症(lung abscess)は、化膿性病原菌により肺実質が壊死に陥り、気管支との交通により空洞を形成し、空洞内に滲出物の貯留を認める疾患である[1)2)]。特に肺に基礎疾患がない場合を原発性(一次性)肺化膿症といい、肺炎に引き続いて起こることが多い。続発性(二次性)肺化膿症は、肺扁平上皮癌などの中心部が壊死しそれに感染が加わったものや、感染性肺嚢胞のように既存の肺疾患に伴ったものを指す(表1)。

I・原発性(一次性)肺化膿症の発症機序

最も多いのは、口腔内常在菌(主に嫌気性菌)の誤嚥および喀出困難に伴い発症する。高齢者や意識障害、食道疾患、神経・筋疾患の合併のある症例、また、経鼻栄養、気管内チューブ、気管切開、麻酔に伴った状況で起こりやすい。次に多いのは、心内膜炎や感染性血栓性静脈炎などほかの部位からの血行性播種である。敗血症性肺塞栓症の原因は、心内膜炎(特に三尖弁)や血栓性静脈炎が主であり、*Staphylococcus aureus* や *Staphylococcus epidermidis* など、グラム陽性菌が多い。その他の原因として、口腔内不衛生者(う歯、歯肉炎など)、麻薬常習者、AIDS、白血病に続発する例、骨髄移植、透析、心臓ペースメーカー、中心静脈チューブ挿入後など医原性のものや動脈瘤に合併するものなどがある。次に頻度は少ないが、横隔膜下膿瘍などの周囲臓器の炎症からの連続波及である。横隔膜下膿瘍は、横隔膜の腹腔面に形成された膿瘍で、肝臓と右横隔膜間に形成されることが多く、腹膜炎、胆嚢炎などの腹腔内病変、腎周囲膿瘍などが原因となる。胸部正面写真では、患側横隔膜挙上、横隔膜

表1.肺化膿症の分類

1. 原発性(一次性)肺化膿症
   経気道感染:口腔内常在菌や異物の誤嚥および嚥下・喀出障害(意識障害、高齢、経鼻栄養、気管内チューブ、気管切開、神経・筋疾患、麻酔、イレウスや食道癌などによる頑固な嘔吐、アカラシア、食道気管支瘻などによる)
   血行性感染:敗血症、敗血性塞栓・梗塞
   外傷性感染:肋骨および肺の損傷
   隣接臓器からの波及:横隔膜下膿瘍など周囲の臓器の炎症が波及したもの
2. 続発性(二次性)肺化膿症
   既存肺疾患(肺癌、気管支拡張症、ブラなど肺嚢胞、肺結核症、肺真菌症など)に併発感染

運動制限があり、胸腔内へ炎症が及び胸水、肺炎、肺化膿に及ぶことがある。肺化膿症は低栄養者、アルコール中毒者、糖尿病、肝障害など、基礎疾患を有する症例が多い。例えばアルコール中毒によりマクロファージや好中球の遊走が抑制され、血管粘着能も低下することから感染が起こりやすい状況になる。

II・起炎菌

肺化膿症の主な起炎菌を表2に示す。口腔内や腸管に常在菌として存在している無芽胞性嫌気性菌が肺化膿症や深部臓器の膿瘍を形成する。嫌気性菌単独感染と同時に好気性菌感染との複数菌感染を考慮に入れることが重要である。例えば、好気性菌である *Escherichia coli* が増殖し、組織内の酸素を消費し、*Bacteroides fragilis* がその後に増殖し感染の主役が交代して膿瘍が形成されるという、いわゆる二相性理論として説明されている。Bartlett[3]によると、好気性菌のみが11%、嫌気性菌のみが46%、両者の複数菌感染が43%と報告している。血行性の場合の起炎菌は、心内膜炎、血栓性静脈炎由来の肺化膿症ではブドウ球菌、溶連菌、尿路、腸管感染由来の肺化膿症ではグラム陰性桿菌、歯肉炎、腹腔・骨盤内感染由来の肺化膿症は嫌気性菌が多い。嫌気性菌感染を証明するためには、嫌気培養を評価するために有効で汚染していない検体を、嫌気培養用の特殊な容器に入れなければならない。経気管吸引、経皮肺吸引、胸水、気管支鏡による気管支肺胞洗浄液(病巣気管支を生理食塩水10～20ml で洗浄)など汚染のない検体を採集することが重要である。嫌気性菌は膿胸からよく検出されることがある。嫌気性菌感染の診断の臨床的手がかりとなるのは、誤嚥傾向、歯肉炎、腐敗性の分泌物、気管支肺瘻孔を形成した組織の壊死、気道閉塞を伴った感染である。

表 2. 肺化膿症の主な起炎菌

嫌気性菌	好気性菌
球菌	グラム陽性球菌
グラム陽性	*Streptococcus pneumoniae*
Peptostreptcoccus 属	*Staphylococcus aureus*
Peptococcus 属	グラム陰性桿菌
グラム陰性	*Klebsiella* 属
Vellionella 属	*Pseudomonas aeruginosa*
桿菌	*Escherichia coli*
グラム陽性	
Eubacterium 属	
Propionibacterium 属	
グラム陰性	
Fusobacterium 属(*F. nucleatum*)	
Bacteroides 属(*B. fragilis*、*B. oralis*)	

●**嫌気性菌培養のコツ** 嫌気性菌を検出するには、嫌気状態でサンプルを採集しなければならない。敗血症における血液培養の場合は、好気および嫌気培養専用のボトルに血液を注入すればよい。しかし血液以外の検体については、われわれの施設では、二酸化炭素で充満された図1に示すような専用容器(ケンキポーターⅡ、クリニカルサプライ社)に入れて検査室に提出する。本容器は1つで好気性および嫌気性菌両方のサンプル輸送が可能である。胸水などの液状のサンプルはゴムキャップに直接穿刺し注入するが、膿、組織片や喀痰は、ケンキポーターを立てたままキャップを静かに外し、速やかにサンプルを入れゴム栓をする。この際、5秒程度ならふたを開けても中の二酸化炭素は大気(酸素)に置き換わることはないが、10秒以上開けて放置していると容器の底にあるインジケーターが赤に変色し、嫌気状態を保持できずサンプルとしては失格である。また、緊急で手元に専用容器がない場合は、普通のスピッツにふたのぎりぎりまで検体を入れ、空気に触れる部分を最小限にして速やかに検査室に提出すれば、空気に触れていない部分から嫌気培養すれば検出が可能である。また膿性の痰の場合、シャーレにとって速やかに検査室に提出し、空気に触れていない部分から培養すると検出されることもあり、あきらめてはいけない。

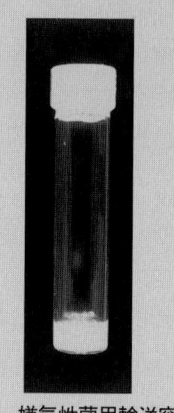

図1. 嫌気性菌用輸送容器
(ケンキポーターⅡ)

Ⅲ・診断

　肺化膿症の発症には、原因菌の病原性の強さと宿主の感染防御機構とのバランスが重要であり、高齢者、糖尿病などの基礎疾患をもっている症例に発症しやすい。発熱、悪寒戦慄、咳嗽、胸痛で発症し、悪臭のある膿性痰(血膿痰)、末梢血で白血球数の上昇、CRPの上昇が認められる。発熱は弛張熱が多く、次第に発熱は落ち着き微熱となることが多い。膿性痰も初期は粘膿性で少なく、膿瘍と気管支が交通した後には膿性痰は増加する。胸部X線写真では、空洞を伴った浸潤陰影を呈し、時に膿胸を合併することがある。空洞の形成は浸潤性陰影として肺炎の形で始まり、病巣の中心部が壊死に陥り、壊死組織が誘導気管支を通じて排出され形成される(図2)。肺膿瘍の空洞の壁は厚く、空洞周辺の浸潤影も伴い、しばしば気体鏡面像(ニボー：air-fluid level)を認める。血行性に起炎菌が肺末梢血管に着床すると、胸部X線像およびCT像では、辺縁不鮮明な多発結節陰影を呈し、時に内部の壊死によって形成される薄壁空洞で認められるtarget signや、胸壁に近い結節陰影に血管陰影が入るfeeding vessel signが特徴である(図3)。陰影の大きさが一様な場合は同時多発性に発生した塞栓を、陰影の大きさがさまざまである場合は反復性の感染が示唆される。

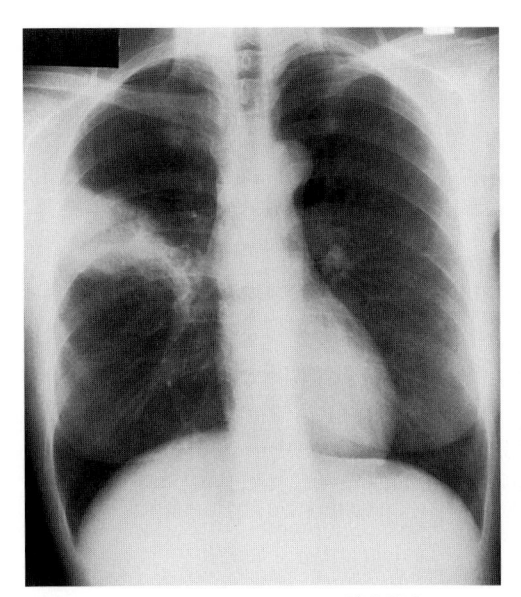

図 2. *Peptostreptococcus* による肺化膿症

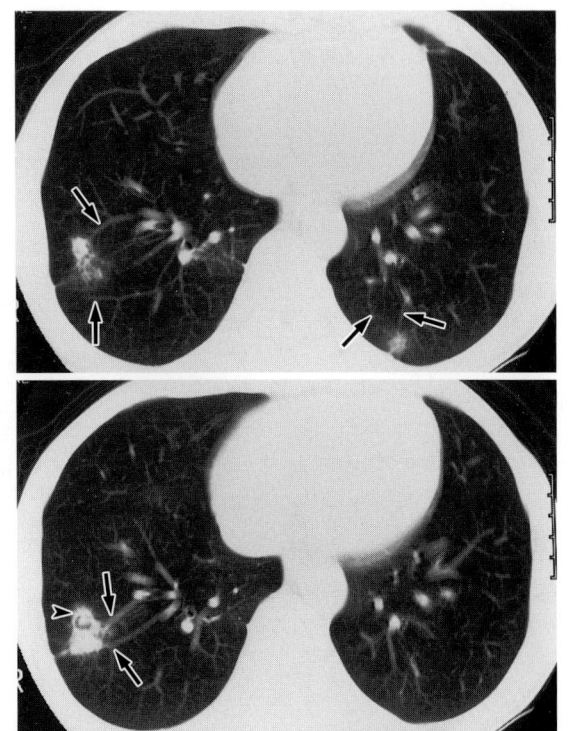

図 3. う歯が原因と考えられた敗血症性肺塞栓症
両肺野に大小数個の、周辺に淡い肺野濃度上昇を伴った辺縁不明瞭な結節病変を認め、関与する血管が結節陰影に入っている feeding vessel sign（矢印）と内部の壊死によって形成される薄壁空洞 target sign（矢印頭）が認められる。

Ⅳ・鑑別診断

　高齢者、糖尿病の合併、アルコール中毒、低栄養などをもっている患者および過労が続いている症例に肺化膿症が起こりやすい。原発性（一次性）肺化膿症と鑑別しなければならない疾患の一覧を**表3**に示す。

> ● 注意点
> 　肺扁平上皮癌は2つの場合で肺化膿症と鑑別が難しいことがある。1つ目は空洞全体が肺扁平上皮癌で内容物は壊死物質のみである場合で、厚く不規則な壁は腫瘍である可能性を示唆する。もう1つはニボーを伴う嫌気性菌膿瘍であるが、これに連なる中枢部の気管支が浸潤した扁平上皮癌で閉塞、狭窄している場合であり、CT像（縦隔条件も）で気管支内腔を閉塞する小腫瘤影があるか否かについて注意深く観察すべきである。

表 3. 原発性(一次性)肺化膿症と鑑別しなければならない空洞を示す疾患

原発性肺癌(特に扁平上皮癌)	原発性肺癌の約 10%に空洞を伴う 両者の空洞とも壁は厚く、空洞内面には不整があり、肺膿瘍では中心性の空洞、肺癌では偏心性であり、壁在性結節(mural nodule)を伴う
転移性肺癌	原発性に比べて空洞を形成するのは 4%と低い 分布が血行性であり、頭頸部癌、食道癌、子宮頸癌
肺結核	空洞壁は厚く、浸潤陰影が片肺の 3 分の 1 を超える 症例では CT 像で空洞の存在を確認する。空洞の周囲に、辺縁の鮮明な経気道散布性分布を示す粒状陰影が存在
肺真菌症	空洞内の fungus ball は、Aspergillosis に多く、空洞中の空気が三日月状にみえる(crescent shadow、meniscus shadow)。*Cryptococcus*、*Candida*、*Coccidioides* による感染でも空洞がみられる
肺放線菌(アクチノミセス)症	口腔内常在菌である *Actinomyces* による感染で、結核、肺癌との鑑別が難しく、確定診断は肺生検によることが多く、周囲組織に浸潤性に伸展する
肺ノカルジア症	Crescent shadow がみられることがある
感染性肺囊胞症(ブレブ、ブラ)	壁の極めて薄い囊胞であり COPD の合併が多い
寄生虫(肺吸虫症、肺胞虫症)	空洞壁はそれほど厚くない。肺吸虫症では時々めがね状に 2 個の空洞が隣接して並んでいることがある
Wegner 肉芽腫症	胸壁に近い部位で多発、空洞の頻度約 50%以下で空洞壁は厚い
リウマチ結節	下葉、胸膜直下に多く、空洞壁は厚く、胸水や気胸を合併
サルコイドーシス	多発し、空洞壁は厚い、稀である
肺梗塞	空洞の壁は厚く、内腔は不整
肺分画症	下葉とくに左側に多く、液体、粘液で満たされた 多発囊胞が、感染などにより気管支系と交通を生じる際に形成
気管支囊胞	先天性で肺野の縦隔側に多く、気管支と交通すると褐色の喀痰が出現し、囊胞内にニボーを形成する

V・治療・予後

　肺化膿症の治療は原則的に、抗生物質の投与と基礎疾患の治療の 2 つが原則である。日本呼吸器学会ガイドライン「成人市中肺炎診療の基本的考え方」[4]では、嫌気性菌による肺炎の場合には、
1．軽症で基礎疾患のない若年者では経口マクロライド系、テトラサイクリン系、経口ニューキノロン、ペニシリン注射薬
2．中等症で基礎疾患のある高齢者では注射剤のクリンダマイシン(ダラシン®)と β ラクタマーゼ阻害剤配合ペニシリン薬(ユナシン—S®、オーグメンチン®)
3．重症で重篤な基礎疾患のある患者ではカルバペネム系注射薬(チエナム®、カルベニン®)

を選択する。

　一般に、肺化膿症は嫌気性菌単独の感染よりは嫌気性菌と好気性菌との混合感染の場合が多く、広域ペニシリン、セフェム系、カルバペネム系抗生剤を投与することが多い。*Staphylococcus aureus* には第一、第二セフェム剤、メチシリン耐性 *Staphylococcus aureus*（MRSA）の場合はバンコマイシン、アルベカシン、テイコプラニン、グラム陰性桿菌では、第二、第三世代セフェム系、カルバペネム系が用いられる。発症より早期の肺化膿症に対しては、投与された抗生剤の病変局所への移行はよいが、慢性化した場合、薬物は移行し難い。抗生物質投与のみで不十分である場合には、排痰を積極的に促進する体位変換ドレナージを行い、同時に気道粘膜溶解薬を併用するとよい。気管支鏡による吸引、症例によっては経皮的チューブ・ドレナージなどを併用して排膿を促すことは有効な場合がある。巨大膿瘍例、長期間（約3カ月）の内科治療遷延例は外科適応とされていたが、最近では肺癌合併例以外は、手術はなるべく避ける傾向にある。肺化膿症の予後は、基礎疾患の有無で大きく異なり市中感染例では良好であるが、院内感染例ではあまりよくない。

> ●重要項目
> 　一般に、嫌気性菌に有効な抗生物質はクリンダマイシン（CLDM）、リンコマイシン（LCM）が第一選択であり、次にβラクタマーゼ阻害剤配合ペニシリン薬であり、逆に無効な抗生物質はアミノグリコシド系である。

Ⅵ・症例提示

❶ 61歳、女性　*Peptostreptococcus* による肺化膿症

　気管支喘息で吸入ステロイド（フルチカゾン 200 mg/日）良好にコントロールされていたが、夫が胃癌となり入院し過労が続いていた。6週間前から感冒様症状が続いており、3週間前より乾性咳嗽、疲労感が出現、1週間前には血痰が出現。右上葉に空洞を伴った浸潤影があり（図2）、喀痰の嫌気培養から *Peptostreptococcus* が検出され、肺化膿症と診断し、入院の上 CLDM 600 mg/日分2（ダラシン S® 注）の点滴2週間、その後 SPFX（スパラ®）300 mg/日分3の内服に切り替え改善した。

❷ 70歳、男性　ニューキノロン剤耐性 *Haemophilus parainfluenza* による肺化膿症

　2カ月前より身体の調子が悪く、1カ月前から咳と喀痰が出現していた。左側胸部痛、咳および喀痰を訴え来院、発熱はなかった。胸部X線写真では巨大な空洞を伴う浸潤影が左肺全体に認められた（図4）。肺気腫が基礎疾患の肺化膿症として LVFX（クラビット®）300 mg/日分3を処方したが、喀痰から LVFX耐性 *Haemophilus parainfluenza* が検出されたため、感受性のある MINO（ミノサイクリン）200 mg/日分2、CLDM 600 mg/日分2（ダラシン S® 注）の点滴へ変更し、退院まで6週間を要した。

❸ 49歳、女性　ペニシリン耐性 *Streptococcus pneumoniae*（PRSP）による肺化膿症

　2週間前より感冒症状があり、胸部X線写真で左肺に空洞を伴う浸潤陰影があり（図5）、近医で肺

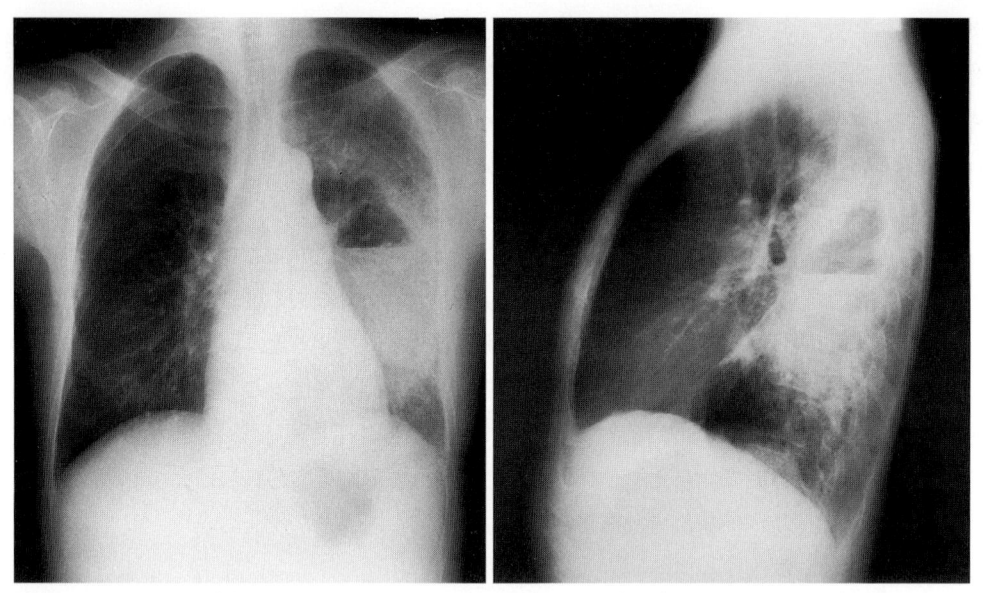

図4. ニューキノロン剤耐性 Haemophilus parainfluenza による肺化膿症

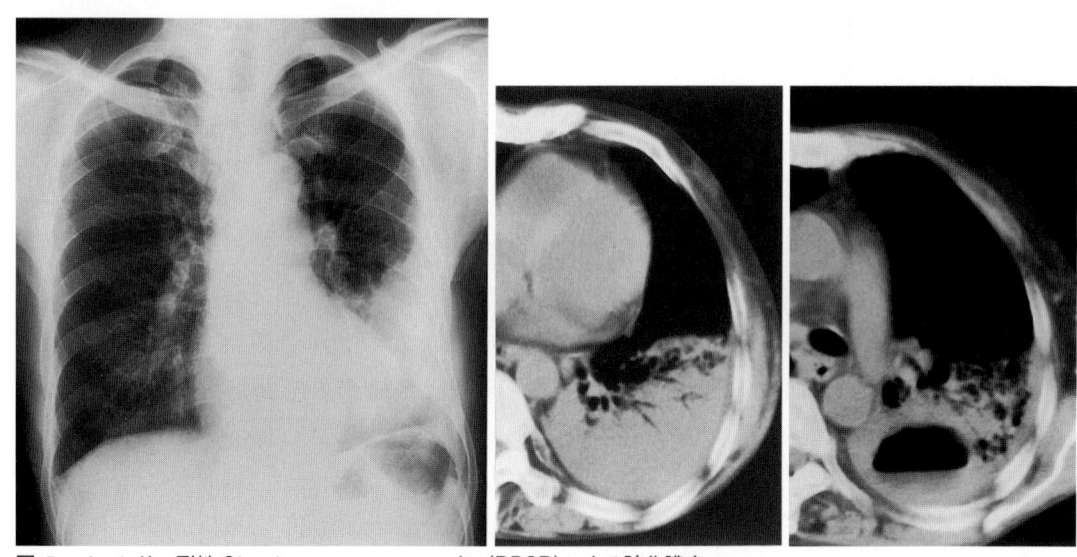

図5. ペニシリン耐性 Streptococcus pneumoniae (PRSP) による肺化膿症

化膿症と診断され PIPC (ペントシリン®) を点滴されていたが、悪化したため紹介。白血球 25,000、CRP 18.6 mg/dl、喀痰からペニシリン耐性の Streptococcus pneumoniae (PRSP) が検出され、感受性のある β ラクタマーゼ阻害剤配合セフェム系 (スルペラゾン®) 2 g/日分 2 を 21 日間点滴後、MINO (ミノマイシン®) 200 mg/日分 2 内服へ変更し、退院まで 4 週間を要した。

❹ 62歳、男性　糖尿病合併の多発性肺化膿症

既往に糖尿病があったが治療を受けていなかった。2 週間前より歯槽膿漏で歯肉に化膿病変があり、

16・肺化膿症／嫌気性菌感染症

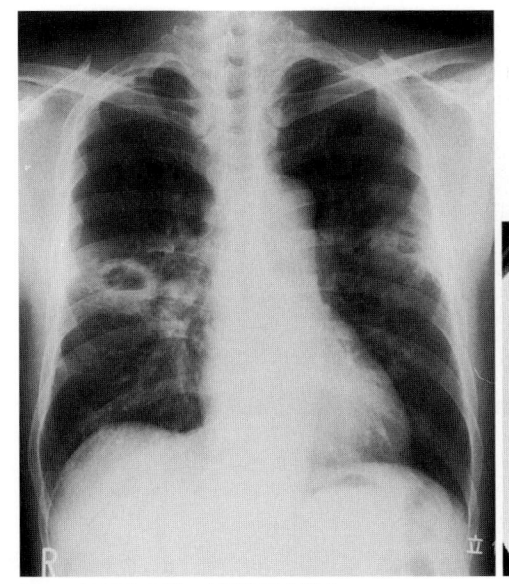

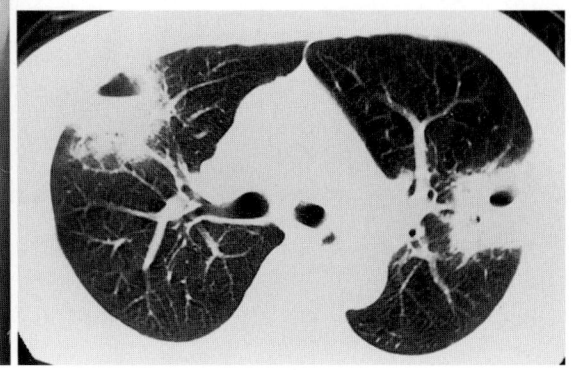

図 6．糖尿病合併の多発性肺化膿症
両側に，壁の厚い空洞を伴う浸潤陰影が認められる．

　その後咳および喀痰が出現したため近医で対症的に治療を受けていた．たまたま健康診断で胸部 X 線写真をとり，多発性の空洞陰影を指摘され，結核を疑われて紹介受診．空洞を伴った結節陰影が両肺に存在し（図 6），右胸水，縦隔リンパ節の腫脹も認められた．血糖値 318 mg/dl，HgA$_{1c}$ 9.1であった．喀痰では結核菌は検出されず，PIPC（ペントシリン®）4 g/日を分 2 で 10 日間点滴，その後 MEPM（メロペン®）2 g/日分 2 を 7 日間点滴，インスリン注射を併用し，入院 3 週間で治癒退院した．

❺ 61 歳，男性　左官業．膿胸を合併した肺化膿症
　3 週間前から感冒様症状があり，2 週間前から咳嗽，喀痰，および夜間に発熱があったが，市販薬を内服しながら仕事を継続していたが胸痛を訴えて来院し，左肺炎と胸水が認められた．喀痰から Streptococcus 属が検出され，CRP 24.9 mg/dl，WBC 16,300 と上昇していた．CT 像では中心部に低吸収域のある肺炎像と胸水が認められ（図 7），肺化膿症および膿胸の診断で BIPS（オメガシン®）600 mg/日分 2 を 14 日間その後 TFLX（オゼックス®）600 mg/日分 3 の内服で改善した．

❻ 49 歳，男性　う歯が原因と考えられた敗血症性肺塞栓症
　歯痛の先行する発熱が主訴で，胸部 X 線写真上多発性の結節陰影を呈し，CRP 陽性，赤沈亢進，核左方移動を伴う白血球増多が認められ，多発肺化膿症と診断し，抗生剤の投与で治癒した．4 年後同様に，発熱と多発性の結節陰影を呈し来院．CT 像で両肺野に大小数個の，周辺に淡い肺野濃度上昇を伴った辺縁不明量な結節病変を認め，関与する血管が結節陰影に入っている feeding vessel sign（矢

● 重要項目　口腔内不衛生者では嫌気性菌肺感染に注意．

181

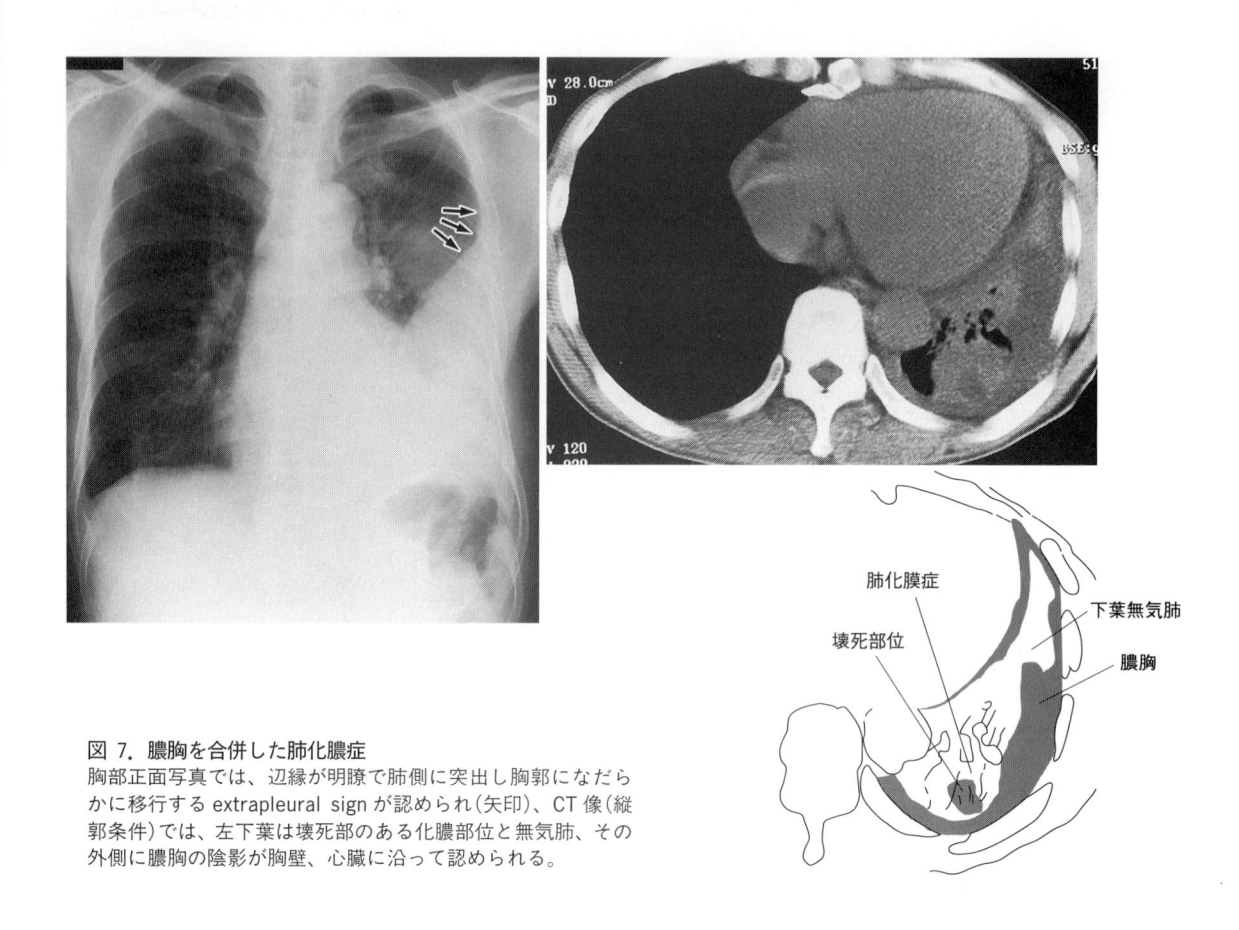

図 7. 膿胸を合併した肺化膿症
胸部正面写真では、辺縁が明瞭で肺側に突出し胸郭になだらかに移行する extrapleural sign が認められ（矢印）、CT 像（縦郭条件）では、左下葉は壊死部のある化膿部位と無気肺、その外側に膿胸の陰影が胸壁、心臓に沿って認められる。

印）と内部の壊死によって形成される薄壁空洞 target sign（矢印頭）が特徴的である（図3）。右上の歯根周囲の骨破壊を伴ったう歯が認められ、4年間にわたり歯痛と発熱を繰り返していた、経過の長い敗血症性肺塞栓症と考えられた。血液培養では原因菌は検出されなかった。口腔内細菌は敗血症性肺塞栓症の原因菌としては稀であり、嫌気性菌による肺感染症の約 2/3 が歯根膜炎を有していたとの報告[6]があり、う歯の有無には注意を要する。

● コツ　肺化膿症単独と肺化膿症に肺膿胸を合併した場合の画像診断の鑑別

　肺化膿症ではしばしば、膿胸を合併することがあり、その場合には速やかに胸腔穿刺を行い、起炎菌の同定とドレーンによる排膿を行わなければならない。膿胸になった場合には、新たに extrapleural sign が出現する。Felson は鉛筆で縁取りされたような明瞭な肺側に突出した輪郭をもち、陰影の辺縁が胸郭になだらかに移行することが X 線写真、CT 写真で認められる。これは限局性の胸水、膿胸の時に著明である（図8）。図7に示したように CT 像の縦郭条件で、肺化膿症になった肺陰影の外側に膿胸（胸水）の陰影が認められ、下葉が肺炎と膿胸により圧迫され無気肺となっている。また、胸壁からの超音波像では腔内に図8に示すような点状のエコーを認め、呼吸運動や心臓の拍動によって、点状エコーが胸腔内を浮遊するのが観察される[5]。

図8. 左肺膿胸
胸壁からの超音波像では腔内に点状のエコーを認め、呼吸運動や心臓の拍動によって、点状エコーが胸腔内を浮遊するのが観察される。

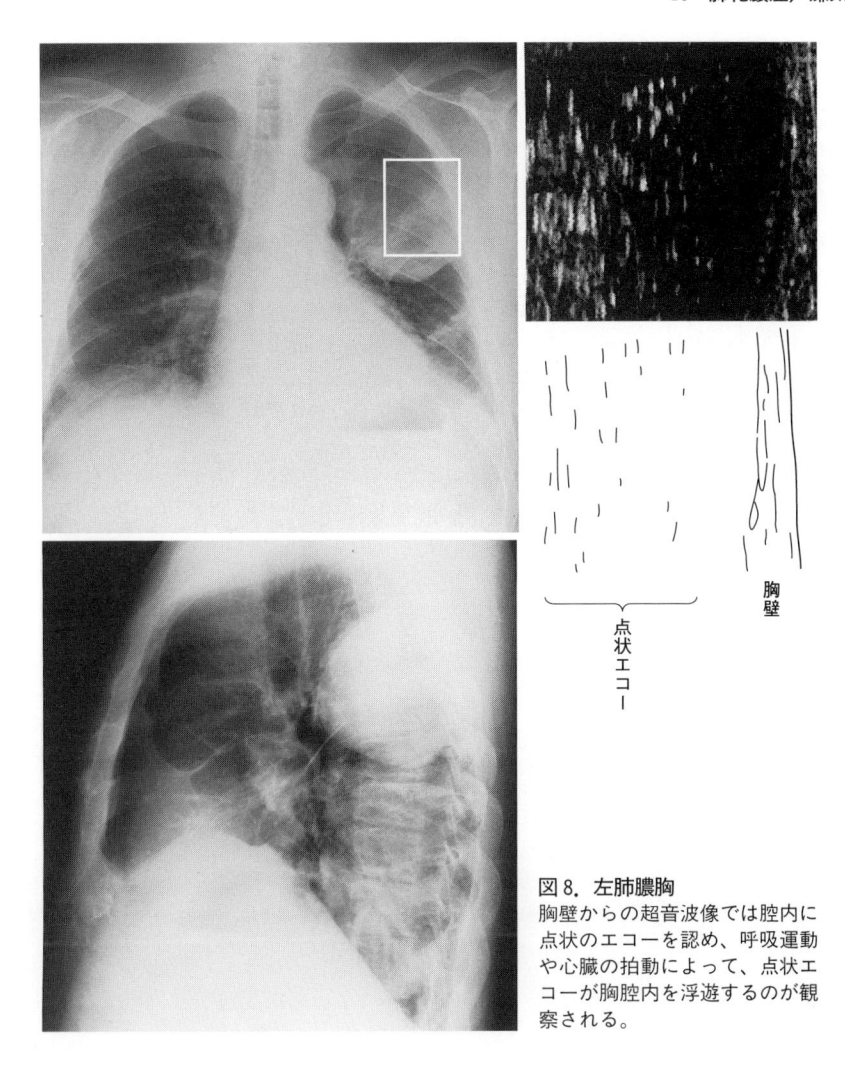

❼ 38歳、女性　三尖弁の心内膜症（*Staphylococcus aureus* が原因）による敗血症性肺塞栓症

　1年前、突然40度以上の発熱、胸部正面写真で両側に浸潤陰影、血小板減少、肝機能異常を認め近医受診、MINO（ミノマイシン®）400 mg/日分2の点滴で症状改善した。その後も時々微熱が出現していた。7カ月前にも同様の症状があり、ミノマイシン®で同様に改善した。発熱が改善せずBOOP

> ●メ　モ
> 　最近、症例2、3のようにニューキノロン剤耐性 *Haemophilus parainfluenza* やペニシリン耐性 *Streptococcus pneumoniae*（PRSP）などの抗生物質耐性菌が肺化膿症の原因菌となることがあり、特に3日間の抗生剤投与で改善傾向のない場合には、原因菌の同定と感受性試験の結果が治療の重要なポイントとなる。

を疑いプレドニン® 40 mg/日から開始、発熱は消失したが 30 mg まで減量した段階で発熱と肺の浸潤陰影が出現し、経気管支肺生検でも診断がつかず紹介。心エコーで三尖弁前尖に巨大な遊走性の可動性のある vegitation があり、血液培養から *Staphylococcus aureus* が培養された。

(田中裕士、阿部庄作)

文献

1) 大石和徳、松本慶三：肺化膿症．現代医療 21：1968-1971, 1989.
2) 渡辺一功：嫌気性菌感染症の現況と治療．嫌気性菌感染症研究 22：123-140, 1992.
3) Bartlett JG：Lung abscess and necrotizing pneumonia. Infectious Diseases, Gorbach SL, et al, (eds), p 518-521, Saunders, Philadelphia, 1992.
4) 日本呼吸器学会「呼吸器感染症に関するガイドライン」作成委員会（編）：成人市中肺炎診療の基本的考え方．p 36-37、杏林舎、東京、2000.
5) 五十嵐知文、ほか：膿胸に対する超音波断層法の意義．臨放 38：171-176, 1993.
6) Burtlett JG：Anaerobic bacterial infections of the lung. Chest 91：901-909, 1987.

CHAPTER 17

中葉症候群

I・定義

　1948年にGrahamらは、中葉に繰り返す無気肺の中で中葉気管支内腔の病変によらないものを中葉症候群（middle lobe syndrome）と命名した（Graham, Burford et al；1948）[1]。本来は、結核をはじめとした炎症性疾患による中葉気管支入口部のリンパ節腫大が原因となって、繰り返される中葉の無気肺を中葉症候群とした（**メモ①**）。現在では、原因にかかわらず中葉無気肺が繰り返されるときも中葉症候群と呼ぶことがある。

　中葉が無気肺に陥りやすい理由は、中葉気管支が細いこと、気管支の断面が楕円状であること、中葉気管支がさらに区域支に分岐するまで平均で0.75 cmの長さがあることなどの解剖学的な特徴による。また、中葉気管支入口部は下葉と中葉からのリンパ管のネットワークに囲まれており、結核などの感染によってリンパ節が腫大すると圧迫されやすい（図1）。さらに、中葉は他の肺葉から胸膜に包

> ● メモ① 中葉症候群とは
> 　中葉症候群は1948年にGrahamらによって、中葉気管支の周囲に存在するリンパ節の腫大によって発生する、炎症性の中葉無気肺として報告された（Graham, Burford et al. 1948）[1]。この報告では、結核性のリンパ節腫大によるものを中葉症候群としたが、のちに結核以外の炎症性疾患でも発生することが明らかになった。中葉症候群では、原則的に中葉気管支内腔の閉塞性病変を伴わない。
> 　中葉症候群の発症機序は不明であったが、1966年にBradhamらとCulinerらが中葉の副側換気の欠如が病態生理学的に重要であると報告した。Bradhamは41例の手術症例を検討して、中葉の解剖学的特性による不十分な副側換気が中葉の虚脱に関連すると考察した（Bradham, Sealy, et al；1966）[2]。Culinerは9例の中葉症候群を検討して、同様に中葉の解剖学的な特性による少ない副側換気が中葉症候群の発症に関連するとした（Culiner, 1966）[3]。中葉が虚脱すると上方から上葉が、下方から下葉が代償性に膨らみ、中葉の換気を防げる（図2）。
> 　中葉症候群はこのような中葉の解剖学的な特徴を背景にして、中葉の含気が反復して低下する症候群である。

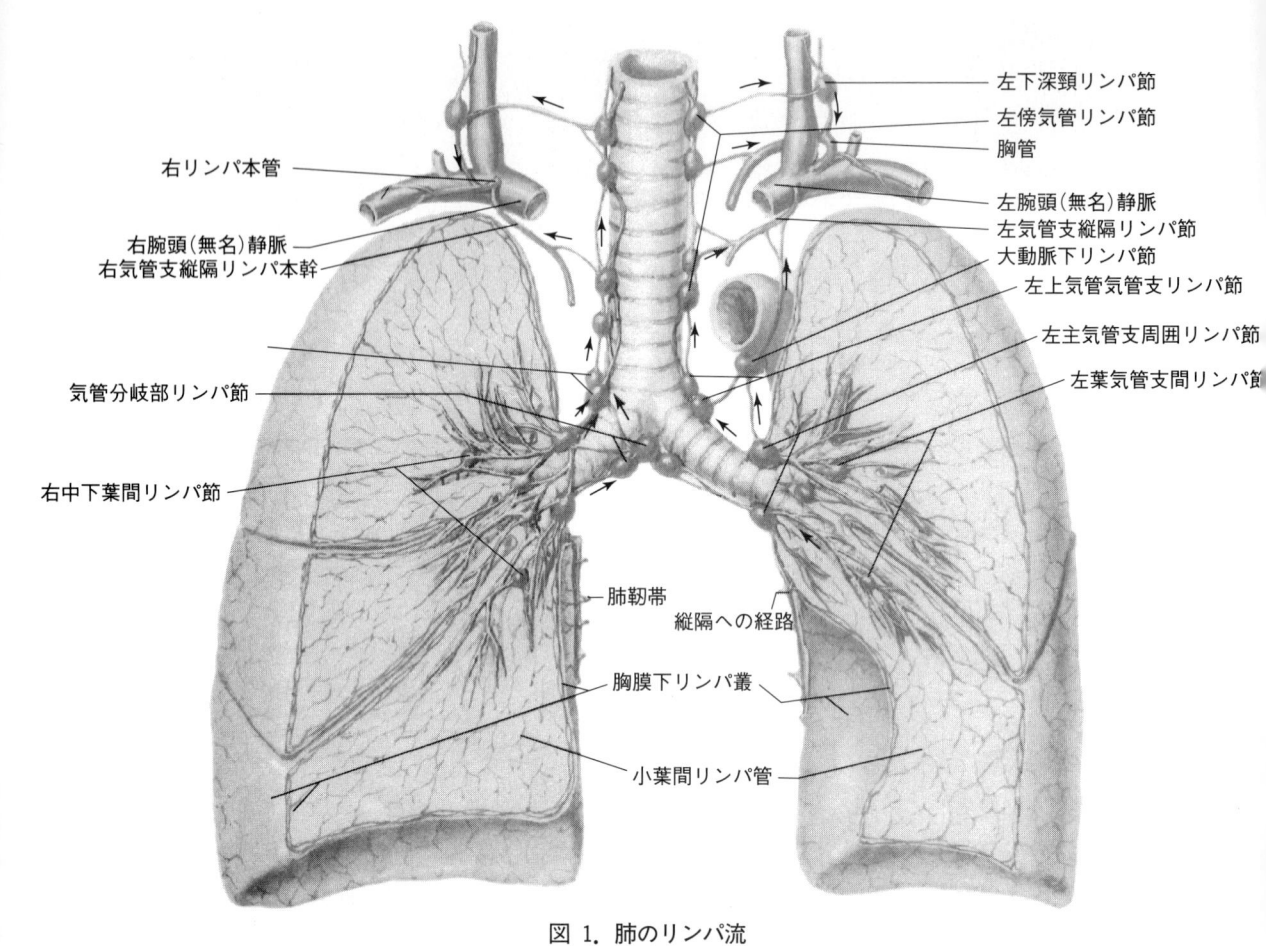

図 1．肺のリンパ流
中葉支には中葉と下葉からのリンパ流が環流し、リンパ節がネットワークを形成する。また、中葉支は区域支が分岐するまでの距離が長い。
(The CIBA Collection of Medical Illustrations. Vol 7. 日本語版 32 ページ．1981．より改編して転載)

まれるように分離されており、上葉と下葉から副側換気（collateral ventilation）されにくいという解剖学的な構造をもつことなどによる（メモ②）。これらの中で、ほかの肺葉からの副側換気が少ないために、感染時などに無気肺に陥りやすいことが中葉症候群の発症機序に大きな役割をもつといわれている。

Ⅱ・発症機序

中葉症候群の原因として、最も多いのが右中葉の肺炎であるといわれている（メモ④）。中葉に感染症が発症して分泌物が中葉支を閉塞すると、副側換気が少ないために容易に無気肺に陥る。中葉支の解剖学的な特徴と中葉の換気が悪いために、気管支内の分泌物は除去されにくい。また、中葉支周囲のリンパ節が炎症性に腫大して、さらに中葉の換気が防げられる。中葉の炎症が改善されると、腫大

● メ　モ②　副側換気（Collateral ventilation）

　肺が気管支を通じて換気する以外に、末梢の小葉間で換気が行われるのが副側換気である。副側換気が存在することは 1930 年に Van Allen らが犬の肺を用いて、ガスが同一肺葉内の小葉内を通過することを示すことによって、初めて明らかにした（Van Allen, Lindskog, et al；1930）[4]。のちに、小葉内のガスの移動は pore of Kohn、interbronchiolar channels of Martin、alveolar channels of Lambert などの解剖学的な通路を介することが明らかにされた（Terry, Traystman, et al；1978）[5]。

　1978 年に Inners らは 5 名の健常人での検討で、中葉の副側換気の抵抗が S^3 の抵抗よりも有意に高いことを示した（メモ③）。また、虚脱した中葉が容積を回復するのにかかる時間は、S^3 の含気が回復する時間よりも有意に長いことを示した。中葉が胸膜に包み込まれているのがこの理由であると考察した。中葉の容積が小さいと、葉間胸膜に対する肺容積の比率が小さくなるために副側換気の抵抗が高まる。また、中葉の容積が小さく、副側換気の抵抗が高いために咳嗽による換気の効率が低い。これらの理由により、中葉の感染性が高まる。

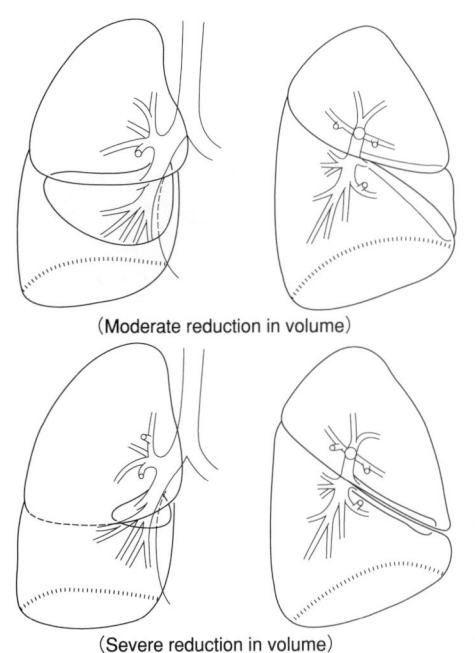

(Moderate reduction in volume)

(Severe reduction in volume)

図 2.
中葉が虚脱すると、上葉と下葉が代償する。上段は中等度の含気の低下な中葉無気肺、下段は高度な含気の低下を示す。
(Lung Cancer Diagnosis-A Roentgenological Handbook. Akira Suzuki. 1986 より転載)

したリンパ節が縮小して中葉が換気されやすくなり容積が回復する。中葉気管支壁に異常が残ると、中葉が感染を繰り返しやすくなり中葉無気肺が繰り返される。こうして中葉症候群が形成される。中葉症候群は大人にも小児にもみられ、特に小児では気管支喘息に合併した、気道分泌物の過剰産生によるものが多い。中葉に無気肺を繰り返すと、中葉気管支の気管支拡張症や中葉の線維化をきたす。

● メ　モ③　Innersらの検討。

　1978年にInnersらによって報告された中葉症候群の発症機序に関する検討は、5名の健常志願者によるものであった(Inners, Terry, et al；1978)[6]。23歳から28歳の健常人で呼吸機能検査を行ったのち、1週間以内に気管支鏡により以下のような検討を行った。食道内に胸腔内圧を測定するためのバルーンを留置し、臥位で経鼻的に気管支鏡を挿入した。気管支鏡を進めて、中葉または右S³の区域支あるいは亜区域支を閉塞した。ダブルルーメンカテーテルを気管支鏡のサクションチャンネルから挿入して、定流量の5%CO_2を空気とともに流入させた(図3)。気管支鏡によって閉塞された部分の圧は、気管支鏡を通じて挿入したダブルルーメンカテーテルもう一方のルーメンを用いて測定した。流入されたガスは気管支鏡で閉塞された葉内に入り、その後副側換気経路を通って周囲の肺に到達する。被検者にはFRCレベルで、胸腔内圧が安定するまで呼吸を保持させた。ガスの流入を中断して、閉塞部の内圧の変化を測定した。これらの状態の肺葉内圧と胸腔内圧を記録して、副側換気抵抗を計算式より求めた($Rcoll=Ps/\dot{V}coll$)。また、ガスの流入を中断した際の副側換気経路を介した肺葉内圧が、前値の63%低下した時間を副側換気の時間係数とした。これらの検討の結果、副側換気抵抗は右中葉で右上葉よりも約4倍大きいことを示した。

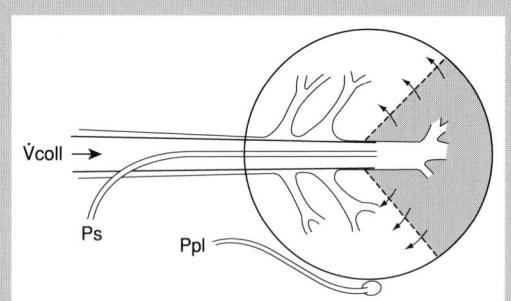

図 3．気管支鏡によるCO_2ガスの送入と肺内圧の測定による副側換気の検討
$\dot{V}coll$はガスの流入速度、Psは肺内圧、Pplはバルーン測定による胸腔内圧を示す。ルーメンから送り込まれたガスが副側換気を介するために(矢印)肺内圧が変化する。
(Inners, Terry et al. 1978 より転載)

Ⅲ・症状

　中葉症候群では、繰り返す炎症と中葉の器質的な変化による症状がみられることがある。しかし、中葉の炎症や無気肺を繰り返しているにもかかわらず、強い症状を訴えない場合も多い。中葉症候群の患者が感染症状や感冒様症状、咳嗽、微熱などを訴えるときは、中葉の肺炎を考慮した検査が必要である。喀血や胸膜痛を訴えることもあり、喀血は少量のことも緊急な治療を要する場合もある。

　右中葉が完全に虚脱しても、患者は呼吸困難を訴えないことが多い。動脈血液ガス所見や呼吸機能検査所見も正常であることが多い。中葉の含気が減少し始めたときに、前胸部にラ音が聴取されることがある。

● メ　モ④　中葉症候群で検出される起炎菌

　Bertelsen らの 1963 年から 1973 年にわたる 135 例の中葉症候群の原因の検討では、77 例が良性疾患によるもので、58 例が悪性疾患によるものであった。良性疾患のうち 74 例が非特異的な感染症で、3 例が肺結核であった。悪性疾患のうち、38 例が扁平上皮癌、15 例が未分化癌、5 例が腺癌であった（Bertelsen, Struve-Christensen, et al；1980）[7]。Springer らの気管支喘息の小児にみられた 21 例の中葉症候群の検討では、*Haemophilus influenzae* の検出頻度が高く、*Streptococcus pneumoniae* がこれに続いた（Springer, Avital, et al；1992）[8]。最近では、*Mycobacterium avium*、*Mycobacterium fortitum* などをはじめとした非定型抗酸菌によるものが増加しているといわれる。HIV 感染症の患者では *Mycobacterium fortitum* 感染が中葉症候群の原因になることがある。

● メ　モ⑤　舌区の副側換気と左右肺の分葉

　中葉症候群の発生には肺の副側換気が大きく関与する。左肺が上下葉間胸膜によって完全に分葉している場合、舌区の下部は上区からの副側換気が少ない。この解剖学的な特徴により、中葉症候群と同様な病態が左舌区にも発症しうる。右肺では、右中下葉間胸膜は 20％程度が完全に分葉しており、右上中葉間胸膜は 22％が完全に分葉しているとされる（図 4）[9]。左肺では左上下葉間胸膜は 27％で完全に分葉されると報告されている（Yamashita, 1978）[10]。

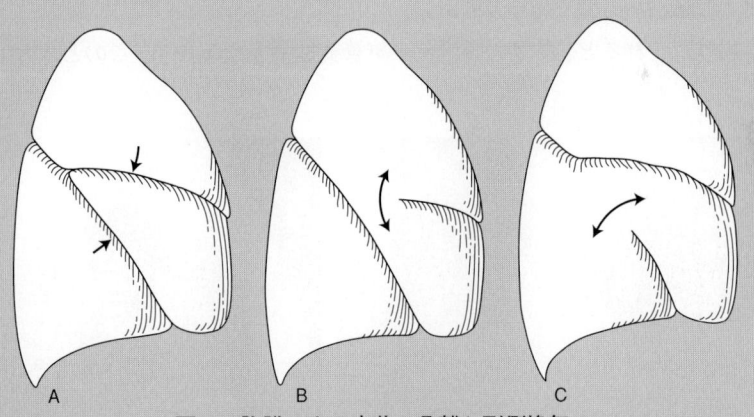

図 4．胸膜による中葉の分離と副側換気
A では中葉が上下葉から胸膜によって完全に分離されているために上葉や下葉からの副側換気がない。B と C では不完全分葉のために副側換気がみられる。
(Rosenbloom SA, Ravin CE, et al：Peripheral middle lobe syndrome. Radiology 149：17-21, 1983 より転載)

IV・画像診断

　中葉症候群の胸部画像診断で注意する所見は、中葉の浸潤性陰影、容積の減少、気管支拡張や線維化などである。中葉症候群と診断するには、感染や無気肺の反復が確認される必要がある。しかし、本来は中葉症候群であるにもかかわらず、反復が確認されないために正しく診断されない場合も考えられる。したがって、画像診断を繰り返して確認することが重要である。

　中葉症候群の基本的な画像所見は中葉の浸潤陰影である。中葉は下葉の前部を覆うように位置しX線の進行方向に面をつくるために、X線写真上の濃度の変化が少なく診断が難しい場合がある。このような時は右第II弓のシルエットサインが診断に有用であることがある。

　中葉は容積が小さく、完全に虚脱しても画像上の変化が少ない。中葉の含気が完全に失われると、正面写真で上中葉間胸膜(hair line)が消失し、中葉は心縁に向かって縮小する。上中葉間胸膜の消失だけが異常所見である場合もある。中葉の炎症がおさまって中葉気管支内の分泌物が除去されると、中葉は再び含気を回復し、胸部写真は正常化するとともに上中葉間胸膜が再び認められる。胸部X線写真正面像では、右第II弓のシルエットサイン陽性、上中葉間胸膜の消失、中下肺野縦隔側の濃度の上昇がしばしばみられる代表的な所見である。これに容積の変化による、気管分岐部の右への変位、右B³b正接像の変化などの二次変化が加わることもある。胸部単純X線写真側面像では、虚脱した中葉が中下葉間胸膜の前方に線状に観察されることがある。この陰影がみられたときは、中下葉間胸膜に存在する胸水との鑑別が必要である(図5)。

　中葉の炎症が繰り返されると、中葉の線維化や気管支拡張症を起こす。このときも中葉のX線透過

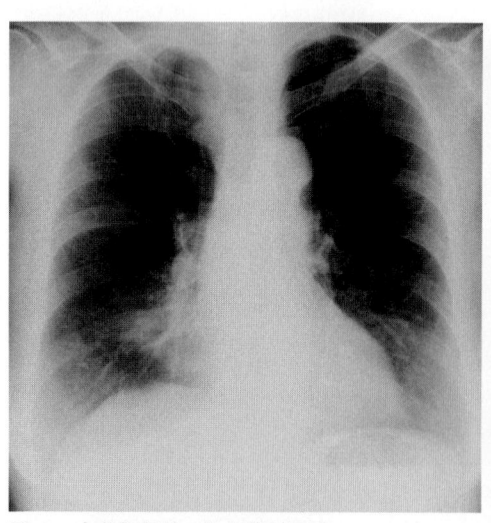

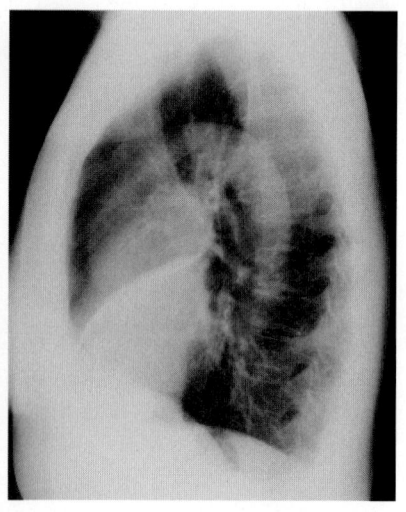

図 5. 中葉無気肺の胸部単純写真
胸部正面像(左)では右第II弓のシルエットサイン、上中葉間胸膜の消失、中下肺野縦隔側の濃度の上昇、気管分岐部の右への変位、右B³b正接像の不明瞭化が認められる。胸部側面像(右)では、虚脱した中葉が中下葉間胸膜の前方に線状に観察される。

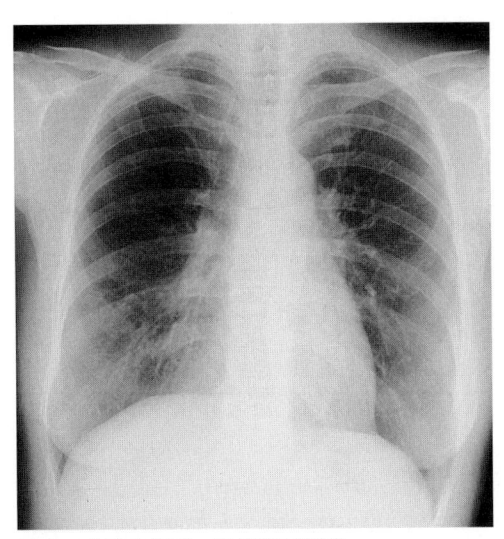

図 6. 中葉症候群の胸部単純写真
中葉の炎症をくり返した症例を示す。右第Ⅱ弓にシルエットサインがみられる。中下肺野縦隔側の透過性がやや低下するが、肺野に大きな異常はみられない。図7にCTを示す。

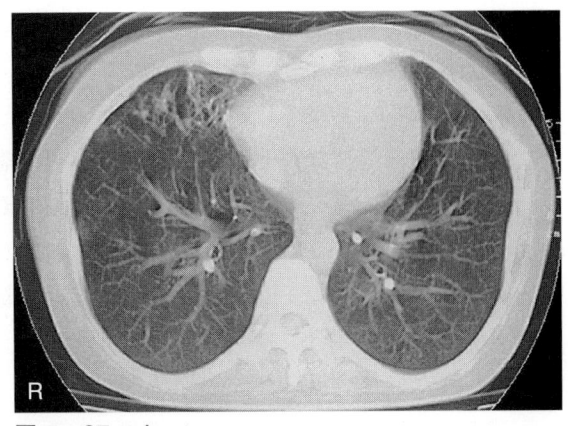

図 7. CTスキャン
右中葉に気管支拡張症と軽度の線維化を認めた。中葉入口部には大きな変化はみられなかった。

性が低下するが、変化が軽度で中葉に含気が保たれる場合は胸部写真の変化が軽度であることも多い（図6）。胸部CTスキャンでは中葉内の軽度な変化も描出されることがあるので、中葉気管支の拡張症や線維化の診断に優れている（図7）。また、中葉気管支入口部の狭窄や変形、閉塞性疾患の存在などに有用な情報が得られることがある。

Ⅴ・気管支鏡所見

　中葉症候群では、中葉支を閉塞する病変がないかを確認するために、気管支鏡検査が必要である。気管支を閉塞する腫瘤性病変がない場合は、中葉症候群の気管支鏡所見は軽度の外周性の狭窄や少量の分泌物の付着などにとどまることが多い。粘液によって中葉支が閉塞している場合は、気管支鏡を用いて取り除くことができる。中葉支が再開して中葉の虚脱が解除されると、患者の症状が改善される。気管支鏡所見でも異常所見がなくなるか、粘膜の発赤や軽度の狭窄所見を示す場合が多い。
　中葉が無気肺に陥っている場合は、気管支原発の悪性腫瘍、粘液栓、リンパ節の腫大による外周性の狭窄、異物など無気肺の原因になる疾患を鑑別するために気管支鏡検査やCTスキャンを行う。原発性悪性腫瘍や転移性悪性腫瘍が原因となる中葉症候群は増加傾向にあり、その20〜40％とされる。

Ⅵ・治療

　中葉症候群の治療は、感染症の治療、無気肺の治療、器質的変化による症状の治療などに大きく分

けられる。中葉に感染を起こしているが、含気が保たれている状態では、感染の起炎菌を決定して起炎菌に応じた抗菌薬を用いた治療を行う。

　中葉症候群では、中葉の無気肺や感染を繰り返すと慢性感染症を発症し難治化する。難治化した中葉では気管支拡張症や線維化が惹起される。大量の喀血がみられる症例や喀血を繰り返す症例では、気管支動脈塞栓術により止血が試みられる。強度の気管支拡張症や線維化を起こした中葉は、感染を繰り返し、喀血の原因にもなるために切除されることがある。気管支の閉塞によらない中葉症候群で、中葉支に強い解剖学的な変化を伴わない症例では、軽度の症状を訴えるときに早く治療を開始することで難治化が防げる場合がある。

〈大崎能伸〉

文献

1) Graham EA, Burford TH, et al：Middle lobe syndrome. Postgrad Med 4：29, 1948.
2) Bradham RR, WC Sealy, et al：Chronic middle lobe infection. Factors responsible for its development, Ann Thorac Surg 2：612-616, 1966.
3) Culiner MM：The right middle lobe syndrome, a non-obstructive complex. Disease of the Chest 50：57-66, 1966.
4) Van Allen CM, GE Lindskog, et al：Gaseous intercharge between adjacent lung lobules. Yale J Biol Med 2：297-300, 1930.
5) Terry PB, RJ Traystman, et al：Colletaral ventilation in man. N Engl J Med 298：10-15, 1978.
6) Inners CR, PB Terry, et al：Collateral ventilation and the middle lobe syndrome. Am Rev Resp Dis 118：305-310, 1978.
7) Bertelsen S, E Struve-Christensen, et al：Isolated middle lobe atelectasis：aetiology, pathogenesis, and treatment of the so-called middle lobe syndrome. Thorax 35：449-452, 1980.
8) Springer C, A Avital, et al：Role of infection in the middle lobe syndrome in asthma. Arch Dis Child 67：592-594, 1992.
9) Rosenbloom SA, Ravin CE, et al：Peripheral middle lobe syndrome. Radiology 149：17-21, 1983.
10) Yamashita H：Roentgenographic anatomy of the lung. Igaku-Shoin, Tokyo, 48-51, 1978.

CHAPTER 18 かぜ後の肺炎

◆はじめに◆

　かぜは、くしゃみ、鼻汁、鼻閉、咽頭痛、咳、痰、などの上気道症状から下気道に至る急性の呼吸器系の症状があり、また、さまざまな程度の発熱、倦怠感、腰痛、関節痛、などの全身症状を伴うがおよそ1週間で治癒する疾患である。このような症状を引き起こす病因はさまざまであるので、かぜ症候群という名称で呼ばれる。

I・病因

　病因の中で最も多いのは呼吸器系のウイルスであり、約80〜90%を占める(図1)。よって、かぜ症候群は、かぜ症状を呈するウイルス感染を原因とする急性気道感染性疾患の総称であるともいえる。原因ウイルスとしては、インフルエンザウイルス、ライノウイルス、アデノウイルス、RSウイルス、パラインフルエンザウイルスなどがある。頻度についてさまざまな報告があるが、ライノウイルス(50%)、パラインフルエンザウイルスかRSウイルス(10〜20%)、残りはインフルエンザウイルス、アデノウイルス、エコーウイルス、コクサッキーであったとする報告がある。インフルエンザウイル

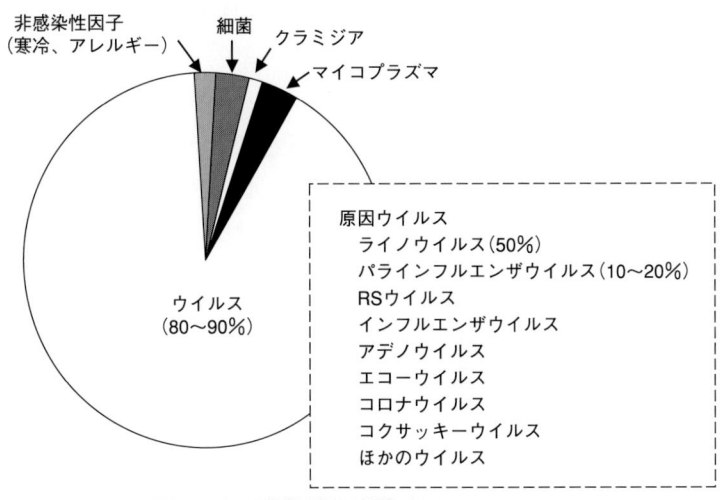

図 1. かぜ症候群の病因 (文献1)2)より引用)

（円グラフ内容）
- 非感染性因子（寒冷、アレルギー）
- 細菌
- クラミジア
- マイコプラズマ
- ウイルス（80〜90%）

原因ウイルス
- ライノウイルス(50%)
- パラインフルエンザウイルス(10〜20%)
- RSウイルス
- インフルエンザウイルス
- アデノウイルス
- エコーウイルス
- コロナウイルス
- コクサッキーウイルス
- ほかのウイルス

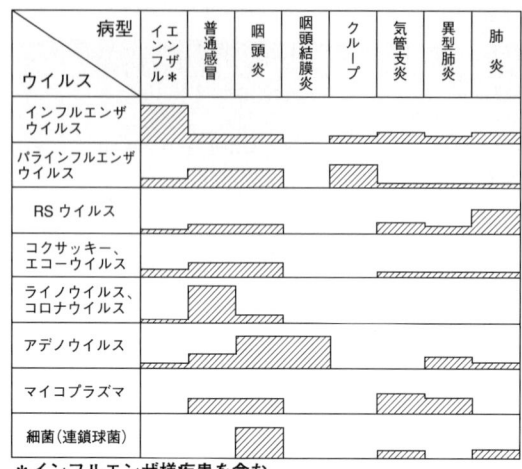

図 2. ウイルス感染と病型の関係（文献1）より引用）

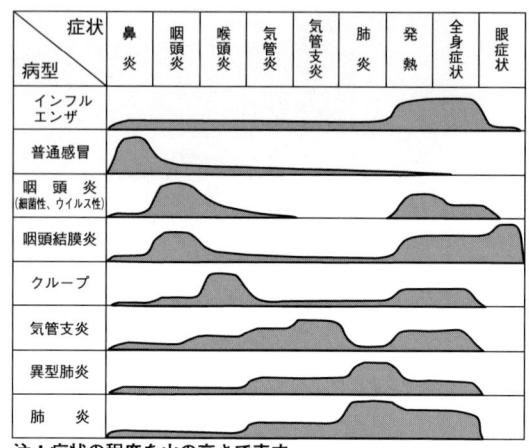

図 3. かぜ症候群の臨床病型（文献1）より引用）
注：症状の程度を山の高さで表す
＊インフルエンザ様疾患を含む

スはほかのウイルスと比べ発熱、倦怠感、腰痛、関節痛、などの全身症状が強く、また、その流行が社会問題となるので別にインフルエンザウイルス感染症として取り扱われることが多い。このようなウイルス以外にもマイコプラズマ、クラミジア、細菌、非感染性因子（寒冷などの物理化学的刺激）などがかぜ症候群の原因として挙げられるが、マイコプラズマ、クラミジア、細菌などは肺炎に至ることもあり、この場合には別に扱う。

II・臨床病型とウイルス

　上述のウイルスはほぼ共通の急性上気道感染症状を呈するが、症状を詳細に診ると病原ウイルスによって症状の性状、程度および出現が異なってくる（図2、3）。すなわち、鼻腔、咽頭、喉頭、気管支までの上気道から下気道の侵される部位、さらに、全身症状の有無と程度によって臨床病型とウイルスの関係が推測できる。
　インフルエンザは、上気道から下気道の感染症状に加え全身症状を伴うのが特徴で病原はインフルエンザウイルス感染である。普通感冒は鼻腔から咽頭の炎症で、ライノウイルス、コロナウイルス、アデノウイルスが多く、咽頭炎ではパラインフルエンザウイルス、アデノウイルス、RSウイルスが多い。気管支炎を呈するのはRSウイルスが多い。マイコプラズマ、クラミジア、細菌は鼻腔から気管支までの感染症状を呈する。

III・鑑別を要する疾患

　このようなかぜ症状を呈する疾患は、かぜ症候群以外にも多くある。発熱を症状の1つとして認める疾患でまず考えられるのは感染症であり、この中でかぜ症候群以外では、呼吸器系、泌尿器系感染

表 1. 咳嗽、喀痰の原因疾患と診断に必要な検査

主 訴		咳、痰の特徴と随伴症状	疾 患	検 査
急性	突発性	呼吸困難 胸痛、呼吸困難	気道内異物 気胸、胸膜炎	気管支鏡 胸腔穿刺
	乾性	鼻汁、鼻閉、咽頭痛 咽頭痛 咽頭痛、発熱、筋肉痛 発作性、痙攣性 犬吠性 発作性、喘鳴 発熱	かぜ症候群 咽頭炎 インフルエンザ 百日咳 ジフテリア 気管支喘息 マイコプラズマ肺炎	ウイルス抗体価、分離 ウイルス抗体価、分離 細菌学的検査 細菌学的検査 アレルゲンテスト、血中 IgE 値、 気道過敏性テスト 抗体価 寒冷凝集素価
	湿性	発熱、粘性、膿性 胸痛、血痰 発作性、喘鳴	気管支炎、肺炎 肺結核などの感染症 肺塞栓、肺梗塞 気管支喘息	細菌学的検査 肺シンチ、血管造影
慢性	乾性	呼吸困難 気管の圧迫 眼症状、皮膚症状 他の身体症状	肺線維症、珪肺 慢性肺気腫 甲状腺腫 大動脈瘤 サルコイドーシス 精神的、ヒステリー	肺機能、肺生検 肺機能 シンチ 血管造影 肺生検、血中 ACE 値 心理テスト
	湿性	血痰 血痰、時に膿性 粘性、膿性 血性、漿液性、 起坐呼吸	肺癌 気管支拡張症 慢性気管支炎 びまん性汎細気管支炎 肺水腫	気管支鏡、生検、痰細胞診 気管支造影 肺機能 肺機能、生検 心エコー、心カテ ECG

注：胸部レントゲン撮影は日常的な検査であり記載していない

症の頻度が高い。その他の疾患として悪性新生物、血液疾患、アレルギー性疾患、などが挙げられる。この中で各種の呼吸器系疾患とかぜ症候群、さらに各種の呼吸器系疾患間の鑑別は、咳、痰、呼吸困難、胸痛、などの症状を参考にして行われる。咳は多くの呼吸器疾患に認められる症状で、痰を伴わない乾性咳と痰を伴う湿性咳に分けられる。咳と痰を認める呼吸器疾患の咳と痰の特徴と鑑別に必要な検査を示した (**表 1**)。

 ⅰ) かぜ症候群の乾性咳：ウイルス感染による気道粘膜の充血と浮腫が咳刺激となり発生する咳は痰を伴わない乾性咳である。

 ⅱ) かぜ症候群の湿性咳：炎症がさらに進行し、浸出液や粘液が分泌され痰となり喀出される。かぜ症候群の痰の色調は細菌の二次感染を伴わない限り、透明から白色である。痰が黄色調を呈するときには、細菌感染の存在を強く疑う徴候である。

Ⅳ・ウイルス感染による気道炎症と生体防御

［１］ウイルス感染と感染の拡大

　体内に侵入したウイルスは、上気道粘膜上皮細胞のウイルスレセプター（インフルエンザウイルスではシアルロン酸、RSウイルスではCD 54）に吸着し、細胞内に侵入し増殖を開始する。最初に感染した細胞で増殖したウイルスは次々とほかの細胞に感染し、鼻腔から咽頭さらには下気道へと感染は拡大、進展していく。

［２］感染防御機構

　生体には気道感染に対してさまざまな防御機構が働く（図4、表2）ウイルスの感染に対してはインターフェロンによる感染および未感染細胞の感染防御、抗体によるウイルスの感染力の中和、細胞傷害性T細胞による感染細胞の細胞傷害によるウイルス感染拡大の抑制、などの感染防御機構が働く。また、ウイルス感染細胞は感染ウイルスの種類、粒子数や毒力によって細胞死に陥るが、細胞死を抑

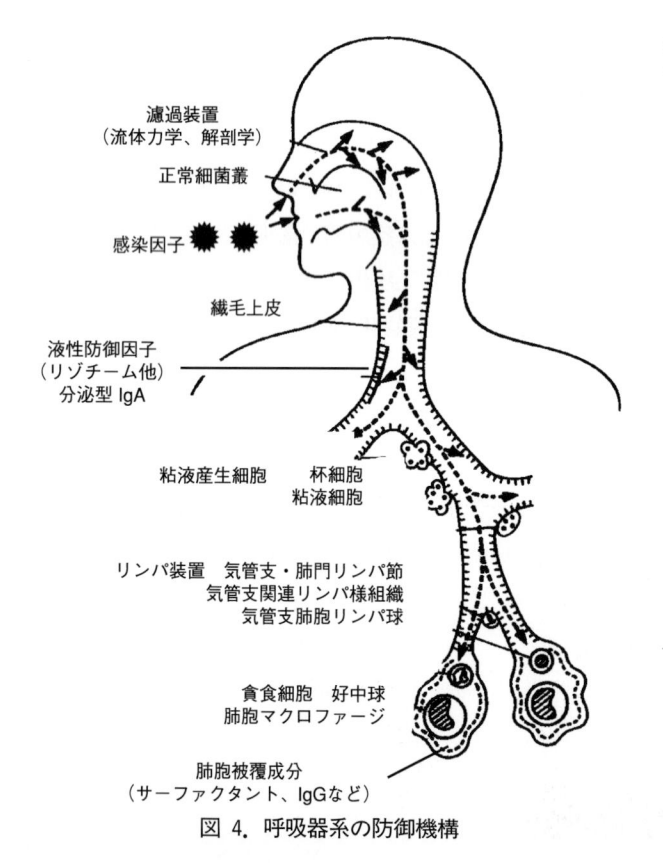

表 2．呼吸器系の防御機構

1．非特異的防御機構
　1）反射：くしゃみ、喉頭反射、咳反射
　2）クリアランス
　　　粘液線毛輸送によるクリアランス
　　　肺胞クリアランス
　3）分泌物
　　　粘液：気管・気管支腔
　　　サーファクタント：肺胞腔
　　　リゾチーム、インターフェロン、補体
　4）細胞性防御
　　　非貪食性：気道上皮
　　　貪食性：多核白血球、肺胞マクロファージ、単球
　5）生化学的防御
　　　抗蛋白分解酵素
　　　オキシダント拮抗物質

2．特異的（免疫学的）防御機
　1）リンパ組織　分泌型免疫グロブリン
　2）細胞性免疫反応：T細胞依存性
　　　サイトカイン、細胞傷害性反応

図 4．呼吸器系の防御機構

制する蛋白も細胞内に誘導される。細胞死に導く細胞内機構と抑制蛋白の機能のバランスが細胞の運命を決定すると思われる。このウイルス感染細胞死の生物学的意義に関しては議論がある。すなわち、ウイルス感染細胞を細胞死から守ることで細胞が傷害を受けることを防ぐという生物学的意義と、細胞死(アポトーシス)に陥ることによってウイルス感染の足場を少なくするので感染の拡大を防ぐという生物学的意義である(図5)。このようにウイルス感染による気道炎症は、ウイルス毒力、気道細胞の傷害程度と再生能力、感染防御機構の能力によって決定される。しかし、生体内の断面的な現象のみでは結論づけることは困難であり、ウイルス粒子の感染力と生体の感染防御機構の包括的なバランスがウイルス感染の運命を決定すると思われる(図6、7)。

[3] 自然免疫

近年、獲得免疫に対して自然免疫という概念が確立され、細菌、ウイルス、真菌、などの病原体に対する生体防御機構が明らかにされつつある(図8)。生体の防御機構は獲得免疫と自然免疫によって担われている。自然免疫はほとんどすべての多細胞生物に備わっているが、獲得免疫は脊椎動物のみに存在する。獲得免疫の中心的役割を演じているリンパ球の受容体は遺伝子再構成によって抗原特異性を獲得し抗原を認識する。一方、自然免疫は遺伝子再構成によらない細胞表面上の toll-like 受容体

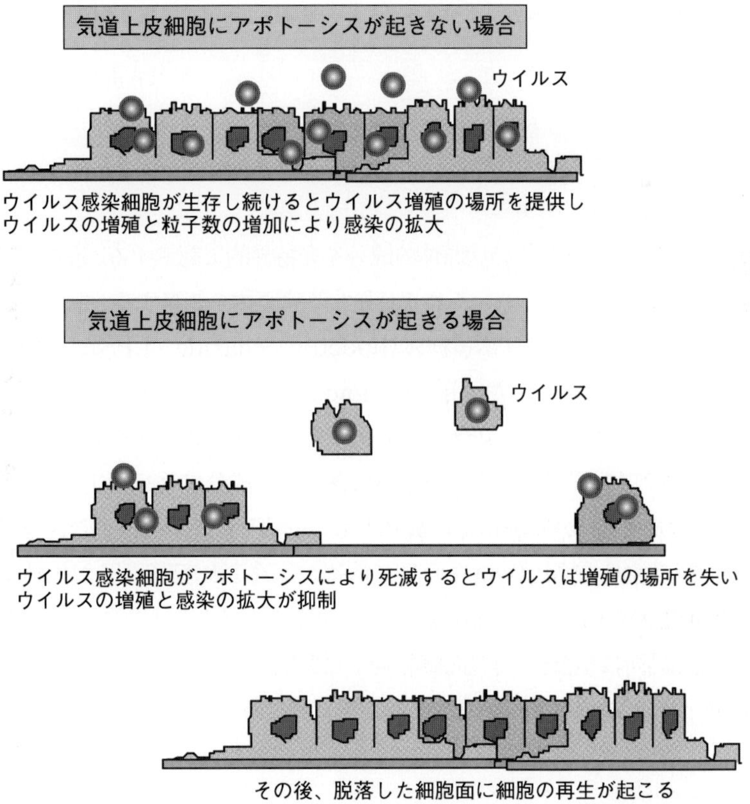

図 5. ウイルス感染による気道上皮細胞のアポトーシスの生物学的意義

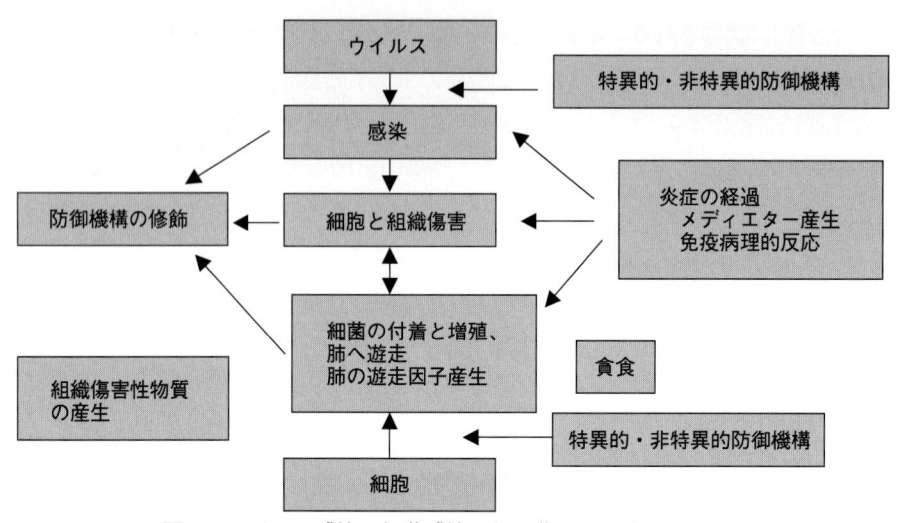

図 6. ウイルス感染と細菌感染の相互作用 (文献 3) より引用)

図 7. ウイルス感染と生体の感染防御

　が細菌、ウイルス、真菌およびこれらの病原体の成分を非特異的に認識する。現在までに 10 種類のヒト Toll-like 受容体 (TLR) が同定され、それぞれ異なる病原体を認識する。主なものは TLR 4 はグラム陰性菌の細胞壁の主成分であるリポ多糖体 (lipopolysccharide；LPS)、TLR 2 はグラム陽性菌の細胞壁の主成分であるリポタイコ酸 (lipoteichoic acid)、ペプチドグリカン (peptidoglycan；PGN)、酵母の成分ザイモザン、マイコプラズのマリポ蛋白、TLR 3 はウイルスの二重鎖 RNA (double strand RNA；dsRNA)、TLR 5 はグラム陰性菌の鞭毛成分フラジェリン (flagellin)、TLR 9 はシトシン (c) とグアニン (G) からなる CpG 配列ももつ細菌やウイルスの DNA をリガンドとする。TLR がリガンドを認識すると MyD 88 を介して情報が伝達され転写因子 NFκB が活性化され、NFκB 依存性の炎症性サイトカインが産生される。これらのサイトカインによってマクロファージ、好中球等の細胞が炎症局所に集積し、感染防御に働く (図 8)。このような TLR を介するさまざまな自然免疫の機能とかぜや肺炎の罹患との関連性は興味深い点である。

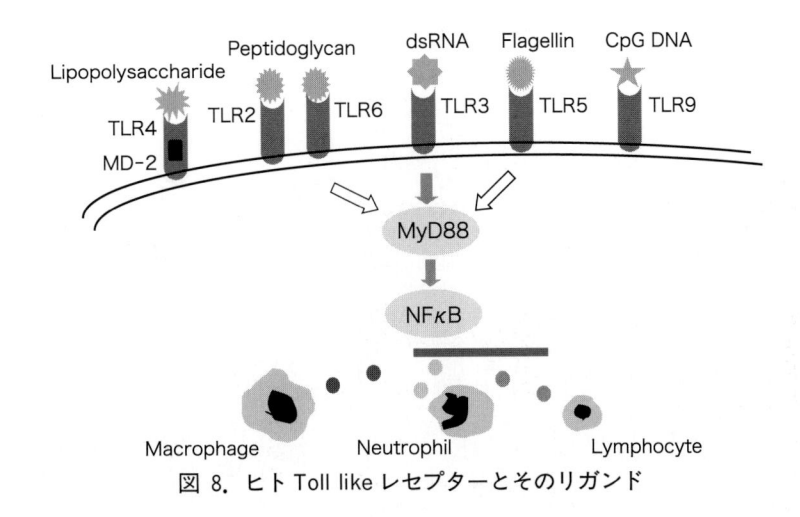

図 8. ヒト Toll like レセプターとそのリガンド

V・気道系ウイルス感染に伴う肺炎の合併

　気道系ウイルス感染に伴う肺炎の発生は、インフルエンザウイルス感染に伴う肺炎がよく知られておりその詳細も検討されている。しかし、かぜ症候群の続発性感染としての肺炎がどのような病態で発症するか、その詳細は明らかではないのが現状である。

［1］細菌感染症の発生機序

　ウイルスの先行感染が細菌感染を容易にする機序としては、ウイルスによる気道上皮細胞傷害と細菌の付着（attachment）と定着（colonization）である。すなわち、ウイルスの上気道粘膜上皮細胞への感染によって気道上皮細胞の傷害、剥離、脱落、そして上気道から下気道へのウイルス感染の拡大、進展による下気道粘膜上皮細胞の繊毛細胞の傷害、上皮細胞の傷害、剥離、脱落、などによる細菌の付着と排出障害による細菌の定着による増殖である（図9）。図10にインフルエンザウイルス感染に伴う気道上皮細胞の脱落と細菌の付着像を示した。さらに、インフルエンザウイルス感染では、インフルエンザウイルスによるマクロファージや好中球の遊走能や殺菌能の障害が細菌感染を容易にする原因であると指摘されている。

［2］肺炎の発生

　気道系ウイルス感染に伴う肺炎の発生は、インフルエンザウイルス感染に伴う肺炎がよく知られており、純インフルエンザ型肺炎、細菌混合感染型肺炎、二次性細菌性肺炎の3型に分類されている。この分類に従って、気道系ウイルス感染に伴う肺炎も、①気道系ウイルスの活性化・増殖によるウイルス性肺炎、②気道系ウイルスと細菌感染による混合感染による肺炎、③気道系ウイルス感染が軽快した後に発症する肺炎、に大きく分類される。

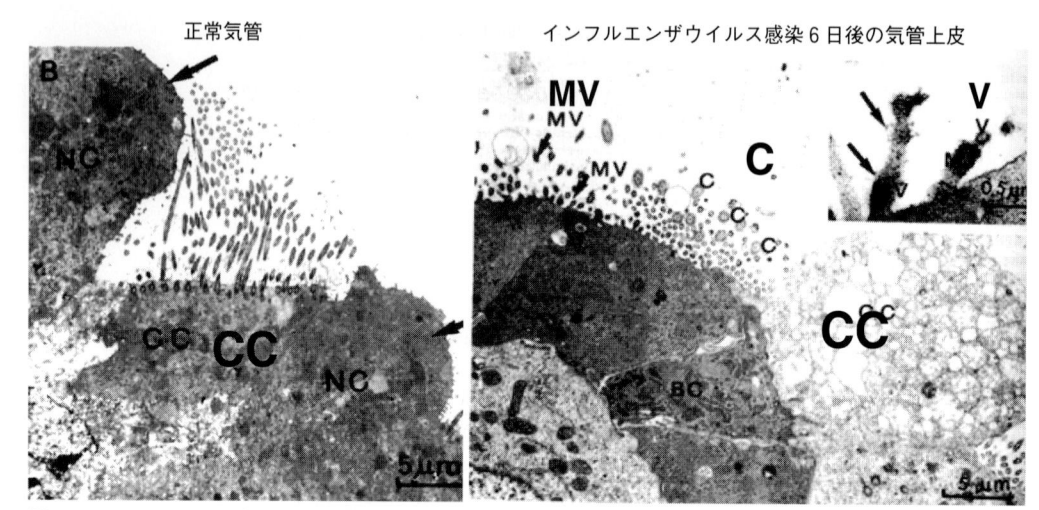

図 9. インフルエンザウイルス感染マウス気管上皮の変化
CC：Clara cell, MV：microvilli, C；cillia, BC；V；attached virus
（文献 4）より転載）

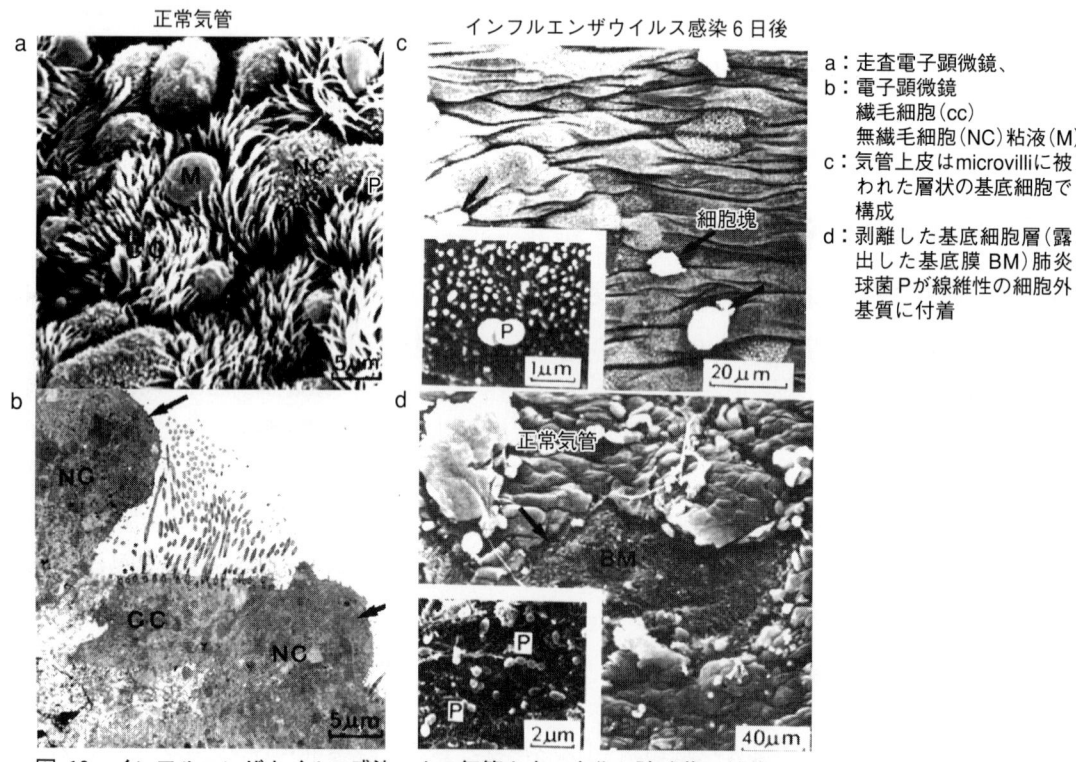

図 10. インフルエンザウイルス感染マウス気管上皮の変化と肺球菌の付着
（文献 4）より転載）

a：走査電子顕微鏡、
b：電子顕微鏡
　　繊毛細胞（cc）
　　無繊毛細胞（NC）粘液（M）
c：気管上皮はmicrovilliに被われた層状の基底細胞で構成
d：剥離した基底細胞層（露出した基底膜 BM）肺炎球菌Pが線維性の細胞外基質に付着

1）気道系ウイルスの活性化・増殖によるウイルス性肺炎

この肺炎は、呼吸器系ウイルスの種類による上気道から下気道の感染部位に対する親和性とそのウイルス粒子の感染力と生体の感染防御機構にバランスによって決定される。

❶ RSウイルス

主に小児に細気管支炎および肺炎を起こすウイルスである。

❷ アデノウイルス

主に咽頭炎あるいは咽頭結膜炎を起こすウイルスで細気管支炎および肺炎を起こすことも知られている。

❸ パラインフルエンザウイルス

主に小児に上気道炎と咽頭炎を引き起こすが、細気管支炎および肺炎を引き起こすことがある。

❹ ライノウイルス

普通感冒の主な原因のウイルスであるが、小児においては気管支炎、細気管支炎、肺炎を引き起こす。

❺ コクサッキーウイルス、エコーウイルス

通常、上気道炎である。稀に肺炎。

2）気道系ウイルスと細菌感染による混合感染あるいはウイルス感染の軽快後に発症する細菌性肺炎

ウイルス感染の経過中あるいは軽快後に発症する肺炎であるが、病原体および宿主の病態の詳細は明らかではない。

❶ 肺炎の発生頻度

インフルエンザでは肺炎の合併頻度は、ウイルス株の種類、宿主の感染防御・免疫能の状態、調査対象・方法、などによって異なるが、概ね1〜5％程度である。かぜ症候群に合併する肺炎の頻度は、原らの報告では251例中27例（10.6％）に肺炎の合併がみられ、その症例の約60％は基礎疾患を有する症例であった[2]。しかし、その他の報告はほとんどなく詳細は明らかではない。

❷ 先行感染ウイルスの種類

先行感染ウイルスの種類の詳細は明らかではない。しかし、ウイルスと気道細胞の親和性によってウイルスの感染部位が異なる点から考えると、多くは上気道に感染が留まるライノウイルスでは肺炎の合併は少なく、下気道に炎症が進展するRSウイルス、アデノウイルス、インフルエンザウイルスでは肺炎の併発が多い、と考えられる。小橋らは細菌感染症を示唆する膿性痰を認める急性呼吸器感染症113症例を対象に喀痰の細菌学的検査による起炎菌の同定とペアー血清の血清学的検査によるウイルスおよびマイコプラズマ、クラミジア感染の診断を行った[5]。113症例の中で喀痰検査によって起炎菌が同定されたのは41症例で49株（肺炎球菌12株、インフルエンザ菌10株など）で、同時に施行されたペアー血清の血清学的検査で陽性であったのは27症例（インフルエンザAウイルス10例、RSウイルス6例など）であった（**表3、4**）。

表 3. 起炎菌（喀痰培養）

・Streptococcus pneumoniae	12 株
・Haemophilus influenzae	11 株
・MSSA	7 株
・Klebsiella pneumoniae	7 株
・Escherichia Coli	3 株
・Pseudomonas aeruginosa	3 株
・Moraxella catalarrhalis	2 株
・Streptococcus milleri	2 株
・Enterococcus faecalis	1 株
・Serratia marcescens	1 株
・Streptococcus agalactiae	1 株
計	49 株

(文献 5)より引用）

表 4. 病原体（血清学的検査）

・Influenza A virus	10
・RS virus	6
・Mycoplasma pneumoniae	4
・Chlamydia pneumoniae	3
・Influenza B virus	2
・Adenovirus	1
・Parainfluenza virus	1
計	27

(文献 5)より引用）

表 5. COPD の急性増悪で検出された細菌以外の病原体

ウイルス	検出数
ライノウイルス	39
コロナウイルス	7
インフルエンザ A	6
インフルエンザ B	3
3 パラインフルエンザ	1
アデノウイルス	1
クラミジアニューモニアエ	1
RS ウイルス	19
マイコプラズマ	0

(文献 6)より引用）

83 名の COPD 患者における 166 エピソードのうち 66 のウイルス性急性増悪で得られた細菌以外の微生物。ライノウイルスが 58.2％。

表 6. ハイリスクグループ

・慢性呼吸器疾患患者
　肺気腫、慢性気管支炎、気管支喘息、気管支拡張症、肺結核後遺症
・心疾患
　うっ血性心不全、弁膜症
・腎疾患患者
　慢性腎不全、血液透析患者、腎移植患者
・代謝性疾患患者
　糖尿病、アジソン病
・免疫不全状態の患者
　HIV 感染者、癌患者、化学療法を受けている患者
・高齢者（一般的には 65 歳以上）

(文献 7)より引用）

❸ 宿主の病態

ⅰ）局所の病態

インフルエンザウイルス感染罹患後の二次性細菌性肺炎では、繊毛細胞の脱落による運動障害が肺炎の発症と関連することが明らかにされている（図10）。かぜ症候群に続発する肺炎でもウイルス感染による同様な現象が起きることが推定される。また、肺気腫や慢性気管支炎などの慢性閉塞性肺疾患（chronic obstructive pulmonary disease；COPD）、肺結核、気管支拡張症、気管支喘息などの基礎疾患では肺炎が発症しやすい。

COPD の循環・呼吸状態を急激に悪化させる急性増悪の原因の1つに呼吸器感染症が挙げられる。細菌感染はもちろん気道ウイルス感染が急性増悪の原因として重要である（表5）。さらにこのような気道ウイルス感染後にはライノウイルス感染では 75％、インフルエンザウイルス感染では 60％の症例が細菌感染を伴うと報告されている。

ⅱ）全身の病態：心臓疾患、腎臓疾患、糖尿病、HIV 感染、悪性腫瘍、化学療法や放射線治療など

宿主の感染防御能や免疫能に影響を与える病態や高齢者、などのハイリスクグループ(**表6**)、喫煙者、などでは肺炎が発症しやすい。

❹ 肺炎の起炎菌の種類

インフルエンザウイルス感染では、黄色ブドウ球菌、肺炎球菌、インフルエンザ菌、連鎖球菌が多い。かぜ症候群に続発する肺炎の起炎菌を詳細に検討した報告はないが、報告をまとめると黄色ブドウ球菌、肺炎球菌、インフルエンザ菌、連鎖球菌、肺炎桿菌、など多彩である。

Ⅵ・肺炎の併発を疑う所見

かぜ症候群の病因の約80～90％は呼吸器系のウイルスであり、その他はマイコプラズマ、クラミジア、細菌、非感染性因子(寒冷などの物理化学的刺激)などである。多くは1～2週間以内に軽快する。これ以上症状が長引くとき、喀痰が膿性黄色調を呈するようになったとき、一旦軽快した後1～2週間で再び急性気道感染症状が出現し始めたときなど肺炎の併発を疑う(**表7**)。さらに、この場合においても、かぜ症状を初発症状とするほかの疾患、かぜ症候群によって顕著になった呼吸器疾患、なども常に念頭においておかなくてはいけない。

表 7. 肺炎(細菌性)の併発を疑う所見

臨床経過の遷延
咳の持続あるいは再発
膿性、黄色調の痰の出現
発熱の持続あるいは再発
胸痛の出現(肺炎を併発し炎症が胸膜まで波及)
胸部理学的所見上、ラ音の聴取
白血球数の増加、CRPの高値

(文献7)より引用)

Ⅶ・治療

かぜ症候群に併発する肺炎の治療は、日本呼吸器学会の"「呼吸器感染症に関するガイドライン」成人市中肺炎診療の基本的考え方"に従って行う。基礎疾患の有無、発熱の程度、脱水などの身体所見、白血球数、CRP、血沈、などの一般検査の値、胸部レントゲン所見上の陰影の拡がりなどから肺炎の重症度(軽症、中等症、重症)を判断し、特殊病態(インフルエンザ流行時、慢性呼吸器疾患・反復感染、糖尿病など)の有無を加味して外来治療か入院治療か、さらに抗菌薬を選択し、empiric therapyを開始する。同時に病因微生物の同定を喀痰などの病的材料の塗抹と培養検査、血液抗体検査(マイコプラズマ、クラミジアなど)によって行う。また、症状と検査所見によって細菌性肺炎とマイコプラズマやクラミジアなどの非定型肺炎を鑑別する(**表8**)。

軽症と中等症では、非定型肺炎を疑う場合にはマクロライド系あるいはテトラサイクリン系薬、細菌性肺炎を疑う場合にはβラクタマーゼ阻害薬配合経口ペニシリン薬、ペニシリン系注射薬あるいはセフェム系注射薬で治療する。重症肺炎、特殊病態下の肺炎は入院治療が必要であり、その治療は他の章を参考にされたい。

表 8. マイコプラズマ肺炎、クラミジア肺炎と細菌性肺炎の鑑別

症状・所見
 1. 60歳未満である
 2. 基礎疾患がない、あるいは軽微
 3. 肺炎が家族内、集団内で胸部理学所見に乏しい
 4. 頑固な咳がある
 5. 比較的徐脈がある
 6. 胸部理学的所見に乏しい

検査成績
 7. 末梢白血球数が正常である
 8. すりガラス陰影またはskip lesionである
 9. グラム染色で原因菌らしいものがない

上記全体として9項目中5項目、症状・所見から6項目中3項目を満たしていれば、マイコプラズマ肺炎、クラミジア肺炎群としてマクロライド、テトラサイクリン系抗菌薬を第一選択薬とする。

◆おわりに◆

　以上、かぜ症候群に伴う肺炎について解説した。インフルエンザウイルス感染に伴う肺炎に比べ詳細な検討がなされていないのが現状である。肺炎症例の病歴を詳細に聴取すると先行する上気道感染症状を有する症例が多いことに気づく。このような上気道感染症状と気道系ウイルスの関係を詳細に解析することによって、かぜ症候群と肺炎の併発の関連性が明かになるものと思われる。

(橋本　修、小林朋子)

文　献

1) 加地五郎：かぜとインフルエンザ．臨床と研究 79：2049-2052，2002．
2) 原　耕平，河野　茂，須山尚歴史，ほか：臨床と研究 65：3403-3408，1988．
3) Babiuk LA, Lawman MJP, Ohmann HB：Viral-bacterial synergistic interaction in respiratory disease. Adv in Virus Res 35：219-249, 1988.
4) Plotkowski MC, Puchalle E, Beck G, et al：Adherence of type I streptococcus pneumoniae to tracheal epithelium of mice infected with influenza A/PR 8 virus. Am Rev Respir Dis 134：1040-1044, 1986.
5) 小橋吉博，砂川尚子，朝岡直子，ほか：呼吸器感染症の発症に関与したウイルス．日本感染症学会誌 74：949-953，2002．
6) Seemungal T, Harper-Owen R, Nhowmik A, et al：Respiratoy virusues, symptoms, an inflammatory markers in acute exacerbation and stable chronic obstructive pulmonary disease. Am J Respir Crit Care 164：1618-1623, 2001.
7) 関　雅文，朝野和典，河野　茂：かぜ治療に抗菌薬は必要か？　臨床と研究 79：2070-2074，2002．

CHAPTER 19 インフルエンザ後の肺炎
《 インフルエンザワクチンを含む 》

Ⅰ・インフルエンザ後肺炎

　いわゆる"インフルエンザ"は、主に冬期に流行しインフルエンザウイルスによる急激な発熱、悪寒、筋肉痛、咽頭痛、咳嗽などを主症状とした代表的な呼吸器ウイルス感染症である。インフルエンザウイルス肺炎はこのインフルエンザに関連して発症する肺炎を指す。インフルエンザは小児から高齢者まであらゆる年齢層で幅広く流行する特徴がある。このうち基礎疾患のない健康な成人では比較的良好な経過をとるが、高齢者や基礎疾患を有する成人、乳幼児では、合併症で重症化し入院を必要とすることも少なくなく、時には死亡に至る場合もある。最近の神戸大震災時のインフルエンザ流行や、毎年のように老人ホーム・老人病院におけるインフルエンザ流行時の死亡者に関する報道は周知のとおりである。

［1］病型分類と病態

　インフルエンザ罹患に伴う肺炎は、病原細菌の混合感染が証明されない純粋のウイルス性肺炎、病原細菌との混合感染による混合感染型肺炎、インフルエンザが軽快した後に続発して発症する続発性細菌性肺炎の3型に分類される。臨床的には、混合感染型肺炎と続発性細菌性肺炎の頻度が高い。

1）純ウイルス性肺炎

　急激な発熱、悪寒、咽頭痛、筋肉痛、全身倦怠感などのインフルエンザ症状が3日くらい続いた後、軽快することなく咳嗽、呼吸困難などの下気道症状が現れ、全身状態が悪化する。喀痰はあっても少量で、透明から白色、時にわずかな黄色味をおびる程度である。喀痰のグラム染色では病原性細菌を認めず、細菌培養でも病原性細菌が検出されない。

　理学的所見では咽頭粘膜に発赤がみられ、胸部に乾性または湿性ラ音を聴取する。検査成績ではCRP陽性、赤沈の亢進など炎症反応の亢進をみるが、末梢血白血球数は一般に増加しない。動脈血ガス分析では低酸素血症がみられる。

　胸部X線では両側性の非区域性すりガラス状陰影、網状、粒状陰影など間質性肺炎のパターンをとることが多い。

　以上の理学的所見、検査成績に加えペア血清におけるインフルエンザウイルス抗体価の有意な上昇

を認めるとき純ウイルス性肺炎と診断しうる。

2）混合感染型肺炎

　先行するインフルエンザ症状に引き続き下気道症状が出現するが、純ウイルス性肺炎と異なり病原細菌の感染を合併するため、膿性痰の増加をみる。喀痰のグラム染色では、病原性細菌がみられることが多い。喀痰培養では、インフルエンザ菌、肺炎球菌、ブランハメラ、黄色ブドウ球菌などが検出されることが多い。

　理学的所見では一側または両側に湿性ラ音を聴取する。検査成績では末梢血白血球数の増多を含む炎症反応の亢進を認める。動脈血ガス分析では低酸素血症がみられる。

　胸部X線では肺胞性浸潤影をみることが多いが、間質性肺炎像が混在することもある。混合感染型肺炎はインフルエンザウイルスと病原性細菌の混合感染を指すが、臨床症状は細菌性肺炎と同様である。

3）続発性細菌性肺炎

　インフルエンザ症状が軽快後1週間前後に発熱、膿性痰、呼吸困難などの肺炎症状が現れる。喀痰のグラム染色では病原性細菌がみられることが多い。喀痰培養ではインフルエンザ菌、肺炎球菌、ブランハメラが検出される頻度が高く、黄色ブドウ球菌、クレブシエラがこれに続く。基礎に慢性気道感染症が存在する場合には、上記菌種に加え緑膿菌やブドウ糖非発酵グラム陰性桿菌なども起炎菌として重要になる。

　検査成績は細菌性肺炎と同様に炎症反応の亢進がみられる。胸部X線は気管支肺炎像を呈する場合が多いが、時に大葉性肺炎もみられる。

II・インフルエンザワクチン

［1］予防接種法の改正

　2001年11月よりわが国では新たな予防接種法が施行され、インフルエンザは二類疾病（個人の発病・重症化防止およびその積み重ねとしての間接的な集団予防を図る必要がある疾病）に分類された。つまり、国が高齢者に対してインフルエンザワクチン接種を奨励し、重篤な副反応による健康被害について責任を負うことになったのである。但し、集団予防を目的とした一類疾病（ジフテリア、百日咳、急性灰白髄炎、麻疹、風疹、日本脳炎、破傷風）に対するようなワクチン接種の努力義務はなく、あくまで個人予防という位置づけで、希望者のみに接種される。

　わが国ではかつて、学校など集団生活でのインフルエンザ蔓延が地域社会への感染拡大につながるという考え方から、1962年から勧奨接種として、1976年からは予防接種法のもとに学童中心に集団接種が行われていた。ところが、その有効性、流行抑制効果および安全性が明確でないという議論がなされるようになり、1994年の予防接種法改正において接種対象疾患から外され、以後、希望者のみが自己負担で受ける任意接種となっていた。しかし、高齢者やハイリスクグループに対するワクチン接

種の有効性については世界的に数多くの報告がなされており、近年、わが国において高齢者のインフルエンザ関連死が急増したこともあってワクチン接種の重要性が再認識されたのである。

［2］現行のインフルエンザワクチン

インフルエンザウイルスにはA、B、C型があるが、現在はA香港型（H3N2）、Aソ連型（H1N1）、B型が世界共通の流行株となっており、予防接種にはこれら3種の混合型ワクチンが用いられている。インフルエンザウイルスは、その粒子表面にある赤血球凝集素（hemagglutinin；HA）およびノイラミニダーゼ（neuraminidase；NA）の抗原性を少しずつ変化させているため、ワクチンもその変化に対応してシーズンごとに製造される。わが国では国立感染症研究所にあるWHOインフルエンザセンターで次シーズンの流行株が予測され、ワクチン株が選択される。この情報はホームページ上でも公開されており（http：//idsc.nih.go.jp/index-j.html）、2001/2002シーズンの流行株として予測されたのはA/ニューカレドニア/20/99（Aソ連型；H1N1）、A/パナマ/2007/99（A香港型；H3N2）、B/ヨハネスバーグ/5/99である。

現在実用化されているインフルエンザワクチンは不活化ワクチンである。流行すると予測されたウイルス株を発育鶏卵内で培養し、ウイルス粒子を濃縮精製する。その後、副反応の要因と考えられている脂質成分をエーテルで処理し、ホルマリンによって感染性を不活化するのである。HAが主成分であることから、インフルエンザHAワクチンとも呼ばれているが、NAも成分に含まれる。接種によって血液中に中和抗体が誘導され、主に感染時の血中ウイルス量減少が期待される。

［3］接種の実際

インフルエンザワクチンの接種については予防接種法改正に基づいて発行された厚生労働省による「インフルエンザ予防接種実施要領」やインフルエンザ予防接種ガイドライン等検討委員会による「インフルエンザ予防接種ガイドライン」を参照して頂くとよい。なお、これらは厚生労働省ホームページで閲覧可能である（http：//www.mhlw.go.jp/topics/bcg/tp1107-1d.html、http：//www.mhlw.go.jp/topics/bcg/tp1107-1e.html）。

1）対象者

予防接種法によると、インフルエンザ定期予防接種を行う対象者は「①65歳以上の者、および、②60歳以上65歳未満の者であって、心臓、腎臓もしくは呼吸器の機能またはヒト免疫不全ウイルスによる免疫の機能に障害を有するものとして厚生労働省令で定めるもの」とされている。米国予防接種諮問委員会（Advisory Committee on Immunization Practices；ACIP）の勧告では、**表1**に示すような幅広い集団に対してワクチン接種が推奨されており、高齢者中心のわが国の施策よりもかなり積極的な方針が打ち出されている。妊婦を例にとってみても、わが国のワクチン添付文書には妊婦への接種は原則的に行わないと明記されているのに対し、ACIPではインフルエンザ流行シーズンに妊娠中期/後期を迎える妊婦への接種を推奨している。わが国における接種対象者の適正な選別については、今後さらに科学的根拠evidenceに基づいた検討の積み重ねが必要である。

表 1. インフルエンザワクチン接種対象者

〈わが国の予防接種法〉
1. 65歳以上の者
2. 60歳以上65歳未満の者であって、心臓、腎臓もしくは呼吸器の機能またはヒト免疫不全ウイルスによる免疫の機能に障害を有するものとして厚生労働省令に定めるもの

〈米国予防接種諮問委員会（Advisory Committee on Immunization Practies；ACIP）の勧告〉
1. インフルエンザに伴う合併症のリスクが高い者
　(1) 65歳以上の者
　(2) 老人施設や慢性疾患療養施設入所者
　(3) 喘息を含む呼吸器疾患や心血管疾患などの慢性疾患を有する成人、小児
　(4) 糖尿病を含む慢性代謝性疾患、腎障害、異常血色素症(hemoglobinopathy)、医原性または HIV 感染によって免疫不全状態にあり、前年により定期的に診察または入院加療を受けている成人、小児
　(5) アスピリン長期投与を受けているために Reye 症候群を併発するおそれのある 6 カ月〜18 歳の者
　(6) インフルエンザシーズンに妊娠中期/後期を迎える妊婦
2. 50歳以上64歳以下の者
3. ハイリスク者へインフルエンザを伝播しうる者
　(1) 診療施設に勤務する医師、看護婦、その他の医療従事者（救急医療に従事する医療者も含む）
　(2) 老人施設や慢性疾患療養施設に勤務し、入所者と接触のある者
　(3) ハイリスク者の生活支援施設に勤務する者
　(4) ハイリスク者への在宅支援を行う者
　(5) ハイリスク者の同居家族（小児を含む）
4. その他
　ハイリスクとなる基礎疾患を有する妊婦、HIV 感染者、前年にワクチン接種をせず感染の機会がありそうな地域へ旅行するハイリスク者、公共活動の従事者、学生など寄宿舎に入居している者、ワクチンを希望する 6 か月以上の小児、成人なども接種が奨められている。また、授乳婦に対するワクチン接種も安全とされている。

　接種不適当者としては、明らかな発熱を呈している者、重篤な急性疾患に罹患している者、ワクチン成分によるアナフィラキシーショックの既往がある者が挙げられている。特に、インフルエンザワクチンは製造段階で鶏卵を使用するため、鶏卵や鶏肉など鶏由来のものに対して明らかなアレルギーがある場合には接種ができない。ゼラチンアレルギーについては、近年ゼラチンフリーの製品が製造されるようになり、問題にならなくなった。

2）方法

　ワクチン接種によって免疫を獲得するには約 2 週間かかることから、接種は一般的に 10 月下旬から 12 月中旬にかけて行われる。従来は 2 回法で接種されていたが、1 回接種でも十分に効果があるとする報告がなされ、平成 13 年の予防接種法実施規則では「インフルエンザ HA ワクチン 0.5 ml を 1 回皮下注射する」と明記されている。法定外で接種を希望する者については任意接種となり、13 歳以上の者には 0.5 ml を 1 回または 4 週間程度の間隔で 2 回接種し、6〜13 歳未満の者には 0.3 ml、1〜6 歳未満の者には 0.2 ml、1 歳未満の者には 0.1 ml ずつ 4 週間程度の間隔で 2 回接種する。

［4］インフルエンザワクチンの効果

　インフルエンザワクチンの効果は、年齢、被接種者の免疫機能、ワクチン株と流行株の一致度に依存する。米国疾病対策予防センター（Center for Disease Control and Prevention；CDC）によると、ワクチン株と流行株が一致している場合、65歳未満の健常者では70～90%の発病阻止効果があり、老人施設や慢性疾患療養施設に入所していない高齢者では30～70%の入院阻止効果があった。老人施設に入所している高齢者では発病阻止効果は30～40%に留まるものの、50～60%の肺炎または入院の阻止効果があり、80%の死亡阻止効果が認められた。わが国の厚生省厚生科学研究報告でも、老人施設に入所している65歳以上の高齢者に対する発病阻止効果は38～55%であったものの、死亡阻止効果は82%であり、重症化を予防する効果は十分にあるとされた。さらに、かつて学童対象に行われていたわが国の集団予防接種の効果について興味深い報告がされている。その解析によると、この50年間のインフルエンザおよび肺炎による超過死亡数は、米国ではほぼ一定であるのに対し、日本では1950年代までは米国の3～4倍、集団接種が行われるようになってからは米国と同水準、集団接種廃止後からは再び増加傾向にあり、集団接種には年間3万7,000～4万9,000人の死者を減少させる効果があったと結論づけている。他方、インフルエンザワクチンの費用対効果比を検討した結果、健常成人に対するワクチン接種は疑問であるとする報告もあり、今後さらに検討の余地は残されている。

［5］副反応

　基本的には高齢者や基礎疾患を有する者を含めても、重篤な副反応は稀とされている。最も頻度の高い副反応は接種部位の発赤、腫脹、疼痛などの局所症状であり、10～64%に認められる。発熱、悪寒、頭痛、倦怠感などの全身症状を認めることもあるが、いずれも数日で軽快する。アレルギーなどにより、ショック、アナフィラキシー様症状（蕁麻疹、呼吸困難、血管浮腫など）が起こることがあるが、頻度は多くない。現行のHAワクチンとなってからはギランバレー症候群などの発生も極めて稀であり、因果関係もはっきりしない。定期予防接種の対象者における重篤な副反応については直ちにその者の居住地を管轄する市町村長に届けることになっており、ワクチン接種との関連が認定されれば国による健康被害救済が受けられる。

［6］今後の課題

　現行のインフルエンザワクチンは血中抗体の誘導が主目的であり、局所免疫に重要な分泌型IgA抗体や細胞性免疫の誘導は期待できないため、感染や発病に対する予防効果には限界がある。また、有効な抗体水準が長期間保持されない、抗原変異に対応できない、製造に時間がかかるなど多くの問題も抱えている。そのため、不活化ワクチンを経鼻投与することで分泌型IgA抗体を誘導させる試みや、発育鶏卵ではなくMDCK細胞などの培養細胞を用いた不活化ワクチン、自然免疫に近い形で局所免疫や細胞性免疫までも誘導可能な低温馴化弱毒生ワクチン、遺伝子工学的手法を用いたDNAワクチ

ンやウイルスベクターワクチンなど、新しいワクチンの開発が進められている。インフルエンザウイルスは、その HA および NA の抗原性を少しずつ変化させていることは先に述べたが、特に A 型ウイルスは数年から数十年単位で別の亜型に大変異するといわれている。現在の流行株（A 香港型、A ソ連型）は既に 20〜30 年続いており、新型インフルエンザウイルスによる世界的な大流行（Pandemic）はいつ発生してもおかしくない。これに対応するためにも、安全かつ有効で、安価で短期間に大量生産可能なワクチンの確立が望まれる。

インフルエンザワクチン施策に関しては、今回の予防接種法改正で一歩前進したわけであるが、その成果に今後注目するとともに、さらに小児における適正な投与量、65 歳未満の成人および小児に対する適正な投与回数、ワクチン接種対象者を拡げるべきか、などについて検討の積み重ねが必要である。

（関沢清久、森島祐子）

CHAPTER 20 肺炎球菌肺炎《肺炎球菌ワクチンを含む》

◆はじめに◆

　肺炎球菌（*Streptococcus pneumoniae*）は多糖体でできた莢膜を有するグラム陽性球菌で連鎖球菌の一種である。肺炎球菌は一般健常成人の10～40％に常在している上気道の常在菌の側面もあるが、肺炎、髄膜炎、中耳炎などの主な起炎菌として今なお重要である。WHO（World Health Organization）によると、世界では発展途上国を中心に、少なくとも120万人の子どもが毎年肺炎球菌感染症で死亡しているとされ、また米国では年間に50万人が肺炎球菌肺炎に罹患し、約4万人が肺炎球菌の感染症で死亡しているとされている[1]。

　肺炎球菌は主に市中肺炎の起炎菌として高頻度に認められ、諸説あるが市中肺炎の起炎菌の約5～75％を占めるとされる。院内肺炎の起炎菌としても約3～15％あり、そのほか誤嚥性肺炎の起因菌ともなり得ている[2)3)]。

　肺炎球菌は莢膜、細胞壁、細胞膜、細胞内部の4部で構成され、莢膜物質の抗原性により米国式とデンマーク式の分類法があるが、現在では26の型（タイプ）と20の群（グループ）に属する計84種類の血清型に分類しているデンマーク式命名法が一般的となっている。

Ⅰ・発生機序

　経気道感染で肺炎球菌は、上気道の粘膜上皮細胞のレセプターを介して付着する[4]。その後、肺へ進展し肺炎になる。肺炎球菌に対する生体防御機構には、多核白血球およびマクロファージによる貪食と、液性免疫があるが、莢膜は多核白血球などによる貪食に抵抗性を有する。莢膜には炎症惹起作用はなく、炎症の惹起には細胞壁が関与している。

Ⅱ・自・他覚所見

　本疾患に多い市中肺炎の場合、通常先行する上気道症状に引き続き比較的急性に悪寒、発熱、咳嗽、膿性（錆色）喀痰などがみられる。病側の胸痛（胸膜痛）を認めることもあり、重症例や慢性呼吸器疾患を基礎疾患にもつ例では呼吸困難を伴うこともある。

　肺炎の合併として10～20％に胸水を伴う胸膜炎があり、稀ではあるが、膿胸を呈することもある。

肺外への波及として敗血症、髄膜炎、中耳炎、心膜炎、関節炎などがみられることがある。

軽症肺炎の場合は、身体所見に異常を認めないことも多いが、病態の進行に伴い聴診上、病変部肺胞呼吸音の減弱と coarse crackle の聴取が認められ、打診では病変部に一致して比較的濁音や絶対的濁音が認められる[2]。

III・肺炎球菌感染症の診断

膿性痰などの適切な患者検体材料を採取することが重要である。グラム染色ではランセット型の2個ずつ配列した双球菌として観察されることが多いが、時には2個以上の連鎖を示す場合もある。肺炎球菌の莢膜は菌の周囲が染色されず透明に抜けてみえる halo として観察される。これらの菌に多数の好中球の浸潤や貪食像を伴っていれば起炎菌と考えられる(図1)。

患者検体からの分離は血液寒天培地が用いられ、α溶血を示すコロニーを形成する。同定はオプトヒン感受性試験、胆汁溶解試験で行う。また、ラテックス凝集法やELISA法により抗原物質を検出し、比較的迅速に診断することも可能である。

本菌は鼻腔や口腔内の常在菌でもあることから、呼吸器検体から菌が検出された場合、感染起炎菌か単なるコロニゼーションかを鑑別することが常に問題となる。そこで米国 Binax 社が肺炎球菌感染症の診断を目的に免疫クロマトグラフィー法を用いた尿中抗原検出キットを発売している。これは尿中の肺炎球菌の莢膜多糖抗原を検出するもので、頻度の高い23種類の莢膜抗原を検出できる。この検査では、気道の常在菌混入がなく、また尿はほかの検体より採取が容易である利点がある。尿中への抗原排泄は血中に抗原が存在することを意味し、診断的価値は高い。キットを使用するとわずか15分で判定でき、感度は約80％、特異度は約97％とされる。欠点としては小児の場合、咽頭のコロニゼーションで偽陽性を示す場合があることと、尿中抗原はいったん陽性になると数週間にわたり持続的に検出されることがあるので、最近肺炎になった既往がある場合は注意を要する点である[5]。

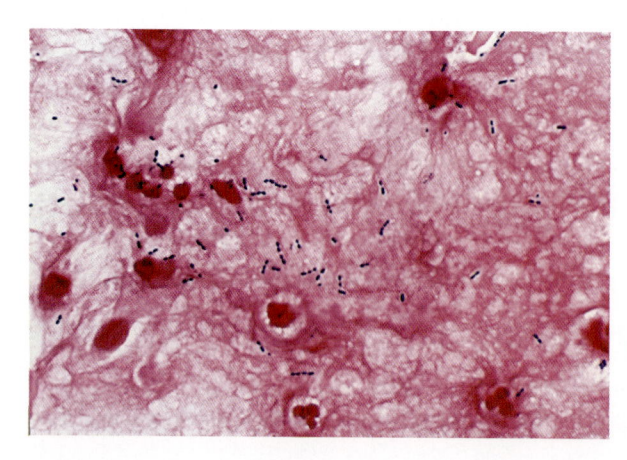

図 1. 喀痰グラム染色での肺炎球菌
ランセット型の双球菌として観察される。菌の周囲が染色されず透明に抜けてみえる莢膜が特徴である。

Ⅳ・画像診断

　肺炎球菌肺炎の典型的な胸部 X 線や CT 像は、大葉性肺炎像である。これは比較的境界明瞭で均一な浸潤影で、非区域的に連続性をもって広がり、病巣気管支透瞭像である air bronchogram を伴う肺胞性パターンを呈する肺胞性肺炎像である (図2、3)。しかし、現在では比較的早期から抗生剤投与が行われることもあり、典型的な大葉性肺炎像を呈することは少なくなり、限局性または区域性の巣状肺炎パターンを示す気管支肺炎像が多くなっている。細葉や小葉の融合による限局性で境界辺縁不鮮明な小斑状陰影から、これらが区域性に融合した浸潤影までみられ、病変は比較的末梢優位のことが多い。胸水は10～20%でみられる。膿瘍や空洞形成は稀である。

Ⅴ・病理

　末梢気道の気管支肺炎として始まる。局所に炎症細胞浸潤が起こり、肺胞内への線維素の析出、肺胞の浮腫と肺胞腔内の浸出液貯留がもたらされる。周囲の肺胞へと浮腫が拡がり、肺胞性肺炎の像を呈する。この拡がりは末梢気道のみならず Kohn 孔や Lambert 管を介して行われるため、非区域的伸展もみられる。器質化や線維性瘢痕を残す場合もある[6]。

Ⅵ・臨床検査

　白血球数増加と核の左方移動、CRP (C-reactive protein) や SAA (serum amyloid A protein) 増加、赤沈亢進などの炎症マーカーが診断、重症度判定、治療効果判定に有用である。但し極めて重篤の場合、白血球はむしろ低下する例もあり注意を要する。肺炎の進行に伴い肺由来の LD (lactate

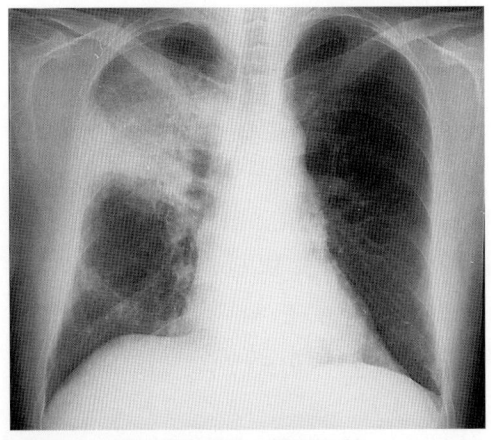

図 2. 右上葉大葉性肺炎の胸部 X 線

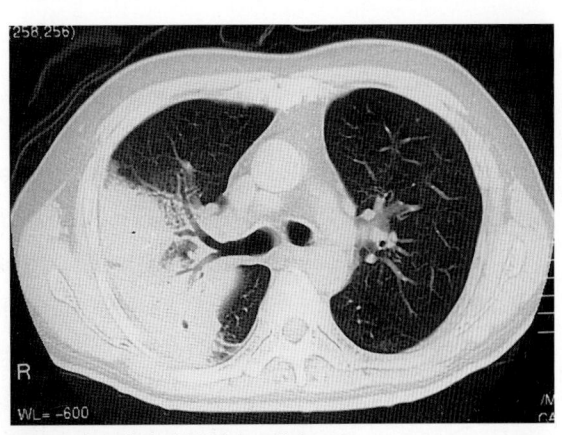

図 3. 右上葉大葉性肺炎の胸部 CT

dehydrogenase)の上昇もみられる。また肺炎による呼吸不全の進行に伴い動脈血液ガス分析では低酸素血症が認められるようになる。

Ⅶ・ペニシリン耐性肺炎球菌(PRSP)

　ペニシリン耐性肺炎球菌(PRSP：penicillin resistant *Streptococcus pneumoniae*)は1945年Eriksenによりその存在が示されたが[7]、臨床的には1967年に初めてオーストラリアのHansmanらがPRSPを報告した[8]。1970年代後半から欧米で議論されるようになり、本邦では1981年に小栗ら[9]が報告し、存在が指摘され、1990年代より増加がみられた。現在ではペニシリン以外の多くの抗生剤にも耐性を示すことが多く多剤耐性肺炎球菌(multi-drugs resistant *Streptococcus pneumoniae*)とも呼ばれるようになってきた。ペニシリン耐性の機序は、βラクタマーゼによるものではなく、菌体表層のペニシリン結合蛋白(PBPs)、特にPBP 1 A、PBP 2 A、PBP 2 Bのペニシリン結合親和性低下やPBP 2 Xの出現などによるものであり、これらのPBPsを規定している遺伝子の変異によりもたらされる[10]。ペニシリン耐性肺炎球菌の血清型(デンマーク式命名法)は6、9、14、19、23型などが多いとされ[11]、本邦では19、23、6型とわずかに14型がみられている。

　マクロライドにも高率に耐性がみられるが、耐性の機序として2つある。1つ目は*erm*(erythromycin ribosome methylation)[AM]遺伝子がコードするメチラーゼという不活化酵素により23S rRNAがメチル化という修飾を受け、それによりマクロライド系抗生剤は標的部位であるリボゾームの50Sサブユニットに結合できなくなり感受性を失う。2つ目は細胞膜に存在するeffluxポンプによるマクロライド系抗生剤の細菌外への排出機構の確立である。このシステムは*mef*(macrolide efflux)*E*遺伝子によりコードされたmefE蛋白によるもので、この蛋白が細菌の細胞膜に存在しマクロライド系抗生剤を排除している。前者の機序ではエリスロマイシン(EM)やクラリスロマイシン(CAM)などの14員環、アジスロマイシン(AZM)の15員環、ジョサマイシン(JM)やロキタマイシン(RKM)などの16員環のマクロライド系抗生剤に広く耐性を示すが、後者の機序では14員環と15員環に耐性が認められるものの、16員環は排除されず感受性が認められている[12]。

[1] 定義

　肺炎球菌におけるペニシリンに対する感受性は1998年秋の米国臨床検査標準化委員会(NCCLS：The National Committee for Clinical Laboratory Standards)の勧告ではペニシリンG(PCG)の最小発育阻止濃度(MIC：minimal inhibitory concentration)により感性(S：Susceptible)、中間(I：Intermediate)、耐性(R：Resistant)に分けられた。PCGのMIC(μg/ml)が0.06以下のものをペニシリン感受性肺炎球菌(PSSP)、0.1～1.0のものをペニシリン中等度耐性肺炎球菌(PISP)、2.0以上のものをペニシリン耐性肺炎球菌(PRSP)と呼んでいる。

[2] 頻度

ペニシリン耐性肺炎球菌の出現頻度(検出率)は年々増加傾向にある。PISP、PRSP は 2 歳以下で分離率が高く、60 歳以上では低いといった傾向があり、また疾患による差や国外のみならず国内でも地域差がみられている。これら対象年齢、対象疾患、地域などにより出現頻度に差がみられるが、わが国での PRSP と PISP を合わせた出現頻度は肺炎球菌の約 30〜65％になっている[13)14)]。

Ⅷ・治療

一般に PSSP による市中肺炎で軽症であればアモキシリン(AMPC)(サワシリン®)などの経口ペニシリン系抗生剤の内服を行い、効果がなければ肺炎球菌に良好な抗菌活性を有する経口フルオロキノロン系抗生剤または経口ペネム系抗生剤のファロペネム(FRPM)(ファロム®)の投与を行う。フルオロキノロン系抗生剤ではガチフロキサシン(GFLX)(ガチフロ®)、スパフロキサシン(SPFX)(スパラ®)、トスフロキサシン(TFLX)(オゼックス®)、レボフロキサシン(LVFX)(クラビット®)や本邦では現在発売されていないが、トロバフロキサシン、モキシフロキサシン、ジェミフロキサシンなどが高い肺炎球菌活性を有す。これらで無効例は注射用ペニシリン系やセフェム系抗生剤の投与を行う。重症例や基礎疾患重篤例ではカルバペネム系抗生剤の点滴静注を行う。さらに重症例では保険適応はないがバンコマイシン(VCM)(塩酸バンコマイシン®)やテイコプラニン(TEIC)(タゴシッド®)といったグリコペプチド系抗生剤も検討する[2)13)]。

PRSP はペニシリン系抗生剤のみならずセフェム系抗生剤など他のβラクタム剤でも感受性が低下していることが多く、またテトラサイクリン系抗生剤やマクロライド系抗生剤に対しても高頻度に耐性化してきている[12)]。したがって経口ペニシリン系抗生剤や PRSP に感受性を示すとされるセフジトレンピボキシル(CDTR-PI)(メイアクト®)やセフカペンピボキシル(CFPN-PI)(フロモックス®)などの一部を除く経口セフェム系抗生剤を常用量投与していても効果が期待できない。しかしペニシリン系抗生剤を注射で用いる場合は、増量するなどして十分量投与することにより、たとえ PCG に対する MIC が 2〜4μg/ml の PRSP でも、肺炎などの呼吸器感染症においては治療可能である。また注射用セフェム系抗生剤としてはセフトリアキソン(CTRX)(ロセフィン®)、セフピロム(CPR)(ケイテン®、ブロアクト®)、セフォセリス(CFSL)(ウインセフ®)などが PRSP に比較的抗菌力を有する。これら十分量のペニシリンやセフェムでも無効な重症肺炎例や基礎疾患重篤例ではカルバペネム系や前述のフルオロキノロン系が選択されるが、最近これらに対しても耐性菌の出現が問題となっている[15)]。カルバペネム系抗生剤ではパニペネム(PAPM)(カルベニン®)の感受性が最もよく、イミペネム(IPM)(チエナム®)、ビアペネム(BIPM)(オメガシン®)、メロペネム(MEPM)(メロペン®)がこれに次ぐ[14)]。敗血症や髄膜炎の併発など難治例ではグリコペプチド系抗生剤や抗結核薬のリファンピシン(RFP)(リマクタン®、リファジン®)の使用も検討される[2)13)16)]。

215

IX・予防(肺炎球菌ワクチン)

　肺炎球菌に対する宿主の防御機構は肺炎球菌の莢膜多糖に対する抗体が主体であり、補体とともに貪食作用を促進する。肺炎球菌の莢膜多糖は、先述のとおり84種の異なる血清型に分類される。現行ワクチンの23価肺炎球菌ワクチンは0.5 ml中に23種の莢膜多糖抗原(デンマーク式命名法による血清型で1、2、3、4、5、6 B、7 F、8、9 N、9 V、10 A、11 A、12 F、14、15 B、17 F、18 C、19 A、19 F、20、22 F、23 F、33 F)をそれぞれ25 μg/ml有しており、米国の小児および成人に侵襲性の肺炎球菌感染症を引き起こす血清型の少なくとも85〜90%が含まれている[1]。またPRSPに多い6、9、14、19、23型も含まれ、このワクチンはわが国における肺炎球菌感染症分離株の70〜80%もカバーしていることが知られている。米国では1977年に承認された14価ワクチンに代わり、1983年にこの23価ワクチンが承認され、Merck and Company, Inc.社のPneumovax® 23とLederle Laboratories社のPnu-Immune® 23が販売されている。このうちわが国でも1988年にニューモバックス®が輸入され、現在使用可能である。

[1] 肺炎球菌ワクチンとインフルエンザワクチンの併用

　慢性肺疾患をもつ65歳以上の高齢者にインフルエンザワクチンと肺炎球菌ワクチンの併用効果を検討したNicholの報告では、何もしない人に比べインフルエンザワクチンのみ投与した人の肺炎による入院のリスクは52%減少、死亡のリスクは70%減少し、肺炎球菌ワクチンのみ接種した人の肺炎による入院のリスクは27%減少、死亡のリスクは34%減少し、両方接種した人は肺炎による入院のリスクが63%減少、死亡のリスクは81%減少した[17]。また、Christensonらも同様に65歳以上の高齢者ではインフルエンザワクチンと肺炎球菌ワクチンの接種により入院のリスクや死亡のリスクが減少すると報告している[18]。なお、インフルエンザワクチンと肺炎球菌ワクチンは同時接種により副作用が増大したり両ワクチンの効果が減弱したりすることはない。そのため米国では各ワクチンを各腕に別々に注射することによる同時接種が可能とされているが[1]、本邦では不活化ワクチンの接種後通常1週間以上あけて接種することになっている。また生ワクチンの場合、接種後通常4週間以上経過した後に接種することになっている。

[2] 肺炎球菌ワクチンの接種対象者

　米国予防接種実施に関する諮問委員会(ACIP：the Advisory Committee on Immunization Practices)の勧告を表1に[1]、米国Pneumovax® 23の添付文書にあるワクチン接種推奨者を表2に、本邦での対象者を表3に示す。米国ではアラスカ先住民、特定のアメリカインディアンで、肺炎球菌感染症の罹患率が高いとされ推奨されている[1]。わが国では、老人ホーム肺炎の原因菌として肺炎球菌の頻度が最も高く、ワクチンの有効性が期待されている[3]。本邦での併用禁忌としては、十分な抗体産生が得られないとの観点から放射線、免疫抑制剤が挙げられている。また、本邦で保険給付が認

表 1. ACIP の肺炎球菌ワクチンの使用に関する勧告

ワクチン接種が推奨される集団	推奨度	再接種
1．免疫能を有する人		
1) 65 歳以上の人	A	ワクチン接種を受けたのが 5 年以上前で、しかもそのときの年齢が 65 歳未満であった人。
2) 2 歳以上 64 歳以下で慢性心疾患、慢性呼吸器疾患、糖尿病を有する人	A	推奨されない。
3) 2 歳以上 64 歳以下でアルコール中毒、慢性肝疾患、脳脊髄液漏を有する人	B	推奨されない。
4) 2 歳以上 64 歳以下で機能的または解剖学的無脾症の人	A	10 歳を超えている場合、前回の接種から 5 年以上経ってから 1 回接種する。10 歳以下の場合、前回接種から 3 年後に再接種を考慮する。
5) 2 歳以上 64 歳以下で特別な環境または社会状況で生活している人(主にアラスカ原住民、インディアンなど)	C	推奨されない。
2．免疫能の低下した人 2 歳以上の HIV 感染、白血病、リンパ腫、ホジキン病、多発性骨髄腫、全身性悪性腫瘍、慢性腎不全、ネフローゼ症候群の人や副腎皮質ステロイドを含む免疫抑制剤化学療法を受けている人、臓器移植または骨髄移植を受けたことのある人	C	10 歳を超えている場合、前回の接種から 5 年以上経ってから 1 回接種する。10 歳以下の場合、前回接種から 3 年後に再接種を考慮する。

(文献 1)より改変)

A＝ワクチン使用の推奨を裏づける強力な疫学的知見と相当な臨床的利益がある。
B＝ワクチン使用の推奨を裏づけるある程度の知見がある。
C＝ワクチン接種の有効性は証明されていないが、疾患発症のリスクが高く、ワクチン接種により利益が得られると考えられ、しかもワクチン接種が安全であることから、ワクチン接種の妥当性が示される

表 2. 米国 Pneumovax® 23 の添付文書にあるワクチン接種推奨者

1．免疫正常者
　1) 50 歳以上の人にはルーチンで接種*
　2) 2 歳以上で、慢性心疾患(うっ血性心不全や心筋症を含む)、慢性閉塞性肺疾患(COPD)、または糖尿病の患者
　3) 2 歳以上で、アルコール中毒、慢性肝疾患(肝硬変を含む)、脳脊髄液漏出の患者
　4) 2 歳以上で、機能的あるいは解剖学的無脾症(鎌形赤血球症と脾摘者)
　5) 2 歳以上で、特殊な環境または社会社会背景で生活している人(アラスカ原住民、インディアンなど)

2．免疫不全者
　2 歳以上で、HIV 感染、白血病、リンパ腫、ホジキン病、多発性骨髄腫、悪性腫瘍、慢性腎不全、ネフローゼ症候群、免疫抑制などがあり、かつ免疫抑制的な化学療法を受けている者、および臓器移植者、骨髄移植者

*ACIP は、65 歳以上の免疫正常者にルーチンのワクチン接種を推奨している

められているのは「2 歳以上の脾摘患者における肺炎球菌による感染症の発症予防」のみである。

[3] 肺炎球菌ワクチンの接種方法

　1 回 0.5 ml を皮下あるいは筋肉内に注射する。原則は 1 回投与であり、抗体価が高いうちの追加免疫や再接種は、著しい副反応(注射部位の疼痛、紅斑、硬結など)が出るので行ってはならない。この

表 3. 本邦での肺炎球菌ワクチン投与対象者

投与対象：2歳以上で肺炎球菌による重篤疾患に罹患する危険が高い次のような個人および患者

1. 脾摘患者における肺炎球菌による感染症の発症予防
2. 肺炎球菌による感染症の予防
   1）鎌状赤血球疾患、あるいはその他の原因で脾機能不全である患者
   2）心・呼吸器の慢性疾患、腎不全、肝機能障害、糖尿病、慢性髄液漏などの基礎疾患のある患者
   3）高齢者
   4）免疫抑制作用を有する治療が予定されている者で治療開始まで少なくとも10日以上の余裕のある患者

ため65歳以下の免疫正常者には再接種は勧められない。しかし65歳以上の高齢者では、初回接種時の年齢が65歳以下で初回接種時より5年以上経過している場合は再接種が勧められる。また、前回の接種から5年以上を経過して抗体価が低下したハイリスクグループには再接種の適応が認められている(表1)。3回目以降の接種に関しては現在安全性等にデータがなく通常行われない。妊娠中の肺炎球菌ワクチンの安全性は確立していないが、妊娠中に不注意でワクチン接種を受けた母親から生まれた子どもに有害事象は報告されていない[1]。

［4］肺炎球菌ワクチンの有効率・効果・持続期間

米国の成績では肺炎球菌ワクチンにより侵襲性の肺炎球菌感染症(敗血症)が56〜93%予防できるといわれている[1,19]。肺炎減少にも73%の効果がみられている[19]。

費用対効果でみた場合にも、65歳以上の人の菌血症予防において経費が節減できる可能性[1]や健常成人においても効果があるとの説もある[20]。

肺炎球菌ワクチンの接種による抗体価上昇は、一般に健常成人において、少なくとも5年間は持続する。抗体価がワクチン接種前まで戻るのに10年かかる人もいる。逆に抗体価の低下が速いのは、外傷後脾摘出を受けた小児、鎌状赤血球症の小児、ネフローゼ症候群の小児などである[1]。

［5］肺炎球菌ワクチンの副反応

1977年以降の臨床経験からは一般に安全であるものと考えられている。ワクチン接種者の約半数程度に軽度の局所反応がみられる。具体的には注射部疼痛40.5%、熱感12.3%、硬結、腫脹、発赤斑などである。これらは通常48時間以内に消失する。全身反応では筋肉痛/関節痛14.7%、倦怠感13.5%、違和感、悪寒、頭痛、ほてりなどがあり、いずれも1〜3日で消失している。高齢者に比べ若年者で副反応多い傾向があるといわれている。海外ではアナフィラキシー様反応、血小板減少、ギラン・バレー症候群などの急性神経根障害が報告されている[1]。

（小松　茂、松瀬　健）

文献

1) CDC : Prevention of pneumococcal disease ; recommendations of the advisory committee on immunization practices (ACIP). MMWR 46 (RR-8) : 1-24, 1997.
2) 日本呼吸器学会市中肺炎診療ガイドライン作成委員会:「呼吸器感染症に関するガイドライン」成人市中肺炎診療の基本的考え方. 2000.
3) 日本呼吸器学会呼吸器感染症に関するガイドライン作成委員会:「呼吸器感染症に関するガイドライン」成人院内肺炎診療の基本的考え方. 2000.
4) Cundell D, Masure HR, Tuomanen EI : The molecular basis of pneumococcal infection ; a hypothesis. Clin Infect Dis 21 : S 204-S 212, 1995.
5) 舘田一博, 山口惠三:尿中抗原による肺炎の診断-レジオネラ;肺炎球菌を中心に. 呼吸 21(10):914-918, 2002.
6) Fraser RG, Peter Paré JA, Paré PD, et al : Diagnosis of diseases of the chest. 3 rd ed, p 828-835, WB Saunders Co, Philadelphia, 1989.
7) Eriksen KR : Studies on induced resistance to penicillin in a pneumococcus type I. Acta Pathol Microbiol Scand 22 : 398-405, 1945.
8) Hansman D, Bullen MM : A resistant pneumococcus. Lancet (letter) 2 : 264-265, 1967.
9) 小栗豊子, 小酒井望:臨床材料から分離した肺炎球菌の血清型別と抗生剤感受性 Jpn J Antibiotics 34 : 95-101, 1981.
10) 生方公子, 杉浦 睦, 紺野昌俊, ほか:ペニシリン耐性肺炎球菌の臨床分離株における薬剤耐性機構について. Chemotherapy 42 (11) : 1225-1235, 1994.
11) Appelbaum PC : Antimicrobial resistance in Streptococcus pneumoniae ; An overview. Clin Infect Dis 15 : 77-83, 1992.
12) Lynch III JP, Martinez FJ : Clinical relevance of macrolide-resistant Streptococcus pneumoniae for community-acquired pneumonia. Clin Infect Dis 34 (suppl 1) : S 27-S 46, 2002.
13) 二木芳人:PRSP;本邦臨床統計集. 日本臨牀 59 巻増刊 7:223-229, 2001.
14) 島田 馨, 岡田正彦, 猪狩 淳, ほか:呼吸器感染症患者分離菌の薬剤感受性について (2000 年). Jpn J Antibiot 55 (5):537-567, 2002.
15) Davidson R, Cavalcanti R, Brunton JL, et al : Resistance to levofloxacin and failure of treatment of pneumococcal pneumonia. N Engl J Med 346 (10) : 747-750, 2002.
16) 石北 隆, 佐地 勉:特集 薬剤耐性肺炎球菌の臨床的意義と対策;髄膜炎・敗血症. 化学療法の領域 14 (8):1353-1359, 1998.
17) Nichol KL : The additive benefits of influenza and pneumococcal vaccinations during influenza seasons among elderly persons with chronic lung disease. Vaccine 17 : S 91-S 93, 1999.
18) Christenson B, Lundbergh P, Hediund J, et al : Effects of a large-scale intervention with influenza and 23-valent pneumococcal vaccines in adults aged 65 years or older ; a prospective study. Lancet 357 : 1008-1011, 2001.
19) Wald ER : Pneumovax. Clin Pediatr 40 : 601-602, 2001.
20) Pepper PV, Owens DK : Post-effectiveness of the pnumococcal vaccine in healthy younger adults. Med Decis Making 22 (suppl) : S 45-S 57, 2002.

CHAPTER 21 インフルエンザ桿菌性肺炎

◆はじめに◆

インフルエンザ桿菌（*Haemophilus influenzae*）は種々の感染症の起炎菌となり、特に成人の市中肺炎の起炎菌としては肺炎球菌に次いで2番目・3番目の位置を占め、また小児においては重篤な髄膜炎や敗血症の原因となる。しかし、1990年以降インフルエンザ桿菌性肺炎に関するまとまった報告はほとんどみられない。抗生物質の発達により、治療に難渋する症例が減少してきていることが一因と考えられるが、一方でβ-ラクタマーゼ産生菌や本邦に多いBLNAR（β-ラクタマーゼ非産生性アンピシリン耐性株）などの耐性菌による感染症が1990年代後半から増加傾向にあり、治療上大きな障害となるのは時間の問題と思われる。本稿では特にインフルエンザ桿菌による肺炎に焦点を当てて諸家の報告を交えて概説する。

● ポイント

インフルエンザ桿菌は成人の市中肺炎の起炎菌として重要であり、一方小児においては重篤な髄膜炎や敗血症の原因となる。

I・菌の特徴・名称の由来

インフルエンザ桿菌はグラム染色で陰性を示す小短桿菌であるが、時に球状や紐状など多形態性を示す。属名である*Haemophilus*（ヘモフィルス）とは、「血液を好む」という意味であり、その名のとおり血中に存在するX因子（ヘミン）とV因子（NAD・NADP）の双方を発育に必要とする。

さて、今日では日本語で「インフルエンザ」というと一般的にはインフルエンザウイルスによる感染症を指し、ライノウイルスやコロナウイルス、RSウイルスなどによる普通感冒や、本稿の主題とするインフルエンザ桿菌による感染症とは区別される。古くはヒポクラテスの時代から数百万人に及ぶ死者を出す流行性感冒が記述されており、15世紀にはイタリアで「この流行性感冒は不吉な星による影響（インフルエンス）である」として初めて「インフルエンザ」という言葉が用いられた。その後1890年代にヨーロッパで同様の流行性感冒が大流行した際にドイツのコッホ研究所にいたPfeifferとドイツ伝染病研究所にいた北里柴三郎がそれぞれ別々に患者の鼻咽頭からインフルエンザ桿菌を検出した。この菌は当時インフルエンザの原因菌と考えられたためにインフルエンザ桿菌という命名がなさ

表 1. インフルエンザ桿菌の感染症の分類

	莢膜型	起こりうる疾患
莢膜形成株	a、c、d、e、f	比較的稀
	b	髄膜炎、喉頭蓋炎、敗血症、肺炎・膿胸など[注1]
莢膜非形成株	NT	中耳炎、結膜炎、市中肺炎、副鼻腔炎慢性閉塞性肺疾患の急性増悪など[注2]

[注1]：これらの疾患はほとんどが幼小児に発症するが、成人でも起こりうる。
[注2]：これらの疾患はあらゆる年齢層で発症しうるが成人に多い。

れたが、1918年にスペインで発生した流行性感冒の際に、患者からインフルエンザ桿菌があまり検出されなかったことから、インフルエンザ桿菌はインフルエンザの原因菌ではないのではと考えられ始めた。1930年以降にインフルエンザウイルスが分離・同定されるに至り、インフルエンザの原因病原体はインフルエンザ桿菌ではなく、インフルエンザウイルスであることが判明した。しかし、インフルエンザの原因菌としての疑いは晴れたものの、インフルエンザ桿菌による感染症は多岐にわたり、現在なお日常臨床上、重要な病原菌として、慎重に診療にあたらなければならない。

II・分類

インフルエンザ桿菌の感染症は大きく2つに分かれる。1つは小児の敗血症や髄膜炎などの重篤な化膿性疾患であり、2つ目は成人の呼吸器感染症である。インフルエンザ桿菌は莢膜をもつ莢膜形成株と莢膜をもたない莢膜非形成株（Non-typable；NT）に分かれ[1]、莢膜形成株はさらにその莢膜の型によりa～fに分類される。小児の髄膜炎などの起炎菌となるものの95％以上はbに分類される株であり、一方、成人の呼吸器感染症の原因菌となるものは莢膜非形成株がほとんどを占める（表1）[2]。本稿では主に成人の呼吸器感染症について述べる。

III・疫学

成人のインフルエンザ桿菌による呼吸器感染症は前述のようにほとんどが莢膜非形成株によるものである。4カ月～4歳程度の小児に限ればb型インフルエンザ桿菌による肺炎の報告も散見されるが、詳細な頻度などは明らかではない[3]。一般的にインフルエンザ桿菌は市中肺炎の起炎菌として肺炎球菌に次いで多いとされているが、臨床背景を検討してみると、健常成人にインフルエンザ桿菌性肺炎が発症することはむしろ稀で、ほとんどがなんらかの呼吸器基礎疾患をもつ患者に発症するものと考えられる[4)-8)]。特に慢性閉塞性肺疾患を基礎疾患としてもつ場合、その急性増悪の最も多い原因はインフルエンザ桿菌であると報告されている。また報告される国によってもインフルエンザ桿菌性肺炎の頻度は大きく異なる[4)7)9)]。なお、小児においても莢膜非形成株によるインフルエンザ桿菌肺炎は発症しうる可能性があり、特に発展途上国における致死的肺炎の原因菌として重要視されている[10]。小児にお

ける敗血症や髄膜炎はほとんどがb型インフルエンザ桿菌によるものであるが、成人においてはb型以外の型や莢膜非形成株による敗血症も極めて稀にみられる[11]。なお、インフルエンザ桿菌は成人の上気道の常在菌として存在することもあり、特に呼吸器基礎疾患をもつ患者の上気道に多く常在する[12)13)]。したがってグラム染色や培養検査で検出されても起炎菌であるとは限らない。

> ●ポイント
> 1. 成人におけるインフルエンザ桿菌性呼吸器感染症はほとんどが莢膜非形成型株によるものである。
> 2. 成人におけるインフルエンザ桿菌性呼吸器感染症は慢性閉塞性肺疾患などの呼吸器基礎疾患をもつ場合に多い。

Ⅳ・病原性

　インフルエンザ桿菌のヒトへの感染の第一のステップは気道上皮への定着である。これには細菌側の鞭毛や外膜蛋白、脂質多糖体などが接着因子として重要であり、現在までに多数のものが報告されている。また、特に莢膜非形成株のインフルエンザ桿菌は扁桃のマクロファージ内に生息することも確認されており、インフルエンザ桿菌の気道定着の重要な機序として注目される[14]。またインフルエンザ桿菌の産生する病原性に関する蛋白として IgA protease が報告されている。一方、敗血症・髄膜炎の原因として重要であるb型のインフルエンザ桿菌は、やはりその莢膜が侵襲性病変発生の原因として着目されており、鼻咽頭の粘膜下に入り込み、敗血症をきたすことが確認されている[15]。しかし、b型以外のインフルエンザ桿菌はこういった侵襲性病変をきたすことは稀である。

Ⅴ・症状と身体所見

　インフルエンザ桿菌肺炎の自覚症状や身体所見に特異的なものはなく、自覚症状としては、発熱、悪寒、咳嗽、膿性痰、時に血痰、呼吸促迫や胸痛などが認められる。身体所見では肺炎の分布に一致して coarse crackle などを聴取することが多いが、症状や身体所見でインフルエンザ桿菌性肺炎と診断することは不可能である。

Ⅵ・画像所見

　インフルエンザ桿菌肺炎の胸部X線の性状に特異的な特徴はなく、通常の細菌性肺炎と同様で、一般的には、区域性の拡がりをもつ融合した陰影で、下肺野に多く分布する。Sanchez らの58例のインフルエンザ肺炎の検討では54例が片側性、4例が両側性の陰影で、浸潤影であったという[8]。また、Musher らの30例のインフルエンザ肺炎の検討では、12例が右下葉、7例が左下葉、4例が両側性で

あった。胸膜炎の合併頻度は10〜20%程度とされている[16]。

VII・診断

前述のようにインフルエンザ桿菌は成人の上気道の常在菌であり、痰などからインフルエンザ桿菌が検出されてもそれを直ちに起炎菌とみなすわけにはいかない。検鏡での白血球による貪食像を参考にしたり、気管支鏡による吸引痰、TTA（経気管吸引法）などにより正確な検体を得る努力が必要である。また、インフルエンザ桿菌肺炎の約60%はほかの細菌やウイルスとの混合感染であるといわれ[8)17)]、診断はさらに複雑となり、慎重を要する。

●ポイント
1．インフルエンザ桿菌性肺炎では混合感染に注意する。
2．インフルエンザ桿菌は成人の上気道の常在菌として存在し、検出されても起炎菌であるとは限らない。

VIII・治療および薬剤耐性について

［1］薬剤耐性について

従来インフルエンザ桿菌に対する第一選択薬はペニシリン系抗生物質であった。殺菌力で最も優れているのはペニシリン系抗生物質であり、感受性の保たれている場合には第一選択として使用すべき薬剤であるが、インフルエンザ桿菌には種々の耐性菌が出現してきており、それに応じた抗菌薬の使用が必要である。インフルエンザ桿菌の耐性機序としては、本邦ではβ-ラクタマーゼ産生菌とBLNARの2種類が重要であり、以下に概説する。

1）β-ラクタマーゼ産生菌

インフルエンザの薬剤耐性機序の代表として、βラクタマーゼの産生が挙げられる。βラクタマーゼとは、ペニシリン系抗生物質やセフェム系抗生物質などがもつβラクタム環を分解する酵素であるが、その酵素をもつインフルエンザ桿菌が近年増加してきている。全体的な頻度は5〜30%前後と報告されており、ほとんどはペニシリン系抗生物質のβラクタム環を分解するペニシリネースであるため、ABPCやPIPCなどは影響を受けるが、セフェム系抗生物質はあまり影響を受けないとされる。この酵素を産生する菌に対しては、ペニシリン系抗生物質は無効である。

2）BLNAR（β-lactamase-nonproducing ABPC resistance）

βラクタマーゼを産生しないにもかかわらず、アンピシリンに耐性を示すものである。これには隔壁合成酵素のPBP3遺伝子の変異が関係する。ここに3カ所の変異がみられ、ABPCにMICが1〜4μg/ml程度の中等度耐性を示すものをBLNARと呼び、1カ所のみの変異でABPCのMIC

表 2．薬剤耐性の組み合わせと各々の頻度

	βラクタマーゼ産生	ftsIのLys-526変異	ftsI付近の3カ所変異	分離株数
BLNAS	−	−	−	826(58.7%)
BLPAR	＋	−	−	81(5.8%)
Low-BLNAR	−	＋	−	352(25%)
BLNAR	−	−	＋	109(7.7%)
BLPACR-I	＋	＋	−	36(2.6%)
BLPACR-II	＋	−	＋	4(0.3%)

*対象：1998年～2000年に分離された中耳炎・上気道炎・気管支炎・肺炎由来の臨床分離株計1408株。但し、大半が幼小児の中耳炎・上気道炎からの分離株であり、必ずしも成人のインフルエンザ桿菌呼吸器感染症を反映するとは限らない(筆者注)。

BLNAS(beta lactamase nonproducing ampicillin susceptible)：βラクタマーゼを産生せず、PBP 3の変異をもたないアンピシリン感受性株
BLPAR(beta lactamase producing ampicillin resistance)：βラクタマーゼを産生し、PBP 3の変異をもたないアンピシリン耐性株
Low-BLNAR(Low-beta lactamase nonproducing ampicillin resistance)：βラクタマーゼを産生しないが、PBP 3に1カ所の変異をもつアンピシリン耐性株
BLNAR(beta lactamase nonproducing ampicillin resistance)：βラクタマーゼを産生しないが、PBP 3に3カ所の変異をもつアンピシリン耐性株
BLPACR-I (beta-lactamase producing and amoxicillin/clavlanic acid resistance-I)：βラクタマーゼを産生し、かつPBP 3に1カ所の変異をもつ株
BLPACR-II (beta-lactamase producing and amoxicillin/clavlanic acid resistance-II)：βラクタマーゼを産生し、かつPBP 3に3カ所の変異をもつ株

が2μg/ml前後であるものはLow-BLNARと呼ばれる。BLNARは欧米では稀であるが、日本には比較的多いとされる。BLNARはアンピシリンに中等度耐性を示す一方、セフェム系薬にも耐性率が高く、セフェム系薬の使用頻度の高い日本の特徴とされる[18]。

上記1）2）またはその組み合わせと各々の頻度について生方ら[18]の報告を表2に示す。

［2］治療について

以上の耐性機序とその頻度、また患者側の要因を踏まえて治療方針の決定が重要となる。日本呼吸器学会の「成人市中肺炎診療の基本的考え方」には、インフルエンザ桿菌と起炎菌が判明していれば、軽症例・若年者では経口のペニシリン系薬・第三世代セフェム系薬を、中等症例・高齢者には経口薬ではβラクタマーゼ阻害剤配合ペニシリンもしくはフルオロキノロン薬、注射薬としては第三世代セフェム系薬を、重症例では注射薬として第三世代セフェム系薬、カルバペネム、フルオロキノロン薬を推奨している。一方、アメリカ呼吸器学会やアメリカ感染症学会(IDSA)のガイドラインでは第一選択として第二・三世代のセフェムもしくはβラクタマーゼ阻害剤配合ペニシリンとともに、マクロライド系抗生物質、特にアジスロマイシンが第一選択として推奨されている。クラリスロマイシンも米国食品医薬品局保健局(FDA)により近年インフルエンザ桿菌に対し適応が認可されており、またIDSAのガイドラインでも第二選択薬として記載されている。但しエリスロマイシンはインフルエンザ桿菌に対して無効であるので注意が必要である。マクロライド系薬とフルオロキノロン系薬はβ-ラクタマーゼやPBP遺伝子の変異などの耐性機序と無関係であるという点で、症例を選んで推奨すべき薬剤であるといえる。

● ポイント
1．インフルエンザ桿菌に対して最も殺菌性が高いのはペニシリン系薬である。
2．しかし、β-ラクタマーゼ産生菌やBLNARなどの耐性菌が増加傾向にあり、こういった耐性菌にはペニシリン系抗生物質は効果がない。
3．β-ラクタマーゼ産生菌やBLNARなどの耐性菌に対しては、マクロライド（クラリスロマイシン・アジスロマイシン）やフルオロキノロン系抗生物質などが有効である。

◆おわりに◆

　インフルエンザ桿菌性肺炎について概説した。従来より肺炎球菌は肺組織に、インフルエンザ桿菌は気道上皮に親和性を有することが指摘されており[19)20)]、単独感染症として重症呼吸器感染症まで発展することが少ないことや、現在までのところ治療に難渋する症例が少なく、詳細な臨床的検討は特に1990年代以降少なくなっている。しかし、幼小児の中耳炎を中心として増加してきているBLNARやLow-BLNARの蔓延とともに、同様に蔓延してきているPISP/PRSPのように、成人感染症でも大きな問題となるのは時間の問題である。今後、われわれは耐性化をこれ以上広げないよう、また同時に耐性菌に対しては適切な治療を行えるように注意していくことが必要である。

(笠原　敬、木村　弘)

文献

1) Pittman M : Variation and type specificity in the bacterial species *Haemophilus influenzae*. J Exp Med 53 : 471-492, 1931.
2) Mandell GL, Bennett JE, Dolin R, et al : Mandell, Douglas, and Bennett's Principles and Practice of Infectious Diseases. 5 th ed, Churchill Livingstone, Philadelphia, p 2369-2378, 2000.
3) Ginsburg CM, Howard JB, Nelson JD : Report of 65 cases of *Haemophilus influenzae* pneumonia. Pediatrics 64 : 283-286, 1979.
4) 古西　満, 高橋　賢, 眞島利匡, ほか：経気管吸引法（TTA）による呼吸器感染症の病態解析；1416例の集計から. 感染症学雑誌 75 : 961-969, 2002.
5) Murphy TF, Sethi S : Bacterial infection in chronic obstructive pulmonary disease. Am Rev Respir Dis 146 : 1067-1083, 1992.
6) 古西　満, 澤木政好, 三笠桂一, ほか：慢性下気道感染症における細菌感染の検討；急性感染と慢性感染の観点から. 感染症学雑誌 65 : 1593-1599, 1991.
7) Patel IS, Seemungal TA, Wilks M, et al : Relationship between bacterial colonization and frequency, character, and severity of COPD exacerbations. Thorax 57 : 753-754, 2002.
8) Sanchez F, Mensa J, Martinez JA, et al : Pneumonia caused by *Haemophilus influenzae*；Study in a series of 58 patients. Rev Esp Quimioter 12 : 369-374, 1999.
9) Ishida T, Hashimoto T, Arita M, et al : Etiology of community-acquired pneumonia in hospitalized patients；A 3-year prospective study in Japan. Chest 114 : 1588-1593, 1998.
10) Schlamm HT, Yancovitz SR : *Haemophilus influenzae* pneumonia in young adults with AIDS, ARC, or risk of AIDS. Am J Med 86 : 11-14, 1989.
11) Van Alphen L, Spanjaard L, Dankert J : Non-typable *Haemophilus influenzae* invasive disease. Lancet 341 : 1536, 1993.
12) Miravitlles M, Espinosa C, Fernandez-Laso E, et al : Relationship between bacterial flora in sputum and functional impairment in patients with acute exacerbations of COPD；Study Group of Bacterial Infection in COPD. Chest 116 : 40-46, 1999.

13) Murphy TF：Haemophilus influenzae in chronic bronchitis. Semin Respir Infect 15：41-51, 2000.
14) Forsgren J, Samuelson A, Borelli S, et al：Persistence of nontypeable *Haemophilus influenzae* in adenoid macrophages；A putative colonization mechanism. Acta Otolaryngol 116：766-773, 1996.
15) Moxon ER, Deich RA, Connelly CJ：Cloning of chromosomal DNA from *Haemophilus influenzae*；Its use for studying the expression of type b capsule and virulence. J Clin Invest 73：298-306, 1984.
16) Musher DM, Kubitschek KR, Crennan J, et al：Pneumonia and acute febrile tracheobronchitis due to *Haemophilus influenzae*. Am J Med 99：444-450, 1983.
17) 辻本正之, 澤木政好, 三笠桂一, ほか：経気管吸引法による *Haemophilus influenzae* 急性呼吸器感染症の臨床的検討. 感染症誌 70：808-814, 1996.
18) 生方公子, 千葉菜穂子, 小林玲子, ほか：本邦において 1998 年から 2000 年の間に分離された *Haemophilus influenzae* の分子疫学解析. 日化療会誌 50：794-804, 2002.
19) 濱田 薫, 国松幹和, 堅田 均, ほか：慢性下気道感染症における *Haemophilus influenzae* の局在と, 白血球, Tリンパ球サブセットの関係について；びまん性汎細気管支炎を中心として. 日胸会誌 26：1154-1160, 1988.
20) 宮崎修一, 大野 章, 北矢 進, ほか：呼吸器感染における *H. influenzae* および *S. pneumoniae* の組織親和性と発症機序に関する実験的研究. 感染症誌 61：310-317, 1987.

CHAPTER 22 黄色ブドウ球菌肺炎 メチシリン耐性黄色ブドウ球菌(MRSA)肺炎

◆はじめに◆

　黄色ブドウ球菌は27菌種7亜種からなるグラム染色陽性で、形態学的にブドウの房状(図1)を呈することからブドウ球菌と呼ばれている。ブドウ球菌はヒトの鼻腔、咽頭、皮膚、腸管などに広範に分布している。ブドウ球菌はコアグラーゼ産生菌群と非産生菌群にとに分けられ、コアグラーゼ産生菌群の代表が黄色ブドウ球菌で、非産生菌群の代表が表皮ブドウ球菌である。一般に呼吸器感染症をはじめとする感染症の起因菌として重要なのは黄色ブドウ球菌である。以前は黄色ブドウ球菌は市中肺炎の起因菌として肺炎球菌とともに頻度が高いとされてきたが、ペニシリン系やセフェム系抗生物質の導入により、重症な黄色ブドウ球菌肺炎を経験することは稀になってきている。一方、最近の抗生物質、特に第三世代セフェム系やカルバペネム系に代表される広域スペクトラム抗生物質の使用頻度の増加に伴い、メチシリン耐性の黄色ブドウ球菌(methicillin-resistant *Staphylococcus aureus*；MRSA)感染症の増加が院内感染の問題として大きくクローズアップされるようになってきた。メチシリンなどのβラクタム剤は細菌の細胞壁合成酵素であるペニシリン合成蛋白(PBP)に結合し、その酵素活性を阻害して抗菌活性を発揮する。MRSAはこのβラクタム剤に対する親和性が著しく低下したPBP 2'を産生することによりメチシリンをはじめとする多くのβラクタム剤に対して耐性を獲得するようになった。またβラクタム剤との接触によりさらにPBP 2'の産生が誘導され、さらなる耐性菌の誘導が問題となってきている。こうして耐性を獲得したMRSAは患者の鼻腔や皮膚に常在し、患者から患者、また患者からわれわれ医療従事者や医療器具を介して、さらに患者へと広がり、免疫力の低下した外科手術後の患者や癌患者に致死的なMRSA感染症を引き起こしている。本稿ではこうしたMRSAによる院内感染症の現況や対策なども踏まえ黄色ブドウ球菌、MRSAによる呼吸器感染症について述べたい。

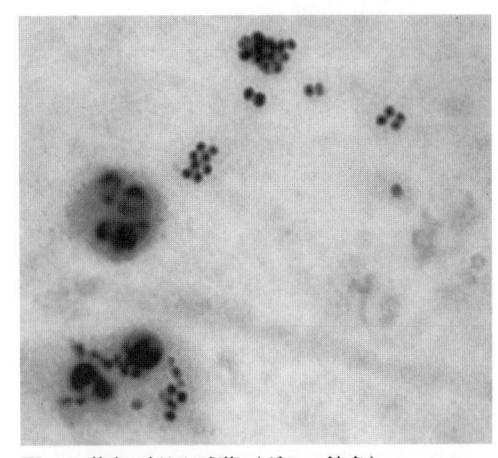

図 1. 黄色ブドウ球菌（グラム染色）

Ⅰ・黄色ブドウ球菌肺炎

［１］市中肺炎

１）臨床的背景

　黄色ブドウ球菌は経気道感染として肺炎をきたすことが多く、従来は市中肺炎における頻度の高い起因菌であった。最近はペニシリンやセフェム系の抗生物質の治療により市中肺炎における黄色ブドウ球菌の頻度は数％程度と考えられている。但し、インフルエンザウイルス罹患時は、インフルエンザウイルスは気管支粘膜上皮の線毛を破壊し、黄色ブドウ球菌感染をきたしやすくなるため、冬場のインフルエンザ流行時には黄色ブドウ球菌肺炎に対する対応が重要となる。市中肺炎としての黄色ブドウ球菌肺炎には、特異的な臨床症状はなく、発熱、湿性咳嗽などの症状で受診することが多い。インフルエンザに合併する際には、重症化して致死的となることもある。したがってインフルエンザ感染時に高熱や全身倦怠感に加え、湿性咳嗽や呼吸困難を訴える症例では黄色ブドウ球菌による肺炎の合併を考慮して胸部Ｘ線撮影を行うなどの検索が必要となる。

２）検査所見

　胸部Ｘ線で肺炎の所見を認め、喀痰で黄色ブドウ球菌に特徴的なブドウの房状のグラム陽性球菌を認めれば診断は容易である。胸部画像所見の特徴としては、黄色ブドウ球菌、特にメチシリン感受性黄色ブドウ球菌(Methicillin sensitive *Staphylococcus aureus*；MSSA)は毒性が極めて強く、空洞形成を伴うことや小児の黄色ブドウ球菌感染症ではニューマトセーレをきたすことがある。黄色ブドウ球菌が市中肺炎の起因菌になる際にはMSSAであることが多いが、最近は市中肺炎でもMRSAが起因菌となることも報告されており注意が必要である。喀痰検査の際には、喀痰グラム染色とともに細菌培養を必ず行い、使用した抗生物質をはじめ主な抗生物質に対する感受性検査を施行しておく必要がある。

３）治療

　市中肺炎の起因菌となる黄色ブドウ球菌はMSSAであることが多く、ペニシリン系、第一世代、第二世代セフェム薬が有効である。またニューキノロン薬も極めて有効とされている。しかし、基礎疾患のある患者や高齢者ではメチシリン耐性菌が起因菌となることもあり、初期治療に反応しない症例ではカルバペネム系、ニューキノロン系、さらにはMRSAも念頭においてバンコマイシンなどの投与を考慮しなければならない。市中肺炎では小児や基礎疾患のある患者を除けば治療に対する反応は良好である。

［２］院内肺炎

１）院内肺炎の背景

　黄色ブドウ球菌による市中肺炎の頻度は少ないが、メチシリン耐性黄色ブドウ球菌(MRSA)による

院内感染症は著しい増加傾向にあり、大きな社会問題となっている。近年の第三世代セフェム薬やカルバペネム系薬が臨床の現場で頻用されているが、これらの抗生物質はグラム陰性桿菌には極めて抗菌力が強い反面、黄色ブドウ球菌には抗菌力は弱い。さらにこれらの抗生物質の頻用が β ラクタム薬に対して抵抗性のメチシリン耐性黄色ブドウ球菌（MRSA）を誘導し、院内感染として大きな問題となっている MRSA 感染症を著しく増加させる原因となった。また、黄色ブドウ球菌は鼻咽腔や皮膚などに常在している細菌であるため、こうしたグラム陰性桿菌に有効な広域スペクトルの抗生物質の使用は、常在菌叢の中でもさらに MRSA を相対的に有意にするため、鼻咽腔や皮膚に MRSA が常在菌化する頻度が極めて高くなる。第三世代セフェムやカルバペネム系に対して耐性の MRSA が常在菌化し、生体に侵入し免疫力の低下した患者に MRSA 感染症を併発する。また、患者に常在菌化した MRSA はさまざまな医療行為や入院生活の中で患者から医療従事者、医療従事者から患者などといった経路で院内で広がっていく。院内感染における MRSA 肺炎の重要な発症機序として、鼻咽腔や口腔内に常在菌化した MRSA が誤嚥により気道内に侵入し MRSA 肺炎を発症する。中でも MRSA 肺炎の発症要因として最近注目されている重要な因子は、micro-aspiration である。鼻腔や口腔から少量ずつ気道の中に aspiration が起こり、これが肺炎の原因となる。特に、高齢者、脳梗塞などによる寝たきり患者、外科手術後の患者で micro-aspiration の危険性が高いとされている。また近年注目されている、人工呼吸器関連肺炎（VAP：Ventilator-associated pneumonia）も同様の機序が関与しているとされている。

2）院内肺炎の臨床像

市中肺炎で遭遇する黄色ブドウ球菌（多くは MSSA）による肺炎とは異なり、高熱や胸部 X 線における空洞形成や浸潤陰影など肺炎に典型的な臨床像を呈しないことがあるので注意が必要である。微熱や胸部 X 線で淡い浸潤陰影を呈し、呼吸器感染症を疑いセフェム系やカルバペネム系などの抗生物質投与にもかかわらず臨床症状の改善を認めない症例では MRSA 感染症を疑う必要がある。一般には micro-aspiration や人工呼吸器関連肺炎などのように経気道的な感染経路が多いがカテーテル感染などの血行性感染の場合は、呼吸器症状に乏しい症例も多い。血行性感染症では胸部 X 線で septic embolism の形態をとり、多発性の結節陰影や肺梗塞などの画像所見を呈する症例もある。

3）MRSA 肺炎症例と胸部 X 線写真

MRSA による院内肺炎は初期には典型的な肺炎像を呈しない症例も、進行すれば通常の黄色ブドウ球菌肺炎と同様に、典型的な浸潤陰影、空洞形成や ARDS（Acute Respiratory Distress Syndrome）の臨床像を呈してくる。症例は 57 歳の男性で、肺癌の化学療法、放射線治療を継続中に微熱が持続し、その後右上肺野に浸潤陰影（図 2、3）を認めるようになり、喀痰から MRSA が検出されたため MRSA 肺炎としてバンコマイシンをはじめとする抗生物質による治療を開始したが、治療に対する反応は不良でその後黄色ブドウ球菌肺炎にみられる空洞形成を認めるようになり（図 4）、呼吸不全にて死亡した。MRSA の院内肺炎では、有効な抗生物質がない場合はもちろん、有効な抗生物質が投与されたとしても本症例のように肺癌などの基礎疾患があったり、化学療法や放射線治療などで免疫抑制状態にある際には治療効果が極めて不良なことも多く注意が必要である。入院患者、特に院内

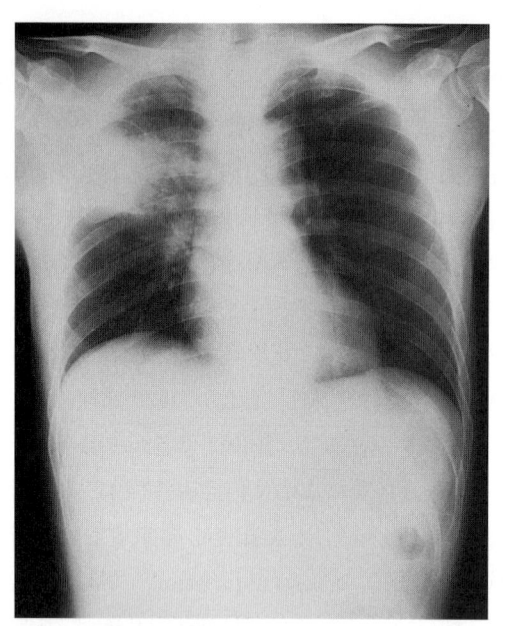

図 2. 胸部単純 X 線
右上葉に浸潤影を認める。

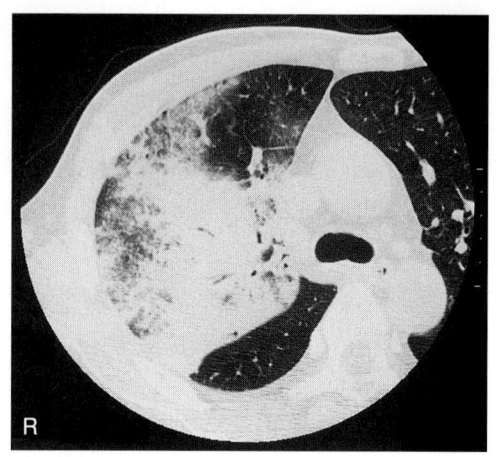

図 3. 胸部 X 線 CT
右上葉に広汎な浸潤影を認める。

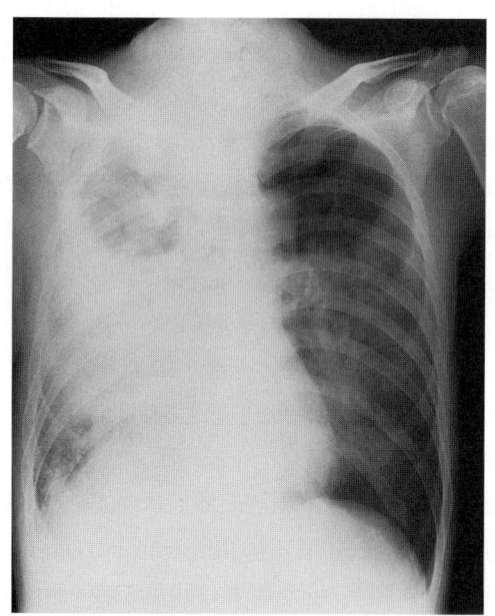

図 4. 胸部単純 X 線
右肺全体への陰影の広がりと右上葉に空洞形成を認める。

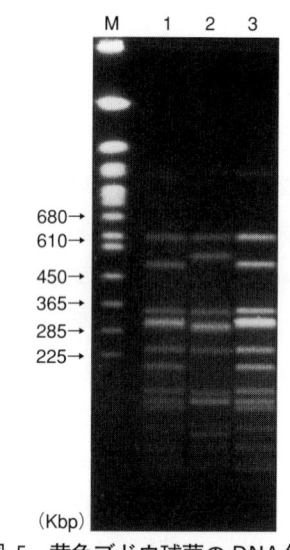

図 5. 黄色ブドウ球菌の DNA 解析
捻出様(1、2、3)による電気泳動パターンの違いを認める。

感染の危険性の高い患者では、MRSA をはじめとする院内感染の合併に常に留意し、呼吸器感染の所見が合併した際には、安易な抗生物質の治療は行わず、喀痰グラム染色や培養をきっちり行ってから抗生物質を投与する必要がある。

4）臨床検査所見

　市中肺炎と同様に黄色ブドウ球菌の診断には、まず喀痰グラム染色で喀痰中から黄色ブドウ球菌に特徴的な形態を呈する起因菌の検出が最も重要である。院内感染の際にはMSSAに比べMRSAの頻度が極めて高く、肺炎の起因菌として黄色ブドウ球菌が検出された際にはMRSAを念頭においた抗生物質の選択が必要になる。しかし、入院患者の多くは鼻腔や口腔内にMRSAが常在菌叢として存在しており、喀痰や咽頭ぬぐい液からのMRSAの検出が、すぐにはMRSA感染症とはならないのであくまで発熱やCRPの上昇、胸部X線での浸潤陰影の存在など考慮し、MRSA肺炎の診断を行うべきである。また喀痰培養時に必ずMRSAに対する抗菌剤の感受性を確認する必要があるバンコマイシン、テイコプラニンやアルベカシンはもちろん、そのほかにミノサイクリンやカルバペネム系などについて感受性を確認しておくことが望ましい。さらに感受性のみではなく、MICまで測定しておけば抗生物質を選択する際に、MRSAに有効な抗生物質の中でどの抗生物質が適切か判断するうえで有用となる。また、MRSAのDNAを解析することにより(図5)、どの患者や病棟、医療器具などを介して感染したかを評価することが可能となっており、院内感染が問題となる症例ではMRSA菌株の保存やDNA解析を行うことも臨床的に重要である。血液検査所見は白血球増加やCRP陽性などの炎症所見を認めるが、MRSA肺炎に特異的な検査所見はない。

5）治療

　MRSA肺炎の治療は、MRSAに対して有効性のある抗生物質を投与することであるが、現在のところMRSAに有効な抗生物質はバンコマイシン、テイコプラニン、アルベカシンなど限られている。これらの抗生物質を薬剤感受性やMICの評価も含め、選択することになる。これらの抗生物質はいずれも有効な治療濃度を維持しないと十分な効果が発揮しないとされており、血中濃度をモニターしながら治療を行う必要がある。MRSAに対する治療の遅れが致死的となることがあり、MRSA肺炎のリスクのある患者では喀痰培養や咽頭の培養などを定期的に行い、MRSAの付着の有無や抗生物質の感受性をあらかじめ評価しておくことが重要である。

［3］人工呼吸器関連肺炎

　気管内挿管による人工呼吸開始48時間以降に発症する肺炎をVentilator-associated pneumonia(VAP)と定義されている。VAPの発症には口腔内の病原性細菌の定着と気道内への気管内挿管手技、気管内挿管チューブの挿入によるmicro-aspiration、さらには人工呼吸器回路の汚染などが関与している。早期のVAPでは通常の口腔内常在菌叢が問題となるが、人工呼吸開始後5日以降とされる晩期VAPではMRSA肺炎の存在に十分注意を払わなければならない。通常の院内感染肺炎と同様に、起因菌の同定と適切な抗生物質の投与が重要であることはいうまでもないが、人工呼吸器使用中はVAP発症のリスクが極めて高いことを念頭において、胸部X線や喀痰培養などの定期的なチェックを行う必要がある。また喀痰の吸引カテーテルをディスポにすること、医療従事者の手指の消毒やディスポ手袋の使用など院内感染予防に対する積極的な取り組みが必要である。

◆おわりに◆

　MRSAに代表される院内感染は1980年台に広域スペクトラムセフェム・ペニシリン系のβラクタム剤の頻用とともに大きな問題となり、院内感染対策としてさまざまな取り組みがなされてきた。病院内には院内感染対策委員会が発足し、最近ではインフェクションコントロールドクター(ICD)制度によるICDの認定や、ICDを中心とした院内感染対策チームの活動などにより多くの院内感染に対する成果が上げられている。最近は安易な広域スペクトラムの抗生物質の使用も行われなくなりつつあるが、いまだ医療の現場ではMRSAをはじめとする院内感染を抑え込むに至っていない。今後、こうしたMRSA肺炎の現況を踏まえさまざまな分野で積極的な院内感染への取り組みとその成果が期待される。

（南部静洋、高橋敬治）

参考文献

1) 日本呼吸器学会「市中肺炎診療ガイドライン」作成委員会：成人市中肺炎診療の基本的考え方．杏林舎，東京，2000．
2) 日本呼吸器学会「呼吸器感染症に関するガイドライン」作成委員会：成人院内肺炎診療の基本的考え方．杏林舎，東京，2002．
3) 日本感染症学会・日本化学療法学会：抗菌薬使用の手引き．協和企画，東京，2001．
4) 日本感染症学会/厚生省健康政策局指導課(監修)：院内感染対策テキスト．へるす出版，東京，2000．

CHAPTER 23 マイコプラズマ肺炎

◆はじめに◆

　マイコプラズマ肺炎はマイコプラズマ・ニューモニエ(*Mycoplasma pneumoniae*)によって引き起こされる感染症である。マイコプラズマ肺炎は主に小児・若年成人に発症し、その頻度は市中肺炎の約1割を占める。従来本邦ではマイコプラズマ肺炎の流行にはほぼ4年ごとの周期性がみられたが、近年ではこの規則性はなくなり散発する小流行の形でみられることが多い。症状としては頑固な乾性咳嗽が特徴的であり、胸部画像上はすりガラス様陰影が典型的とされるが実際は多彩な画像所見を呈する。マイコプラズマ感染症には細胞壁合成阻害剤のβラクタム系薬は無効であり、マクロライド系薬、テトラサイクリン系薬、ニューキノロン薬が治療に用いられる。本症の大部分は軽症で経過良好であるが、適切な治療が行われないと重症化することがある。

I・マイコプラズマについて

　マイコプラズマは無細胞培地で発育可能な、自己増殖能のある最小の微生物(125～500 nm)である。菌体は限界膜と呼ばれる薄い三層の膜で覆われており細胞壁は存在しない。このため細胞壁合成阻害薬であるβラクタム系薬(ペニシリン系薬、セフェム系薬)に感受性がない。またグラム染色では染まりにくいため、検鏡の際にはギムザ染色で染色し観察する。ヒトから分離されるマイコプラズマは12種類存在するが、ヒトに対する病原性が明らかなのはマイコプラズマ肺炎の病原菌である *Mycoplasma pneumoniae* と、尿路感染症などの起因菌となる *Mycoplasma hominis* の2種類である(表1)。*M. pneumoniae* はPPLO固形培地で培養することができ、培養数週間で目玉焼き状といわれるコロニーを形成する。コロニーは40～100倍の低倍率の検鏡にてよく観察される。*M. hominis* は血液寒天培地上で非常に小さなコロニーを形成する。またHIV感染症と合併して、これまで病原性がないとされていた *Mycoplasma fermentans*、*Mycoplasma penetrans* などがヒトに対して病原性を示す場合があることがわかってきた[1)2)]。それ以外の菌

表1. 代表的なマイコプラズマ感染症と疾患

起因菌	疾患	感染巣
M. pneumoniae	異型肺炎	気道、肺
M. hominis	骨盤内感染	泌尿器
M. genitalium	尿路感染症	泌尿器
M. fermentans	HIV関連疾患	泌尿器
M. penetrans	HIV関連疾患	泌尿器
M. salivarium, M. orale	病原性なし	口腔、咽頭
その他	病原性なし	泌尿器

は、しばしば口腔咽頭の常在細菌として検出されるが人に対する病原性はない。

II・疫学

　市中肺炎におけるマイコプラズマ肺炎の頻度は市中肺炎全体の約1割を占め、肺炎球菌、インフルエンザ菌に次いで多く、これら3つの病原菌で起因微生物判明市中肺炎の約6割を占める(図1)[3]。年齢分布としては若年者に多く、10〜30歳代がマイコプラズマ肺炎全体の約7割であり、患者全体の平均年齢が34歳である。これは肺炎球菌肺炎患者の約8割が50歳代以上であるのと対照的である。しかしながら60歳以上の症例も約1割にみられる(図2)[4]。
　わが国におけるマイコプラズマ肺炎は4年ごとのオリンピックの開催年にその流行が認められ、流行の周期性がみられるのが特徴であった。しかしながら1990年頃よりその周期性が不明瞭になり、毎年季節に関係なく小流行する傾向がみられるようになった[5]。このことからマイコプラズマ肺炎はこれまでのように流行年に注意をすればよいといった疾患ではなく、市中肺炎症例では常にマイコプラ

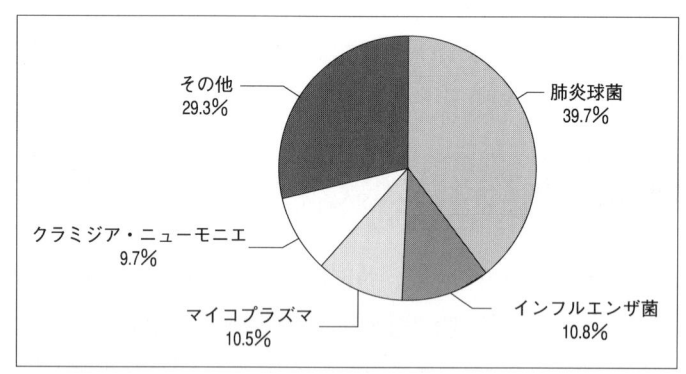

図 1. 市中肺炎の起因菌(文献3)より引用)

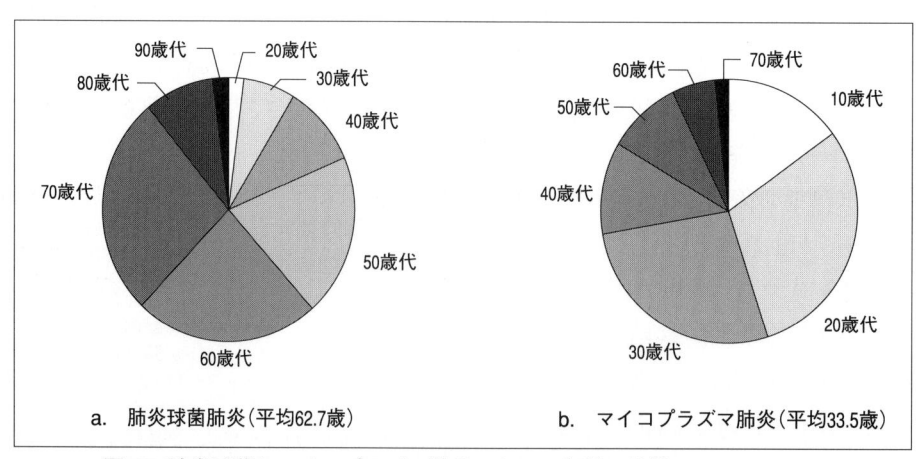

図 2. 肺炎球菌とマイコプラズマ肺炎における年齢の比較(文献4)より引用)
a. 肺炎球菌肺炎(平均62.7歳)
b. マイコプラズマ肺炎(平均33.5歳)

ズマ肺炎の可能性を考える必要がある。

Ⅲ・マイコプラズマ感染のメカニズム

　M. pneumoniae の感染宿主として知られているのはヒトだけであり、*M. pneumoniae* に感染したヒトの気道分泌物に曝露されることにより感染する。多くの場合には *M. pneumoniae* が経気道的に侵入し、気管支・細気管支上皮に吸着することにより感染が成立する。この *M. pneumoniae* の気道上皮への吸着には、菌体表面の P 1 adhesin や P 30 adhesin と呼ばれる接着分子が関与している。さらにこの P 1 adhesin や P 30 adhesin は、ヒトの myosin、keratin、fibrinogen などのアミノ酸配列と高い相同性を有することがわかってきており、このことが *M. pneumoniae* 感染の合併症としてしばしばみられる自己免疫疾患類似の病態の原因の 1 つになっていると考えられている[6]。肺炎球菌やレジオネラなどの他の感染症と異なり、感染部位が気管支・細気管支上皮に限局されることもこの菌の感染様式の特徴である。気道上皮に吸着した *M. pneumoniae* は気道上皮上で増殖を繰り返す。この際 *M. pneumoniae* は気道上皮細胞内に侵入せず、このため菌自体による組織破壊はほとんど認められないが、菌が産生する活性酸素、toxin が二次的に細胞障害作用、遅延型アレルギー反応、細胞性免疫による局所炎症反応を引き起こし、多彩なマイコプラズマ肺炎の病態を形成する。また気管支喘息の発症や増悪に *M. pneumoniae* が関与しているとの報告もある[7]。

Ⅳ・臨床像

　臨床像は多彩であるが 38℃を超える高熱、頑固な乾性咳嗽などはマイコプラズマ肺炎に特徴的であり、これらの症状は通常、頭痛、倦怠感などの症状に続いて出現する（表 2）。若年者で咳嗽の著しい肺炎をみたらマイコプラズマ肺炎の可能性を考える必要がある。しかしながら激しい症状とは相反して、一般的に理学所見は乏しいことが特徴で、胸部聴診所見で断続性ラ音を聴取するのは約半数例である。
　胸部 X 線像は一側性の下肺野の気管支肺炎像が典型的とされているが実際の臨床経験では肺胞性陰影や混合性陰影も多く、マイコプラズマ肺炎に特異的な肺炎像というものはない。しばしば胸水貯留、肺門リンパ腺腫大を認め、また呼吸不全を呈するような症例では両側肺野のびまん性粒状影や肺胞性陰影を呈することもある。
　検査所見では白血球数は正常〜軽度増加、また赤沈値亢進や CRP 陽性などの炎症反応が認められる。寒冷凝集素上昇、肝機能障害は 30〜40％にみられる。寒冷凝集素は赤血球に結合する IgM 抗体であり、寒冷条件で赤血球を凝集させる。この白血球数上昇がみられないことは臨床的に重要であり、明確な白血球増多は一般細菌との重複感染を示唆する。

表 2. マイコプラズマ感染症の症状

気道症状	心症状
咽頭炎、気管支炎、細気管支炎、肺炎 肺膿瘍、胸膜炎、気管支喘息	心筋炎、心膜炎
耳鼻症状	消化器症状
中耳炎、急性副鼻腔炎	悪心、嘔吐、下痢、肝機能障害
皮膚症状	血液症状
発疹、Stevens-Johnson 症候群	寒冷凝集性貧血、血管内凝固 血小板減少性紫斑病
神経症状	骨格筋・関節症状
髄膜炎、脳炎、多発性神経根炎 Guillain-Barre 症候群、多発神経炎	筋痛、多発関節痛

V・診断

　マイコプラズマ肺炎の確定診断は、*M. pneumoniae* の分離培養と血清診断による。*M. pneumoniae* の分離培養には PPLO 培地を用いる。喀痰や咽頭ぬぐい液などの患者検体をこの培地上で培養し、7～10 日後検鏡下にコロニーを観察するが、菌の分離培養には時間を要するため実用的ではなく、臨床的な診断は主に血清学的検査にて行われる。

　血清学的診断には補体結合反応(CF)・間接赤血球凝集反応(IHA)などがある。血清抗体価は発症 10～14 日後より上昇し、3～4 週でピークに達する。急性期と回復期のペア血清で抗体価の上昇が 4 倍以上あれば血清学的に本症と診断できる。ペア血清が採取できない場合は単一血清で、補体結合反応で 64 倍以上、間接赤血球凝集反応で 320 倍以上の場合、マイコプラズマ肺炎の可能性が高い。また最近ではマイコプラズマの菌体成分を用いて IgM 型マイコプラズマ抗体を酵素免疫測定法で検出するキットが市販され、このキットは検査に要する時間も約 10 分と迅速であることから、今後臨床の場で利用されるようになることが期待される。

　加えて *M. pneumoniae* の DNA を検出するいくつかの迅速診断も有用となってきており、これには DNA プローブ法、PCR 法などがある。DNA プローブ法では、*M. pneumonia* のリボゾーム RNA を認識する DNA プローブを用いて、咽頭ぬぐい液・喀痰中の *M. pneumoniae* 遺伝子を約 2 時間で検出できる。また PCR 法によって *M. pneumoniae* の DNA を直接検出する方法は感度の点で優れるが検査に時間を要する。

　マイコプラズマ肺炎の鑑別診断としては、ウイルス、クラミジア、レジオネラなどを起因菌とする異型肺炎、器質化肺炎などの間質性肺炎が挙げられる。

VI・治療

　M. pneumoniae は細胞壁を有しないため、細胞壁合成阻害剤である β ラクタム系薬はまったく無

効である。したがってマクロライド系薬やテトラサイクリン系薬が第一選択薬であるが、ニューキノロン薬も有効である。

【投与例】（成人の場合）

- 軽症例

エリスロマイシン（エリスロシン®）	800 mg～1,200 mg、分4、経口
クラリスロマイシン（クラリス®）	400 mg、分2、経口
アジスロマイシン（ジスロマック®）	500 mg、分1、経口（3日間）
ミノサイクリン（ミノマイシン®）	200 mg、分2、経口
スパルフロキサシン（スパラ®）	200 mg～300 mg、分1、経口
レボフロキサシン（クラビット®）	300 mg～600 mg、分3、経口

- 中等症～重症

エリスロマイシン（エリスロシン®）	1,000 mg～1,500 mg、1日2～3回、点滴静注
ミノサイクリン（ミノマイシン®）	200 mg、1日2回、点滴静注

Ⅶ・マイコプラズマ肺炎の重症化

　一般にマイコプラズマ肺炎は自然軽快傾向のある経過良好な疾患であるが、時に呼吸不全を呈するような重症例を経験する。中谷らはマイコプラズマ肺炎の約6％の頻度で細気管支炎を発症し、発熱と呼吸困難を伴い、閉塞性呼吸機能障害を呈する呼吸不全を引き起こすとしている[8]。胸部聴診上は広範囲に rhonchi を聴取し、胸部単純 X 線写真で肺の過膨脹と全肺野のびまん性粒状影、胸部 CT では小葉中心性の粒状陰影が認められる。治療としては抗生物質による治療に加えて、呼吸不全症状の改善のためプレドニゾロン換算で 30～60 mg/日のステロイド療法や、重症例ではさらにメチルプレドニゾロンのパルス療法を行うことがある。

◆おわりに◆

　マイコプラズマ肺炎は主に若年者に発症する、比較的頻度の高い感染症である。基本的には経過良好な感染症であるが時に重症化することがあるため、症状や検査所見からマイコプラズマ肺炎を疑う場合には感受性のある抗菌剤を速やかに使う必要がある。

（五味和紀、渡辺　彰）

文献

1) Horowitz S, Horowitz J, Hou L, et al：Antibodies to mycoplasma fermentans in HIV-positive heterosexual patients ; seroprevalence and association with AIDS. J Infect 36：79, 1998.
2) Schaechater M, Engleberg CN, Eisenstein IB, et al：Mechanism of Microbial Disease. 3rd ED, LIPPINCOTT WILLIAMS AND WILKINS, 1999.
3) Ishida T, Hashimoto T, Arita M, et al：Etiology of community-acquired pneumonia in hospitalized patients ; a 3-year prospective study in Japan. Chest 114：1588, 1998.

4) 中谷龍王：マイコプラズマ肺炎．呼吸器疾患の細菌の治療，工藤翔二，ほか（編），p 201，南江堂，東京，2001．
5) 渡辺好明：マイコプラズマ肺炎の流行周期の変化についての臨床検討．感染症学会雑誌 71：1199, 1997．
6) Baseman JB, Reddy SP, Dallo SF：Interplay between mycoplasma surface proteins, airway cells, and the protean manifestations of mycoplasma-mediated human infections. Am J Respir Crit Care Med 154：S 137, 1996.
7) Wilsher ML, Kolbe J：Association of Mycoplasma pneumoniae antigen with initial onset of bronchial asthma. Am J Respir Crit Care Med 151：579, 1995.
8) 中谷龍王：マイコプラズマ肺炎．Med Practice 15：331, 1998．

CHAPTER 24

クラミジア肺炎

◆はじめに◆

　クラミジアによる呼吸器感染症では、これまでトラコーマクラミジア *Chlamydia*(*C.*) *trachomatis*、オウム病クラミジア *C. psittaci*、肺炎クラミジア *C. pneumoniae* の3種類が知られている。これらに加えて近年、シムカニア *Chlamydia-like microorganisam "Z"* についての知見が集積しつつあるが、詳細についてはまだ不明である(図1)。

I・細胞内寄生性からみたクラミジアの特徴

　クラミジア感染症には種々の特徴がある。第一に、本来の宿主内では不顕性感染や持続感染することが多く、これが鳥類における *C. psittaci* の蔓延や、ヒトの泌尿生殖器における *C. trachomatis* の蔓延→産道感染→新生児肺炎の原因となっている。第二に偏性細胞内寄生菌であり(表1)、特異な増殖

科	Chlamydiaceae				
属	Chlamydia	Chlamydophila			chlamydiales ?
種	*C. trachomatis* (トラコーマ・クラミジア)	*C. psittaci* (オウム病クラミジア)	*C. pneumoniae* (肺炎クラミジア)	*C. pecorum* (クラミジア・ペコルム)	*Simkania*, "Z" (シムカニア)
宿主	ヒト・マウス	哺乳動物	ヒト・ウマ	ウシ・ヒツジ	?
ヒトへの感染	あり	あり	あり	なし	あり
呼吸器疾患	新生児肺炎 咽頭炎	オウム病	上気道炎 気管支炎 肺炎		呼吸器感染症
その他の主な感染症	結膜炎、トラコーマ 性器感染症 骨盤腹膜炎		動脈硬化症		

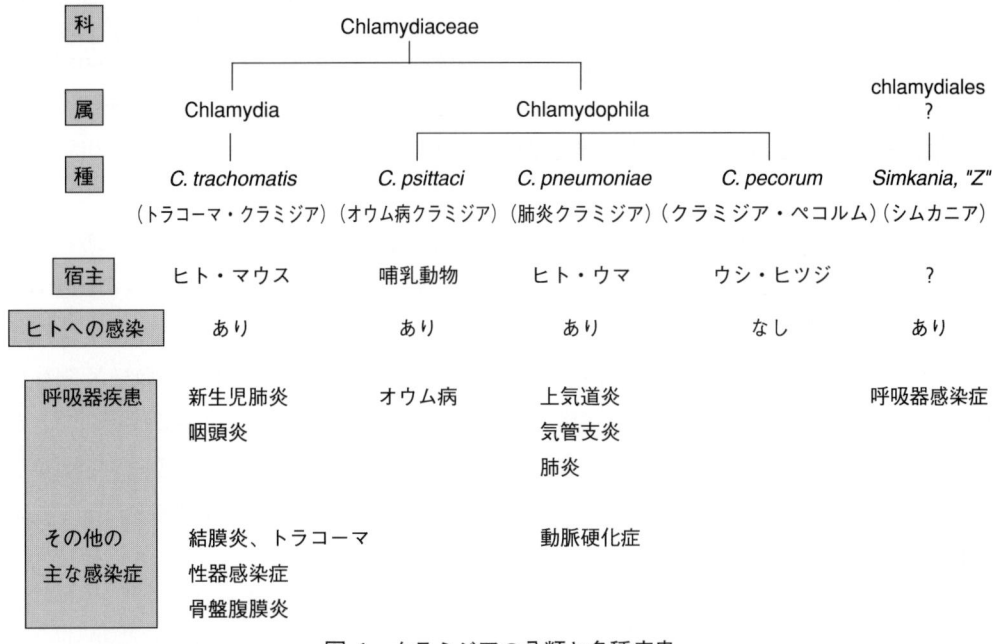

図 1. クラミジアの分類と各種疾患

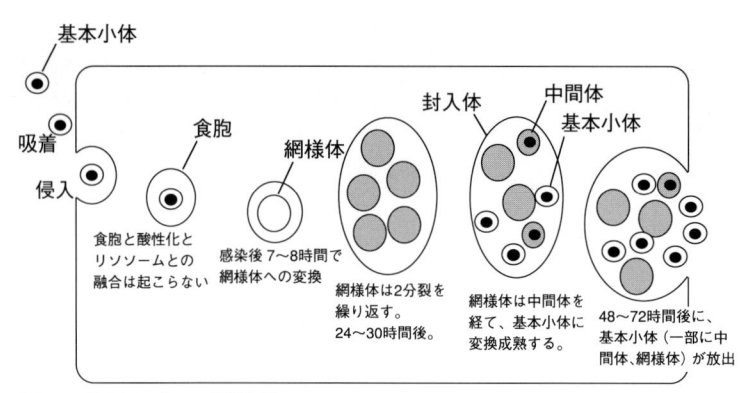

図 2. クラミジアの増殖環

表 1. 細胞内寄生菌

通性細胞寄生菌	細胞内外で増殖可能な菌である。結核菌、サルモネラ、赤痢菌、レジオネラ、マイコプラズマ、インフルエンザ菌、ヘリコバクターなど
偏性細胞寄生菌	細胞内でしか増殖できない菌である。クラミジア、ライ菌、コクシエラなど

環を示す(図2)。すなわち、細胞質内で宿主のアデノシン三リン酸を利用して、基本小体 elementary body(EB)が網様体 reticulate body(RB)に変換される。EBは感染力はあるが増殖力はなく、一方 RB は分裂能と増殖能をもつ。また中間体 intermediate form(IF)は、RBからEBへ転換成熟する過程である。このように宿主のエネルギーを利用して増殖成熟するため、細胞内移行に優れた薬剤でないと効果がない。

II・*C. trachomatis* による感染

クラミジア・トラコマティス感染症として、眼瞼結膜炎の認識は古いものであるが、sexually transmited disease(STD)としての尿道炎、前立腺炎、子宮頸管炎、子宮内膜炎、子宮付属器炎、骨盤腹膜炎、肝周囲炎(Fitz-Hugh-Curtis症候群)、咽頭炎などが明らかになったのは1970年以降のことである。

母子垂直感染として出生時の産道感染の結果、新生児の封入体結膜炎と新生児肺炎がある。新生児封入体結膜炎は通常5〜14日齢の間に発症し、この後に結膜炎の治療を怠ると、やがて気道から肺へ感染が広がり新生児肺炎となる(表2)。生後30〜50日後に哺乳力低下、体重増加不良、痙性咳嗽などの症状で気づかれる。6カ月齢以降での報告はない。遷延性の無熱性肺炎であり、胸部X線写真では両側びまん性の間質性肺炎像ないし斑状の淡い浸潤影、過膨張所見を呈する。基礎疾患のない乳児では重症化は稀という。末梢血では好酸球増多($400/mm^3$以上)が認められる[1]。鼻腔窩や咽頭から粘膜細胞を拭い取り抗原検査を行う。新生児では母体由来の移行抗体の存在を考慮すると、IgG抗体の診断意義は低く、また結膜炎などの表在感染ではIgM抗体の産生は低い。

表 2. クラミジアによる呼吸器感染症の臨床像の比較

	C. trachomatis トラコーマ・クラミジア	C. psittaci オウム病クラミジア	C. pneumoniae 肺炎クラミジア	Simkania Z クラミジア様微生物
潜伏期	30〜50	7〜14日(10日)	3〜4週	?
発熱	平熱	高熱	平熱〜微熱	高熱
乾性咳嗽	あり	あり	遷延傾向	あり
白血球数	増多なし	増多なし 〜軽度上昇	半数例で 10,000/mm³以上	4例中2例で 10,000/mm³以上
好酸球増多	しばしば 400/mm³以上	増多なし	増多なし	増多なし
GOT/GPT上昇	上昇なし	半数例で上昇	上昇なし	4例中1例で GOT上昇

III・C. psittaci による感染

オウム類を感染源とするため psittacosis (オウム病) と呼ばれるが、オウム類に限らずクラミジア・シッタシに感染しているインコなどほかの鳥類の排泄物からも経気道感染を起こすため、ornithosis (トリ病) という呼称が望ましい。通常ヒトからヒトへの感染はない。稀に濃厚接触した医療従事者への感染、院内感染症としての流行の報告がある。石田らの起炎菌の検討では[2]、市中肺炎患者の2%がオウム病であったという。

診断はトリとの接触歴の把握が重要である。トリを飼育していれば診断は容易であるが、ペットショップや動物園へ行ったかなど短期の接触も問題となるため詳細を聞き出す必要がある。飼育しているトリの健康状態もチェックすべきで、死んでいる場合には疑いは濃厚となる。

7〜14日(10日前後)の潜伏期間の後、乾性咳嗽、38℃を超える高熱、倦怠感で発症する (表2)。インフルエンザと間違える症状を呈することがある。急性肺損傷/成人呼吸促迫症候群 (ALI/ARDS) を合併する場合がある。肺外病変として、肝脾腫 (約半数例でGOT、GPTの上昇)、脳炎、髄膜炎、心筋炎に注意が必要である。高齢者では播種性血管内凝固症候群 (DIC) の進展が問題になることがある。

● **注意点　オウム病、鳥飼病、肺真菌症**
　トリと接触歴がある場合には、クラミジア・シッタシの感染によるオウム病のほかに、トリとの接触によるアレルギー疾患として、鳥飼病 (過敏性肺炎の一種) を考慮する。トリの血清蛋白や糞中の異種蛋白が抗原となり、免疫複合体や感作Tリンパ球の作用により、間質性肺炎 (胞隔炎)、細気管支炎が引き起こされる。また、ハトをはじめとする鳥類の糞中で増殖したクリプトコッカス・ネオフォルマンスを吸入すると起こる感染症、肺クリプトコッカス症がある。

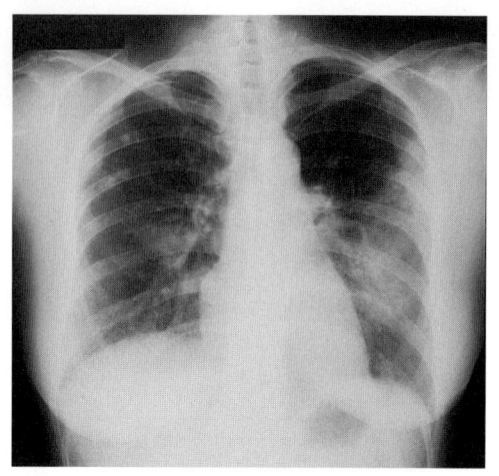

図 3. 40歳、女性、オウム病
発熱で受診。インコ 6 羽飼育し、うち 2 羽死亡。
WBC 8,700/mm³、CRP 31.5 mg/dl

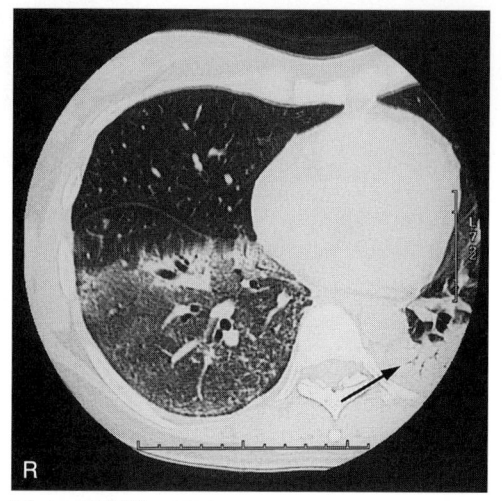

図 4. 同症例の HRCT
右肺野はスリガラス影、左下肺野に濃い肺野濃度の上昇(→)

　赤沈亢進、CRP 陽性を呈するが、一般に白血球数増多は著明でなく正常範囲にとどまることが多い。胸部 X 線写真上、淡い浸潤影が肺門から下肺野へ放射状に拡がる像をみることが多い。粒状陰影、結節状陰影、区域性または大葉性の均等影のこともありうるが、特徴的なことは、理学所見により予想される以上の範囲で異常陰影が認められることである。劇症で死亡も報告がある。

　提示した症例でも理学的には左肺野で crackles を聴取したのみであったが、胸部 X 線単純写真(図 3)では、左中肺野に濃い浸潤影を認めるのに加え、両側中下肺野にスリガラス影が存在している。胸部 CT 像(図 4)での右肺野のスリガラス影はかなり広範囲に拡がっている。同じ非定型肺炎の臨床像を呈するマイコプラズマ肺炎では、これほどの広範なスリガラスを示すことは少なく、また高分解能 CT では、気管支肺動脈周囲間質の系統的肥厚とその周囲の斑状影、細気管支炎の存在に対応した小葉中心性粒状影や分岐線状影(Y-shaped opacity)などが認められうる点[3]が、オウム病と異なる点である。

　診断は、トリとの接触歴を把握することであるが、約 20%の症例で接触歴が不明である。C. psittaci 抗原に対する補体結合反応(CF)による血清診断が簡便である。しかしこれは主に属特異抗体を測定しているため、他のクラミジアでも陽性になりうる。このため種の特定ができる micro immuno-fluorescence test(micro-IF 法)が有用である。急性期と回復期のペア血清で 4 倍以上の上昇があれば確定診断となる。1 回の検査で 32 倍以上の高力価であれば強い疑い例としてよい。抗体価は発症から 4 日からゆっくり上昇するが、治療により抗体価の上昇が遅れることは銘記すべきである。

Ⅳ・C. pneumoniae による感染

　クラミジア・ニューモニエ(肺炎クラミジア)は、ワシントン大学の Grayston らの研究の結果、1989

年に第3のクラミジア種として確立した。1999年になり C. pneumoniae は Chlamydophila pneumoniae と改名された（図1）。ヒトを自然宿主としており飛沫感染によりヒトからヒトへと感染が広がる。疾患としては扁桃炎、急性副鼻腔炎、中耳炎、急性気管支炎、慢性呼吸器疾患の急性増悪、肺炎などがある。本邦での市中肺炎に占める頻度は、6〜7%前後と欧米と同様に高頻度であるという。

　本症の特徴として、①感染力はあまり強力でなく潜伏期も3〜4週と比較的長い（表2）、②肺炎例では、マイコプラズマによる場合よりも高齢者に多い傾向がある、③ほかの病原菌との混合感染が多い、④約半数例で白血球数は10,000/mm³以上である（おそらく③と関連）、⑤IgG抗体保有率が一般健常人においても半数と高率である、などが挙げられる。

　③については多くの報告があり、62例の肺炎クラミジア感染症を検討した Miyashita らの報告[4]では、22例（35.5%）に複数菌が検出され、内訳は S. pneumoniae 10例、M. pneumoniae 6例、H. influenzae 6例、Staphylococcus aureus 4例、Moraxella catarrhalis 2例、L. pneumophila 1例（以上のうち7例は2種検出）であったという。このように複数菌感染が高率であることは、C. pneumoniae 単独例と複数菌感染合併例では、臨床症状、理学所見、検査所見、胸部X線所見が相違する可能性を示唆する。実際に両者を比較した報告[5]では、単独例と複数菌感染例において、平均年齢はそれぞれ48.4歳：70.8歳、白血球数はそれぞれ8,200：12,600、CRPはそれぞれ7.36：29.4であった。すなわち複数菌感染例では共存する細菌性肺炎の臨床像に類似しているという。このことから、市中肺炎診療に対するガイドライン（日本呼吸器学会）の中で示された「細菌性肺炎群と非定型肺炎群の鑑別」の提言は、あくまでマイコプラズマやクラミジア単独感染症の指針として解釈すべきである。実際、マイコプラズマ肺炎の診断指針として有用であると報告されている。

　55例の肺炎クラミジア症例の画像所見を解析した結果[6]でも、間質性肺炎像（16例）、肺胞性陰影（22例）、両者の混合像（9例）とさまざまであったが、これも混合感染例を分けると異なった結果になるものと推定される。しかしながら、病変の強い部位に眼を奪われず病変の軽い部位に注目することにより、スリガラス状陰影や skip lesion を指摘できれば（図5）、非定型肺炎を疑う根拠となる。

　診断のためには、C. pneumoniae の分離、抗原検出や遺伝子診断および血清抗体価測定法が利用されるが、これらの測定を同時に行ったときの陽性の一致率は決して高くないことが知られている。この理由として宮下ら[7]は、無症候感染や慢性感染を起こしやすく、持続保菌者が存在することを指摘している。すなわち、培養陽性例やPCR陽性例が必ずしも病原性を有するわけではなく、C. pneumoniae の病原体検出の意義は C. trachomatis や C. psittaci の場合と異なるという。

> ● メモ　肺炎クラミジアと動脈硬化症
>
> 　動脈硬化症と C. pneumoniae の関連は、Saikku らによるフィンランド人の集団を対象とした血清学的研究から明らかにされた。1999年 New England Journal of Medicine に「動脈硬化は炎症性疾患である」という総説が掲載されたことからも理解されるように、血管壁の炎症が注目されており、その炎症を起こす一因として C. pneumoniae の感染が検討されている。以来多くの報告が相次ぎ、動脈硬化の原因としての関与を直接証明するため、抗生物質を用いた大規模臨床試験が始まっている。

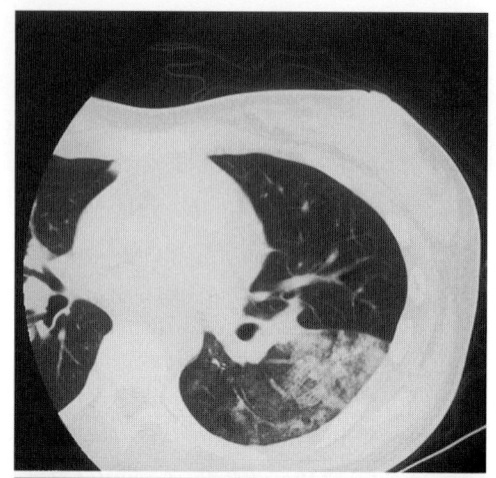

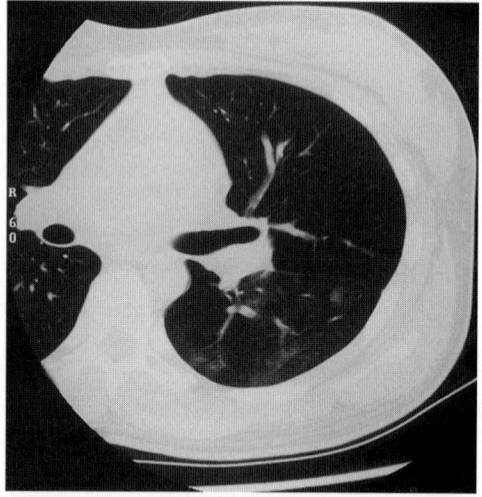

図 5. 17歳、女性　肺炎クラミジア 38.5℃の発熱
WBC 6,800/mm³、CRP 2.3 mg.dl
気管分岐部の下のスライスでは、skip lesion が認められる。

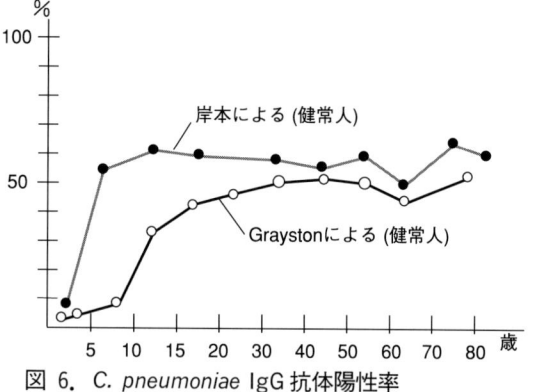

図 6. C. pneumoniae IgG 抗体陽性率
（岸本寿男：医薬ジャーナル 34：108, 1998 より一部改変して引用）

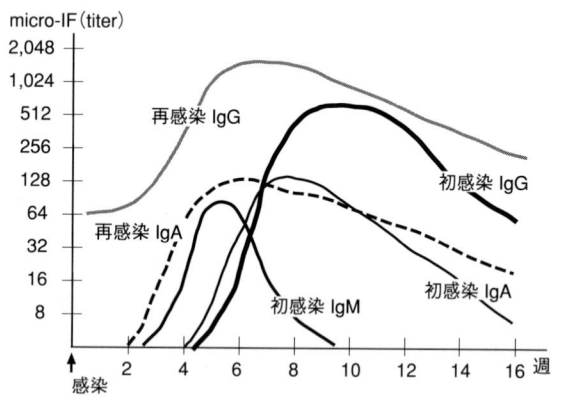

図 7. C. pneumoniae 感染症の血清抗体価推移パターン
（岸本寿男：LABEAM 10：1, 1998 より引用）

　一方、血清中の抗体価測定はその簡便性から現在でも汎用されているが、問題点が多くこの点を熟知したうえで利用する必要がある。それは、①感染後の抗体価上昇に時間を要し 6〜8 週を必要とする場合も多い、②早期治療例では抗体価の上昇が阻害される、③ほかのクラミジアとの交叉反応もありうる、④IgM 抗体価の測定キットは、2003 年 1 月の時点ではまだ一般臨床で利用できない、⑤本邦での検討では、IgG 抗体の陽性率は 5 歳以降で急激に増加し（図 6）、また高抗体価が持続する例（図 7 のようにおそらく再感染による）が存在するため、シングル血清での診断には問題を残している、などである。シングル血清での診断はすべきでないという意見もあるが、実地臨床ではペア血清の検討は難しいことが多く、この点は解決すべき重要な問題である。岸本らの ELISA 法による急性感染の診断基準案[8]を、表 3 に示す。

表 3. *C. pneumoniae* 急性感染症診断基準
HITAZYME C. pneumoniae（日立化成）

確診	シングル血清	IgM	ID≧1.00
	ペア血清	IgG	ID 1.35 以上の上昇
		IgA	ID 1.00 以上の上昇
疑診	シングル血清	IgG	ID≧3.00
		IgA	ID≧3.00

（文献 8）より一部抜粋して引用）

V・クラミジア・シムカニアについて

　この種のクラミジアについては、1993 年 Kahane らによって最初に報告された[9]。報告のほとんどが彼ら（イスラエル）からのもの[10,11]である。ほかのクラミジアとは 83%、リケッチアとは 73% の 16 S リボゾーム RNA の相同性があるという。大人の市中肺炎、幼児における急性細気管支炎、COPD における急性増悪因子としての意義が検討されつつあるが、その臨床的意義は今後の課題である。表 2 にその臨床像をまとめた。

VI・治療法

　クラミジアの薬剤感受性は、*C. trachomatis*、*C. psittasi*、*C. pneumoniae* の間で大きな差はない。クラミジアは細胞壁をもたないため、細胞壁合成阻害作用で薬効を発揮するペニシリン系やセフェム系は無効である（RB の時期がもつ細胞壁には作用するが、一時的であるため効果がない）。蛋白合成阻害薬であるアミノ配糖体も無効である。また、宿主のエネルギーを利用して増殖成熟するため、細胞内移行に優れた薬剤でないと効果がない。細胞内の移行に優れた抗菌剤として、テトラサイクリン系（ミノマイシン、ドキシサイクリン）、マクロライド系（クラリスロマイシン、ロキシスロマイシン、アジスロマイシン）、ニューキノロン系（トスフロキサシン、スパルフロキサシン、レボフロキサシン）がある。妊婦や小児ではマクロライド系が第一選択薬となる。

●注意点

　クラミジアでは特殊な増殖様式をし、また上皮細胞内で持続感染をすることが多いため、10〜14 日の長期治療をする必要がある。点滴注射にて経過が順調であれば、1 週後から経口投与にすることもしばしば行われる。

（千田金吾）

文献

1) Baumgart S, Spitzer AR, Polin RA : Pneumonias of the newborn period and infancy. The pneumonias, Levison ME(ed), p 167-181, John Wright・PSG Inc, USA, 1984.

2) 石田 直：クラミジア肺感染症の臨床．呼吸 21：228-233, 2002.
3) Reittner P, Muller NL, Heyneman L, et al：Mycoplasma pneumoniae pneumonia ; Radiographic and high-resolution CT features in 28 patients. Am J Roent 174：37-41, 2000.
4) Miyashita N, Fukano H, Okimoto N, et al：Clinical presentation of community acquired chlamydia pneumoniae pneumonia in adults. Chest 121：1776-1781, 2002.
5) Miyashita N, Saito A, Kohno S, et al：Community-acquired chlamydia pneumoniae pneumonia in Japan ; A prospective multicenter community-acquired pneumonia study. Inter Med 41：943-949, 2002.
6) McConnell CT, Plouffe JF, File TM, et al：Radiographic appearance of Chlamydia pneumoniae (TWAR strain) respiratory infectons. Radiology 192：819-824, 1994.
7) 宮下修行, 深野浩史, 松島敏春：Chlamydophila (Chlamydia) pneumoniae 肺炎の臨床像．呼吸 21：898-903, 2002.
8) 岸本寿男：肺炎クラミジア感染症．最新医学 213：723-766, 1999.
9) Kahane S, Gonen R, Sayada C, et al：Description and partial characterization of a new chlamydia-like microorganism. FEMS Microbiol Letters 109：329-334, 1993.
10) Lieberman D, Kahane S, Lieberman D, et al：Pneumonia with serological evidence of acute infection with the chlamydia-like microorganism "Z". Am J Respir Crit Care Med 156：578-582, 1997.
11) Lieberman D, Dvoskin B, Lieberman D, et al：Serological evidence of acute infection with the chlamydia-like microorganism Simkania negevensis (Z) in acute exacerbation of chronic obstructive pulmonary disease. Eur J Clin Microbiol Infect Dis 21：307-309, 2002.

CHAPTER 25 レジオネラ肺炎

◆要旨◆

　レジオネラ症は新興感染症の1つであり、わが国ではいわゆる感染症新法で第4類感染症に指定され、全国的なサーベイランスが行われるようになった。わが国では温泉入浴後の発症が最も頻度が高く、冷却塔や24時間風呂による感染の報告は比較的少数であった。平成11年には温泉利用入浴施設用防除指針が出されたが、その後も散発的に集団感染の報告がみられている。急速に進行する呼吸不全が本症の特徴であり、迅速な診断が求められ尿中抗原検査やPCR法などが有用である。

◆はじめに◆

　レジオネラ症はいわゆる新興感染症の1つである。新興感染症（Emerging infectious diseases）とは「過去20年の間に、それまで明らかにされていなかった病原体に起因した公衆衛生上問題となるような新たな感染症」と定義されている。1976年米国フィラデルフィア市内で221人が原因不明の肺炎に罹患し、うち29名が死亡した。その後のCDCの調査によりこの集団感染の病原体が新たな細菌であることがわかり *Legionella pneumophila* と命名された[1]。レジオネラ属は湖沼、土壌などに棲息するブドウ糖非発酵グラム陰性桿菌であり、ヒトや動物の粘膜、皮膚に常在することはない。感染は空調施設や給湯施設などから生成されるエアロゾルが肺内に吸入されることにより生じる。本症はわが国では報告例が少なく稀な疾患と考えられていたが、われわれが平成8年に報告して以来[2]温泉施設における集団感染例の報告が続いている。平成11年温泉利用入浴施設者用防除指針が出され塩素注入、加温などの対策が勧告されたが[3]、平成14年宮崎県日向市でわが国最大の集団発生例が報告され、より徹底した対策が必要である。

I・病原体

　レジオネラ属菌は湖沼、土壌に広く棲息するグラム陰性桿菌であり、40菌種以上、血清型は64のレジオネラ属菌が知られている。レジオネラ属菌の中でもヒトへの感染が報告されている中で *L. pneumophila* が90%と最多であり、15の血清型のうち血清型1が60%と最も多く、そのほかに4型、6型の感染が多いといわれている。レジオネラ属菌は環境水中ではアメーバや原生動物に貪食されても殺菌されず宿主の体内で分裂、増殖する。またバイオフィルムを形成し塩素消毒などにも抵抗性を示す。

Ⅱ・感染経路

　ヒトや動物への持続感染の報告はなく、もっぱら本菌で汚染された環境水を吸入することにより発症すると考えられている。厚生省の感染症発生動向調査によれば平成11年4月から平成12年7月までに報告されたレジオネラ症145例のうち、感染源が推定できた69例中52例(75.3%)が温泉、公共入浴施設によるものであった[4]。平成11年4月以降の患者数は平成12年が154名、平成13年が87名、平成14年が168名となっている。欧米では旅行と関連した発症が多くTravel associated Legionnaires' diseaseと呼ばれている。

1）冷却塔

　1976年のフィラデルフィアにおける集団発生は、空調施設の冷却塔より生成されたエアロゾルが、空気取り入れ口より吸入され、ホテルの室内に持ち込まれたためであった。わが国では冷却塔によるポンティアック熱の集団発生例が報告されているのみであるが、欧米ではしばしば冷却塔により集団発生が報告されている。

2）循環式浴槽

　循環式浴槽とは浴槽中の湯を循環させ細菌や垢などをフィルターで濾過し、フィルター中に増殖した微生物により浄化を行うものである。わが国では薮内らがレジオネラ属菌の検出を報告し、その危険性を指摘していた。わが国では老人施設や病院で循環式浴槽による感染が報告されている。欧米では過流浴（気泡を発生させる浴槽）を用いた循環式浴槽による集団発生が報告されている[5]。

3）温泉施設

　わが国では24時間風呂や、温泉水からレジオネラ属菌が検出されることが既に報告されていたが、平成8年に岩手県で、平成12年には静岡、茨城両県の温泉施設で集団発生が相次いで報告された。静岡県掛川市の温泉施設では23名の感染が確認され、うち2名が死亡し、茨城県石岡市では26名の感染が確認され、うち3名が死亡した。また平成14年6月から7月にかけて宮崎県日向市で感染者34名、死者7名という大規模な集団感染が起きたことは記憶に新しい。日向市の事例では開業間もなく、掛川市、石岡市でも開業から約2カ月で集団感染が起きており、これらの事例から温泉施設はレジオネラ属菌の増殖に好適であり、かつ集団発生が生じ得ること、給湯設備の老朽化とは必ずしも関連しないことが示唆される。日向市の事例では開業直後より患者が発生しており、開業に備え貯湯槽に数日間湯を貯留させていたことが誘因となったと考えられた。われわれは岩手県で発生した事例で貯湯槽よりレジオネラ属菌を検出し、循環式浴槽のみならず、貯湯槽も感染源となり得ることを示したがこの経験が十分生かされなかったことは残念でならない。日向市の施設は平成14年6月21日から営業停止となった7月24日まで延べ約1万9千人が利用しており、わが国においてはこの種の温泉施設が最大の感染源といえる。平成11年温泉利用入浴施設者用防除指針が出され塩素注入、加温などの対策が勧告されたが[3]、今回の集団発生を教訓とし、より徹底した対策が望まれる。

4）河川、修景用水

噴水やスプリンクラーなどを感染源とした集団発生例が欧米では報告されている。わが国でも噴水など修景用水からレジオネラ属菌は検出されるものの感染の事例はない。最近われわれは河川での溺水後にレジオネラ肺炎を発症し、また河川からも L. pneumophila を検出し、河川においても本菌が増殖し、感染源となり得ることを報告した[6]。

5）土壌、腐葉土

土木作業、造園業など土壌由来のレジオネラ属菌により発症することが知られている。輸入された腐葉土が感染源と考えられる L. longbeachiae による重症肺炎が報告されている[7]。

【臨床症状】

ポンティアック熱(Pontiac fever type)とレジオネラ症(pneumonia type)に大別される。ポンティアック熱はレジオネラ属菌の死菌の吸入により発症するといわれており、潜伏期は24〜48時間と短い。罹患率は90%と高率である。症状は悪寒、頭痛、発熱、乾性咳など感冒様症状で特別な治療は要せず、1週間以内に症状は消失する。レジオネラ症は潜伏期が2〜10日、発熱は高度であることが多く、2割近くで40度以上の高熱が認められるという。下痢は25〜50%の患者で認められ、腹痛、嘔気などの消化器症状も10〜20%の患者で認められる。また頭痛、ふらつき、不穏などの精神神経症状も伴うことが多い。咳嗽や膿性痰など細菌性肺炎の中では軽度であることが多い。胸痛は胸膜炎の合併が示唆される。

Ⅲ・検査所見

胸部X線写真の変化は、一側(多くは下葉)の淡い浸潤影から始まることが多い。陰影は胸膜近くに認められることが多く肺梗塞と誤ることがある。陰影は数日の経過で急速に拡がり肺胞性陰影となる。胸水貯留は多くの症例で認められ、空洞、膿瘍形成も時にみられる。生化学検査では低ナトリウム血症がしばしば認められる。

Ⅳ・診断

急速に進行する低酸素血症、セフェム系、アミノグリコシド系抗生物質が無効な肺炎では本症を疑う。通常の培地や血液寒天培地には増殖せず、BCYE-α、WYO培地など特殊培地でのみ発育を認める。喀痰のグラム染色では、通常の細菌性肺炎に比べ、好中球が少ないことが多く、菌そのものは染色されにくい。胸水や気管支肺胞洗浄液では多型性の淡く染まるグラム陰性桿菌として認められることがある。以前は血清学的な診断がなされることが多かったが、血清診断は抗体価上昇に4〜8週かかること、重症例では抗体価の上昇がみられないことがあるため、最近は尿中抗原や喀痰、気管支肺胞洗浄液などのPCRが診断に用いられている。尿中抗原キットはL. pneumophila NOW(Binax)およびBiotestが入手可能である。感度、特異性は両キットともほぼ同程度である。抗生物質治療後も

長期間尿中抗原が陽性となることが報告されている。いずれも *L. pneumophila* 血清型1に特異的であり、その他のレジオネラ属菌とは反応しない。

V・治療および予後

　細胞内寄生性があること、βラクタマーゼを産生することから、ペニシリン系、セフェム系、アミノグリコシド系抗生物質は無効である。マクロライド系、ニューキノロン、テトラサイクリン系抗生物質の有効性が報告されている。重症例ではリファンピシンとエリスロマイシンの併用が行われる。本症は人工換気を要することが多く、ほかの市中肺炎に比べ死亡率が高い。早期に治療を開始すれば救命し得るとの報告があり、喀痰のグラム染色や通常の細菌培養で有意の細菌を認めない場合は、マクロライド系やニューキノロン系抗生物質からなるエンピリックな治療を開始すべきである。

VI・症例提示

1）症例1

　50歳、男性。トラック運転手。アルコール性肝障害の既往あり。発熱、咳嗽を主訴に近医を受診し細菌性肺炎の診断でセフェム系抗生物質を投与されたが症状は改善せず当センターに搬送された。胸部単純写真では両側の肺胞性陰影を認め（図1）、胸部CT上少量の胸水貯留を認めた（図2）。ふらつき、軽度見当識障害などの神経症状あり、発症直前までほぼ毎日温泉施設を利用していたことからレジオネラ肺炎を疑いマクロライド系抗生物質を投与したところ治癒した。ほかにも2名の肺炎患者が発生し、温泉施設の浴槽などから *L. pneumophila* 血清型1が高濃度で検出された。

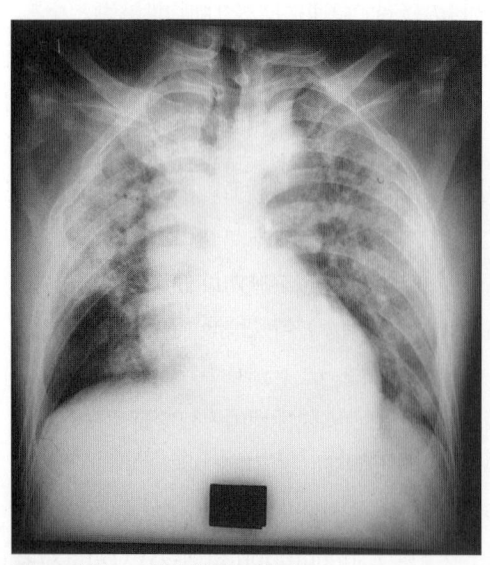

図1．症例1の胸部単純X線写真
両側肺に拡がる肺胞性陰影。

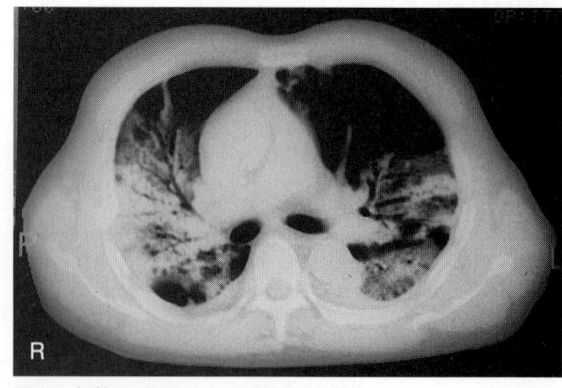

図2．気管分岐部レベルの胸部CT像
右中葉および両側下葉にエアブロンコグラムを伴う浸潤影を認める。少量の胸水貯留を認める。

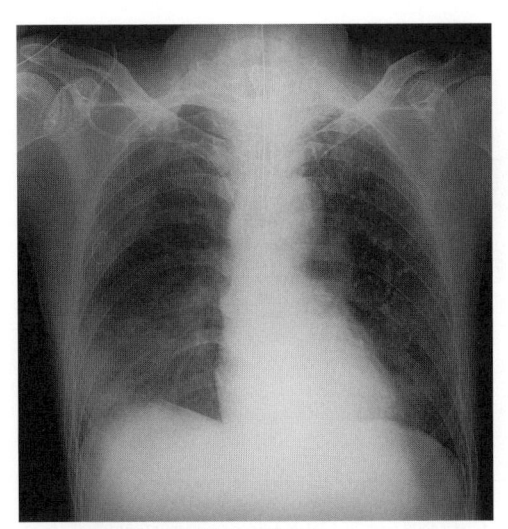

図 3. 症例 2 の胸部単純 X 線写真
右下葉にエアブロンコグラムを伴う淡い浸潤影を認め、左下葉にも心陰影に接し淡い浸潤影を認める。

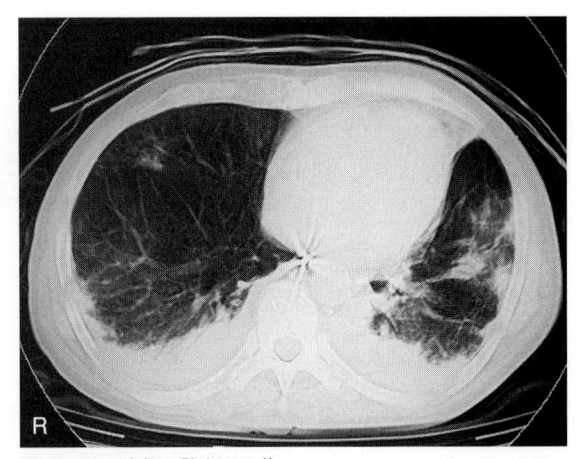

図 4. 同一症例の胸部 CT 像
両側下葉の背側に浸潤影を認める他小葉中心性の陰影も混在している。

2）症例 2

　年齢不詳男性。河川で溺れているところを通行人が発見し救急隊員が心肺蘇生を行いつつ当センターへ搬送した。搬送時の肺水腫が軽快した後に両側下葉に浸潤影が出現し（図 3、4）、尿中抗原および気管支肺胞洗浄液（BALF）で PCR 法により *L. pneumophila* 血清型 1 が増幅された。マクロライド系抗生物質の投与により治癒した。河川から *L. pneumophila* が検出され溺水により発症したと考えられた。

◆おわりに◆

　レジオネラ属菌は土壌、河川、冷却塔など広く生息している。わが国では温泉施設による感染が最も多く集団発生例が散発しているが、造園業やゴルフなどで発症した例も報告されており、河川、湖沼での溺水も誘因と成り得る。急速に進行する呼吸不全が本症の特徴であり、精神神経症状や消化器症状を伴うこともある。診断の遅れは予後を悪化させるため PCR 法や尿中抗原など迅速診断法を用い、本症が疑われる場合はエンピリックな抗生剤療法を開始すべきである。

（中舘俊英、山内広平、井上洋西）

文献

1) Fraser DW, Tsai TR, Orenstein W, et al：Legionnaires' disease：Description of an epidemic pneumonia. N Eng J Med 297：1189-1197, 1977.
2) 中舘俊英、山内広平、井上洋西：温泉を感染源としたレジオネラ肺炎の集団発生例．日本呼吸器学会誌 37：601-607, 1999.
3) 改訂・レジオネラ属菌防除指針；温泉利用入浴施設用．
4) レジオネラ症；1999.4～2000.7．病原微生物検出情報 21：186-190, 2000.
5) Jernigan DB, Hoffmann J, Cetron MS, et al：Outbreak of Legionnaires' disease among cruise-ship passengers exposed to a contaminated whirlpool spa. Lancet 347：494-499, 1996.
6) 中舘俊英、ほか：河川溺水後に発症したレジオネラ肺炎の一救命例．日本救急医学雑誌 915-924, 2002.
7) 岡崎美樹、小出道夫、斉藤 厚：造園業者に発症した *Legionella longbeachae* 肺炎の 1 例．感染症学雑誌 72：1076-1079, 1998.

CHAPTER 26 ウイルス性肺炎

I・分類

　ウイルス性肺炎は大きく2つに分けることができる。1つは主に呼吸器を標的とする呼吸器系ウイルスによる肺炎で、もう1つは呼吸器以外も含めた全身臓器を標的とする系統的ウイルスで、全身感染症の合併症としてみられる肺炎である。前者の呼吸器系ウイルスにはインフルエンザウイルス、アデノウイルス、RSV（respiratory syncytial virus）、パラインフルエンザウイルスなどがある。後者の系統的ウイルスにはサイトメガロウイルス、水痘・帯状疱疹ウイルス、単純ヘルペスウイルス、麻疹ウイルスがある。

　また、他の分類として、純粋にウイルスのみによる感染である純ウイルス型肺炎、細菌との混合感染が存在する細菌混合型肺炎、さらにインフルエンザウイルスが感染した後に細菌肺炎が発症する続発性細菌性肺炎に分ける場合がある。この分類はインフルエンザウイルス感染症で使われることが多く、頻度の高いタイプは細菌混合型肺炎、続発性細菌性肺炎である。それぞれの特徴を表1に示した[1]。

表1. インフルエンザ肺炎の病型分類と特徴

		純ウイルス性肺炎	細菌混合型肺炎	二次性細菌性肺炎
	臨床経過	高熱、筋肉痛、全身倦怠感に続いて咳、呼吸困難の進行、痰は少量で透明～白色	高熱、筋肉痛、全身倦怠感に続いて、咳、痰の増加、呼吸困難出現、痰は黄色～緑色	高熱、全身倦怠感が軽快後数日～1週間後に再発熱、咳、膿性痰（緑色、錆色）呼吸困難出現
喀痰	炎症細胞診（パパニコロウ染色）	脱落線毛上皮細胞 +～++ マクロファージ　+～++ 好中球　　　　　±～+	脱落線毛上皮細胞 ±～+ マクロファージ　±～+ 好中球　　　　　+～++	脱落線毛上皮細胞 −～± マクロファージ　−～± 好中球　　　　　+++
	細菌（グラム染色）	−～+	++～+++	+++
	細菌培養	常在細菌	病原細菌	病原細菌
	ウイルス分離	+	+	−
	胸部X線所見	一般に両側性に線状網状影スリガラス様陰影などの間質性肺炎像を呈することが多い	浸潤影が中心であるが間質性陰影を混在することあり	浸潤影
	抗菌化学療法効果	−	±～+	+

（文献1）より引用）

一般にウイルス肺炎は乳幼児、高齢者、免疫低下状態で発症することが多い。しかし、肺炎を発症するウイルスは多種類にわたり、診断の困難性などから、真の頻度は不明な場合が多い。本稿ではウイルス肺炎の中で、インフルエンザウイルス、アデノウイルス、RSV、サイトメガロウイルス、水痘・帯状疱疹ウイルス、麻疹ウイルスについて主に述べることにする。

II・ウイルスの特徴および感染様式

一般に、ウイルスは直径、1/10,000ミリの大きさで、細菌やカビなどの微生物と異なり、生きた細胞の中でのみ増殖できる病原微生物である。ヒトに感染した場合は、鼻腔や咽頭粘膜などの上気道の上皮細胞に結合、さらに細胞内に侵入し、その中で増殖する。また、場合によっては下気道へ感染が達し、肺炎を起こしたり、血液中に入り全身感染症を引き起こす。

1）呼吸器系ウイルス

❶ インフルエンザウイルス

インフルエンザウイルスはオルトミクソウイルスに属するRNAウイルスで、A、B、Cの3型がある。さらに、A型は血球凝集素（HA）とノイラミニダーゼ（NA）の2つの抗原性状によって亜型に分けられる。HAは15型、NAは9型存在し、理論的には、この組み合わせの数、亜型が存在する。しかし、実際はヒトに感染し、流行を起こすのはA(H1N1)、A(H2、N2)、A(H3、N2)型ウイルスである。感染経路は飛沫感染（メモ①）で、感染は上気道から下気道へ、また場合によっては肺まで達し肺炎を発症する。ヒト以外にもブタやトリなどに広く分布し、A型インフルエンザウイルスは人畜共通感染症としてとらえられている。A型、B型は数年から数十年単位で大流行がみられるが、C型はヒトに感染するが、大きな流行は起こさないとされている。

> **● メ モ① 飛沫感染・空気感染**
> 両方ともに、気道感染を起こす感染経路である。この2つの違いについて、少し述べることにする。水分と病原微生物を含む感染粒子からなる飛沫が空中で乾燥して、飛沫の中に含まれる感染性粒子になったものを飛沫核という（図1）。
> この飛沫核の吸入による感染を空気感染（飛沫核感染）と呼び、飛沫による感染を飛沫感染という。落下速度は簡単にいうと、直径が大きいもの、重いほど落下速度は早いので飛沫の方が落下速度は速くなる。つまり、飛沫は比較的大きく、重いため、約1m以上飛ぶことはできないが、飛沫核は軽いため遠くまで飛ぶことができる。飛沫感染としては、インフルエンザウイルス、マイコプラズマ、ジフテリア、ムンプスなどがある。空気感染を起こすものには、結核、麻疹、水痘、アスペルギルスなどがある。

❷ アデノウイルス（図2）

アデノウイルスは二本鎖DNAウイルスに属し、49の血清型がある。ヒトに高頻度に感染するのは1から7型であるが、最近、7型の感染症の頻度が増加している[2]。感染経路は糞口、飛沫感染、媒介物間接伝播である。

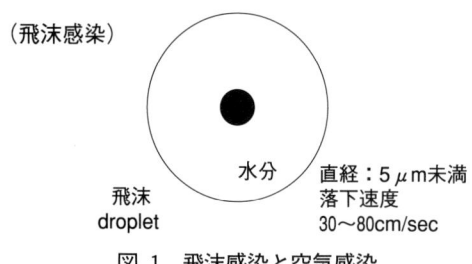

図 1. 飛沫感染と空気感染

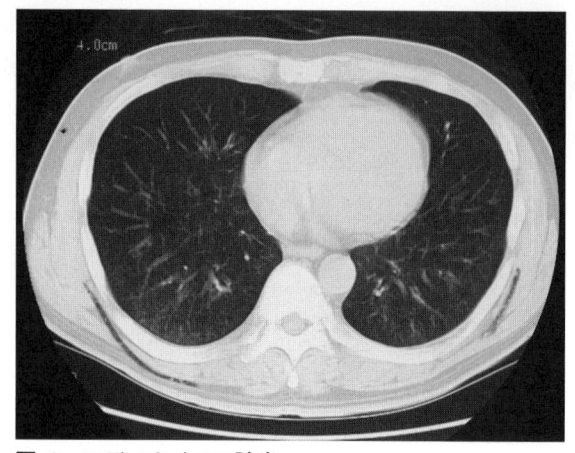

図 2. アデノウイルス肺炎
胸部 CT 写真。両側肺の背側優位に、非区域性のスリガラス状陰影、また粒状陰影が認められる。

❸ RSV

　RSV は一本鎖 RNA ウイルスで、パラミキソウイルスに属し、血清型は 1 つである[3]。RSV は伝染性が強く、飛沫感染による経気道感染を起こす。乳幼児において気管支炎、細気管支炎、肺炎など下気道感染症を発症させ、5 歳までに、血清抗体をほとんど保有するようになる。

2）系統的ウイルス

❶ サイトメガロウイルス

　サイトメガロウイルスは二重鎖 DNA ウイルスで、β ヘルペスウイルスに属する。サイトメガロウイルスはエンドサイトーシスによって細胞に感染し、ウイルスの DNA polymerase を合成して感染細胞の核内で増殖する。サイトメガロウイルスは唾液、腟頸管分泌液、精液、母乳、便、血液を介して感染し、健康成人の 70〜90％は既に感染し、高い血清抗体価を保有している。本ウイルスは感染後も生体の中で潜在感染が成立し、正常免疫力が保たれている場合にはなんら問題がないが、免疫力の低下時にウイルスは再活性化、血液中に出現し、肺を含める全身の臓器に散布される。

❷ 水痘・帯状疱疹ウイルス（図 3）

　水痘・帯状疱疹ウイルスによる初感染巣が水痘であり、小児期に発症し、その後、体内に潜伏したウイルスが種々の免疫抑制状態などを契機として再活性化されて出現した病態が帯状疱疹である。肺炎の発症はウイルスが白血球に感染し、血行性に肺に

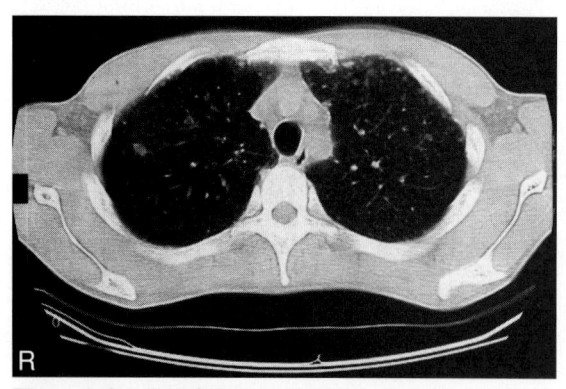

図 3. 水痘・帯状疱疹ウイルス肺炎
胸部 CT 写真。両側肺に小結節陰影、粒状陰影が認められる。一部に斑点状石灰化陰影もみえる。

達し、肺炎を起こすと考えられている。小児の水痘における肺炎合併は稀であるのに対し、成人で水痘を発症した場合、15～20%に肺炎を合併し、重症化しやすい。死亡率は10～20%に達するといわれている[4]。発疹が出現して1～5日後に肺炎症状が出現することが多い。胸部X線所見では、両肺のびまん性の結節状陰影を呈することが多い。

❸ 麻疹ウイルス

麻疹ウイルスはヒトの麻疹(はしか)の原因ウイルスで、パラミキソウイルス属に分類される一本鎖RNAウイルスである。本ウイルスの感染様式は患者が咳をしたときの飛沫や鼻汁などを介して健康人の気道や鼻粘膜に感染する。鼻粘膜の上皮細胞で増殖した後、所属リンパ節に達し、まず一次ウイルス血症を起こす。次にリンパ行性に扁桃、脾臓、全身リンパ節に波及し、さらに二次ウイルス血症となり、皮下の末梢血管炎を起こす。麻疹による肺炎は、ウイルス血症時に肺の感染症を起こし、肺炎となる。肺炎以外には中耳炎、脳炎もみられる。

Ⅲ・特徴的な症状、所見

[1] 純ウイルス肺炎

1) 呼吸器系ウイルス

呼吸器系ウイルスによる肺炎の一般的な経過は、咽頭痛、鼻汁、乾性咳嗽、発熱など上気道炎が先行して、次第に下気道、肺炎の症状が出現する。肺炎を発症すると呼吸困難、チアノーゼなどが出現するようになる。

❶ インフルエンザウイルス

ウイルスが上気道の上皮に侵入して、発症するまでの潜伏期間は平均2日(1～7日)である。インフルエンザウイルスは高齢者、免疫不全、呼吸器・循環器に慢性疾患を有するハイリスク患者(**表2**)に発症する頻度が高く、高齢化が進む本邦ではさらに発症頻度が高くなると考えられている[5]。症状として、咽頭痛は比較的少なく、高熱、頭痛、筋肉痛、関節痛など強い全身症状が先行するのが特徴的である。B型インフルエンザウイルスによる症状はA型とほぼ同様であるが、筋炎と消化器症状を起こす割合はB型インフルエンザウイルスの方が高い。高齢者と若年者で症状などの違いがあり、高齢者では筋肉痛、高熱の出現頻度が低い傾向にあり、咳、呼吸困難が主な症状のこともあるので、注意が必要で

表2. ハイリスク患者

1	高齢者
2	慢性呼吸器疾患患者(慢性気管支炎、肺気腫、陳旧性肺結核など)
3	慢性循環器疾患患者(心不全、僧帽弁膜症など)
3	代謝性疾患(糖尿病など)
4	腎疾患(慢性腎不全、透析患者など)
5	免疫不全状態(ステロイド長期使用、抗癌剤・免疫抑制剤使用、HIV感染患者など)

(文献5)より引用)

ある。

❷ アデノウイルス

アデノウイルス感染症では軽症の咽頭炎から重症の肺炎まで幅広い臨床像を示す[2]。重症肺炎は乳幼児に、稀に発症する。骨髄移植患者などの免疫不全状態で、肺炎を発症した場合、致死率は高くなる。

❸ RSV

RSVの潜伏期は4〜5日と考えられ、上気道炎から、気管支炎、細気管支炎、さらに肺炎を起こす。乳幼児の下気道感染症の30〜70%は本ウイルスが原因と考えられている。成人では肺炎発症は稀であるが、免疫力の低下した宿主では発症後重症化しやすく、死亡率も高くなる。

2）系統的ウイルス

系統的ウイルスによる肺炎では、上気道炎症状は比較的少なく、発熱、呼吸困難、頻呼吸、倦怠感などと感染した他臓器の症状などがみられる。

❶ サイトメガロウイルス肺炎

日和見感染症として発症することが多く、発熱、急速に進行する呼吸困難がみられ、重症感がより強く、予後不良である。肺病変は血液を通じて肺に拡がるため、両側でびまん性に認められる。近年、免疫力の低下を招く治療、状態（表3）が増加し、本ウイルスによる肺炎が増加している。

❷ 水痘・帯状疱疹ウイルス肺炎

皮疹出現後、数日を経過して肺炎が出現することが多く、皮疹を呈することなく肺炎を起こすことは稀である。

❸ 麻疹ウイルス肺炎

潜伏期は約10日である。青年期の成人で肺炎の発症が増加傾向にある。肺炎の重症度と皮疹の程度とは平行するといわれ、典型的な皮疹を呈する。しかし、免疫力の低下した宿主に発症した場合には皮疹を示さないこともある。

表3．サイトメガロウイルス感染症の危険因子

1. HIV感染患者
   HAARTによるHIVの治療開始前の患者
   CD4数　100 cells/mm³以下で、HCMV感染は顕性化しうる。
   CD4数　50 cells/mm³以下で、HCMV網膜炎の合併率は高くなる。

2. 骨髄・臓器移植後患者
   移植臓器により免疫抑制剤の使用程度が異なり、骨髄＞心・肺＞肝＞腎の順に重症。特に骨髄移植後120日は、HCMV肺炎発症のリスクが高く、発症時の致死率は高い。
   HCMV既感染者からHCMV未感染者への移植
   急性GVHDの合併、また重症化
   免疫抑制剤の2剤併用、特に大量のステロイドとアザチオプリンの併用

（文献8)より引用）

[2] 細菌混合感染型肺炎、続発性細菌性肺炎

症状は発熱、咳嗽、膿性痰、胸痛、呼吸困難などの症状があるが、特に細菌性肺炎であるので、純ウイルス肺炎と異なり、膿性の喀痰、白血球の増加などが特徴的である。続発性細菌性肺炎はインフルエンザ症状が軽快して1週間ほどして発熱、膿性痰、その他肺炎症状が再度出現してくる。

IV・診断・鑑別診断

ウイルスが起因菌となる感染は感染徴候や血液中の炎症反応である赤沈の亢進、CRPの上昇を認めるため、これらがウイルス以外の病原微生物による肺炎の鑑別点にならないことが多い。ウイルス感染症における特徴的な点について以下に示す。

インフルエンザウイルス肺炎は細菌性肺炎などより末梢血の白血球数増多は軽度で、白血球の分類ではリンパ球の比率が高く、異型リンパ球が出現することがある。逆に膿性痰や、白血球数の増加、核の左方移動を伴った好中球数の増加は細菌性肺炎をより強く疑う指標になる。胸部X線写真では典型例ではスリガラス状陰影、網目状陰影など間質性陰影が肺全体(非区域性)に認められることも鑑別点になるが、鑑別に苦慮することも多い。

診断には血清抗体価、培養、抗原検索がある。血清抗体価の推移で診断する場合では急性期と回復期(ペア血清)で抗体価が4倍以上高値となると陽性と判断する。しかし、この血清診断には迅速性がないため、治療を行う場合の判断材料としては使えない。現在、インフルエンザウイルスの診断については、インフルエンザ迅速診断キット(ラピッドビューインフルエンザA/B®、キャピリアFluA、B®など)として多種類が発売され、ベッドサイドでの判定を可能にしている(表4)[7]。これらは迅速性も優れ、15〜30分程度で結果を得られ、感度、特異度とも優れている。

● **ポイント**

症状の把握

　肺炎は、短時間に急激に悪化することがあるので注意を要し、その変化に気づき、対応できることが要求される。そのためにも全身状態、呼吸状態の観察が重要となる。

　a　全身状態の観察

　肺炎の重症度を判定する場合に、呼吸状態や頻脈、意識状態の観察が重要である。これにより肺病変の拡がり、つまり肺の換気機能を推測できる。さらに、食欲の有無や食事の摂取状態は緊急入院による治療の必要性を判断するうえで重要である。

　b　呼吸状態の観察

　歩行時や階段の昇降時の呼吸困難、チアノーゼの有無、会話可能か、頻呼吸になっていないか、起坐呼吸になっていないかなどを観察することが重要である。また、動脈血酸素飽和度(SpO_2)の測定も非侵襲的に行え、客観的な数字として呼吸状態をみることができ、有用である。

表 4. インフルエンザウイルス迅速診断キット

製品名	検出インフルエンザウイルス	原理	所要時間	販売
ディレクティジェン FluA	A型	EIA（膜フィルターを用いる）	15分	日本ベクトン・ディッキンソン
ラピッドビューインフルエンザ A/B	A、B型	イムノクロマト法	10分	住友製薬バイオメディカル
ジースタットフルーA＆Bキット	A、B型	インフルエンザウイルスのノイラミニダーゼ検出	25分	カイノス
インフル A・B-クイック「生研」	A、B型（鑑別）	サンドイッチ EIA	20分	デンカ生研
キャピリア FluA、B	A、B型（鑑別）	イムノクロマト法	15分	日本ベクトン・ディッキンソン
ディレクティジェン FluA＋B	A、B型（鑑別）	EIA（膜フィルターを用いる）	15分	日本ベクトン・ディッキンソン
エスプラインインフルエンザ A＆B	A、B型（鑑別）	EIA＋イムノクロマト法	15分	富士レビオ

EIA：酵素免疫法（enzyme immunoassay） （文献7）より引用）

　アデノウイルス、RSV の診断にはペア血清、PCR 法によるウイルス DNA の検出などがあるが、日常臨床では実用性のある酵素抗体法、免疫クロマトグラフィーなどを用いた特異度の優れた迅速診断法がある（アデノウイルス：アデノクロン®、RSV：テストパック® など）[3]。

　サイトメガロウイルス肺炎の胸部 X 線単純写真の特徴はびまん性のスリガラス陰影で、本症で頻度の多い陰影である。また、陰影の強さが軽い場合でも、強い低酸素血症が存在するので、注意が必要である。健康成人の 70〜90％で、血清抗体値が高値であるため、血清抗体価は診断に有用ではない。現在、診断にはシェルバイアル法、PCR 法やアンチジェネミア法が用いられることが多い。アンチジェネミア法は CMV 感染初期から検出される同ウイルスの構造蛋白である pp 65 に対するモノクローナル抗体を用いて、CMV 抗原陽性細胞を染色して証明する方法で、定量化ができる利点がある。シェルバイアル法は検体をヒト線維芽細胞に接触させて、感染細胞を CMV のモノクロナール抗体を用いて、CMV 抗原陽性細胞を証明する方法である[8]。

　麻疹では独特の臨床症状から診断される場合や血清抗体値（ペア血清）を用いた診断が主体であるが、肺胞洗浄液（BALF）をサンプルとした PCR の検出有用性が報告されている。胸部 X 線写真では肺門リンパ節腫脹がみられやすい。水痘・帯状疱疹ウイルス肺炎の診断も PCR などによる検討がなされているが、実際には急性期と回復期のペア血清などで診断されることが多い。胸部 X 線単純写真では病後に斑点状石灰化陰影が出現したとの報告がある。

V・予防・治療

❶ 対症的治療

　低酸素血症に対しては酸素投与や人工呼吸器の使用、免疫力の低下に対しては免疫グロブリンなどの輸液が行われる。細菌感染の合併がある場合には抗菌薬（メモ②）の投与がなされる。

● メモ②
抗菌薬
　以前は抗生物質と呼ぶことが多かったが、生物からではなく合成の抗細菌薬であるキノロン薬などが開発されるようになり、生物という言葉が奇異に感じられることがあり、抗菌薬や抗微生物薬と呼ぶことが多くなっている。

● ポイント
　ウイルス肺炎に抗菌薬が必要か、否かについては議論がある。一概にはいえないが、ウイルスによる上気道炎、気管支炎において、細菌性感染を伴っていない場合では抗菌薬は必要ない。しかし、肺炎の場合では、たとえ純ウイルス肺炎でも基礎疾患を背景に重症化したり、また高頻度に細菌性肺炎の合併があるため、抗菌薬の予防投与、ステロイド薬が処方されることもある。

❷ 抗ウイルス剤、ワクチン

　インフルエンザウイルス感染症は毎年流行がみられ、大きな社会問題となっているにもかかわらず、治療薬は限られ、対症薬のみであった。しかし、現在では有効な抗インフルエンザ薬が開発され、保険承認を得て、使用されるようになっている。

　日本ではパーキンソン病の治療薬として使われていたアマンタジン（シンメトレル®）はA型に対してのみ有効な薬剤で、成人と小児において予防効果と治療効果が証明されている。ノイラミニダーゼ阻害薬であるザナミビル（リレンザ®（吸入））[9]、オセルタミビル（タミフル®（経口薬））が開発され、これらの薬剤は症状が出現してから48時間以内に処方されると、A型とB型の両方に対して症状の軽減と合併症を減少させ、さらにこれらの薬剤には予防効果もある（**表5**）。

　インフルエンザウイルス感染の予防対策の1つに、インフルエンザワクチンがあり、予防効果を示し、高齢者における死亡率も減少させている。インフルエンザワクチン予防接種法が2001年に改正され、65歳以上の高齢者へのワクチン接種の一部が公費負担となっている。

　アデノウイルス、RSV感染症で、リバビリンの有用性が報告されているが、その効果については議論があり、まだ一般的ではない。また、インフルエンザウイルス、アデノウイルス、RSV肺炎では特に院内感染に注意する必要があり、患者が入院する場合には、可能な限り個室で治療を行うようにする[10]。個室管理が困難な場合でも、ハイリスク患者が同室にならないようにし、ベッドの間隔を1m以上離し、なるべく感染しにくいようにする。飛沫感染の予防にはマスク、うがいが、接触感染には手洗いが重要である。

　サイトメガロウイルスにはDNAポリメ

表 5. ノイラミニダーゼ阻害薬の比較

	zanamivir	oseltamivir
有効ウイルス	A、B型	A、B型
用法	吸入	経口
1日投与量	20 mg（4ブリスター）	150 mg（2カプセル）
投与回数	1日2回	1日2回
投与日数	5日間	5日間
作用部位	直接感染部位	血行→感染部位
耐性ウイルス	ほとんどない	1～4%
副作用	ほとんどない	消化器症状 軽度の下痢、吐気、嘔吐
予防効果	あり	あり

（文献9）より引用）

ラーゼを阻害するガンシクロビル(点滴静注用デノシン®)やホスカルネット(点滴静注用ホスカビル®)が投与される。これらの薬剤には重要な副作用が知られているので注意が必要である。ガンシクロビルには骨髄抑制、好中球減少、貧血、血小板減少などの副作用がある。ホスカルネットの副作用には腎毒症、低カルシウム、低マグネシウム、低リン血症などがある。また、水痘・帯状疱疹ウイルス、単純ヘルペスウイルス感染症では主にアシクロビルが使われる。日和見感染症として発症することの多いサイトメガロウイルス感染症などに対しては高力価の抗サイトメガロウイルス免疫グロブリンの投与も行われる。

> ● コ ツ
>
> インフルエンザウイルス感染の流行状況を知ることは重要で、インフルエンザ感染症の診断、患者への情報提供、また病院(医院・診療所)職員に注意を喚起する場合に必要となる。都道府県、市町村の衛生担当部局から提供される情報、また保健所に問い合わせることが必要な場合もある。全国的な情報は厚生労働省(http://www.mhlw.go.jp)、国立感染症研究所情報センター(http://idsc.nih.go.jp)などのホームページを利用することができる。

(中島正光、河野修興)

文献

1) 永武 毅:成人のインフルエンザ. 化学療法の領域 15:24, 2003.
2) 鈴木 宏:アデノウイルス. 化学療法の領域 15:31, 1999.
3) 堤 裕幸:RSVウイルス感染症. 小児内科 29:876, 1997.
4) Weber DM, Pellecchia : JA, Varicella pneumonia : Study of prevalence in adult men. JAMA 192 : 228, 1965.
5) 鈴木幹三:高齢者・ハイリスク群のインフルエンザ肺炎. 臨床検査 46:151, 2002.
6) Barker WH, Mulooly JP : Pneumonia and influenza deaths during epidemics ; Imprecations for prevention. Arch Internal Med 142 : 85, 1982.
7) 三田村敬子, 韮澤眞理, 菅谷憲夫:新しい検査法とその適正使用-簡便な迅速検査. 内科 90:824, 2002.
8) 山中ひかる, 岡 慎一:日和見感染としてのサイトメガロウイルス感染症. 臨床と微生物 29:265, 2002.
9) 柏木征三郎:zanamivirとoseltamivirの違い. 内科 90:839, 2002.
10) Sorvillo FJ, et al. An out break of respiratory syncytial virus pneumonia in a nursing home for the elderly. J Infect 9 : 252, 1984.

CHAPTER 27 弱毒グラム陰性桿菌性肺炎
《 クレブシエラ・大腸菌・セラチア・緑膿菌 》

◆はじめに◆

　弱毒グラム陰性桿菌による肺炎は基本的に健康成人でみられることはない。これらは、腸内細菌や環境菌であることが多いので、高齢者や免疫力低下の要因となる基礎疾患保有者で誤嚥などによる院内肺炎や種々のカテーテル留置症例での院内感染症の起炎菌となる。グラム陰性桿菌性肺炎における治療上の共通の問題点としては抗菌薬耐性とエンドトキシン産生があり、抗菌化学療法での十分な注意が求められる。また、肺炎発症メカニズムではほとんどが上気道粘膜（鼻咽腔）への病原菌付着・増殖が下気道感染症のファースト・ステップであることが明らかとなっている。特に、高齢者や免疫不全患者でのグラム陰性桿菌類の咽頭粘膜への付着率が増加することに留意すると、これらの菌付着をいかに日常的に防止するかに肺炎予防はかかってくる。ここでは、クレブシエラ、大腸菌、チラチア、緑膿菌の代表的グラム陰性桿菌について、その細菌学的特徴、有効な化学療法と注意点、予防やケアの要点について述べる。

I・グラム陰性桿菌性肺炎における各種病原細菌の細菌学的特徴と臨床像

[1] クレブシエラ

　肺炎桿菌[1]（*Klebsiella pneumoniae*）は歴史的な病原細菌として早くから認知されていたものである。1883年にFriedländerにより肺炎患者から分離され、Friedländer桿菌と命名された。古くは、健康成人にもみられる単独菌での重症肺炎であったが、1980年以降は本菌感染症に有効な多くの抗菌薬の開発により、院内肺炎や日和見感染症での起炎菌としてみられることが多くなった。*K. pneumoniae*はグラム染色では菌体周囲に厚い多糖体莢膜を有するやや大型のグラム陰性桿菌である。免疫力の低下を背景に重症肺炎となることがあり、エンドトキシン産生は臨床上本菌感染症で最も注意すべきである。クレブシエラ属でほかに臨床上重要なものに*K. oxytoca*、*K. ozoenae*などがあるが、いずれも*K. pneumoniae*に比べて病原性は弱く、菌交代で認められるものである。*K. pneumoniae*は腸内細菌であり、ペニシリナーゼを産生する病原菌という特徴を有する。したがって、ペニシリン登場以前には高齢者や大酒家での大葉性肺炎や肺化膿症の原因菌として、ペニシリン登場

後はペニシリン無効の肺炎あるいは菌交代によってみられることの多い院内肺炎の原因菌として認識されていた。然るに、わが国では1980年代以降、セフェム系、カルバペネム系やニューキノロン系などの広域抗菌薬が次々と登場して、これらの多くはクレブシエラ属に抗菌力を有することから、単独菌での感染エピソードは減少し、複数菌でみられることが多くなっている。

［2］大腸菌

大腸菌(*Escherichia coli*)は腸内細菌である。大多数は正常腸内細菌叢で非病原性であるが、一部に病原性を有するものがある。大腸菌感染症はほとんどが腸管感染症であるが、腸外感染症として尿路感染症のほかに肺炎、敗血症、髄膜炎など全身感染症が起こり得る。大腸菌性肺炎が起こる要因としては易感染宿主での日和見感染、院内感染であることが多いが[2]、もともと腸管粘膜への親和性が強いものであるから、気道炎や肺炎の原因菌とはなり難い細菌である。大腸菌の病原因子として重要なものに、定着因子としての線毛、溶血素素(alpha-hemolysin)やリポ多糖体(エンドトキシン)などの毒素、莢膜(K1抗原)、O抗原などが挙げられており、グラム陰性桿菌感染症に共通の注意点であるエンドトキシンショック対策を念頭におくべき病原菌である。

［3］セラチア

セラチア(*serratia*)は腸内細菌科に属する。感染症の原因となるのはほとんど *S. marcescens* であるが、健常成人の感染症は極めて稀であり、日和見感染症の原因菌と認識されている。*S. marcescens* はヒトの腸管内のみならず、尿路や気道にコロナイズする。また、*S. marcescens* は病院内環境に存在する環境汚染菌として重要であり、人工呼吸器、洗浄液、消毒剤(ある種のものはセラチアに効かない)、医療従事者を介した院内感染を引き起こすことがよく知られている[3]。然るに、一方では病原性は弱いものであるから、肺炎患者の喀痰から *S. marcescens* が分離・同定されても直ちに起炎菌とはならない。喀痰量と膿性度に加えて発熱、咳嗽の程度、末梢血白血球数増加や核左方移動などにより総合的に判断して起炎菌か単なるコロナイゼーションかを決定する。この際に最も参考になるのが、喀痰膿性部分のグラム染色であり、グラム陰性桿菌の増加と好中球の増加さらには好中球による食菌像を認めた場合は起炎菌と判定してよい。

［4］緑膿菌

緑膿菌(*Pseudomonas aeruginosa*)は30種類以上の有機物を利用できる栄養要求性の低い細菌で、環境への適応に富んでいることから、土壌、水中、植物から広く分離される。ヒトでは腸管、会陰部、鼻咽腔から分離され、入院患者での保菌率が増加する。本菌は多くの抗生物質に耐性であり、院内環境菌としても代表的なものとなっている。抗菌薬投与中の患者での菌交代として最も検出頻度の高い細菌の代表である。健康成人の肺炎の起炎菌となることはないが、慢性呼吸器疾患、悪性腫瘍での抗がん化学療法中の患者、熱傷皮膚、人工呼吸器装置中の患者で、通常は上気道粘膜への菌の付着・増殖と下気道への侵入によって、特に抗菌化学療法中の患者で肺炎を発症する。また、カテーテ

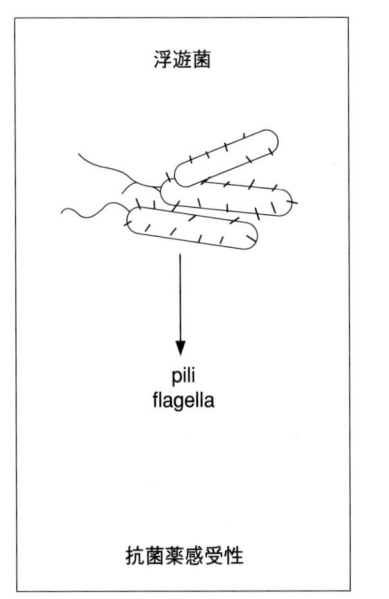

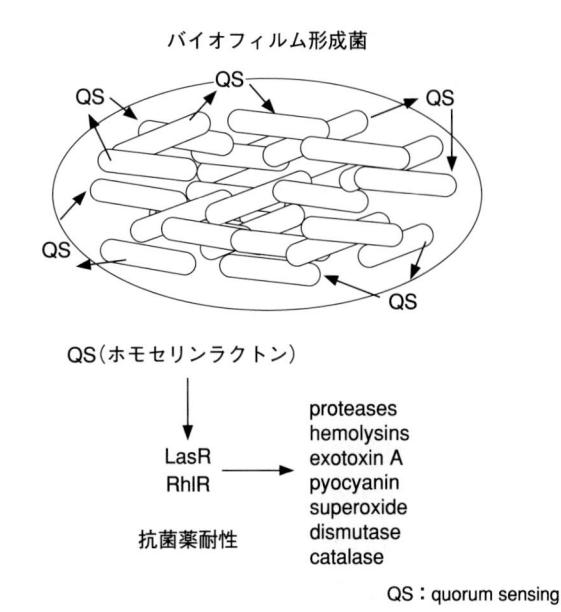

図 1. 緑膿菌のバイオフィルム形成、quorum sensing、抗菌薬耐性
(大石和徳：日本臨牀, 2003 より転載)

ル留置が長期化した場合や顆粒球減少症では血行性に敗血症に伴う院内肺炎をみることがある。最近の研究により、細菌の病原因子産生において quorum sensing と呼ばれる菌濃度依存的な制御機構の存在が明らかになり、バイオフィルム形成による慢性難治要因の解明とともにこの方面での研究の進展がみられる[4)5)](図1)。

II・各種病原細菌の抗菌化学療法

[1] クレブシエラ

　クレブシエラ属は、染色体性にペニシリナーゼを産生することから、元来、ペニシリ系と第一世代セファロスポリン系の抗菌薬に耐性である。一方、βラクタム系の中でも β ラクタマーゼに安定のセファマイシン系、第二〜三世代セファロスポリン系、カルバペネム系は本菌に対して強い抗菌力を示す。また、β ラクタマーゼ阻害薬のクラブラン酸(CVA)やスルバクタム(SBT)とペニシリン系の合剤も本菌に対する臨床上有効な抗菌力を有する。世界的には第三世代セファロスポリン系に耐性を示す基質特異性 β-ラクタマーゼ産生(ESBLs)株[6)]やカルバペネム系を加水分解するメタロ-β-ラクタマーゼ(カルバペネマーゼ)株[7)]の存在が知られているが、現在のところでは特殊な例を除いて日本国内での両者の臨床分離率は低い。今日的に、本菌性肺炎には第三世代セフェム系、カルバペネム系は強い抗菌力を有しており、ニューキノロン系も治療薬として優れている。ここで、治療開始時に注意すべきことは、本菌のエンドトキシン産生であり、菌体が抗菌薬により破壊される治療開始直後から

のショック発現に特に注意する。

［2］大腸菌

　大腸菌は一般に広域ペニシリン系、第一〜三世代セファロスポリン系、アミノグリコシド系、ニューキノロン系などに感受性を有している。然るに、一方では院内感染菌を中心に耐性菌も多いことに留意しつつ、抗菌薬を選択する。

［3］セラチア

　S. marcescens に有効性の高い抗菌薬は限られており、第三世代セファロスポリン系の ceftazidime(CAZ)、第四世代セファロスポリン系の cefpirome(CPR)、cefepime(CFPM)、cefozopran(CZOP)、モノバクタム系の aztreoram(AZT)、カルバペネム系の imipenem(IPM/CS)、mevopenem(MEPM)、アミノグリコシド系、ニューキノロン系などの中で、施設内分離菌の薬剤感受性の動向をみながら選択する[3]。最終的には起炎菌の薬剤感受性をみて、必要なら治療薬を変更する。

［4］緑膿菌

　抗緑膿菌作用を有する抗菌薬は数多くないのと、これらの治療薬に対する耐性も存在することに留意する必要がある。一般的な常識として第三世代セファロスポリン系の中で CAZ、cefoperazone (CPZ)、第四世代セファロスポリン系の CFPM、モノバクタム系の AZT、carumonam(CRMN)、アミノ配糖体系の isepamycin(ISP)、ニューキノロン系の ciprofloxacin(CPFX)、pazufloxacin (PZFX)などが緑膿菌感染症に有用な抗菌薬と認識されている。ここで注意すべきことは緑膿菌性肺炎が慢性呼吸器感染症(びまん性汎細気管支炎、気管支拡張症など)を基礎疾患に発症した場合、病巣への薬物移行が悪いこと、および β ラクタム系の抗菌薬では病初期の急性期の薬物移行に比べて安定期には薬物濃度が低下することに留意する。さらには、抗緑膿菌作用があるとはいってもインフルエンザ菌などの薬剤感受性に比べて、緑膿菌の最小発育阻止濃度(MIC)値はどの薬物でも高い。したがって、緑濃菌性肺炎が明らかな場合は臨床使用が認められている最高投与量で治療を開始するのが基本的原則である。但し、高齢者や腎機能低下を有する患者での投与量の設定は総合的に判断する。

III・肺炎の補助療法と再感染防止法

［1］呼吸管理

　低酸素血症には酸素投与、人工呼吸器の装着で対応するが、弱毒グラム陰性桿菌性肺炎の宿主は慢性の心・肺疾患を基礎疾患として保有していることも多く、きめ細かな臨床観察と呼吸管理が求められる。

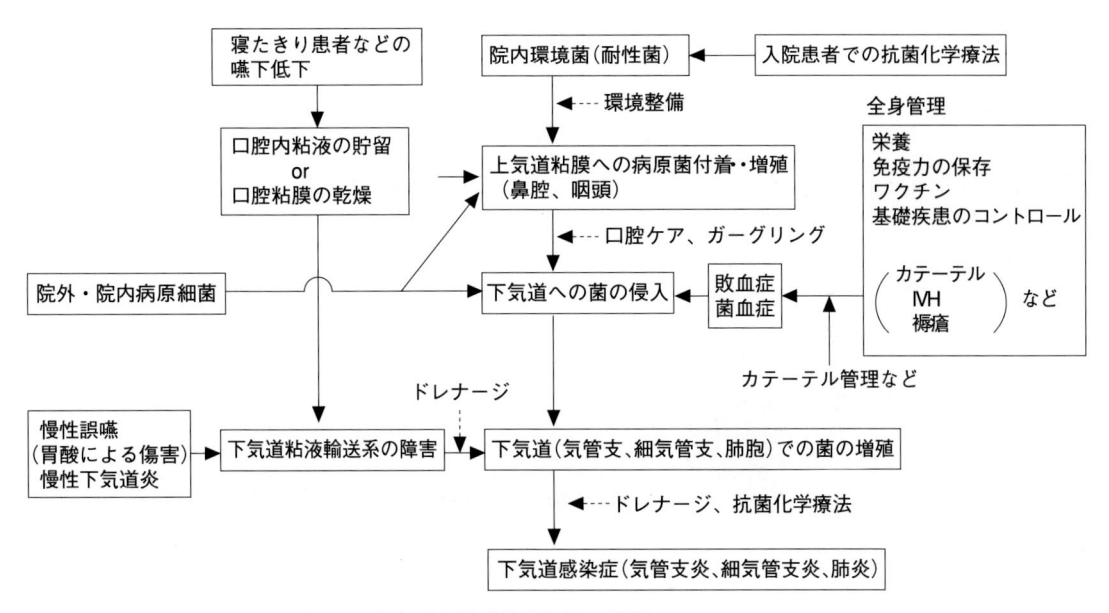

図 2. 院内呼吸器感染(肺炎)の予防(文献10)より引用)

[2] 口腔ケア

慢性下気道感染症患者、高齢者などの上気道粘膜にはグラム陰性桿菌、MRSAなど耐性菌の付着がみられやすいことはよく知られている。上気道粘膜への病原細菌の付着・増殖が下気道感染症のファースト・ステップであるから、易感染宿主や高齢入院患者のすべてで徹底した口腔ケアを行う。特に、嚥下障害あるいは誤嚥しやすい宿主条件では繰り返しの肺炎を認めることが多いので、入院とともにあるいは肺炎治療開始と同時に咽喉頭粘膜、鼻粘膜の清拭またはうがいを行うことで、上気道粘膜での病原菌の再付着・増殖を抑制する。食事の後の誤嚥や夜間就寝時の micro aspiration にも十分注意する[9][10](図2)。

[3] 薬物による補助療法

エンドトキシンショックに対しては昇圧剤、ステロイド投与などでのきめ細かな全身管理が必要である。慢性呼吸器感染症での過分泌や痰の喀出困難には去痰薬や必要に応じて気管支拡張薬を投与する。発熱に対しての解熱薬の投与は基本的には頓用で行い、感染症では発熱もまた重要な防御反応であり、かつ治療効果の指標である点に留意する。

[4] 全身管理

あらゆるカテーテル留置はカテーテル感染の要因となるので、持続する発熱患者ではカテーテルの抜去や入れ換えを常に考えるべきである。また、褥瘡なども緑膿菌やMRSAの侵入門戸となるので清潔を保ちつつその改善に努める。低栄養状態は免疫学的にも易感染となり、全身管理の基本は栄養補

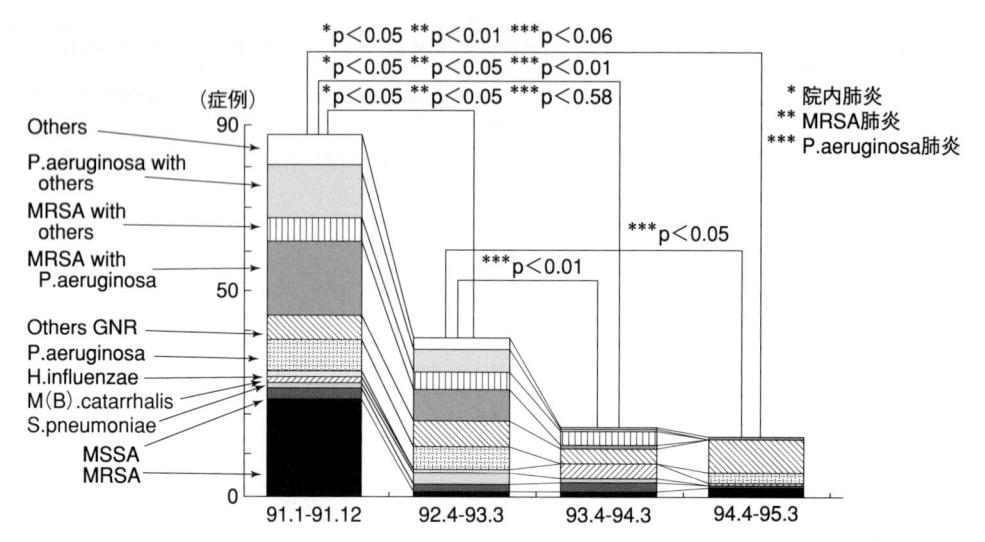

図 3．老人病棟における対策継続中の院内肺炎の減少と起炎菌推移
徹底した口腔ケア、院内環境の整備、病院職員の教育、患者および家族の指導などの総合的院内感染防止対策を行った。
(真崎宏則：MRSA 感染症を起こす患者背景因子．感染と抗菌薬 4(Suppl 1)：11-15, 2001 より転載)

充が十分なされていることに尽きる。院内環境の整備や職員教育を含めて総合的な感染防止対策を実行することが院内肺炎防止に有効である[12]（図 3）。

◆おわりに◆

　弱毒グラム陰性桿菌性肺炎は健康成人でみられることがほとんどない点では確かに弱毒といえる。然るに、これらが感染症を成立させることの多い高齢者や免疫力の低下した人々にとってはエンドトキシン産生などグラム陰性桿菌特有の強い病原性を発揮することがあり、侮ることのできない病原菌である。今日臨床家が最も心がけるべきことは、これらの抗菌薬耐性の病原菌はもともと腸内細菌や環境菌として存在することを十分認識して、診療の最初から感染予防に努めることである。

(永武　毅)

文献

1) 荒川宜親：17 肺炎桿菌(Klebsiella pneumoniae)．病原菌の今日的意味，改訂 3 版，松本慶蔵(編)，p 364-372, 医薬ジャーナル社，大阪，2003.

2) 渡辺一功，ほか：V．細菌感染症　呼吸器感染症　大腸菌肺炎．日本臨牀(増刊)感染症症候群 I：374-376, 1999.

3) Russo TA：Serratia infections. Diseases coused by gram-regative enteric bacilli. In：Harrison's Principles of Internal Medicine, Part seven：Infectious diseases, 15 th ed(Braunwald E, et al(eds), P 958-959, McGraw-Hill, New York, 2001.

4) 大石和徳：II．グローバル時代の感染症学 2．細菌感染症　4）グラム陰性桿菌感染症　J．緑膿菌感染症．日本臨牀(増刊)新世紀の感染症学(上)：423-427, 2003.

5) Prince AS：Biofilms, antimicrobial resistance, and airway infection. N Engl J Med 347：1110-1111, 2002.

6) Yagi T, et al：A preliminary survey of extended-spectrum β-lactamase(ESBLs) in clinical isolates of K. pneumoriae and Escherichia coli in Japan. FEMS' Microbiol Lett 184：53-56, 2000.

7) Koh TH, et al：Carbapenem-hydrolyzing IMP-1 β-lactamase in Klebsiella pneumoniae from Singapore. Lancet 353：2162, 1999.
8) 永武 毅：8 抗菌薬. 呼吸器疾患最新の治療 2001-2003, 工藤翔二ほか (編), p 88-94, 南江堂, 東京, 2001.
9) Nagatake T, et al：Prevention of respiratory infections by Povidone-iodine gargle. Dermatology 204 (suppl 1)：32-36, 2002.
10) 成人院内肺炎診療の基本的考え方. 日本呼吸器学会「呼吸器感染症に関するガイドライン」, 2002.
11) 永武 毅, ほか：院内感染の基礎と臨床；高齢者の呼吸器感染症防止対策を中心に. 日本細菌学雑誌 51：871-876, 1996.
12) 真崎宏則：MRSA 感染症を起こす患者背景因子. 感染と抗菌薬 4 (suppl 1)：11-15, 2001.

CHAPTER 28 モラクセラ(ブランハメラ)・カタラーリス肺炎

◆はじめに◆

モラクセラ(ブランハメラ)・カタラーリス *Moraxella(Branhamella) catarrhalis* は、従来非病原性の口腔内常在菌であり日和見感染症の原因菌であると考えられてきたが、近年になって各種の呼吸器感染症、特に慢性下気道感染症や耳鼻科的感染症の原因菌として注目されるようになってきた。さらにβ-ラクタマーゼ産生によるペニシリン耐性株の増加が臨床上大きな問題となっている。本稿では、成人のモラクセラ・カタラーリス肺炎について、自験例を交えて概説したい。

I・菌の分類および性状

モラクセラ・カタラーリスは元来口腔内常在菌として *Neisseria* 科に分類されていたが、ほかの菌種と異なる性質をもつことが判明し、*Neisseria* の分類に功績のあった Branham の名にちなんで *Branhamella catarrhalis* と命名された[1]。その後 *Neisseria* 科は *Neisseria* 属、*Moraxella* 属、*Acinetobacter* 属、*Kingella* 属の4つの属に分けられ、さらに *Moraxella* 属は *Moraxella* と *Branhamella* の2つの亜属に分類され、*Moraxella(Branhamella) catarrhalis* と表記されるようになった。

生物学的性状としては、グラム陰性双球菌であり、好気性で発育し特別な栄養要求性はない。ほかの *Neisseria* とは、糖分解能がなく、硝酸塩還元能や DNase を有する点で鑑別できる。

II・モラクセラ・カタラーリス呼吸器感染症の診断

本菌は口腔内常在菌であることより、喀痰や鼻咽腔培養にて検出されても起炎菌とは判定できない。松本らは喀痰定量培養に基づいたモラクセラ・カタラーリス呼吸器感染症の診断基準を提唱しており[2]、以下の項目を挙げている。

1. 膿性喀痰であること
2. 喀痰定量培養法により本菌を 10^7 cfu/ml 以上検出すること
3. 喀痰の炎症細胞診で好中球、マクロファージ内に本菌(グラム陰性双球菌)の貪食像が多数認められること

表 1. 本邦における成人市中肺炎入院患者の起炎微生物

Organism	Ishida (n=778)	Miyashita (n=200)	Saito (n=232)
Streptococcus pneumoniae	217 (28.0%)	41 (20.5%)	57 (24.6%)
Haemophilus influenzae	58 (7.5%)	22 (11.0%)	43 (18.5%)
Mycoplasma pneumoniae	51 (6.6%)	19 (9.5%)	12 (5.2%)
Chlamydia pneumoniae	45 (5.8%)	15 (7.5%)	15 (6.5%)
Streptococcus milleri group	25 (3.2%)	4 (2.0%)	5 (2.2%)
Anaerobes	22 (2.8%)	8 (4.0%)	9 (3.9%)
Klebsiella pneumoniae	19 (2.4%)	5 (2.5%)	3 (1.3%)
Moraxella catarrhalis	17 (2.2%)	6 (3.0%)	5 (2.2%)
Staphylococcus aureus	16 (2.1%)	10 (5.0%)	8 (3.4%)
Pseudomonas aeruginosa	16 (2.1%)	4 (2.0%)	1 (0.4%)
Chlamydia psittaci	12 (1.5%)	2 (1.0%)	5 (2.2%)
Legionella spp.	5 (0.6%)	2 (1.0%)	9 (3.9%)
Coxiella burnetii	Not done	1 (0.5%)	6 (2.6%)
Virus	13 (1.7%)	6 (3.0%)	37 (15.9%)
Unknown	281 (36.1%)	83 (41.5%)	62 (26.7%)

4. 本菌に有効な薬剤投与によって菌数が明らかに減少あるいは消失し、炎症細胞診上好中球、マクロファージおよびこれらの菌貪食像数の減少、消失を認め、かつこれらの所見とともに喀痰膿性度の改善、喀痰量の減少、消失およびほかの炎症反応検査所見の改善を認めたもの

以上のように、本菌による呼吸器感染症の診断にはほかの細菌性感染症同様喀痰のグラム染色所見および定量培養が重要である。なお、血液培養よりの分離検出はほとんど認められない。

III・頻度

表1は本邦における最近の成人市中肺炎の起炎微生物を前向きに検討した3つの報告の結果である。筆者らの施設における7年間の検討[3]では778例中17例(2.1%)、Miyashitaらの報告[4]では200例中6例(3.0%)、斎藤らが全国の多施設で検討した結果[5]では232例中5例(2.2%)がモラクセラ・カタラーリスによる肺炎であった。小児領域では、黒崎らによると肺炎の原因の0.5〜2.1%と報告[6]されている。

一方、院内肺炎での頻度の報告は少ないが、松本らの多施設での調査[7]では、本菌による肺炎8例中2例は院内発症であったとしている。

IV・臨床

Hagerら[8]は、文献的検索により429例のモラクセラ・カタラーリス呼吸器感染症の臨床的特徴をまとめている。それによると患者の平均年齢は64.8歳で77%は喫煙者であり、84%はなんらかの心肺基礎疾患を有していた(慢性閉塞性肺疾患52.4%、気管支喘息9.5%、呼吸器悪性疾患6.4%、気管支拡張症5.5%、うっ血性心不全5.2%など)。肺炎の患者では中等度の発熱(平均38.4℃)、白血球上

表 2. モラクセラ・カタラーリス市中肺炎の患者背景
（倉敷中央病院　1994年7月～2002年6月）

症例	性別	年齢	基礎疾患	同時検出菌
1	男	73	肺気腫、心不全	
2	男	85	肺気腫	
3	男	68	慢性関節リウマチ	
4	男	85	肺気腫	
5	女	81	糖尿病、気管支喘息	
6	男	64	肺気腫	インフルエンザ菌
7	男	63		肺炎球菌
8	男	51	多発性筋炎	肺炎球菌
9	女	27		クラミジア・ニューモニエ
10	女	87	肺気腫、心不全	
11	男	23	気管支喘息	
12	女	69	糖尿病、慢性腎不全	
13	女	55	間質性肺炎	
14	女	65		インフルエンザ菌
15	女	64	糖尿病、乳癌	肺炎球菌
16	男	57	糖尿病	クラミジア・ニューモニエ
17	男	56	肺気腫、気管支喘息	
18	男	85		

昇（平均12,800/μl）が認められたが、高熱や胸膜痛、菌血症は稀であったとしている。致命率は7%であった。

　内外の諸報告をまとめてみると、成人領域でのモラクセラ・カタラーリス肺炎の特徴は特有の症状は認められず、基本的にほかの細菌性肺炎と同様である。大半は基礎疾患を有した患者に発症し、重症度としては中等症以下に留まることが多い。肺炎球菌やインフルエンザ菌との混合感染がしばしば認められる。胸部X線像では、肺胞性の浸潤影を示すことより間質性あるいは混合性陰影を呈する例が多いとされている。

　表2は筆者らの施設で経験した市中発症の18例を示したものである。男性11例、女性7例で平均年齢60.7歳である。明らかな基礎疾患は14例に認められ、肺気腫や糖尿病が多かった。モラクセラ・カタラーリスはいずれの症例でも喀痰中より培養検出され、血液培養では全例陰性であった。すべての株はβ-ラクタマーゼ産生株であった。混合感染は7例に認められ、肺炎球菌3例、インフルエンザ菌2例、クラミジア・ニューモニエ2例であった。全例抗菌薬投与で軽快退院している。

　以下に代表的な症例を呈示する。

【症例】56歳、男性、会社員。

既往歴：42歳より気管支喘息、44歳時両側肺嚢胞切除。

喫煙歴：20～42歳まで20本/日。

現病歴：平成13年12月10日より感冒様症状出現し咳嗽と膿性痰の喀出が認められた。

　気管支喘息の治療のために有していたベクロメタゾン（アルデシン®）の吸入を行い喀痰喀出量の減少を認めたものの、その後も症状が持続した。12月17日に当院外来を受診し、胸部X線にて浸潤影を認めたため肺炎として入院となった。

　入院時現症：体温37.0℃、血圧163/98 mmHg、脈拍90/分、整、表在リンパ節触知せず、両肺野にて喘鳴聴取。

　入院時検査所見：CRP 10.4 mg/dl、白血球10,900/μl（好中球81%、リンパ球13%、単球6%）、赤血球465×10^4/μl、ヘモグロビン13.3 g/dl、ヘマトクリット41.0%、血小板39.2×10^4/μl、血沈80 mm/1時間、マイコプラズマ抗体（PA法）陰性、クラミジア・シッタシ抗体（CF法）陰性、クラミジア・ニューモニエ抗体（ELIZA法）陰性。

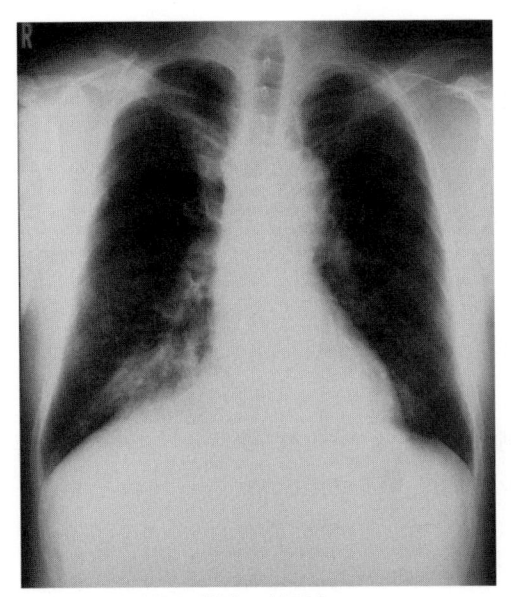

図 1. 入院時胸部単純 X 線写真

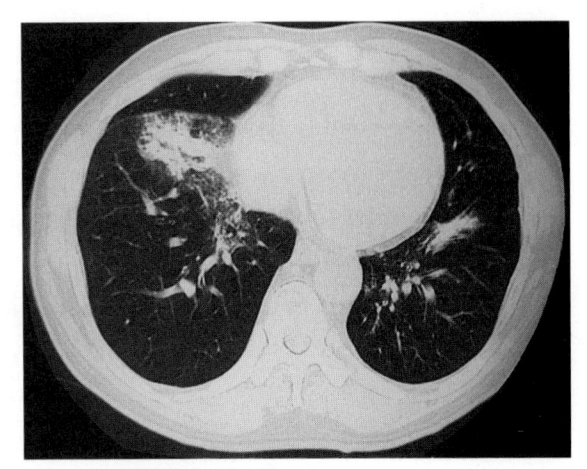

図 2. 入院時胸部 CT 写真

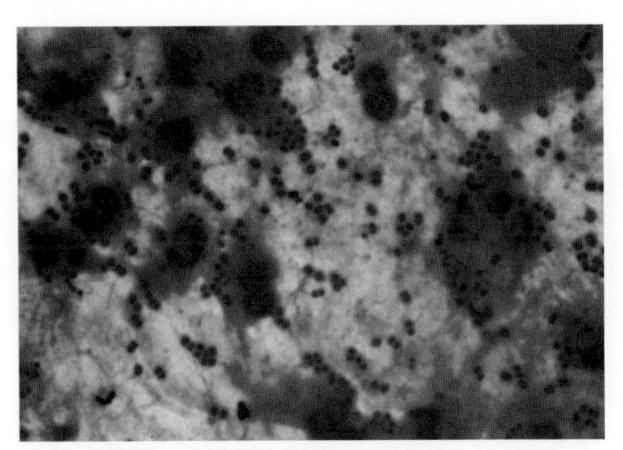

図 3. 喀痰塗抹所見（グラム染色　×1000）

　胸部単純 X 線所見：左右の下肺野に浸潤影を認める（図1）。

　胸部 CT 所見：左下葉および右下葉に浸潤影が認められる（図2）。

　喀痰グラム染色所見：白血球優位の検体中にグラム陰性双球菌が認められる（図3）。

　入院後経過：スルバクタム/アンピシリン（ユナシン S®）6 g/日の投与を開始し、気管支喘息に対してはテオフィリン（テオドール®）内服、プロピオン酸フルチカゾン（フルタイド®）、塩酸プロカテロール（メプチンエアー®）の吸入を行った。症状は速やかに軽快し、12月20日には喘鳴も消失、胸部 X 線上も陰影改善し、CRP も 1.6 mg/dl に低下した。抗生剤をセフポドキシム（バナン®）内服に切り替え 12月25日に退院した。なお、喀痰培養ではモラクセラ・カタラーリスが 10^8 cfu/ml 培養された。

V・治療

　本菌による感染症の化学療法で問題となるのは β-ラクタマーゼ産生菌の増加である。β-ラクタマーゼ産生株は欧米では1970年代後半より認められるようになった[9)10)]が、現在では大多数の菌株が産生株である。本邦でも産生株の割合は1980年以降激増し、現在呼吸器や耳鼻科領域の起炎菌として検出される菌株の90〜100%が β-ラクタマーゼ産生菌と考えられる[11)]。従来 β-ラクタマーゼ陽性であってもアンピシリン有効な株が多いとされていたが、近年アンピシリン感受性の低下傾向が認められている。

　抗菌力の保たれている薬剤は、βラクタマーゼ阻害剤配合の βラクタム剤、βラクタマーゼに安定な第二、三世代セフェム剤、カルバペネム剤、マクロライド系、アミノグリコシド系、ニューキノロン系などである。

　日本感染症学会、日本化学療法学会の発行した「抗菌薬の手引き」[12)]では、本菌による市中肺炎の推奨抗菌薬として経口剤、注射薬ともに第一選択として βラクタマーゼ阻害剤配合ペニシリンを挙げ、代替薬として経口剤ではセフェム系またはニューキノロン系を、注射薬では第二、三世代セフェム薬を薦めている。但し、近年これらの薬剤でも一部で耐性化が認められるようになっており、β-ラクタマーゼ産生以外の耐性機構が推測されている[13)]。

　また、モラクセラ・カタラーリス呼吸器感染症のもう1つの特徴は複数菌感染が高頻度にみられることであり、同時検出菌の薬剤感受性も考慮した抗菌薬選択が必要となる。

【処方例】

・外来で治療可能な中等症までの患者
　① クラブラン酸/アモキシシリン（オーグメンチン®）（375 mg）　3〜4錠/日　分3〜4
または
　② ガチフロキサシン（ガチフロ®）（100 mg）　4錠/日　分2
あるいは
　③ セフポドキシム（バナン®）（100 mg）　2〜4錠/日　分2
あるいは
　④ アジスロマイシン（ジスロマック®）（250 mg）　2錠/日　分1

・入院を要する患者
　① スルバクタム/アンピシリン（ユナシンS®）　6 g/日　分2
または
　② セフォチアム（パンスポリン®）　1〜2 g/日　分2

◆おわりに◆

　成人のモラクセラ・カタラーリス市中肺炎は基礎疾患をもつ患者に多くみられる中等症までの肺炎

であり、一般に治療予後は良好である。しかしながら、βラクタマーゼ産生による薬剤耐性は治療上の大きな問題であり、治療薬剤の選択や今後の耐性動向に留意する必要がある。また、本肺炎の診断には喀痰グラム染色や培養結果の判定が重要であり、これらの基本的検査を日常よりおろそかにしないようにすべきである。

(石田　直)

文献

1) Catlin BW: Transfer of organism named *Neiserria catarrhalis* to *Branhamella* genus. Int J Syst Bacteriol 20: 155-159, 1970.
2) 松本慶蔵, 永武　毅, 渡辺貴和雄: *Branhamella catarrhalis* 性慢性呼吸器感染症. 日本医事新報 2961: 31-40, 1981.
3) 石田　直, 橋本　徹, 有田真知子, ほか: 日本呼吸器学会市中肺炎ガイドラインの検討；細菌性肺炎と非定型肺炎の鑑別について. 日本呼吸器学会誌 40: 929-935, 2002.
4) Miyashita N, Fukano H, Niki Y, et al: Etiology of community-acquired pneumonia requiring hospitalization in Japan. Chest 119: 1295-1296, 2000.
5) Matsushima T, Miyashita N, File TJ: Etiology and management of community-acquired pneumonia in Asia. Curr Opin Infect Dis 15: 157-162, 2002.
6) 黒崎知道, 石和田稔彦: 起炎病原体別からみた小児肺炎. 日本小児呼吸器疾患学会誌 9: 124-134, 1998.
7) 松本慶蔵, 中山隆英, 力富直人, ほか: ブランハメラ・カタラーリス性呼吸器感染症；関連5施設における共同研究. 日本胸部疾患学会誌 28: 448-456, 1990.
8) Hager H, Verghese A, Alvarez D, et al: *Branhamella catarrhalis* respiratory infections. Rev Infect Dis 9: 1140-1149, 1987.
9) Percival A, Corkill JE, Rowlands J, et al: Pathogenecity of and beta-lactamase production by *Branhamella* (*Neisseria*) *catarrhalis* (Letter). Lancet 2: 1175, 1977.
10) Wallace RJ Jr, Nash DP, Steingrube MS: Antibiotic susceptibilities and drug resistance in *Moraxella* (*Branhamella*) *catarrhalis*. Am J Med 88: S 46-50, 1990.
11) 永武　毅: ブランハメラ・カタラーリス (*Branhamella catarrhalis*) による各種呼吸器感染症；病態と起炎性に関する臨床的解析. 感染症学雑誌 62: 97-107, 1988.
12) 二木芳人: 呼吸器感染症. 抗菌薬使用の手引き, 日本感染症学会, 日本化学療法学会 (編), p 56-75, 協和企画, 東京, 2001.
13) Martinez G, Ahmed K, Watanabe K, et al: Changes in antimicrobiol susceptibility to *Moraxella catarrhalis* over a ten-year period. J Infect Chemother 4: 139-141, 1998.

CHAPTER 29 真菌性肺炎

◆はじめに◆

　真菌性肺炎は、免疫能が正常な宿主に起きる場合と、なんらかの免疫不全をきたした宿主、いわゆるCompromised Hostに起きる場合がある。また、肺内の既存の構造が変化した場合、例えば肺嚢胞、結核性空洞、あるいは長期にわたって人工呼吸器管理、広域抗生物質を必要とするような慢性閉塞性肺疾患など、基礎に呼吸器疾患を有する宿主では、真菌性肺炎を生じる可能性がある。

　真菌性肺炎の原因真菌としては、*Candida* spp., *Aspergillus* spp., *Cryptococcus* spp., *Mucor*, *Tricosporon*, *Coccidioides*, *Histoplasma*, *Blastomyces*, *Paracoccidioides* などがある。

　このうち、*Coccidioides*, *Histoplasma*, *Blastmyces*, *Paracoccidiodes* は病原性が強いため、健常人に感染症を引き起こす。これら真菌は海外のある一定の地域にのみ認められており、本邦での発症は稀であるが、海外との交流が盛んになった1990年頃よりこれら真菌による感染症が増加しており、輸入真菌症として問題となってきている[1]。

　Candida spp., *Aspergillus* spp., *Mucor*, *Tricosporon* などは、好中球による貪食・殺菌が感染防御の主体であり、好中球数低下がこれらの真菌肺炎の危険因子となる。また、*Cryptococcus* は、細胞性免疫が感染防御に関与しており、細胞性免疫能が低下するような宿主の状態が本症の発症に関連するが、なんら基礎疾患を有しない健常人にも発症することもある[2,3]。

　本稿ではわが国でみられる*Candida*症、*Aspergillus*症、*Cryptococcus*症、*Mucor*症、*Tricosporon*症の診断、治療について、深在性真菌症の診断・治療ガイドライン[4]を踏まえて概説する。なお、(1→3)-β-D-glucanについては、各種真菌に対する非特異的検査であるため、最初に述べる。

(1→3)-β-D-glucan

　(1→3)-β-D-glucanは接合菌種(*Mucor*)を除く真菌の細胞壁の主成分である。*Cryptococcus*症ではほとんどの場合陰性である。深在性真菌感染症での(1→3)-β-D-glucanの感度は90%、特異度は100%とされている[5]が、菌種の同定はできない。したがって、深在性真菌症を疑った場合のスクリーニング検査として有用である。また治療効果の判定にも有用である。β-D-glucanはセルロース膜やガーゼなどに含まれるため、次のようなときに偽陽性となる。

　①セルロース膜を用いた血液透析患者
　②アルブミン、グロブリン製剤などの血漿分画製剤使用患者(製造過程でセルロース膜が用いられ

る)
　③手術時の大量のガーゼ使用
　また、クレスチン、ソニフィラン、レンチナンなどの抗腫瘍多糖製剤を服用している患者製剤中にβ-D-glucanが含まれているため、偽陽性となることがある。

I・カンジダ肺炎

　カンジダは口腔、咽頭、消化管、腟の常在菌である。カンジダ属には、*Candida albicans* と *non-albicans Candida* である *C. parapsilosis, C. tropicalis, C. glabarata, C. krusei* などがある。経気道感染は免疫能の低下により口腔内に増殖したカンジダの誤嚥により生じる。血行性感染では消化管粘膜、口腔、咽頭粘膜などの破綻、長期間の中心静脈カテーテル留置などにより、常在していたカンジダが血流へ侵入し、血行性感染から全身臓器に膿瘍を形成し、播種性カンジダ症が引き起こされる。この一部分症として、微少膿瘍による肺塞栓、肺膿瘍が生じることがある。

　臨床症状としては、発熱、湿性咳嗽である。多くの場合、一般細菌との混合感染であるため、痰は膿性であることが多い。カンジダ血症による播種型カンジダ症では、微少膿瘍による肺塞栓の症状として、血痰、呼吸困難などを呈することがある。

　カンジダは常在菌であるので、喀痰中に検出されたとしても有意ではないが、仮性菌糸のあるもの、出芽したもの、あるいは好中球による貪食像が認められた場合には病的意義を考える。

　画像上は、経気道感染の場合、気管支肺炎様浸潤影、膿瘍、空洞を呈することもある。血行性感染の場合には、多発性斑状影、びまん性浸潤影を呈することがあるが、微少膿瘍では、陰影がはっきりしないこともある。

　血液検査では炎症反応が増加するが、白血球数、特に好中球数に関しては基礎疾患により低下していることもある。

　カンジテックは、非マンナン性易熱性 *Candida* 抗原を検出する。4倍以上を陽性とするが、カンジダ血症の患者において、感度49%、特異度43%という報告[6]があり、単独で診断に用いることは困難である。また、リウマチ因子陽性例で偽陽性となる。

　*Candida*抗原を検出する方法としてはほかに、パストレックス・カンジダ、プラテリア・カンジダ、ユニメデイ・カンジダがある。検出限界はパストレックス・カンジダが 2.5 ng/ml、プラテリアカンジダが 0.25 ng/ml、ユニメディ・カンジダが 0.05 ng/ml とされている。ユニメディ・カンジダが感度、特異度とも最も良好である[4]。

　ラボフィット、あるいはアラビニテック・オートはカンジダの代謝産物である D-アラビニトールを、アラビニトール脱水素酵素を用いて、比色法により検出する。*C. krusei, C. glabrata* はアラビニトールを産生しないため検出できない。β-D glucan は陽性となる。

1) 治療

　カンジダ血症を中心に述べる。患者背景ならびに各種検査所見により、カンジダ血症を疑って経験

的治療を行う場合と、確定診断により標的治療を行う場合では薬剤の投与量が多少異なるが、使用する薬剤としては、

　①AMPH　0.5～1.0 mg/kg/日の点滴静注
　②FLCZ　200～400 mg/日の点滴静注
　③MCFG　100～150 mg/日の点滴静注
　③MCZ　　600～2400 mg/日の点滴静注

などであり、重症例には AMPH と 5-FC の併用を行う[4]。

　なお、C. lusitaniae は AMPH に耐性、C. glabrata, C. krusei は FLCZ 耐性のため ITCZ あるいは MCFG を使用する。また、FLCZ 耐性の C.albicans も増加してきているため注意を要する。

2）備考

- AMPH（一般名 Amphotericin B、ファンキゾン®）
- FLCZ（一般名 Fluconazole、ジフルカン®）
- MCFG（一般名 Micafungin sodium、ファンガード®）
- MCZ（一般名 Miconazole、フロリード®）
- 5-FC（一般名 flucytosine、アンコチル®）
- ITCZ（一般名 Itriconazole、イトリゾール®）

II・肺アスペルギルス症

　アスペルギルスは自然界に広く存在し、空気中を飛散している。肺アスペルギルス症は、これらの真菌を吸入することにより、経気道感染を起こす。宿主の状態により起きる病態が異なる。肺アスペルギルス症は大きく 4 型に分類される。

［1］アレルギー性気管支肺アスペルギルス症　　（Allergic Bronchopulmonary Aspergillosis；ABPA）

　気管支に侵入し腐生したアスペルギルスに対する、I型、III型およびIV型アレルギー反応によって生じる。宿主の状態としては、アトピー性素因のある患者に生じることが多く、免疫不全との関連は少ない。気管支喘息と中枢性気管支拡張、アスペルギルスに対する IgE 抗体および沈降抗体などが認められる。診断は Rosenberg らの診断基準[7]（表1）を参考に行われる。

［2］肺アスペルギローマ（Pulmonary Aspergilloma）

　宿主の肺内既存空洞にアスペルギルスが寄生し、増殖の結果菌球が生じる。基礎疾患としては、肺結核後遺症、肺囊胞、肺線維症などが挙げられている[8]。自覚症状としては血痰、喀血があるが、無症状のことが多い。検査所見としては、アスペルギルス抗体が陽性となる（感度95％）。また、喀痰培養でアスペルギルスが検出される頻度は 50～70％ とされている[9]。β-D-glucan は陰性であるが、空洞壁

表 1. アレルギー性気管支肺アスペルギルスの診断基準

＜主要所見＞
1. 発作性の気管支の閉塞（喘息）
2. 末梢血好酸球増多
3. アスペルギルス抗原に対する即時型皮膚反応陽性
4. アスペルギルス抗原に対する沈降抗体の存在
5. 血清 IgE 高値
6. （胸部 X 線写真上）肺浸潤陰影の既往（一過性もしくは固定性）
7. 中枢側の気管支拡張

＜二次的所見＞
1. 喀痰中に *Aspergillus fumigatus* を証明（培養を繰り返し行うか、あるいは顕微鏡検査による）
2. 褐色の粘液栓あるいは喀痰を喀出した既往
3. アスペルギルス抗原に対する Arthus 型皮膚反応陽性

や肺組織内に侵入した場合には陽性になることがある。

［3］侵襲性肺アスペルギルス症 (Invasive Pulmonary Aspergillosis)

　免疫能がかなり低下した宿主、例えば、急性白血病、悪性リンパ腫などの血液疾患、悪性腫瘍などで化学療法を受けている患者、ステロイド剤や免疫抑制剤などを投与されている患者に発症する。多くの場合、発症は急激で、発熱、咳嗽、血痰、呼吸困難などの症状を呈する。血液検査では CRP をはじめとする炎症反応の増加と β-D-glucan の上昇が認められるが、基礎疾患のため白血球数はむしろ低下していることが多い。画像所見としては、抗生物質不能性の浸潤影、単発あるいは多発性の結節影、空洞病変など多彩である。結節影を呈する場合には、胸部 CT 上、陰影の周囲に halo sign と呼ばれる濃度の薄い陰影がみられることがある。この halo sign は本症に特徴的で、感染周囲の出血壊死を反映しているものとされている[10]。また、浸潤影を呈する場合、回復期に空洞を呈することがあり、特に化学療法中の好中球減少の回復時に認められることが多い。喀痰培養の陽性率は 15～69％ とされている[11]。血清学的な診断法としてはアスペルギルス抗原の検出が有用である。パストレックス・アスペルギルス、プラテリア・アスペルギルスの2つがあり、いずれもアスペルギルスの菌体成分であるガラクトマンナン抗原を検出する方法である。宿主の免疫能が低下が低下していることより、通常アスペルギルス抗体は陰性である。

［4］慢性壊死性肺アスペルギルス症 (Chronic Necrotizing Pulmonary Aspergillosis)

　慢性壊死性肺アスペルギルス症は Binder ら[12]によって提唱された概念である。半侵襲性型アスペルギルス症[13]とほぼ同じ病態と考えられている。患者背景としては、糖尿病、膠原病、低栄養、慢性閉塞性肺疾患、少量のコルチコステロイド使用などのように宿主の免疫能が軽度低下しているような症例において発症する。この疾患の病態には、免疫能、病原真菌の要因が相互に関係しており、アスペ

ルギローマと、侵襲性アスペルギルス症との中間的な位置にあたるとも考えられる。臨床症状としては、発熱、咳嗽、喀痰および体重減少であるが、無症状のこともある。平均して、1〜6カ月の経過をとり、時に数年の経過をとる。画像所見では、徐々に進行する胸壁肥厚、空洞化などである。血液検査上アスペルギルス抗原は陰性で、β-D glucanも高値をとることは稀である。アスペルギルス抗体は陽性となることが多い。

1）治療

❶ ABPAの治療

ステロイド投与および、気管支喘息の治療として気管支拡張薬の投与が行われる。ABPAにおけるステロイド依存性喘息の時期には、ステロイドの投与に加えてITCZの併用が有効であったとの報告[14]もある。

❷ 肺アスペルギローマおよび慢性壊死性アスペルギルス症

全身状態、残存肺が問題なければ、肺葉切除、空洞開窓術などの手術が考慮される。薬物療法としては、

①ITCZ 200〜400 mg/日の経口投与
②AMPH 0.75〜1.5 mg/kg/日の点滴静注
③MCFG 150〜300 mg/日の点滴静注

などである[4]。

❸ 侵襲性肺アスペルギルス症

患者背景ならびに各種検査所見により、侵襲性アスペルギルス症を疑って経験的治療を行う場合と、確定診断により標的治療を行う場合では薬剤の種類、投与量が多少異なるが、使用する薬剤としては、

①ITCZ 200〜400 mg/日の経口投与（経験的治療の場合に用いられるが、有効症例は少ない）
②AMPH 0.75〜1.5 mg/kg/日の点滴静注
③MCFG 150〜300 mg/日の点滴静注

などである[4]。

III・肺クリプトコッカス症

健常人に発症する場合は原発性肺クリプトコッカス、日和見感染として発症する場合には続発性肺クリプトコッカス症とされる。比率としては1：1程度である。

原発性肺クリプトコッカス症は検診発見例が多く、自覚症状に乏しいことが多い。胸部X線写真上は孤立性あるいは多発性結節影を呈することが多いが、浸潤影を呈することもある。免疫能には異常のないHTLV-Iキャリアでの発症もあり、注意を要する[15]。

続発性クリプトコッカス症は、糖尿病、膠原病、腎疾患、悪性腫瘍、ステロイド投与中の患者、HIV感染者などに日和見感染として発症する。症状としては、発熱、喀痰、胸痛などが認められ、クリプトコッカス髄膜炎を合併した場合には頭痛も認められる。

喀痰のクリプトコッカス培養の陽性率は約10%と低い。β-D glucanは陽性になることは稀であり、クリプトコッカス抗原が診断に有用である。抗原の検出法としては、セロダイレクト・クリプトコッカス、パストレックス・クリプトコッカスがあり、いずれも感度は70%以上、特異度は90%以上とされ[16)17)]、診断に有用である。また、気管支鏡下細胞診、組織診、経皮的肺生検も診断に有用である。

治療については、原発性および続発性クリプトコッカスいずれに対しても行う。FLCZ 200〜400 mg/日あるいはITCZ 200 mgの投与、中等症以上の患者にはFLCZ 200〜400 mg/日に5-FC 100 mg/kg/日の経口投与を併用する[4)]。

Ⅳ・接合菌症（ムーコル症）

接合菌による感染症であり、*Abisidia corymbifera, Mucor ramosissimus, Rhizomucor pusillus, Rhizopus oryzae, R. rhizopodiformis* などがある。ほとんどの場合、糖尿病、白血病、悪性腫瘍などの基礎疾患を有することが多いが、ごく稀に健常人に発症する[18)]。臨床症状としては、無症状のものもあるが、発熱、血痰、胸痛などが認められる。胸部X線写真上は特徴的なものはなく、腫瘤影、斑状影、浸潤影、空洞形成、菌球形成など、侵襲性肺アスペルギルス症に類似する。血清学的には特異的な指標はなく、β-D glucanも上昇しない。

治療もアスペルギルス症に準じる。AMPH 1.0〜1.5 mg/kg/日の投与が必要であるが、総計2000 mg以上の投与が必要である[4)]。全身状態よく、病変が限局している場合には手術も考慮する。

Ⅴ・トリコスポロン症

Tricosporon cutaneum（*beigenem*）, *T. capitatum, T. pullulans, T. asahii, T. mucoides* などが原因真菌とされてきたが、深在性真菌症の原因真菌としては、*T. asahii* と *T. mucoides* が大部分を占める。症例の多くは、血液疾患の化学療法時など好中球減少時に多く発症する。感染経路としては、経気道感染、腸管に定着した菌のtranslocationによる血行性感染があるが、多くは血行性感染である。画像所見としては、経気道感染では、気管支肺炎や肺炎像を呈する。血行性感染ではびまん性浸潤影、多発性結節影を呈する。トリコスポロンは自然界に広く分布する真菌であり、喀痰より培養される場合にはColonizationとの鑑別が必要である。臨床症状としては、発熱、湿性咳嗽、血痰、呼吸困難がみられる。血行性感染ではほかにさまざまな臓器症状を呈する。

血清学的診断としては、β-D-glucanが陽性となる。また、トリコスポロンはクリプトコッカスとの共通抗原であるグルクロノキシロマンナン抗原を有するため、クリプトコッカス抗原が陽性となる。

1）治療
①AMPH 0.7〜1.0 mg/kg/日点滴静注と5-FC 100 mg/kg/日の併用
②ITCZ 200 mg/日の経口投与
③MCZ 1200〜1800 mg/日の3回分割投与（点滴静注）

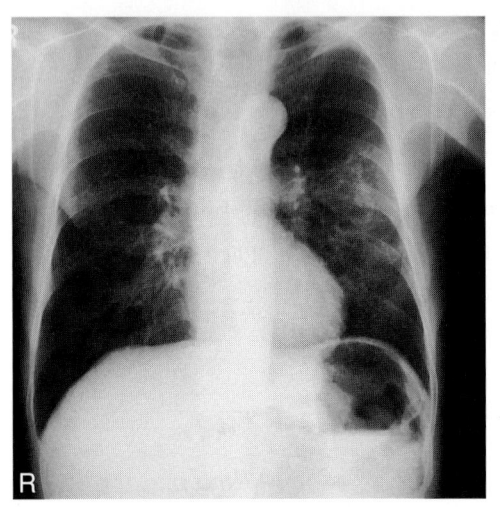

図1. カンジダ肺炎

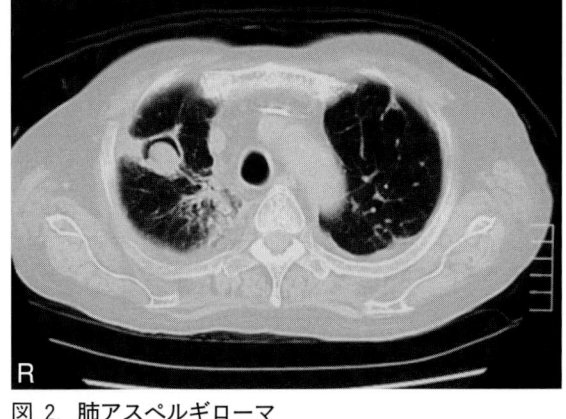

図2. 肺アスペルギローマ

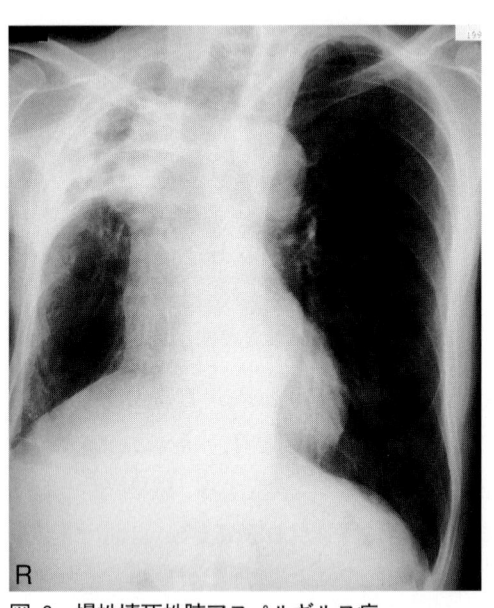

図3. 慢性壊死性肺アスペルギルス症

である[4]。

2）症例

❶ カンジダ肺炎（図1）

61歳、男性。発熱を主訴に入院となった。喀痰より *Pseudomonas aerginosa* が検出され、左下肺野に浸潤影が認められたため、カルバペネム系抗生物質を使用していたが、微熱が持続し、喀痰より *Candida albicans* の好中球貪食像が認められたため、FLCZ の追加投与を行い、陰影、症状の改善を認めた。

❷ 肺アスペルギローマ（図2）

57歳、男性。慢性関節リウマチに伴う間質性肺炎のためステロイド投与を受けていた。右上葉の肺嚢胞内に菌球を認める。アスペルギルス抗体陽性、抗原は陰性で、β-D-glucan も陰性であった。Meniscus sign 陽性である。約2年間の ITCZ 服薬を継続したが、菌球の消失は認められなかった。

❸ 慢性壊死性肺アスペルギルス症（図3）

78歳、男性。右上葉の陳旧性肺結核病巣に感染、発症した。右胸膜のびまん性肥厚と右上葉に結節影を認め、ITCZ の投与を行った。アスペルギルス抗体は陽性、抗原は陰性であった。

◆おわりに◆

以上、真菌性肺炎について概説した。深在性真菌症の中でも真菌性肺炎は、呼吸不全を呈し重篤な

状態に陥ることも多い。臓器移植、大量化学療法などの高度医療に伴い、免疫能の低下を背景とした真菌性肺炎の症例は増加しており、今後真菌性肺炎に対する適切な診断、治療が必要となってくると考えられる。

(山崎　章、清水英治)

文献

1) 亀井克彦：輸入真菌症．臨床医 29(2)：170-174, 2003.
2) 川上和義：宿主免疫能の検査法．深在性真菌症臨床診断マニュアル，第1版，河野　茂(編)，p 141-153, メディカルレビュー社，東京，1997.
3) 山上由里子，那須　勝：肺炎と肺真菌症の鑑別のコツ．診断と治療 90(12)：2204-2207, 2003.
4) 河野　茂，二木芳人，山口英世，ほか：深在性真菌症の診断・治療ガイドライン．深在性真菌症の診断・治療ガイドライン作成委員会(編)，p 22-24, 医歯薬出版株式会社，東京，2003.
5) Obayashi T, Yoshida M, Mori T, et al：Plasma (1-3)-β-D-glucan measurement in diagnosis of invasive deep mycosis and fungal febrile episodes. Lancet 345：17-20, 1995.
6) Phillips P, Dowd A, Kelly M：Nonvalue of antigen detection immunoassays for diagnosis of candidemia. J Clin Microbiol 28(10)：2320-2326, 1990.
7) Rosenberg M, Patterson R, Mintzer R, et al：Clinical and immunologic criteria for the diagnosis of allergic bronchopulmonary aspergillosis. Ann Intern Med 86：405-411, 1977.
8) 岩川　純，前崎繁文：肺アスペルギルス症—定着型(菌球)．臨床と微生物 27(2)：47-52, 2000.
9) Alan MS, Elizabeth AO：Aspergillus syndromes, Mucormycosis, and Pulmonary Candidiasis. Fishman's Pulmonary Disease and Disorders 3rd edition, p 2265-2268, McGraw-Hill, New York, 1998.
10) Kuhlman JE, Fishman EK, Siegelmann SS：Invasive pulmonary aspergillosis in acute leukemia. Characteristic findings on CT, the CT halo sign, and the role of CT in early diagnosis. Radiology 157：611-614, 1985.
11) Horvath JA, Dummer S：The use of respiratory-tract cultures in the diagnosis of invasive pulmonary aspergillosis. Am J Med 100(2)：171-178, 1996.
12) Bider RE, Faling LJ, Paugatch RD, et al：Chronic necrotizing pulmonary aspergillosis；a discrete clinical entity. Medicine 61：109-124, 1982.
13) Gefter WB, Weingard TR, Epstein DM, et al："semi-invasive pulmonary aspergillosis. Radiology 140：313-321, 1981.
14) 松山　航，溝口　亮，岩見文行，ほか：肺クリプトコッカス症 15 例の臨床的検討；血中抗 HTLV-I 抗体陽性者と陰性者の比較．日呼吸会誌 37(2)：108-114, 1999.
15) Stevens DA, Schwarts HJ, Lee JY, et al：A randomized trial of itraconazole in allergic bronchopulmonary aspergillosis. N Engl J Med 342：756-762, 2000.
16) 篠田孝子，池田玲子，西川朱実：クリプトコッカス症の血清診断法．真菌誌 26：276-283, 1985.
17) Tanaka K, Kohno S, Miyazaki T, et al：The Eiken Latex test for detection of a cryptococcal antigen in cryptococcosis；Comparison with a monoclonal antibody-based latex agglutination test, Pastorex Cryptococcus. Myxopathologia 127：131-134, 1994.
18) 佐藤雅樹，源馬　均，佐野武尚，ほか：健常人に発症した Cunninghamella bertholletiae による肺ムーコル症の一例．日呼吸会誌 39(10)：758-762, 2001.

CHAPTER 30 ニューモシスティスカリニ肺炎

◆はじめに◆

Pneumocystis carinii（*P. carinii*）は以前は原虫と考えられていたが遺伝子診断技術の進歩もあり真菌に近い生物である[1]という認識が一般的となってきた。もともとは稀な日和見感染症であったがエイズの出現や臓器移植における免疫抑制剤の投与、抗癌剤投与など医療が高度化するにつれカリニ肺炎に遭遇する機会が増えてきている。早期に的確に診断し治療しなければ致命的な疾患であり十分な理解が必要である。

I・発症機序

P. carinii はヒトからの飛沫感染が最も多いと考えられているが環境中からの感染も否定できず詳細は不明である。4歳までには70％の人が抗体を有するようになるとされ、健常成人では86％がカリニ特異抗体を有しているとの報告もある[2]。発症機序として免疫能の低下、特に細胞性免疫の低下時に再燃もしくは初感染し発症する。T細胞、特にCD_4細胞からのサイトカインで活性化された肺胞マクロファージがカリニの除菌の主役を担っている[3]のでHIV患者においてCD_4細胞数が$200/mm^3$以下になると発症率が増加する。非HIV患者においてはステロイド剤、免疫抑制剤、抗がん剤の投与、または白血病などの免疫力低下をきたす基礎疾患の存在がカリニ肺炎発症の危険因子である。Yaleら[4]によると非エイズ患者の場合90％近くはステロイド投与に引き続いて発症し、プレドニン換算で30 mg/日投与で投与開始後平均12週で発症している。発症初期にはI型肺胞上皮細胞に接着し、宿主の免疫応答が十分ではないので肺胞腔内で充満するように増殖する。好酸性泡沫状浸出物すなわち *P. carinii* の菌体である trophic form、spore case が肺胞内に満たされ、肺胞隔壁にも細胞浸潤がみられると考えられている[5]。

II・症状

発熱、乾性咳嗽、呼吸困難が主な症状であり最初は全身倦怠感、微熱などで始まり進行するとチアノーゼを呈する。そのほか胸部痛、体重減少、血痰などが認められることもある。免疫応答に乏しいため肺胞内での液体成分は少なく喀痰はほとんど出ない。一般に非エイズ患者に合併した場合は進行

III・検査所見

1）血液ガス所見

PaO_2の低下、$A-aDO_2$の開大を伴ったI型呼吸不全が認められる。

2）生化学検査

肺胞破壊に伴いLDHの増加が認められ、近年では間質性肺炎のマーカーであるKL-6が増加することも報告されている[7]。真菌の細胞壁の合成成分であるβ-Dグルカンの増加も特徴的である[8]。白血球、CRPの増加は中等度であることが多い。

3）画像検査

胸部単純写真（図1）では典型的には初期には異常を示さず、徐々に両側対称性、びまん性に肺門から末梢にかけてすりガラス陰影を呈し経過とともに濃淡を混じ一部浸潤影が出現してくる。病変は初期には下肺野優位で肺尖部や胸膜直下などの末梢には病変が及ばないことが多い。CT（図2）では初期よりすりガラス陰影を確認することができ、特にHRCTでは病変部と正常部分の地図状分布（モザイクパターン）がみられる。また間質への細胞浸潤を反映して小葉間隔壁の肥厚像も認められる。また本疾患は経過中に囊胞を形成することがしばしばあり、気腫性変化や気胸が認められることもある。

特異的ではないがガリウムシンチグラムではびまん性に集積が認められ、感度としては90％以上である。

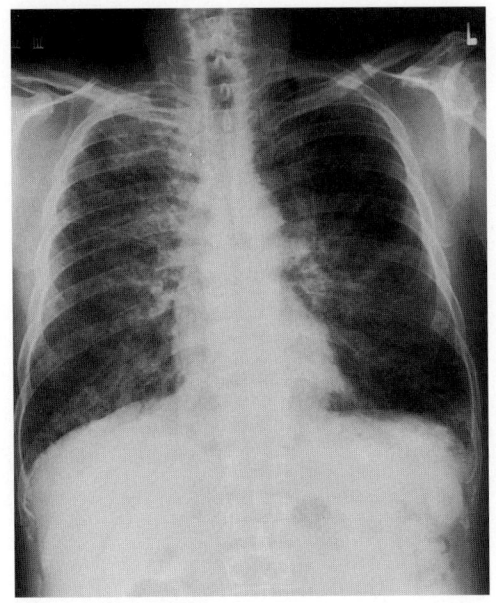

図 1. 胸部単純写真
両側びまん性にすりガラス影を認める。

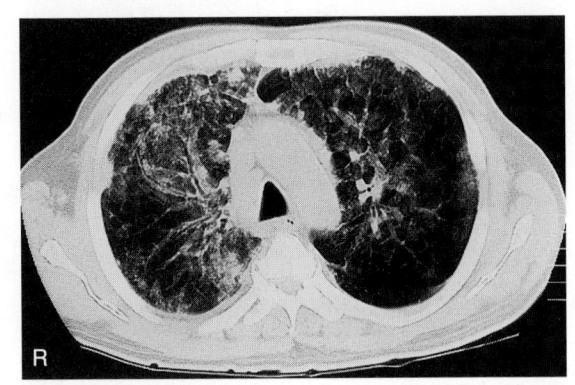

図 2. 胸部CT
すりガラス陰影が地図状に分布している。

Ⅳ・診断

P. carinii は人工培地では増殖しないので、診断のためには肺組織または気道分泌物中に直接カリニの菌体を確認するか、PCR 法を用いて DNA 診断する。本疾患は喀痰が乏しいことが多いので喀痰誘発を試みる。それでも検体が採取できなければ気管支肺胞洗浄(BAL)を行う。鏡検で菌体をみつけるには気管支分泌物 1 ml あたり 10^4 個の菌が必要とされている。

染色法としてはメテナミン銀染色(Grocott 染色)、トルイジン青染色(TBO 染色)は cyst の観察に有効で Grocott 染色(図 3)は感度、特異度ともに高く標準的な方法である。ギムザ染色、その簡易キットである Diff-Quik 染色は trophozoite を比較的迅速かつ簡単に観察できる。モノクローナル抗体を用いた染色は高価で手技がやや煩雑である。

TBO 染色において誘発喀痰での感度は 13%、BAL では 80% という報告[9]もあり、BAL は可能な限り積極的に行うべきである。施設によっては PCR 法を用いた遺伝子診断が可能で、その場合は誘発痰でも 100% の感度があり誘発喀痰だけでも十分と考えられる。しかしカリニ肺炎を発症していないのに陽性にでることもあり注意が必要である。BAL まで行っても診断が得られないときには経気管支肺生検も考慮されるが気胸を合併することも多く慎重に施行するべきである。

● メモ①
喀痰誘発には超音波ネブライザーを用いて 3% の高張食塩水を吸入させて行う。BAL は生理食塩水 100〜150 ml で施行し 50 ml 以上の回収があれば十分である。

Ⅴ・管理(図 3)

一般の入院患者や健常人(医療スタッフ)には感染しないと考えられ、隔離の必要性はないが、カリニ患者の周辺環境からカリニの遺伝子が検出されており、免疫能の落ちた患者が近くにいる場合は隔離した方が無難かも知れない。

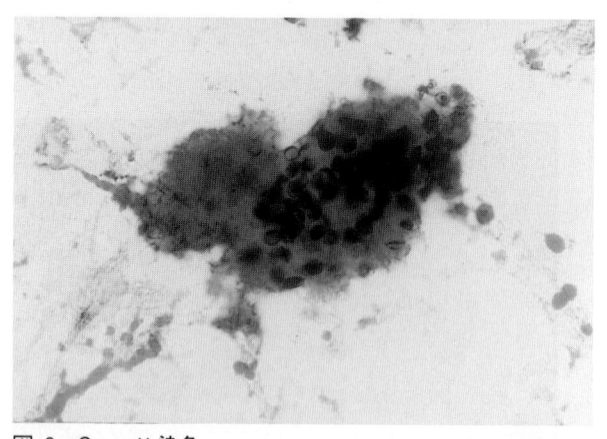

図 3. Grocott 染色
気管支肺胞洗浄液中に黒色に染まるカリニ嚢子を確認できる。

VI・治療

基本的に細胞性免疫の低下した患者に発症する疾患であり、特に非エイズ患者に合併した場合は病状が急速に進行することが多く呼吸困難を呈していることが多い。呼吸管理を行いつつ抗菌薬投与、さらに初期におけるステロイド剤投与を考慮に入れて加療に当たる必要がある。

[1] 抗菌薬療法

日本で一般に認可されているのは ST 合剤とペンタミジンの 2 剤である。治療期間は標準的には 21 日間で、重症例では 1 週間程度の延長はあり得る。

1) ST(sulfamethoxazole/trimethoprim)合剤(バクタ)

ST 合剤は 1 g(1 錠)中に Trimethoprim 80 mg と Sulfamethoxazole 400 mg を含む合剤であり、葉酸合成を阻害することにより抗カリニ薬作用を発揮する。重篤な副作用が生じない限り、第一選択薬となる。標準投与量は Trimethoprim 15〜20 mg/kg で[10]成人では 12〜15 錠/日必要であり、腎機能によって投与量の調節は必要である。効果は数日で現れるので 5〜7 日経過して効果ない場合、副作用が強い場合は他剤への変更を考える。

注射剤(バクトラミン®)もあるが輸液内での溶解性が悪く、1 アンプル(錠剤 1 錠に相当)を溶解するのに 125 ml(最低でも 75 ml)の溶液が必要である。したがって輸液量が増えて心負荷が増大する危険性がある。幸い本剤は消化管からの吸収は良好であり、できるだけ経口投与を優先すべきと思われる。

副作用はエイズ症例以外では重篤なものは少ない。最もよくみられるものはアレルギー性の皮疹で、時に重篤化するので注意が必要である。そのほか発熱、骨髄抑制、肝障害、消化器症状などがある。

> ●メモ②
> エイズ患者に合併したカリニ肺炎は一般に臨床経過が緩慢であり、また ST 合剤に対する副作用発現頻度も高い。伊志嶺ら[11]はエイズ患者と非エイズ患者の副作用発現頻度は 60%と21%であったと報告している。そこでエイズに合併した軽、中等症の患者に対し ST 合剤を通常の半量以下で加療行い、副作用の軽減はなかったが、十分な効果が得られたとする報告[12]もある。

2) ペンタミジン(ベナンバックス®)

グアニジンの誘導体で dihydrofolate reductase の作用を阻害することにより核酸合成を阻害し抗カリニ薬作用を呈する。第二選択薬となるものであるが通常 4 mg/kg/日を 5〜10 ml の蒸留水に溶解し、さらに 5%ブドウ糖液 300〜500 ml に溶解して 60 分以上かけて静脈内投与行う。副作用も多く急性腎不全、急性膵炎、ランゲルハンス氏島破壊により一時的にインスリンが多量に放出されることによる低血糖(6〜35%)およびそれに続く不可逆性の IDDM を生じ高血糖となる[13]。そのほか骨髄抑制、血管痛、味覚障害、嗅覚障害、投与速度が速過ぎた場合頻脈、顔面発赤、ショックなどがある。

吸入による投与も可能である。300〜600 mg を蒸留水に溶解して 30 分ほどかけて連日投与する。吸入投与では前述の副作用はまず発現しないが粘膜刺激性が強く気管支攣縮が生じうる。また発症例、特に重症例に対しての効果は不十分である。

> ● メモ③
> 3 mg/kg/日の量での投与でも効果は変わらないとの報告[14]あり。

3）その他

一般には手に入らないが、ほかにも薬剤はある。

> ● 注意点
> ST 合剤とペンタミジンの併用は有効でなく、副作用増強されるため行わない[15]。

［2］ステロイドの適応（表1）

急性期において中等症以上の呼吸不全が存在する場合ステロイド剤を併用することにより死亡率の低下、呼吸不全進行の防止が認められている[16)–18)]。宿主の免疫が低下した状態で肺胞腔内で増殖した P. carinii が抗菌薬投与によって急速に菌体が崩壊すると TNF などのサイトカインが誘導され過度の生体免疫反応を生じる[19)]。その結果肺間質の線維化が進行し呼吸不全の進行を惹起する。ステロイド剤はこの過度の免疫反応を抑制するために投与されるもので肺線維化が進行してから投与しても効果は少なく、ほかの日和見感染症の合併を引き起こすだけである。治療初期に十分量の投与が必要でステロイド使用中の発症例や重症例ではパルス療法も考慮される。1 週間投与後は副作用予防の点から漸減が望ましい。具体的には PaO_2 70 mmHg 以下、または $A\text{-}aDO_2$ 35 以上の呼吸不全例が投与対象であり投与スケジュールは**表2**の如くである。

> ● コ　ツ
> 一見矛盾するがステロイド投与が本症発症の誘因となっている場合でも、発症時すぐにステロイド減量の必要はない。

［3］呼吸管理

低酸素血症を呈することが多くしばしば人工呼吸器管理を必要とする。しかし本症は経過中に囊胞性変化を伴い、気胸を合併することが稀ではない。そのため気胸などの圧外傷が発症しやすい。人工呼吸器装着時はできるだけ気道内圧が上昇しないように設定をするべきである。

> ● コ　ツ
> 人工呼吸管理を考慮する場合、ステロイド剤を投与することにより人工呼吸管理を免れる可能性がある。

表1. カリニ肺炎の治療薬

薬剤	投与量	投与方法	副作用	適応	注意点
ST合剤(錠、顆粒) 1錠(1g)中trimetho-prinm 80 mg sulfamethoxazole 400 mg	trimethoprimで15 mg/kg	分3〜4	ショック、皮疹・発熱などのアレルギー、貧血、汎血球減少症、肝障害、腎障害	軽〜重症	
ST合剤(注射)(バクトラミン) 1アンプル中trimetho-prim 80 mg sulfamethoxazole 400 mg	trimethoprimで15 mg/kg	1アンプルあたり125 mlのぶどう糖液に溶解 分3〜4	ショック、皮疹・発熱などのアレルギー、貧血、汎血球減少症、肝障害、腎障害	重症	溶解量に注意。最低でも1アンプルあたり75 ml必要
ペンタミジン(注射)(ベナンバックス) 1バイアル中300 mg	3〜4 mg/kg	ブドウ糖あるいは生理食塩水に溶解し1〜2時間かけて1日1回点滴	低血圧、腎障害、不整脈、低血糖、高血糖、膵炎、白血球減少、血小板減少、電解質異常、味覚異常	軽〜重症	溶解は蒸留水3〜5 mlで行う。点滴速度に注意
ペンタミジン(吸入)(ベナンバックス) 1バイアル中300 mg	300〜600 mg	300 mgあたり3〜5 mlの注射用水に溶解し、30分かけて1日1回吸入	気管支痙攣、喘息発作、咳嗽、味覚異常	軽症	吸入は1〜5 μmの粒子径となるジェットネブライザーが望ましい。機械にあわせて溶解液量を設定する
Atovaquone(内服液) 150 mg/ml 5 ml/pack	1,500 mg	分2	発疹、嘔気、下痢	軽〜中等症	HIV感染者用には厚生省エイズ治療薬研究班から入手
Primaquine+クリンダマイシン Primaquine クリンダマイシン1バイアル中600 mg	15 mg 1,800 mg	1日1回経口 600 mg 8時間ごと点滴静注		軽〜中等症	Primaquineはマラリア治療に限って熱帯病治療薬研究班から入手可能
ダプソン(ジアフェニルスルフォン)+Trimethoprim ダプソン1錠中25 mg Trimethoprim	100 mg 15 mg/kg	1日1回 分3		軽〜中等症	Trimethoprim単剤は日本では入手できない

(安岡 彰:カリニ,サイトメガロウイルス. 臨床医 28(2)201-204, 2002 より引用)

表2. カリニ肺炎に対するステロイド治療

対象:中等症以上で治療早期の患者		
ステロイド投与量(プレドニゾロン換算)		
治療開始後	中等症	重症
1〜3日	80 mg	メチルプレドニゾロン 500〜1,000 mg
4〜5日	80 mg	80 mg
6〜10日	40 mg	以後漸減
11〜21日	20 mg	

VII・予防

一旦発症すると呼吸不全を呈し重篤な経過をとることが多いので発症予防が重要である。非 HIV 症例に対しての予防投薬は一定の見解はないが免疫能が低下した状態であれば HIV 症例と同様に対処するべきであろう。HIV 患者においては CD_4 リンパ球数が $200/mm^3$ 以下、または CD_4 リンパ球が全リンパ球数の 20%以下、CD_4 リンパ球数が $200/mm^3$ 以上でも原因不明の発熱や自覚症状がある場合は予防投薬を行う。エイズ患者に予防投薬を行うとカリニ肺炎の発症頻度が優位に減少するとの報告もある[20]。

> ●メモ④
> プレドニン換算で総量 1,000 mg を超えるステロイド、または抗がん剤の投与を受けた患者、免疫不全を呈する基礎疾患をもつ患者などが非 HIV 患者で予防投薬の対象となる。

予防投薬として ST 合剤内服(1錠/日 連日、または2錠/日 週3回)ペンタミジンの吸入(300 mg/回 4週ごと)があり、副作用の発現率はペンタミジンの方が少ないとされるが有効性から予防投薬でも ST 合剤が第一選択薬となる。Hardy らの報告[20]ではカリニ肺炎の既往のあるエイズ患者において再発予防のために ST 合剤内服とペンタミジン吸入のいずれかを投与し 17.4 カ月経過観察したところ再発率は ST 合剤投与群で 11.4%、ペンタミジン吸入群で 27.6%と明らかに ST 合剤投与群の方が優れていた。

以上カリニ肺炎は重篤な疾患を基礎にもつ患者が罹患するもので発症すると致命的となりうる疾患であるが早期診断、早期治療で改善しうる疾患である。

(川尻龍典、城戸優光)

文献

1) Edman JC, Kovacs JA, Masur H, et al：Ribosomal RNA sequence shows pneumocystis carinii to be a member of the fungi. Nature 334：519-522, 1988.
2) Peglow SL, et al：Serologic response to pneumocystis carinii in health and disease. J Infect Dis 141：775, 1980.
3) Limper AH, Hoyte JS, Standing JE：The role of alveolar macrophages in pneumocystis carinii degradation and clearance from the lung. J Clin Invest 99(9)：2110-2117, 1997.
4) Yale SH, Limper AH：Pneumocystis carinii pneumonia in patients without acquired immunodeficiency syndrome；associated illness and prior corticosteroid therapy. Mayo Clin Proc 71：5-13, 1996.
5) Kuhlman JE：Pneumocystic infections；The radiologists perspective. Radiol 198：623-635, 1996.
6) Kovacs JA, Hiemenz JW, Macher AM, et al：Pneumocystis carinii pneumonia；a comparison between patients with the acquired immunodeficiency syndrome and patients with other immunodeficiencies. Ann Intern Med 100：663-671, 1984.
7) 大南諭史，林 俊成，吉井千春，ほか：巨大囊胞を合併し，KL-6 異常高値を示したニューモシスチス・カリニ肺炎の1例．日呼吸会誌 39(12), 2001.
8) Matsumoto Y, Yamada M, Amagai T, et al：Yeast glucan of pneumocystis carinii cyst wall；an excellent target for chemotherapy. Protozool 38(s)：6-7, 1991.

9) 伊志嶺朝彦, ほか：Pneumocystis carinii 肺炎の早期診断における polymerase chain reaction (PCR) 法の有用性に関する研究. 感染症誌 68：451-453, 1994.
10) Stansell JD, Huang L：Pneumocystis carinii pneumonia in the medical management of AIDS fifth edition. Sande MA, volberding PA (eds), p 275-300, WB Saunders company, 1997.
11) 伊志嶺朝彦, 斉藤　厚：pneunocystis carinii 肺炎. 治療 82：463-467, 2000.
12) 古西　満, 森　啓, 善本英一郎, ほか：AIDS 患者に発症した軽・中等症カリニ肺炎に対する sulfamethoxazole-trimethoprim 少量治療の効果. 総合臨床 47(10)：2810-2812, 1998.
13) Perronne C, et al：Hypoglycemia and diabetes mellitus following parenteral pentamidine mesylate treatment in AIDS patients. Diabetes Med 7：585, 1990.
14) Conte JE, et al：Inhaled pentamidine or reduced dose intravenous pentamidine for pneumocystis carinii pneumonia；a pilot study. Ann Intern Med 107：495-498, 1987.
15) Waltzer PD：Pneumocystis carinii in principles and practice of infectious disease. Mandell GL, Bennett JE, DolinR (eds), p 2475-2487, Churchill Livingstone, 1995.
16) Montaner JSG, Lawson LM, Levitt N, et al：Corticosteroids prevent early deterioration in patients with moderately severe pneumocystis carinii pneumonia and the acquired immunodeficiency syndrome (AIDS). Ann Intern Med 113：14-20, 1990.
17) Consensus statement on the use of corticosteroids as adjunctive therapy for pneumocystis pneumonia in the acquired immunodeficiency syndrome. National institutes of Health-University of California expert panel for corticosteroids as adjunctive therapy for pneumocystis carinii pneumonia. N Engl J Med 323：1500-1504, 1999.
18) Huang ZB, Eden E：Effect of corticosteroids on IL-1 beta and TNF alpha release by alveolar macrophage from patients with AIDS and pneumocystis carinii pneumonia. Chest 104：751-755, 1993.
19) Moore RD, Chaisson RE：Natural history of opportunistic infection disease in an HIV-infected urban clinical cohort. Ann Intern Med 124：633-642, 1996.
20) Hardy WD, Feinberg J, Finkerstein DM, et al：A controlled trial of trimethoprim-sulfamethoxazole of aerosolized pentamidine for secondary prophylaxis of pneumocystis carinii pneumonia. N Engl J Med 327：1842-1849, 1992.

CHAPTER 31 サイトメガロウイルス肺炎

◆はじめに◆

　ヒトサイトメガロウイルス(Cytomegalovirus)はヘルペスウイルス科に属し、日本人では、成人になるまでに約90％の人が感染するといわれている。通常、健常人が発症することはなく、無症状の不顕性感染がほとんどである。免疫機能が十分発達していない時期に初感染を受けると、体内に潜伏する。その後、成長してから宿主の細胞性免疫が低下すると、肺炎、胃腸炎、肝炎・胆管炎、中枢神経疾患、網膜炎などが発症しやすくなる。肺炎は、市中肺炎として発症することは稀で、臓器移植患者、免疫不全患者、抗がん薬あるいは免疫抑制薬投与中やステロイド薬長期投与中の患者に発症する。サイトメガロウイルス肺炎は、一旦発症すると、びまん性の陰影を呈し、低酸素血症をきたし死に至る感染症である。そのため、早期診断と早期治療開始が予後に大きく影響する。

I・症状

　発熱、乾性咳嗽、頻呼吸、呼吸困難を呈する。

II・基礎疾患

　健常人には発症しない。基礎疾患(臓器移植後、免疫不全性疾患)や治療歴(抗がん薬、免疫抑制薬投与)の有無など、臨床背景を十分に把握することが本症を疑う重要な手がかりとなる。好中球減少症やステロイド投与のみ[1]、あるいは化学療法による一過性の汎血球減少の患者での発症は少ない[2]。

III・画像検査所見

　サイトメガロウイルス肺炎は胸部X線写真上、両肺野に網状陰影、スリガラス陰影、浸潤影をとることが多く、それより少ないものの小粒状影や粒状網状影、lober consolidationが認められることがある[3]。また、胸部CTではすりガラス陰影、parenchymal consolidation、粒状、粒状網状陰影として認められる[3]。間質性陰影は同じような陰影を呈するほかの疾患との鑑別が必要である。原因が明らかなものでは、環境性(過敏性肺炎)、医原性(薬剤性、放射線)、感染性［レジオネラ、マイコプ

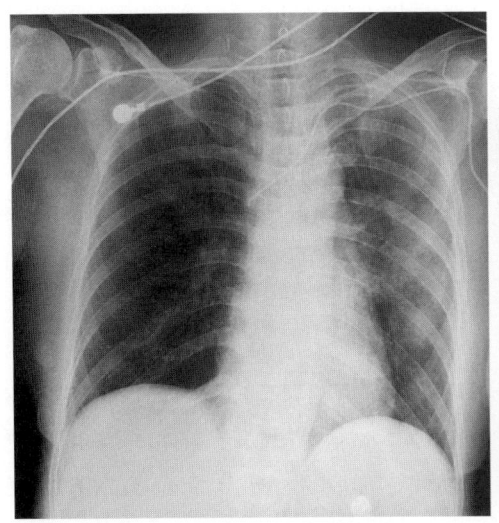

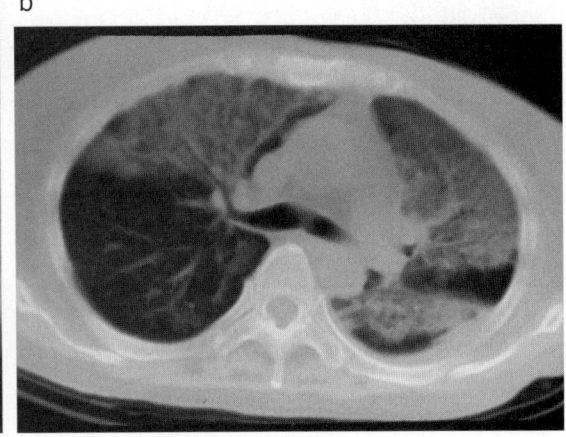

図 1. 胸部レントゲン写真(a)と胸部 CT(b)
a：左肺野優位にすりガラス陰影がみられる。
b：左上葉、左 S 6 領域、および右 S 3 領域にすりガラス陰影を、右 S 2 領域の一部にもすりガラス陰影を認める。

ラズマ・ニューモニエ、クラミジア・ニューモニエ、ウイルス(サイトメガロウイルス含む)、ニューモシスチス・カリニ、真菌]、肺以外の臓器障害(心不全、尿毒症)、腫瘍性(がん性リンパ管症)がある。原因が不明である疾患として特発性間質性肺炎、膠原病肺、肺胞出血などが挙げられる。これらのうち、過敏性肺炎、薬剤性肺炎、心不全、ニューモシスチス・カリニ肺炎、肺胞出血が特に鑑別が重要である。

図1は当科にて経験したサイトメガロウイルス肺炎患者の胸部 X 線写真および胸部 CT である。患者は脳腫瘍に対して抗がん薬治療と、頭部放射線療法が施行されており、さらに脳浮腫に対して副腎皮質ステロイドが投与中で細胞性免疫が低下状態にあった。

Ⅳ・診断

1) 抗原抗体法(アンチゲネミア法)

測定時間が短く、外注検査可能であり、2〜4 日後には結果報告が受けられる。骨髄移植患者では検査結果と臨床症状との相関性があり、サイトメガロウイルス感染症の早期診断およびモニタリングに有用である[4]。但し、アンチゲネミアはサイトメガロウイルスの活性化状況をみているのであり、直接的のサイトメガロウイルス肺炎を診断できるものではない[5]ことに注意しなければならない。

図2にサイトメガロウイルス肺炎患者の末梢血液のアンチゲネミア陽性を示した。

2) PCR(polymerase chain reaction)法

2〜4 日で比較的早期診断が可能であるが、臨床症状と相関しないことがあり、また、健常人でも陽

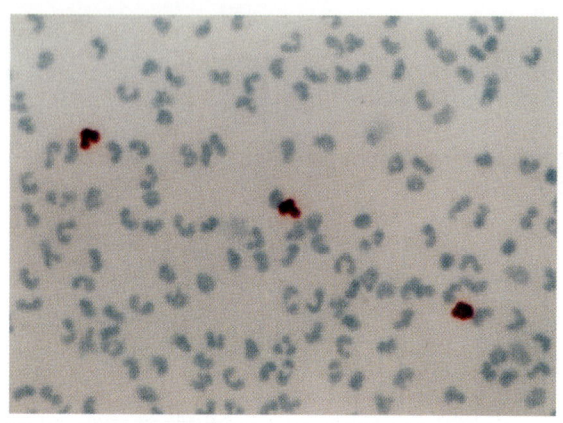

図 2. サイトメガロウイルス抗原検査法（SRL 提供）。
陽性細胞では赤紫色の核の特異染色を認める。

性のこともある。PCR 法は感度が高過ぎるため、肺炎の診断には肺組織や気管支肺胞洗浄液を用いるのが望ましい。加えて、臨床症状との総合判断をする必要がある。

3）分離培養法

診断には 1～3 週間要し、検体採取から検査開始まで長時間経過した際には偽陰性となることがある[1]。

4）抗体検査法

間接的に証明することができる。サイトメガロウイルス特異的 IgG 抗体は 2～4 週間あけたペア血清で 4 倍以上の増加を証明する必要とすることから、感染症の早期診断には適さず、特異的 IgM については数カ月持続することから、感染前のベースとなる検査値が得られていない場合には誤った解釈になる可能性がある[6]。免疫グロブリン製剤使用後の測定は無効である。

5）シェルバイアル法

培養細胞に検体を接種、約 1 日培養後、出現したサイトメガロウイルス抗原をモノクローナル抗体を用いた免疫蛍光法で検出する方法である。

骨髄移植後の患者における気管支肺胞洗浄液を対象とした際の有用性が報告されている[7]。直接の感染症の診断となるものではない。

6）組織診・細胞診

経気管支肺生検は肺出血や侵襲を伴い、検体も十分採取できないことが多い。一方、気管支肺胞洗浄液は複数の肺の区域より採取することができるため、肺生検と比較して、気管支洗浄液の細胞診の方が診断に優れている[8]。

図 3 はサイトメガロウイルス肺炎患者の気管支肺胞洗浄液の細胞診および経気管支肺生検の病理像である。いわゆる "owl's eye（フクロウの目）" といわれる核内封入体を伴う巨細胞が認められる。

● **注意点**

HIV 感染患者において、サイトメガロウイルス肺炎に罹患していないにもかかわらず、こられの患者の気管支肺胞洗浄液からしばしばサイトメガロウイルスが見い出されることがあり、診断的・病因的意義が不明確[12)-16)]で、予後への影響については議論されている。

● **メモ**

アンチゲナミア検査は本邦においては 1997 年に保険適応となった。適応疾患は、骨髄移植後、腎移植後患者および HIV 感染者である。

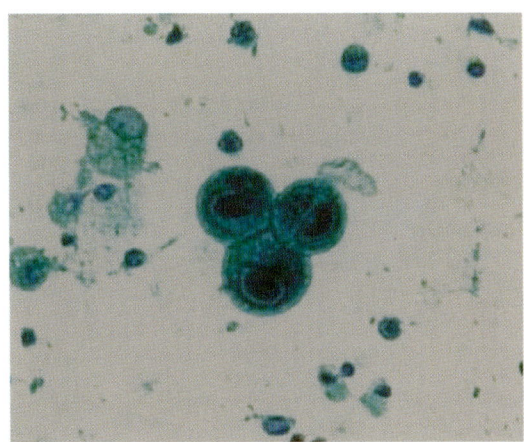

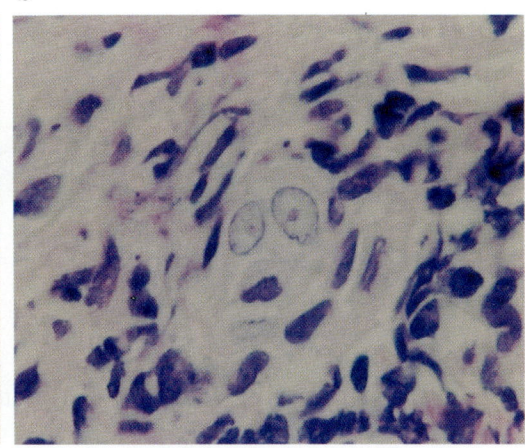

図 3．気管支肺胞洗浄液からの細胞診（パパニコロー染色）(a)、経気管支鏡肺生検（H. E. 染色）(b)
いずれも"owl's eye（フクロウの目）"を呈した感染細胞を認める。

V・治療

　本邦にてサイトメガロウイルス肺炎に対して使用できる治療薬は ganciclovir（デノシン®）である。腎機能が正常の場合、導入時には ganciclovir を 5 mg/kg で 1 日 2 回、14 日間、維持量として 5 mg/kg を 1 日 1 回、1～2 カ月間投与する。
　副作用として特に注意しなければならないのは汎血球減少、好中球減少、貧血、血小板減少などの骨髄抑制である[9]。そのため導入時には 2 日に 1 回、維持時には 7 日に 1 回は血液学的検査を施行することが望ましい。骨髄抑制が認められた際には、減量あるいは休薬する。本剤は腎排泄型であり、腎機能障害例では、その患者のクレアチニンクリアランス値によって投与量を調節する必要がある。クレアチニンクリアランス値（ml/分）が 50 以上 70 未満の場合、投与回数はそのままで 1 回投与量を半量に、25 以上 50 未満時には投与回数はそのままで 1 回投与量を 1/4 へと減量する。
　骨髄移植後のサイトメガロウイルス肺炎に対しては免疫グロブリンとの併用が有効であるとされて

● **診断へのコツ**
　乾性咳嗽、呼吸困難がある患者の胸部 X 線写真にて間質性陰影が認められた際、免疫低下をきたすような基礎疾患や治療歴（免疫抑制剤投与）がある場合には本疾患を積極的に疑う。

● **禁忌**
　抗がん薬や免疫抑制薬により骨髄機能が抑制となっている場合には、未回復状態での ganciclovir 投与は避ける。

いる[10)11)]。

Foscarnet(ホスカビル)はサイトメガロウイルス網膜症への投与が適応とされているが、肺炎への使用についてまだ確立されていない。

VI・治療効果

臨床症状、胸部X線写真、血液ガス所見、そしてアンチゲネミアの推移から総合的に判断する。

(金森修三、斎藤　厚)

文献

1) de la Hoz RE, Stephens G, Sherlock C : Diagnosis and treatment approaches of CMV infections in adult patients. J Clin Virol 25(suppl 2) : S 1-S 12, 2002.
2) Tamm M, Traenkle P, Grilli B, et al : Pulmonary cytomegalovirus infection in immunocompromised patients. Chest 119 : 838-834, 2001.
3) Fraser RD, Muller NL, Colman N, et al : Cytomegalovirus. Fraser and Pare's diagnosis of diseases of the chest 4 th, Fraser RS, et al (eds), WB Saunders Company, Philadelphia p 1004-1008, 1999.
4) Gondo H, Minematsu T, Harada M, et al : Cytomegalovirus(CMV)antigenaemia for rapid diagnosis and monitoring of CMV-associated disease after bone marrow transplantation. Br J Haematol 86 : 130-137, 1994.
5) 本田順一：サイトメガロウイルスの迅速診断．Medical Practice 19：1837-1839, 2002.
6) Diagnosis and treatment of cytomegalovirus infection in immunocompetent hosts. 2003 UpToDate www.uptodate.com
7) Goto H, Yuasa K, Sakamaki H, et al : Rapid detection of cytomegalovirus pneumonia in recipients of bone marrow transplant. Bone Marrow Transplant 17 : 855-860, 1996.
8) Cordonnier C, Escrudier E, Nicholas JC, et al : Evaluation of three assays on alveolar lavage fluid in the diagnosis of cytomegalovirus pneumonitis after bone marrow transplantation. J Infect Dis 159 : 495-500, 1987.
9) Buhles WC Jr, Mastre BJ, Tinker AJ, et al : Ganciclovir treatment of life-or sight-threatening cytomegalovirus infection ; experience in 314 immunocompromised patients. Rev Infect Dis 10(supple 3) : s 495-506 1988.
10) Reed EC, Bowden RA, Dandliker PS, et al : Treatment of cytomegalovirus pneumonia with ganciclovir and intravenous cytomegalovirus immunogloblin in patients with bone marrow transplants. Ann Intern Med 109 : 783-788, 1988.
11) Ljungman P, Engelhard D, Link H, et al : Treatment of interstitial pneumonitis due to cytomegalovirus with ganciclovir and intravenous immune globulin ; experience of European Bone Marrow Transplant Group. Clin Infect Dis 14 : 831-835, 1992.
12) Miles PR, Baughman RP, Linnemann CC : Cytomegalovirus in the bronchoalveolar lavage fluid of patients with AIDS. Chest 97 : 1072-1076, 1990.
13) Millar AB, Patou G, Miller RF, et al : Cytomegalovirus in the lungs of patients with AIDS. Am Rev Respir Dis 141 : 1474-1477, 1990.
14) Mann M, Shelhamer JH, Masur H, et al : Lack of clinical utility of bronchoalveolar lavage cultures for cytomegalovirus in HIV infection. Am J Respir Crit Care Med 155 : 1723-1728, 1997.
15) Hayner CE, Baughman RP, Linnemann CC, et al : The relationship between cytomegalovirus retrieved by bronchoalveolar lavage and mortality in patients with HIV. Chest 107 : 735-740, 1995.
16) Uberti-Foppa C, Lillo F, Terreni MR, et al : Cytomegalovirus pneumonia in AIDS patients. Chest 113 : 919-923, 1998.

CHAPTER 32

SARS《 重症急性呼吸器症候群 》

◆はじめに◆

　SARS（Severe Acute Respiratory Syndrome；重症急性呼吸器症候群）は、2003年3月以降に世界中で拡散・伝播し、猛威を振るった新興感染症である。新興感染症とは、近年新たに発見されたAIDS、C型肝炎、E型肝炎、レジオネラ症などの新規の感染症を指し、航空機の利用によるヒトの移動、生活習慣の変化、地球温暖化、薬剤耐性菌の増加などにより、新興・再興感染症はますますその重要性を増しており、地球規模で対応を行うことを必要としている。

　SARSの世界的流行は2003年2月1人の香港渡航者から始まり、航空機の利用により30以上の国と地域に伝播し、医療問題に限らず国際的・経済的にも大きな影響を及ぼした。WHOをはじめ、当初より各国の多数の機関が協力し、病原微生物の同定から患者数の推移、感染対策などが日々インターネット上で報告・論議されたのも大きな特徴といえる。

　わが国でも多くの病院の感染管理担当者がSARS対応に追われ、わが国の防疫体制を含めた感染対策について大きな議論となった。現在、病原性については、いまだ不明な点が多く、診断法・治療法も確立していない。特に診断については冬期はインフルエンザとの鑑別が問題となることが予想される。今後はSARSについて現在の知見を整理し、医療機関のみならず国・地方自治体、さらにはマスメディアなど官民あげて確実な対応を行う必要がある。

Ⅰ・SARSの発生とその推移

　2003年2月14日、WHOは2002年11月16日から2003年2月9日にかけて中国広東省で異型肺炎が305例発生し、そのうち5例が死亡していると発表した。2003年2月21日、広東省での異型肺炎患者を診療した医師が香港のホテルに宿泊した。彼はSARSに立ち向かった最初の職業感染による犠牲者となったが、同時に彼の同行者および彼が宿泊したホテルの宿泊者、計12人がSARSに感染した。彼らは香港、ベトナム、シンガポール、カナダ、米国、アイルランドに渡航し、世界中にSARSが拡散していく結果となった。

　その後、WHOのCarlo Urbani医師がベトナムのフレンチ病院で医療従事者の異型肺炎が多く発生しているとの報告を行い、香港においても同様な事例が多く発生していることから、3月12日WHOは、原因不明異型肺炎についてGlobal alertを史上初めて発した。その後、各国で同様の患者

が報告され、3月15日WHOは、カナダ・中国・香港・ベトナム・シンガポールなどの地域で病原体不明の異型肺炎をきたすSevere Acute Respiratory Syndrome(SARS；重症急性呼吸器症候群)が急速に頻発しているとし、症候群サーベイランスの実施を世界に呼びかけた。伝播地域への渡航歴、SARS患者への接触歴、38℃以上の発熱・呼吸器症状によりSuspected Case(疑い例)とProbable Case(可能性例)に区別することが定義された。4月16日にSARSの原因病原微生物が新種のコロナウイルスであることが報告された。4月20日、中国がようやく情報開示へと方針を転換したが、4月28日には28の国と地域に、5,050例、死亡者321例を超える罹患者を数える世界的なアウトブレイクとなった。その後、世界中の医療関係者、WHOをはじめ国際機関、各国政府のたゆまぬ努力により、ようやく感染は収束したが2003年8月7日までのWHO集計において、32の国と地域に、8,422例、死亡者916名(10.9%)を数えるに至った。

II・SARSウイルス

　SARS発生当時、WHOは独自の検査機関は有していなかったため、9カ国11研究機関とネットワークを結び、連日電話会議を催して病原体検出に関する情報を交換した。その結果、香港[1]、米国[2]、ドイツ[3]の複数の機関がSARS患者から新種のコロナウイルスを細胞培養、遺伝子解析、蛍光抗体法を用いて同定し、相次いで報告した。SARS症例から分離されたウイルスをカニクイザル(*Macaca fascicularis*)に接種し、SARSを引き起こすことが確認された[4]。コッホの4原則を満たすことにより、4月16日にWHOはSARSの病原微生物として今まで発見されていなかった新種のコロナウイルス(SARSウイルスと命名)が原因であると認定した(図1)。

　コロナウイルスは普通感冒の原因微生物であり、コロナウイルスによる感冒は一般的に軽症であり冬季に多くみられる。潜伏期は2〜7日とされ、呼吸器症状のほかには下痢症をきたす場合もある。ま

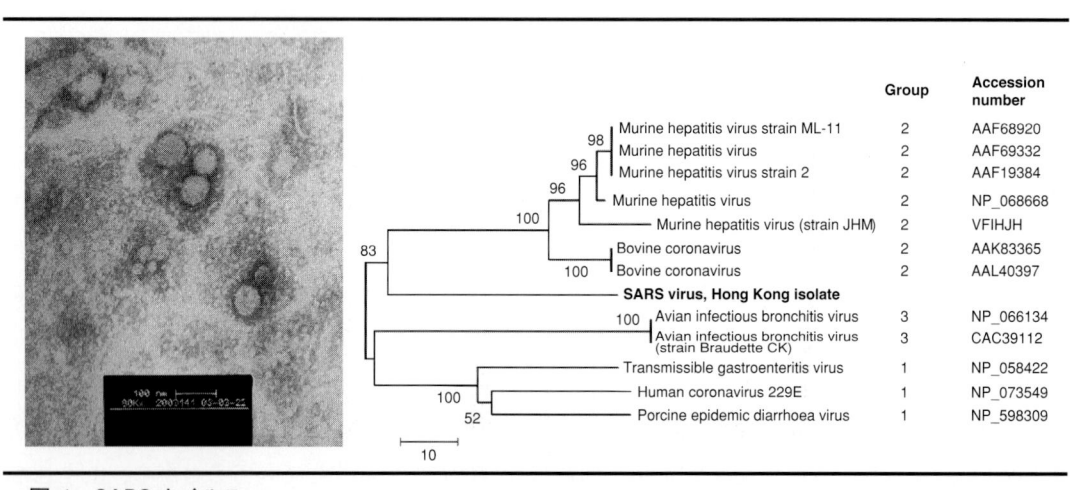

図1. SARSウイルス
(Peiris JS, et al：Coronavirus as a possible cause of acute respiratory syndrome. 2003a 361：1319-1325, より引用)

た、症状は軽度になるものの同じコロナウイルスに再度罹患・発症する場合ことも報告されている。また、動物実験ではコロナウイルスに罹患後症状がなくても腸管からは数カ月ウイルスが排出されるとの指摘もある[5]。

一般的にコロナウイルスは種特異性が高く、ネコには猫伝染性腹膜炎ウイルス(FIPV：feline infectious peritonitis virus)、白鳥には血球凝集性脳脊髄炎(HEV：hemagglutinating encephalomyelitis virus)、マウスにはマウス肝炎ウイルス(MHV：mouse hepatitis virus)、鳥には鶏伝染性気管支炎ウイルス(IBV：avian infectious bronchitis virus)などのウイルスが個々の種別に報告されており、さまざまな臓器に親和性を有し、致死的な転帰をとることが知られている。SARSウイルスについてはジャコウネコ(Paguma larvata)などの動物からも同定されており、種特異的ではなく人獣共通感染症の可能性も考えられるものの、現在のところ確実な宿主はヒトのみである。

環境中でヒト病原性コロナウイルス(HCoV-229 E株)は、乾燥表面よりも湿潤な状態を好み、生理食塩水中[6]や湿度50％程度[7]では、少なくとも6日間生存していたことが確認されている。しかし、SARSコロナウイルスは一般的なコロナウイルスが乾燥には弱いのに対して乾燥条件下においても48時間で1/10(1 log)減弱するのみであり、乾燥した環境中においてもより生存可能なことが示唆されている。

III・臨床像

SARSの臨床症状としては、インフルエンザと同様に発熱がほとんどの患者にみられる。ほかには発熱に伴う悪寒、倦怠感、筋肉痛、戦慄、悪心、頭痛などの諸症状がみられる。肺野にcrackleが聴取されるが、その他の身体所見には乏しいとされる。約20％に下痢症状がみられ、香港の高層マンション群(アモイガーデン)におけるアウトブレイクでは、その多くに下痢症状が併発した。初発症状の発現では、まず発熱(74％)をきたし、呼吸器症状を併発した後、下痢などの消化器症状がみられることが多いが、頻度は少ないものの下痢(6％)や腹部症状が初発症状となることもある[8]。

特異的な臨床症状やマラリアやデング熱のように特異的なベクターへの接触歴がないため、同じく急性の発熱疾患であるインフルエンザとの鑑別診断が臨床上重要である。SARSはインフルエンザと比較して、呼吸困難、下痢が多く、咽頭痛、鼻汁が少ないことが示唆される(表1)。

胸部X線写真では、発熱時には既に異常陰影を呈している場合が多い。air bronchogramを伴う浸潤影もしくは間質性陰影が継時的に増強、両肺野の末梢優位に拡大し、多くは1週間程度で改善するが、OP(Organizing pneumonia)のように多様な陰影経過をとるものもある。胸水、空洞病変、リンパ節腫脹などは通常みられない[9]。胸部CTは、わが国ではSARS専門病院における専用CTとして活用されない限り、感染管理の面から撮影は難しいと考えられるが、SARSが疑われるも単純X線写真上異常が判読できない場合は、微小なGGO(Ground Glass Opacity)などの間質性陰影の読影には威力を発揮すると考えられている。また、入院時には胸部X線写真上は正常例(25％)であって

表 1. SARS とインフルエンザ

	SARS	インフルエンザ
発熱	99.3%	68〜77%
乾性咳嗽	69.4%	84〜93%
筋肉痛	49.3%	67〜94%
呼吸困難	41.7%	6%
頭痛	35.4%	84〜91%
倦怠感	31.2%	75〜94%
悪寒戦慄	27.8%	83〜90%
下痢	23.6%	N/A
悪心嘔吐	19.4%	12%
咽頭痛	12.5%	64〜84%
関節痛	10.4%	N/A
胸痛	10.4%	35%
湿性咳嗽	4.9%	N/A
めまい	4.2%	N/A
腹痛	3.5%	22%
鼻水	2.1%	79%

(JAMA 289, 2003. MMWR 9：50. 2001 より引用)

表 2. SARS の胸部 X 線像 (n＝144)

入院時		入院中	
正　常	36 例 (25%)	変化なし	15 例 (42%)
		一側性陰影	12 例 (33%)
		両側性陰影	9 例 (25%)
一側性陰影	66 例 (46%)	変化なし	42 例 (64%)
		両側性陰影	24 例 (36%)
両側性陰影	42 例 (29%)	NA	

表 3. SARS の胸部 X 線像と臨床像の特徴
- 急激な発熱から始まり、頭痛・悪寒・筋肉痛・咳などの呼吸器症状のほかに、下痢などの消化器症状を呈する
- 発熱時には異常陰影を呈していることが多いが、所見がない場合もある
- 末梢優位、両側性に air bronchogram を伴う浸潤影もしくは間質性陰影が拡大する
- OP (Organizing pneumonia) のように多様な陰影経過をとる場合もある
- 高齢者、男性、慢性 B 型肝炎、腎機能低下を含め基礎疾患を有する患者では有意に ARDS を発症する
- 胸水、空洞病変、リンパ節腫脹などは通常みられない

も、継時的に陰影が出現する場合があり、胸部 X 線写真正常のみでは SARS を否定できないため注意が必要である (表2)。血液検査所見は一般のウイルス感染症と同様に、リンパ球減少、LDH 上昇などがみられるが、特異的な所見はない。

臨床経過としては、インフルエンザやほかの感染症と比較して高率に ARDS (急性呼吸窮迫症候群) を併発し、急性呼吸不全に陥る。ARDS の一般的なリスクファクターであるが、高齢者、男性、慢性 B 型肝炎、腎機能低下を含め基礎疾患を有する患者では有意に ARDS を発症する[10]。その他の死因としては DIC、多臓器不全、リンパ球減少や入院期間延長に伴う院内感染で不幸な転帰をとる。咽頭・便・尿などからウイルスが検出されない場合でも臨床経過としては悪化する場合もあり、免疫学的機序が予後にかかわっている可能性がある。SARS の肺炎・臨床像の特徴を表3に示した。

Ⅳ・SARS の特異的検査

SARS の診断としてはウイルス分離、PCR 検査、抗体検査があるが、現時点では臨床的有用性は確立していない。SARS ウイルス抗体が測定可能であるが、発症後 10 日後で 50%、20 日後で 93% の

SARS 患者が陽転化する。RT-PCR 法を用いた場合は、鼻咽腔からは 14 日後で 68%、糞便からは平均 14.2 日で 97%、尿からは平均 15.2 日で 42%が陽性となる。いずれも発症早期には検出率が低いことが課題であり、さまざまな検体からウイルスが同定され、特に糞便からは早期から比較的長期(発症後 3 週間で 67%)にわたり検出される[1]。

将来的には優れた検査手法が開発されると考えられるが、現時点の診断法は、発症早期で検出可能ではないということ、陰性者は SARS を否定できないということから、初期の感染管理上の対応を左右するものではない。

Ⅴ・治療

現時点で有効性のある治療法は証明されていない。重症例においてコルチコステロイドとリバビリンが使用された例もあったが有効であるとの確証はない。ほかの肺炎の原因病原微生物(非定型性肺炎も含む)をカバーしうる、入院時よりの抗菌薬投与が WHO より推奨されている。

一般的に ARDS におけるステロイドパルス療法の有効性については議論があるが、SARS においてもウイルス感染症であるため、ステロイドの長期投与はさらなるリンパ球減少、易感染性を増加させ患者の予後を悪化させる可能性が指摘されている[11]。

ワクチンについては動物用ではあるが、同じくコロナウイルスである猫伝染性腹膜炎ウイルス(FIPV：feline infectious peritonitis virus)や鶏伝染性気管支炎ウイルス(IBV：avian infectious bronchitis virus)に対して、欧米においては以前よりワクチンが発売されている。コロナウイルスのワクチン開発は、その抗原の多様性によりその効果は多くの議論があるところであるが、感染症対策の基本は天然痘に始まり、インフルエンザや麻疹で明らかなように、安全かつ確実なワクチンの開発・接種である。SARS ウイルス対策においても今後のワクチン開発が大きく期待される。

Ⅵ・感染対策

SARS は平均 2.7 人に二次感染をきたすことが示唆されているが、この数字はインフルエンザ 13 人、麻疹 7 人と比較して決して大きい数字ではない[12]。すなわち、近接した医療従事者や家族に感染者が多い、爆発的に罹患者が発生しないなどの疫学情報、呼吸器症状と下痢をきたし気道および糞便に SARS ウイルスが多く同定される事実などを考慮すると SARS の主要な感染経路は飛沫と接触であると考えられる。感染後 2〜10 日間(平均 6 日間)の無症状な潜伏期は、感染伝播力がほとんどな

表 4. SARS 患者対応の要点

- トリアージ/隔離の徹底
  1. 事前の連絡
  2. 動線の確保(ゾーニング)

- 交差感染の防止　　　　　　　＊PPE の確実な使用
  1. 標準予防策を遵守する
  2. 飛沫/接触・空気感染予防策を遵守する
  3. 環境/物品の消毒を行う
     (コロナウイルス環境中に長くて 2 日間生存)
     動線を一致させない＞＞陰圧個室

いと報告されているが、発熱・咳嗽などの症状を呈した下気道症状期には感染性・伝播性が高いと考えられている。したがって、このような時期にいかに早期にトリアージ(優先診察)対応でき、職業感染による二次・三次感染を防止できるかが重要である(**表4**)。

［1］トリアージ(優先診察)

カナダや中華民国(台湾)においては、救急外来や体制の整っていない医療施設において院内感染が多く拡散した。感染症治療におけるトリアージとは、結核・麻疹などの空気感染や病原性が高いと推定される患者を、ほかの患者との接触を最小限に防ぎ診療することである。つまり、トリアージを確実に行うためには患者の動線を考慮することが重要であるが、わが国ではトリアージなどの感染対策を念頭においた医療施設設計は少ないのが現状である。したがって、現状では各医療施設ごとに最も効率的・可能なトリアージの手順、担当者への連絡体制を整備していくことがまず必要である。

トリアージを円滑に行うためには、医療機関側の受け入れ準備も必要であり、SARSが疑われる患者が各医療施設に対して予め連絡を行うことを周知させることが重要となる。また、SARSが発症しても医療機関に受診することが遅れ、家族内、職場内で感染が拡大する場合もある。このため、家族内・職場内での感染拡大防止を目的とした情報開示・教育・啓蒙活動が重要である。

［2］職業感染防止

3月にアウトブレイクが発生し、当初医療従事者の感染者が多く報告されたシンガポール(41%)やベトナム(57%)では多くの医療従事者の職業感染が多く発生した。しかし、その後の徹底的なトリアージ、隔離、感染源・感染経路別対策などの感染防止対策の実施により、最終的には罹患者8,422名のうち、医療従事者は1,725名(20.5%)となった。ワクチンや有効な治療法がなく、二次・三次感染が多い現状では、SARSの感染対策としては職業感染をいかに防止するかが重要である。

SARSがヒトに罹患する経路として最も主要な経路は鼻腔・口腔からであり、マスク・ガウン・ゴーグル・手袋などの個人防護具(PPE：personal protective protection)の中でもマスクが最も重要である。Setoら[13]、サージカルマスクはN-95マスクと同様に、医療従事者の職業感染に十分な防止

表5. SARSの院内感染予防における防護具の効果

防護	感染した医療従事者 (n=13)	感染しなかった医療従事者(n=241)	有意差 P
Masks	2(15%)	169(70%)	0.0001
Paper Masks	2(15%)	26(11%)	0.511
Surgical Masks	0	51(21%)	0.007
N 95	0	92(38%)	0.0004
Gloves	4(31%)	117(48%)	0.364
Gowns	0(0%)	83(34%)	0.006
Hand-washing	10(77%)	227(94%)	0.047
All measures	0(0%)	69(29%)	0.022

(Lancet 361：1519-1520, 2003より引用)

効果を有することを報告している（表5）。しかし、挿管処置や人工呼吸器などの飛沫が拡散するようなリスクのある医療処置を行う場合は、すべてのPPEを装着するだけでなく、PPEの脱着の仕方についても十分注意する必要がある。マニュアルの策定はもちろんのこと、ビデオやDVDなど利用し具体的なPPEの着脱の仕方などを映像で見せることなどで、現場の医療関係者にいかに幅広く正確に情報を伝達するかが重要である。

VII・SARSから学ぶ感染対策

SARSはわが国の社会、医療体制に対しても大きな影響を及ぼした。SARSの主要な感染経路は飛沫と接触であり、エアロゾルによる空気感染経路については否定できないものの、主要な感染経路ではないこと、手洗いに代表される標準予防策の遵守がSARSにおいても最も重要であることを再認識すべきである。SARSにかかわらず、デング熱やマラリアなどの輸入感染症は市中医療機関においても初動対応が迫られる疾患であり、今後は、日頃からの渡航歴の問診の徹底、標準予防策の遵守、トリアージシステム、外来個室などの整備など日頃からの感染対策のより一層の充実が必要となろう。

◆おわりに◆

SARSは、近年稀にみるインパクトを伴った新興感染症・輸入感染症である。SARSの出現により、今後は感染症対策にはすべての医療従事者を対象とした感染症・感染管理教育と、社会への啓蒙活動の重要性を、ネットワークを通じて対応することが重要であることが再認識された結果となった。SARSに変わる新たな感染性疾患が出現する可能性も十分にあり、きたるべき、同様のアウトブレイクに備えて感染症に関する危機意識を常にもち、普段からの感染対策の充実を図っていくことが急務である。

（國島広之、賀来満夫）

文献

1) Peiris JS, Lai ST, Poon LL, et al：Coronavirus as a possible cause of severe acute respiratory syndrome. Lancet 2003a 361：1319-1325, 2003.
2) Ksiazek TG, Erdman D, Goldsmith CS, et al：A Novel Coronavirus Associated with Severe Acute Respiratory Syndrome. New Eng J Med 348：1953-1966, 2003.
3) Drosten C, Gunther S, Preiser W, et al：Identification of a Novel Coronavirus in Patients with Severe Acute Respiratory Syndrome. N Engl J Med 348：1967-1976, 2003.
4) Fouchier R, Kuiken T, Schutten M, et al：Koch's postulates fulfilled for SARS virus. Nature 423：240, 2003.
5) Homes KV：SARS coronavirus, a new challenge for prevention and therapy. J Clin Invest 111：1605-1609, 2003.
6) Sizun J, Yu MW, Talbot PJ：Survival of human coronaviruses 229 E and OC 43 in suspension after drying on surfaces；a possible source of hospital-acquired infections. J Hosp Infect 46：55-60, 2000.
7) Ijaz MK, Brunner AH, Sattar SA, et al：Survival characteristics of airborne human coronavirus 229 E. J Gen Virol 66：2743-2748, 1985.
8) Booth CM, Matukas LM, Tomlinson GA, et al：Clinical features and short-term outcomes of 144 patients with SARS in the greater Toronto area. JAMA 289：2801-2809, 2003.

9) Lee N, Hui D, Wu A, et al : A Major Outbreak of Severe Acute Respiratory Syndrome in Hong Kong. N Engl J Med 348 : 1986-1994, 2003.
10) Peiris J, Chu CM, Cheng C, et al : Clinical progression and viral load in a community outbreak of coronavirus-associated SARS pneumonia ; a prospective study. Lancet 361 : 1767-1772, 2003.
11) Oba Y : The use of corticosteroids in SARS. N Engl J Med 348 : 2034-2035, 2003.
12) Riley S, Fraser C, Donnelly CA, et al : Transmission Dynamics of the Etiological Agent of SARS in Hong Kong : Impact of Public Health Interventions. Science 300 : 1961-1966, 2003.
13) Seto WH, Tsang D, Yung R, et al : Effectiveness of precautions against droplets and contact in prevention of nosocomial transmission of severe acute respiratory syndrome (SARS). Lancet 361 : 1519-1520, 2003.

和文索引

あ

アクチノミセス	13
アスペルギルス	15
アデノウイルス	253
——肺炎	69
アポトーシス	197
アマンタジン	70, 112
アルコール中毒者	175
アルツハイマー病	145
アルベカシン	231
アレルギー性気管支肺アスペルギルス症	142, 276
アレルギー性肉芽腫性血管炎	142
アンチゲネミア法	291

い

インフェクションコントロールドクター(ICD)制度	232
インフルエンザ	14, 194, 228, 297
インフルエンザウイルス	253
——肺炎	69
インフルエンザ桿菌	131, 220
——性肺炎	63
インフルエンザ菌	9
インフルエンザ後の肺炎	55
インフルエンザ迅速診断キット	257
インフルエンザ予防接種実施要領	207
インフルエンザワクチン	55
胃瘻	113
院内感染(肺炎)	48
院内感染防止	51
院内肺炎	90, 132
——の治療	41
——の予防	49
——防止	266

う

ウイルス感染	193
ウイルス抗体価	68
ウイルス性肺炎	67

え

エンドトキシンショック	265
エンドトキシン定量	169
エンピリック・セラピー	25, 102, 104
エンピリック治療	32, 36, 157
栄養障害	53
——(低栄養)	47
疫学	1
疫学的な側面からの病原菌の推定	82
液性成分防御機構	45
嚥下障害	147
嚥下性肺炎	52, 76
嚥下反射	110

お

オウム病	241
——クラミジア	239
黄色ブドウ球菌	8, 227
温泉施設	248

か

かぜ	193
——症候群	193
カテーテル留置	265
カフ	165
カフ・マシーン	150
カプサイシン	112
カリニ肺炎	30
カンジダ肺炎	275
ガイドライン	32
ガフキー号数	103
下気道感染	78
河川、修景用水	249
過敏性肺臓炎	75
咳嗽発作	67
咳反射	111
各種肺炎の原因菌	49
喀痰グラム染色	35
肝周囲炎	240
患者の管理	43
換気運動障害(拘束性換気障害)	146
換気不全	107
間質性パターン	22
間質性肺炎	74
感染性肺囊胞症	178
感染防御機構	45, 176, 196

き

ギラン・バレー	72
危険因子	38
気管支拡張症	190
気管支喘息	136
気管支囊胞	178
気管支肺炎	22, 130
気管支肺胞洗浄	169
気管内挿管	161
気胸	288
気体鏡面像	176
気道上皮細胞	137
気道粘液	126
気道反応性	137
気瘤	64
起炎菌	101
基質特異性 β-ラクタマーゼ産生	263
寄生虫	16
器質化性肺炎	133
偽膜性腸炎	104
逆流性食道炎	126
吸収遅延性肺炎	133
莢膜非形成株	221
筋萎縮性側索硬化症	145
筋ジストロフィー	145

く

クラミジア	12
——トラコマチス肺炎	73
——ニューモニア肺炎	73
——肺炎	131
クレブシエラ桿菌性肺炎	66
グラム陰性桿菌	247
——性肺炎	261
グラム陰性双球菌	268
グラム染色	26, 102

け

解熱剤	108
系統的ウイルス	254
経管栄養	113
経口摂取	113
経静脈投与の目安	43
経腸栄養	166
経皮的酸素飽和度	106
経鼻胃管	166
血中濃度曲線下の面積	86
結核	103
検体保護ブラシ	169
嫌気性菌	111, 163, 175, 176

――用輸送容器	176	樹枝状陰影	22	――(二次性)肺化膿症	174
原発性(一次性)肺化膿症	174	終末医療	5	――クリプトコッカス症	278
原発性肺癌	178	重症急性呼吸器症候群	87	――細菌性肺炎	205, 252, 257
原発性肺クリプトコッカス	278	重症市中肺炎の定義	82	**た**	
こ		重症度分類表	32	多型滲出性紅斑	71
呼吸管理	264	重症肺炎	133	多剤耐性肺炎球菌	214
呼吸器フルオロキノロン	42	術後肺炎	153	多臓器疾患	99
誤嚥	156	純ウイルス肺炎	255	対症的治療	258
誤嚥傾向	175	純粋のウイルス性肺炎	205	耐性菌	104
誤嚥性肺炎	93, 99, 133	循環式浴槽	248	――対策	36
誤嚥の予防	53	小児期の細菌性肺炎	61	大腸菌	262
口腔ケア	265	小児の肺炎	58	大脳基底核	110
口腔内ケア	54	小葉中心性粒状影	242	大葉性肺炎	22, 79
口腔内細菌叢	111	上気道感染	78	第一世代	118
口腔内洗浄	168	上気道クリーニング	51	第三世代	118
好気性菌	175	職業感染	300	脱水	109
好酸球	137	心内膜症	182	**ち**	
抗インフルエンザ薬	56	侵襲性肺アスペルギルス症	277	チアノーゼ	100
抗ウイルス剤	259	真菌性肺炎	274	治療効果の判定	86
抗菌化学療法	263	新興感染症	247, 295	治療のためのフローチャート	
抗原特異的防御機構	46	人口呼吸器関連肺炎	161		33
抗酸菌	15	人工呼吸	107, 161	治療薬の選択	86
抗体検査	28	――器関連肺炎	39, 229	中枢神経症状	20
高齢者	116, 176	人工鼻	166, 167	中葉気管支	185
項部強直	62	迅速試験	60	中葉症候群	185
混合感染型肺炎	205	迅速診断キット	28	――の画像診断	190
さ		腎障害	42	――の気管支鏡所見	191
サイトカイン	286	**す**		――の治療	191
サイトメガロウイルス	254	すりガラス陰影	290	中葉無気肺	185
――肺炎	70	スタカート＋レプリーゼ	67	鎮咳剤	108
サブスタンスP	112	スタヒロコッカス属	8	**て**	
サルコイドーシス	178	ステロイド	299	テイコプラニン	231
左右肺の分葉	189	――剤	286	テトラサイクリン系	245
座位	113	ストレス潰瘍	165	低アルブミン血症	54
細菌混合型肺炎	252	水痘・帯状疱疹ウイルス	254	低栄養者	175
細菌混合感染型肺炎	257	水痘ウイルス肺炎	70	低酸素血症	100, 106, 128, 287
細菌性肺炎	34, 79	**せ**		定型肺炎	79
細胞死	197	セミファーラー体位	167	点状エコー	183
細胞内寄生菌	240	セラチア	262	転移性肺癌	178
細胞内接着因子	137	声門下吸引	167	**と**	
最小発育阻止濃度	86	脊髄小脳変性症	145	トラコーマクラミジア	239
し		接合菌症	279	トリアージ	300
シムカニア	239	舌区の副側換気	189	トリコスポロン症	279
市中感染(肺炎)	48	先行感染	201	トリ病	241
市中肺炎	131	遷延性肺炎	133	ドパミン	112
――の危険度判定	85	**そ**		塗抹鏡検法	92
――の治療方針	84	早期	161	土壌、腐葉土	249
――の定義	78	――離床	109	糖尿病	175, 176
持続感染	239	続発性	47		

特殊病態下の肺炎	38	肺癌	115	──肺炎球菌	63, 214
特殊病態(状況)下	32	肺気腫肺炎	130	ペンタミジン	285
特発性器質化肺炎	29	肺吸虫	17	ベナンバックス®	286
		肺クリプトコッカス症	278	閉塞性睡眠時無呼吸症候群	126
に		肺結核	140, 178	変位	190
ニボー	176	──症の合併	117	変性性神経疾患	145
ニューキノロン系	245	肺真菌症	178		
ニューキノロン剤耐性	179	肺腺癌	30	**ほ**	
ニューモシスチス・カリニ	16	肺ノカルジア症	178	ポンティアック熱	249
──肺炎	74	肺のリンパ流	186	補助療法	42
日本のガイドライン	83	肺分画症	178		
──における重症度分類	84	肺放線菌	178	**ま**	
入院治療の目安	44	肺胞性パターン	22	マイコプラズマ	11
尿中抗原検査	35	敗血症性肺塞栓症	177, 181, 182	──・ニューモニエ	233
		梅毒	76	──肺炎	131
ね		発熱の形(熱型)	79	マクロライド系	245
熱発	100	晩期	161	麻疹ウイルス	255
				麻疹肺炎	70
の		**ひ**		末梢性神経炎	72
ノイラミニダーゼ阻害剤	70	日和見感染	67, 148	慢性壊死性肺アスペルギルス	
ノカルジア	13	比較的徐脈	21	症	277
脳血管障害	116	非結核性抗酸菌	15	慢性気管支炎型	124
膿胸	65, 181, 182	非細菌性肺炎	79	慢性好酸球性肺炎	141
		非侵襲的人工換気	108	慢性肉芽腫症	61
は		非定型肺炎	20, 34, 79	慢性肺気腫型	124
ハイリスク患者	255	──と細菌性肺炎の鑑別	81	慢性閉塞性肺疾患	116
ハイリスクグループ	206	非特異的防御機構	46		
ハンチントン病	145	飛沫感染・空気感染	253	**む**	
バクトラミン®	285	百日咳	67	ムーコル症	279
バンコマイシン	65, 228	標準予防策	301	無ガンマグロブリン血症	61
パーキンソン病	112, 145	病原菌の同定	80		
パスツレラ属	11	病原微生物	7	**め**	
パラインフルエンザウイルス肺		頻呼吸	101	メタロ-β-ラクタマーゼ	263
炎	69			メチシリン耐性黄色ブドウ球	
パルス・オキシメーター	106	**ふ**		菌	227, 229
播種型カンジダ症	275	フクロウの目	292	メテナミン銀染色	284
肺アスペルギルス症	276	フローチャート	39	免疫不全	47
肺アスペルギローマ	276	ブドウ球菌性肺炎	64	──患者	41
肺炎	1, 115	不隠	109	免疫抑制状態	229
──の死亡率	2	不顕性感染	239		
──の自覚症状	20	不顕性誤嚥	52	**も**	
──の徴候	59	副腎皮質ステロイド薬	97	モラクセラ・カタラーリス	268
──の分類	58	副側換気	186	──菌	131
──の罹患率	2	副鼻腔炎	166		
──を疑う徴候	59	複数菌感染	243	**や**	
肺炎桿菌	10, 261	物理的防御機構	45	薬物動態	86
肺炎球菌	9, 131, 132, 211	分岐線状影	242	薬力学	86
──性肺炎	34, 62, 79	分離培養法	92		
──ワクチン	49, 216			**ゆ**	
肺炎クラミジア	239	**へ**		優先診察	300
肺炎診療のガイドライン	4	ペニシリナーゼ	263		
肺化膿症	175	ペニシリン耐性	179		

iii

よ			れ			ろ	
予防的抗菌薬投与	168	レジオネラ		12	老人性肺炎		51
り		——症		247	わ		
リステリア	76	——肺炎	56,90,131,247				
緑膿菌	10,91,132,262	レスピラトリー・キノロン	104	ワクチン		109,259
		冷却塔		248			

欧文索引

(1→3)-β-D-glucan	274	*Chlamydia. psittaci*	74		179
3型アレルギー	75	Chronic Eosinophilic Pneumo-nia	141	HAP	90
β-D グルカン	283	Churg-Strauss 症候群	142	heat and moisture exchanger	166
β ラクタマーゼ	223	CMV 肺炎	30	*Hemophilus influenzae*	63
——産生	270	CO_2 ナルコーシス	150	HIV ウイルス感染症	74
——阻害剤配合ペニシリン	104,272	COPD	124	HME	166
——非産生の耐性	64	——肺炎	127	hospital-acquired pneumonia	90
β ラクタム薬	229	Crescent shadow	178	hydrocarbone pneumonia	76
		Cryptococcus neoformance	75		

A		D		I	
ABPA	142	Diff-Quik 染色	284	ICT	158
ACE 阻害剤	113	DNA 解析	231	IDSA による危険度スコアの算出のためのポイント	83
Acinetobacter spp.	163	DNA 検査	127	IDSA の危険度スコアと予後	83
air-fluid level	176	E			
Allergic Bronchopulmonary Aspergillosis	142	early-onset	161	IL-1	156
ARDS	162	Emerging infectious diseases	247	K	
Area under the curve	87	empiric therapy	81,171	*Klebsiella pneumoniae*	10,66
Aspergillosis	178	*Escherichia coli*	175	KL-6	283
AUC	87	extrapleural sign	182	L	
B		F		late-onset	161
Bacteroides fragilis	175	feeding vessel sign	176,177,181	*Lipoid pneumonia*	76
BAL	169	Fitz-Hugh-Curtis 症候群	240	M	
BCG	140	fungus ball	178	mechanical in-exsufflator	150
BLNAR	223	G		methicillin-resistant *Staphylococcus aureus*	227
Bordettella pertussis	67	ganciclovir	293	MIC	86
bronchoalveolar lavage	169	GERD	126	micro-IF 法	242
B 群連鎖球菌 (GBS)	76	GOLD	124	minimum inhibitory concentration	86
C		Gomori methenamine-silver 染色	74	MRSA	65,106,112,132,155,162,227,229
C. pneumoniae	73,239	Grocott 染色	28,284	multi-drugs resistant *Streptococcus pneumoniae*	214
C. psittaci	239	H		mural nodule	178
C. trachomatis	73	*H. influenzae*	9	*Mycoplasma pneumoniae*	
CD_4 細胞	282	*Haemophilus influenzae*	220		
Chlamydia (*C.*) *trachomatis*	239	*Haemophilus parainfluenza*			
Chlamydia-like microorganisam "Z"	239				
Chlamydia pneumoniae	138				

iv

138, 233

N

| N-95マスク | 301 |
| NIPPV | 108 |

O

| ornithosis | 241 |
| OSAS | 126 |

P

P. aeruginosa	10, 155
P. carini	74
parmacodynamics	86
PD	86
penicillin resistant *Streptococcus pneumoniae*	214
Peptostreptococcus	177, 179
permissive hypercapnia	108
pharmacokinetics	86
PK	86
pneumatocele	64
Pneumocystis carinii	282
primary ciliary dyskinesia	61
protected specimen brush	169
PRSP	9, 179, 214
PSB	169
Pseudomonas aeruginosa	163
psittacosis	241

Q

| Q熱 | 13 |

R

| RSV | 254 |
| RSウイルス肺炎 | 68 |

S

S. aureus	8
SARS	87, 295
——の診断基準	88
SIRS	156
skip lesion	243
Staphylococcus aureus	64, 182
Stevens-Jhonson症候群	71
Streptococcus pneumoniae	62, 179, 211
ST合剤	74, 285

T

target sign	176, 177, 181
Th 1	140
Th 2	140
TNFアルファ	156
toll-like受容体	197

V

VAP	39, 161, 229
VCM	65
Ventilator-associated pneumonia	39, 161, 229
V因子	220

W

| Wegner肉芽腫症 | 178 |

X

| X因子 | 220 |

Y

| Y-shaped opacity | 242 |

よくわかる**肺炎のすべて**
ISBN4-8159-1678-0 C3047

平成 15 年 12 月 5 日　第 1 版発行

編　　集	佐々木　英　忠
発行者	松　浦　三　男
印刷所	三 報 社 印 刷 株式会社
発行所	株式会社 永 井 書 店

〒553-0003　大阪市福島区福島 8 丁目 21 番 15 号
電話(06)6452-1881(代表)/Fax(06)6452-1882

東京店
〒101-0062　東京都千代田区神田駿河台 2-10-6(7F)
電話(03)3291-9717(代表)/Fax(03)3291-9710

Printed in Japan　　　　　　　　　© SASAKI Hidetada, 2003

- 本書の複製権・翻訳権・上映権・譲渡権・公衆送信権（送信可能化権を含む）は株式会社永井書店が保有します。
- JCLS ＜㈳日本著作出版権管理システム委託出版物＞
  本書の無断複写は著作権法上での例外を除き禁じられています．複写される場合には，その都度事前に㈳日本著作出版権管理システム（電話03-3817-5670, FAX 03-3815-8199）の許諾を得て下さい．